中华医学百科全书

军事与特种医学

军队流行病学

国家出版基金项目
NATIONAL PUBLICATION FOUNDATION

中国协和医科大学出版社

图书在版编目（CIP）数据

军队流行病学／曹务春主编．—北京：中国协和医科大学出版社，2017.6
（中华医学百科全书）
ISBN 978-7-5679-0744-7

Ⅰ.①军… Ⅱ.①曹… Ⅲ.①军事医学－流行病学 Ⅳ.①R824

中国版本图书馆 CIP 数据核字（2017）第 117454 号

中华医学百科全书·军队流行病学

主　　编：曹务春

编　　审：孙　海

责任编辑：左　谦　傅保娣

出版发行：**中国协和医科大学出版社**
　　　　　（北京东单三条九号　邮编　100730　电话 010－6526 0431）

网　　址：www.pumcp.com

经　　销：新华书店总店北京发行所

印　　刷：北京雅昌艺术印刷有限公司

开　　本：889×1230　1/16 开

印　　张：22

字　　数：600 千字

版　　次：2017 年 6 月第 1 版

印　　次：2017 年 6 月第 1 次印刷

定　　价：260.00 元

ISBN 978-7-5679-0744-7

《中华医学百科全书》编纂委员会

总顾问　吴阶平　韩启德　桑国卫

总指导　陈　竺

总主编　刘德培

副总主编　曹雪涛　李立明　曾益新

编纂委员（以姓氏笔画为序）

B·吉格木德	丁　洁	丁　樱	丁安伟	于中麟	于布为
于学忠	万经海	马　军	马　骁	马　静	马　融	马中立
马安宁	马建辉	马烈光	马绪臣	王　伟	王　辰	王　政
王　恒	王　硕	王　舒	王　键	王一飞	王一镗	王士贞
王卫平	王长振	王文全	王心如	王生田	王立祥	王兰兰
王汉明	王永安	王永炎	王华兰	王成锋	王延光	王旭东
王军志	王声湧	王坚成	王良录	王拥军	王茂斌	王松灵
王明荣	王明贵	王宝玺	王诗忠	王建中	王建业	王建军
王建祥	王临虹	王贵强	王美青	王晓民	王晓良	王鸿利
王维林	王琳芳	王喜军	王道全	王德文	王德群	
木塔力甫·艾力阿吉	尤启冬	戈　烽	牛　侨	毛秉智	毛常学
乌　兰	文卫平	文历阳	文爱东	方以群	尹　佳	孔北华
孔令义	孔维佳	邓文龙	邓家刚	书　亭	毋福海	艾措千
艾儒棣	石　岩	石远凯	石学敏	石建功	布仁达来	占　堆
卢志平	卢祖洵	叶　桦	叶冬青	叶常青	叶章群	申昆玲
申春悌	田景振	田嘉禾	史录文	代　涛	代华平	白春学
白慧良	丛　斌	丛亚丽	包怀恩	包金山	冯卫生	冯学山
冯希平	边旭明	边振甲	匡海学	邢小平	达万明	达庆东
成　军	成翼娟	师英强	吐尔洪·艾买尔	吕时铭	吕爱平
朱　珠	朱万孚	朱立国	朱宗涵	朱建平	朱晓东	朱祥成
乔延江	伍瑞昌	任　华	华　伟	伊河山·伊明		向　阳
多　杰	邬堂春	庄　辉	庄志雄	刘　平	刘　进	刘　玮
刘　蓬	刘大为	刘小林	刘中民	刘玉清	刘尔翔	刘训红
刘永锋	刘吉开	刘伏友	刘芝华	刘华平	刘华生	刘志刚
刘克良	刘更生	刘迎龙	刘建勋	刘胡波	刘树民	刘昭纯
刘俊涛	刘洪涛	刘献祥	刘嘉瀛	刘德培	闫永平	米　玛

许　媛	许腊英	那彦群	阮长耿	阮时宝	孙　宁	孙　光
孙　皎	孙　锟	孙长颢	孙少宣	孙立忠	孙则禹	孙秀梅
孙建中	孙建方	孙贵范	孙海晨	孙景工	孙颖浩	孙慕义
严世芸	苏　川	苏　旭	苏荣扎布	杜元灏	杜文东	杜治政
杜惠兰	李　龙	李　飞	李　东	李　宁	李　刚	李　丽
李　波	李　勇	李　桦	李　鲁	李　磊	李　燕	李　冀
李大魁	李云庆	李太生	李曰庆	李玉珍	李世荣	李立明
李永哲	李志平	李连达	李灿东	李君文	李劲松	李其忠
李若瑜	李松林	李泽坚	李宝馨	李建勇	李映兰	李莹辉
李继承	李森恺	李曙光	杨　凯	杨　恬	杨　健	杨化新
杨文英	杨世民	杨世林	杨伟文	杨克敌	杨国山	杨宝峰
杨炳友	杨晓明	杨跃进	杨腊虎	杨瑞馥	杨慧霞	励建安
连建伟	肖　波	肖　南	肖永庆	肖海峰	肖培根	肖鲁伟
吴　东	吴　江	吴　明	吴　信	吴令英	吴立玲	吴欣娟
吴勉华	吴爱勤	吴群红	吴德沛	邱建华	邱贵兴	邱海波
邱蔚六	何　维	何　勤	何方方	何绍衡	何春涤	何裕民
余争平	余新忠	狄　文	冷希圣	汪　海	汪受传	沈　岩
沈　岳	沈　敏	沈　铿	沈卫峰	沈心亮	沈华浩	沈俊良
宋国维	张　泓	张　学	张　亮	张　强	张　霆	张　澍
张大庆	张为远	张世民	张志愿	张丽霞	张伯礼	张宏誉
张劲松	张奉春	张宝仁	张宇鹏	张建中	张建宁	张承芬
张琴明	张富强	张新庆	张潍平	张德芹	张燕生	陆　华
陆付耳	陆伟跃	陆静波	阿不都热依木·卡地尔	陈　文	陈　杰
陈　实	陈　洪	陈　琪	陈　楠	陈　薇	陈士林	陈大为
陈文祥	陈代杰	陈红风	陈尧忠	陈志南	陈志强	陈规化
陈国良	陈佩仪	陈家旭	陈智轩	陈锦秀	陈誉华	邵　蓉
邵荣光	武志昂	其仁旺其格	范　明	范炳华	林三仁	林久祥
林子强	林江涛	林曙光	杭太俊	欧阳靖宇	尚　红	果德安
明根巴雅尔	易定华	易著文	罗　力	罗　毅	罗小平	罗长坤
罗永昌	罗颂平	帕尔哈提·克力木		帕塔尔·买合木提·吐尔根		
图门巴雅尔	岳建民	金　玉	金　奇	金少鸿	金伯泉	金季玲
金征宇	金银龙	金惠铭	郁　琦	周　兵	周　林	周永学
周光炎	周灿全	周良辅	周纯武	周学东	周宗灿	周定标
周宜开	周建平	周建新	周荣斌	周福成	郑一宁	郑家伟
郑志忠	郑金福	郑法雷	郑建全	郑洪新	郎景和	房　敏
孟　群	孟庆跃	孟静岩	赵　平	赵　群	赵子琴	赵中振

赵文海	赵玉沛	赵正言	赵永强	赵志河	赵彤言	赵明杰
赵明辉	赵耐青	赵继宗	赵铱民	郝 模	郝小江	郝传明
郝晓柯	胡 志	胡大一	胡文东	胡向军	胡国华	柳长华
胡晓峰	胡盛寿	胡德瑜	柯 杨	查 干	柏树令	柳长华
钟翠平	钟赣生	香多·李先加		段 涛	段金廞	段俊国
侯一平	侯金林	侯春林	俞光岩	俞梦孙	俞景茂	饶克勤
姜小鹰	姜玉新	姜廷良	姜国华	姜柏生	姜德友	洪 两
洪 震	洪秀华	洪建国	祝庆余	祝蘡晨	姚永杰	姚祝军
秦 川	袁文俊	袁永贵	都晓伟	晋红中	栗占国	贾 波
贾建平	贾继东	夏照帆	夏慧敏	柴光军	柴家科	钱传云
钱忠直	钱家鸣	钱焕文	倪 鑫	倪 健	徐 军	徐 晨
徐永健	徐志云	徐志凯	徐克前	徐金华	徐建国	徐勇勇
徐桂华	凌文华	高 妍	高 晞	高志贤	高志强	高学敏
高金明	高健生	高树中	高思华	高润霖	郭 岩	郭小朝
郭长江	郭巧生	郭宝林	郭海英	唐 强	唐朝枢	唐德才
诸欣平	谈 勇	谈献和	陶·苏和	陶广正	陶永华	陶芳标
陶建生	黄 峻	黄 烽	黄人健	黄叶莉	黄宇光	黄国宁
黄国英	黄跃生	黄璐琦	萧树东	梅长林	曹 佳	曹广文
曹务春	曹建平	曹洪欣	曹济民	曹雪涛	曹德英	龚千锋
龚守良	龚非力	袭著革	常耀明	崔 蒙	崔丽英	庚石山
康 健	康廷国	康宏向	章友康	章锦才	章静波	梁显泉
梁铭会	梁繁荣	谌贻璞	屠鹏飞	隆 云	绳 宇	巢永烈
彭 成	彭 勇	彭明婷	彭晓忠	彭瑞云	彭毅志	
斯拉甫·艾白		葛 坚	葛立宏	董方田	蒋力生	蒋建东
蒋建利	蒋澄宇	韩晶岩	韩德民	惠延年	粟晓黎	程 伟
程天民	程训佳	童培建	曾 苏	曾小峰	曾正陪	曾学思
曾益新	谢 宁	谢立信	蒲传强	赖西南	赖新生	詹启敏
詹思延	鲍春德	窦科峰	窦德强	赫 捷	蔡 威	裴国献
裴晓方	裴晓华	管柏林	廖品正	谭仁祥	谭先杰	翟所迪
熊大经	熊鸿燕	樊飞跃	樊巧玲	樊代明	樊立华	樊明文
黎源倩	颜 虹	潘国宗	潘柏申	潘桂娟	薛社普	薛博瑜
魏光辉	魏丽惠	藤光生				

《中华医学百科全书》学术委员会

主任委员　巴德年

副主任委员（以姓氏笔画为序）

　　汤钊猷　　吴孟超　　陈可冀　　贺福初

学术委员（以姓氏笔画为序）

丁鸿才	于是凤	于润江	于德泉	马　遂	王　宪	王大章
王文吉	王之虹	王正敏	王声湧	王近中	王邦康	王晓仪
王政国	王海燕	王鸿利	王琳芳	王锋鹏	王满恩	王模堂
王澍寰	王德文	王翰章	乌正赉	毛秉智	尹昭云	巴德年
邓伟吾	石一复	石中瑗	石四箴	石学敏	平其能	卢世璧
卢光琇	史俊南	皮　昕	吕　军	吕传真	朱　预	朱大年
朱元珏	朱家恺	朱晓东	仲剑平	刘　正	刘　耀	刘又宁
刘宝林（口腔）		刘宝林（公共卫生）		刘桂昌	刘敏如	刘景昌
刘新光	刘嘉瀛	刘镇宇	刘德培	江世忠	闫剑群	汤　光
汤钊猷	阮金秀	孙　燕	孙汉董	孙曼霁	纪宝华	严隽陶
苏　志	苏荣扎布	杜乐勋	李亚洁	李传胪	李仲智	李连达
李若新	李济仁	李钟铎	李舜伟	李巍然	杨　莘	杨圣辉
杨宠莹	杨瑞馥	肖文彬	肖承悰	肖培根	吴　坤	吴　蓬
吴乐山	吴永佩	吴在德	吴军正	吴观陵	吴希如	吴孟超
吴咸中	邱蔚六	何大澄	余森海	谷华运	邹学贤	汪　华
汪仕良	张乃峥	张习坦	张月琴	张世臣	张丽霞	张伯礼
张金哲	张学文	张学军	张承绪	张洪君	张致平	张博学
张朝武	张蕴惠	陆士新	陆道培	陈子江	陈文亮	陈世谦
陈可冀	陈立典	陈宁庆	陈尧忠	陈在嘉	陈君石	陈育德
陈治清	陈洪铎	陈家伟	陈家伦	陈寅卿	邵铭熙	范乐明
范茂槐	欧阳惠卿	罗才贵	罗成基	罗启芳	罗爱伦	罗慰慈
季成叶	金义成	金水高	金惠铭	周　俊	周仲瑛	周荣汉
赵云凤	胡永华	钟世镇	钟南山	段富津	侯云德	侯惠民
俞永新	俞梦孙	施侣元	姜世忠	姜庆五	恽榴红	姚天爵
姚新生	贺福初	秦伯益	贾继东	贾福星	顾美仪	顾觉奋
顾景范	夏惠明	徐文严	翁心植	栾文明	郭　定	郭子光
郭天文	唐由之	唐福林	涂永强	黄洁夫	黄璐琦	曹仁发
曹采方	曹谊林	龚幼龙	龚锦涵	盛志勇	康广盛	章魁华

梁文权　　梁德荣　　彭名炜　　董　怡　　温　海　　程元荣　　程书钧

程伯基　　傅民魁　　曾长青　　曾宪英　　裘雪友　　甄永苏　　褚新奇

蔡年生　　廖万清　　樊明文　　黎介寿　　薛　淼　　戴行锷　　戴宝珍

戴尅戎

《中华医学百科全书》工作委员会

军事与特种医学

总主编

  孙建中　　军事医学科学院

军事与特种医学编纂办公室

主　任

  刘胡波　　军事医学科学院卫生勤务与医学情报研究所

副主任

  吴　东　　军事医学科学院卫生勤务与医学情报研究所

学术秘书

  王庆阳　　军事医学科学院卫生勤务与医学情报研究所

本卷编委会

主　编

  曹务春　　军事医学科学院微生物流行病研究所

主　审

  张习坦　　军事医学科学院微生物流行病研究所

副主编

  柴光军　　空军后勤部卫生防疫队

  曹广文　　第二军医大学

  熊鸿燕　　第三军医大学

  闫永平　　第四军医大学

  刘　玮　　军事医学科学院微生物流行病研究所

编　委（以姓氏笔画为序）

  马　强　　军事医学科学院卫生学环境医学研究所

  王　波　　第四军医大学

  王　勇　　军事医学科学院疾病预防控制所

王立贵　　军事医学科学院疾病预防控制所

王安辉　　第四军医大学

王国萍　　第二军医大学

王晓燕　　海军疾病预防控制中心

方立群　　军事医学科学院微生物流行病研究所

巴剑波　　海军医学研究所

邓　兵　　北京军区疾病预防控制中心

石　凯　　第三军医大学

龙　泳　　第四军医大学

刘运喜　　解放军总医院

刘丽娟　　中国检验检疫科学研究院

江佳富　　军事医学科学院微生物流行病研究所

孙　毅　　军事医学科学院微生物流行病研究所

孙海龙　　军事医学科学院疾病预防控制所

苏　彤　　第二军医大学

李　林　　军事医学科学院微生物流行病研究所

李申龙　　军事医学科学院疾病预防控制所

李军峰　　军事医学科学院微生物流行病研究所

李青华　　军事医学科学院疾病预防控制所

杨丹凤　　军事医学科学院卫生学环境医学研究所

吴志豪　　军事医学科学院疾病预防控制所

邱少富　　军事医学科学院疾病预防控制所

宋宏彬　　军事医学科学院疾病预防控制所

张　伟　　军事医学科学院微生物流行病研究所

张　耀　　第三军医大学

张小爱　　军事医学科学院微生物流行病研究所

张久松　　军事医学科学院微生物流行病研究所

张文义	军事医学科学院疾病预防控制所
张宏伟	第二军医大学
陈　丹	空军疾病预防控制中心
陈双红	海军医学研究所
武文斌	海军医学研究所
林本成	军事医学科学院卫生学环境医学研究所
金　宏	军事医学科学院卫生学环境医学研究所
周小军	军事医学科学院微生物流行病研究所
周育森	军事医学科学院微生物流行病研究所
赵小玲	军事医学科学院卫生学环境医学研究所
赵光宇	军事医学科学院微生物流行病研究所
郝永建	96615 部队
郝荣章	军事医学科学院疾病预防控制所
郝蕙玲	海军医学研究所
徐元勇	军事医学科学院疾病预防控制所
殷建华	第二军医大学
高东旗	北京军区疾病预防控制中心
袭著革	军事医学科学院卫生学环境医学研究所
常文军	第二军医大学
褚宸一	军事医学科学院疾病预防控制所

学术秘书

张小爱	军事医学科学院微生物流行病研究所

前　言

《中华医学百科全书》终于和读者朋友们见面了！

古往今来，凡政通人和、国泰民安之时代，国之重器皆为科技、文化领域的鸿篇巨制。唐代《艺文类聚》、宋代《太平御览》、明代《永乐大典》、清代《古今图书集成》等，无不彰显盛世之辉煌。新中国成立后，国家先后组织编纂了《中国大百科全书》第一版、第二版，成为我国科学文化事业繁荣发达的重要标志。医学的发展，从大医学、大卫生、大健康角度，集自然科学、人文社会科学和艺术之大成，是人类社会文明与进步的集中体现。随着经济社会快速发展，医药卫生领域科技日新月异，知识大幅更新。广大读者对医药卫生领域的知识文化需求日益增长，因此，编纂一部医药卫生领域的专业性百科全书，进一步规范医学基本概念，整理医学核心体系，传播精准医学知识，促进医学发展和人类健康的任务迫在眉睫。在党中央、国务院的亲切关怀以及国家各有关部门的大力支持下，《中华医学百科全书》应运而生。

作为当代中华民族"盛世修典"的重要工程之一，《中华医学百科全书》肩负着全面总结国内外医药卫生领域经典理论、先进知识，回顾展现我国卫生事业取得的辉煌成就，弘扬中华文明传统医药璀璨历史文化的使命。《中华医学百科全书》将成为我国科技文化发展水平的重要标志、医药卫生领域知识技术的最高"检阅"、服务千家万户的国家健康数据库和医药卫生各学科领域走向整合的平台。

肩此重任，《中华医学百科全书》的编纂力求做到两个符合：一是符合社会发展趋势。全面贯彻以人为本的科学发展观指导思想，通过普及医学知识，增强人民群众健康意识，提高人民群众健康水平，促进社会主义和谐社会构建；二是符合医学发展趋势。遵循先进的国际医学理念，以"战略前移、重心下移、模式转变、系统整合"的人口与健康科技发展战略为指导。同时，《中华医学百科全书》的编纂力求做到两个体现：一是体现科学思维模式的深刻变革，即学科交叉渗透/知识系统整合；二是体现继承发展与时俱进的精神，准确把握学科现有基础理论、基本知识、基本技能以及经典理论知识与科学思维精髓，深刻领悟学科当前面临的交叉渗透与整合转化，敏锐洞察学科未来的发展趋势与突破方向。

作为未来权威著作的"基准点"和"金标准"，《中华医学百科全书》编纂过程中，制定了严格的主编、编者遴选原则，聘请了一批在学界有相当威望、具有较高学术造诣和较强组织协调能力的专家教授（包括多位两院院士）担任大类主编和学科卷主编，确保全书的科学性与权威性。另外，还借鉴了已有百科全书的编写经验。鉴于《中华医学百科全书》的编纂过程本身带有科学研究性质，还聘请了若干科研院所的科研管理专家作为特约编审，站在科研管理的高度为全书的顺利编纂保驾护航。除了编者、编审队伍外，还制订了详尽的质量保证计划。编纂委员会和工作委员会秉持质量源于设计的理念，共同制订了一系列配套的质量控制规范性文件，建立了一套切实可行、行之有效、效率最优的编纂质量管理方案和各种情况下的处理原则及预案。

《中华医学百科全书》的编纂实行主编负责制，在统一思想下进行系统规划，保证良好的全程质量策划、质量控制、质量保证。在编写过程中，统筹协调学科内各编委、卷内条目以及学科间编委、卷间条目，努力做到科学布局、合理分工、层次分明、逻辑严谨、详略有方。在内容编排上，务求做到"全准精新"。形式"全"：学科"全"，册内条目"全"，全面展现学科面貌；内涵"全"：知识结构"全"，多方位进行条目阐释；联系整合"全"：多角度编制知识网。数据"准"：基于权威文献，引用准确数据，表述权威观点；把握"准"：审慎洞察知识内涵，准确把握取舍详略。内容"精"："一语天然万古新，豪华落尽见真淳。"内容丰富而精炼，文字简洁而规范；逻辑"精"："片言可以明百意，坐驰可以役万里。"严密说理，科学分析。知识"新"：以最新的知识积累体现时代气息；见解"新"：体现出学术水平，具有科学性、启发性和先进性。

《中华医学百科全书》之"中华"二字，意在中华之文明、中华之血脉、中华之视角，而不仅限于中华之地域。在文明交织的国际化浪潮下，中华医学汲取人类文明成果，正不断开拓视野，敞开胸怀，海纳百川般融入，润物无声状拓展。《中华医学百科全书》秉承了这样的胸襟怀抱，广泛吸收国内外华裔专家加入，力求以中华文明为纽带，牵系起所有华人专家的力量，展现出现今时代下中华医学文明之全貌。《中华医学百科全书》作为由中国政府主导，参与编纂学者多、分卷学科设置全、未来受益人口广的国家重点出版工程，得到了联合国教科文等组织的高度关注，对于中华医学的全球共享和人类的健康保健，都具有深远意义。

《中华医学百科全书》分基础医学、临床医学、中医药学、公共卫生学、军事与特种医学和药学六大类，共计144卷。由中国医学科学院/北京协和医学院牵头，联合军事医学科学院、中国中医科学院和中国疾病预防控制中心，带动全国知名院校、科研单位和医院，有多位院士和海内外数千位优秀专家参加。国内知名的医学和百科编审汇集中国协和医科大学出版社，并培养了一批热爱百科事业的中青年编辑。

回览编纂历程，犹然历历在目。几年来，《中华医学百科全书》编纂团队呕心沥血，孜孜矻矻。组织协调坚定有力，条目撰写字斟句酌，学术审查一丝不苟，手书长卷撼人心魂……在此，谨向全国医学各学科、各领域、各部门的专家、学者的积极参与以及国家各有关部门、医药卫生领域相关单位的大力支持致以崇高的敬意和衷心的感谢！

《中华医学百科全书》的编纂是一项泽被后世的创举，其牵涉医学科学众多学科及学科间交叉，有着一定的复杂性；需要体现在当前医学整合转型的新形式，有着相当的创新性；作为一项国家出版工程，有着毋庸置疑的严肃性。《中华医学百科全书》开创性和挑战性都非常强。由于编纂工作浩繁，难免存在差错与疏漏，敬请广大读者给予批评指正，以便在今后的编纂工作中不断改进和完善。

刘德培

凡 例

一、《中华医学百科全书》（以下简称《全书》）按基础医学类、临床医学类、中医药学类、公共卫生类、军事与特种医学类、药学类的不同学科分卷出版。一学科辑成一卷或数卷。

二、《全书》基本结构单元为条目，主要供读者查检，亦可系统阅读。条目标题有些是一个词，例如"发病率"；有些是词组，例如"疾病分布"。

三、由于学科内容有交叉，会在不同卷设有少量同名条目。例如《军队流行病学》《卫生事业管理学》都设有"突发公共卫生事件"条目。其释文会根据不同学科的视角不同各有侧重。

四、条目标题上方加注汉语拼音，条目标题后附相应的外文。例如：

fābìnglǜ
发病率（incidence rate）

五、本卷条目按学科知识体系顺序排列。为便于读者了解学科概貌，卷首条目分类目录中条目标题按阶梯式排列，例如：

描述流行病学 ……………………………………………………………
　现况研究 ………………………………………………………………
　　普查 …………………………………………………………………
　　抽样调查 ……………………………………………………………
　　　单纯随机抽样 ……………………………………………………
　　　系统抽样 …………………………………………………………
　　　分层抽样 …………………………………………………………
　　　整群抽样 …………………………………………………………
　　　样本量估算 ………………………………………………………
　生态学研究 ……………………………………………………………
　筛检 ……………………………………………………………………
　　筛检试验评价指标 …………………………………………………
　　联合筛检 ……………………………………………………………

六、各学科都有一篇介绍本学科的概观性条目，一般作为本学科卷的首条。介绍学科大类的概观性条目，列在本大类中基础性学科卷的学科概观性条目之前。

七、条目之中设立参见系统，体现相关条目内容的联系。一个条目的内容涉及其他条目，需要其他条目的释文作为补充的，设为"参见"。所参见的本卷条目的标题在本条目释文中出现的，用蓝色楷体字印刷；所参见的本卷条目的标题未在本条目释文中出现的，在括号内用蓝色楷体字印刷该标题，另加"见"字；参见其他卷条目的，注明参见条所属学科卷名，如"参见□□□卷"或"参见□□□卷□□□□"。

八、《全书》医学名词以全国科学技术名词审定委员会审定公布的为标准。同一概念或疾病在不同学科有不同命名的，以主科所定名词为准。字数较多，释文中拟用简称的名词，每个条目中第一次出现时使用全称，并括注简称，例如：甲型病毒性肝炎（简称甲肝）。个别众所周知的名词直接使用简称、缩写，例如：B超。药物名称参照《中华人民共和国药典》2015年版和《国家基本药物目录》2012年版。

九、《全书》量和单位的使用以国家标准GB 3100～3102—1993《量和单位》为准。援引古籍或外文时维持原有单位不变。必要时括注与法定计量单位的换算。

十、《全书》数字用法以国家标准GB/T 15835—2011《出版物上数字用法》为准。

十一、正文之后设有内容索引和条目标题索引。内容索引供读者按照汉语拼音字母顺序查检条目和条目之中隐含的知识主题。条目标题索引分为条目标题汉字笔画索引和条目外文标题索引，条目标题汉字笔画索引供读者按照汉字笔画顺序查检条目，条目外文标题索引供读者按照外文字母顺序查检条目。

十二、部分学科卷根据需要设有附录，列载本学科有关的重要文献资料。

目　录

jūnduì liúxíngbìngxué

军队流行病学 （military epidemiology）

研究军队人群中疾病或健康的分布、影响因素及预防控制对策和措施的医学学科。军队流行病学是流行病学的分支学科，是军事预防医学学科的重要组成部分。军队流行病学作为流行病学的一个单独分支，在于其研究对象的特殊性。①军队人群构成特殊：军队人群的主体多为男性青年。②军队人群职业特殊：平时，军队人群生活高度集中，除要进行军事训练、演习以保障军队战斗力外，还要参与重大工程建设、抢险救灾等经济建设活动和突发事件的处理，可能经常转换驻地，面对复杂的自然环境；战时，军队更是战争的直接参与者。军队人群的构成和职业特点决定了其疾病谱、疾病发生与流行的规律、影响疾病及健康的因素等与一般社会人群有所不同，例如军队人群容易出现传染病的流行甚至暴发流行，尤其是战时，传染病是危害军队成员健康和削弱部队战斗力的重要因素；战伤和训练伤也是军队人群面临的特殊健康问题。军队流行病学始终以预防和控制军队人群疾病、增进军队人群健康为目的，是流行病学的基本理论与方法在军队的实际应用，是军事医学的主要支撑学科。

简史 军队流行病学的学科发展历程与流行病学学科大致相似，经历了学科形成期、学科发展前期和学科发展后期。①学科形成期：军队流行病学是与历代战争中传染病的防治相关而发展起来的学科。历史上传染病经常伴随着战争、饥荒及其他民间灾难而发生。战争期间，军队发生传染病流行的实例不胜枚举，如1733～1865年欧洲战争期间，死于战伤的为150万人，而死于传染病的则为650万人。法国拿破仑军队进军俄国时，战斗尚未开始已发生5 000例斑疹伤寒患者。因此，在学科形成期，军队卫勤人员致力于研究以传染病为主的疾病在军队内发生和流行的特点，以及军人的勤务和生活特点对传染病发生的影响，从而为阻止这些传染病在军队内发生和流行提供科学依据。在此期间，军队流行病学的学科概念初步形成，并成为流行病学的一个独立分支。②学科发展前期：随着流行病学学科的整体发展，军队流行病学突破了局限于研究传染病为对象的范畴，扩展至研究所有的疾病——传染性的与非传染性的、急性的与慢性的、躯体性的与精神性的疾病等，囊括了现代流行病学研究疾病的内容。此外，人类对病原体的认识及对大规模杀伤性武器的渴求，更导致了生物武器的系统性发展。英、德、日、美等国在战争中使用过生物武器，对世界人民造成了严重危害。生物武器损伤流行病学随之成为军队流行病学的一项重要研究任务。但在此阶段，军队流行病学仍缺乏预防与控制疾病的研究内涵。③学科发展后期：在现代流行病学研究阶段，疾病谱和死因谱不断变化，现代生物 - 心理 - 社会医学模式的转变等使疾病与健康之间没有了明显的界线，现代医学科学技术也极大地推动了军队流行病学研究方法的发展，主动预防策略在疾病防控中的作用日益突出。军队流行病学随之发展了现代医学发展的新特征——综合性防治的特征，即研究内容除了关注军队人群的疾病状况外，扩展到研究健康状态分布及其影响因素的学科，而疾病的病因也涉及一切自然和社会的外环境因素和人体生理、心理及精神方面的内环境因素，即以多因论作为指导的现代军队流行病学研究的新概念。

同国际上军队流行病学学科的形成一样，中国军队流行病学最初也是在同传染病作斗争的实践中发展的。中国人民解放军自建军起，就高度重视部队的卫生防疫工作，并随着军队的不断壮大而加强，为保障部队官兵的健康和战斗力作出了贡献和成绩，但限于各种条件，新中国成立前军队流行病学一直未形成系统的学科。20世纪50年代初期，在党和政府制定的"预防为主"卫生工作方针指导下，为适应抗美援朝战争期间反对细菌战及军队面临的严重除害灭病任务需要，创立了军队流行病学学科。此后至20世纪60年代中期，军队流行病学学科获得进一步充实和发展，60年代初期，中国第一本《军队流行病学》专著出版，军队的一些主要医学研究机构、卫生防疫机构及军医大学中均设立了流行病学学科；培养了一批从事军队流行病学工作的专业人才。这一时期军队流行病学的主要特点是：在理论和实践上紧紧围绕抗美援朝反细菌战任务及针对危害军队的疟疾、血吸虫病、丝虫病、恙虫病及痢疾等传染病防治任务开展工作，目标和任务明确而具体。经过几十年的发展与提高，中国的军队流行病学学科已具相当规模和水平，编写出版了多种类型和版本的军队流行病学专著、教材和讲义，理论和教材建设进一步加强；设立了专科、本科、硕士研究生、博士研究生及博士后研究等多层次的人才培养基地和学科点，军队流行病学专业人才队伍进一步壮大；开展了富有成效的流行病学研究和军队疾病防治实践，军队科研成果得到广泛应用，各类常见疾病的发病率明显降低，有力地保障了部队官兵的健康。新时期军队流行病学的主要特点是：在军队流行病学理论和方法上进行了更新，反映了当代流行病学的进展并与国内外现代流行病学理论方法相接轨；研究范围在注重军队传染病流行病学研究为主的同时，注意向非传染性疾病乃至军队人群健康状态研究扩展；研究内容在深化研究疾病分布及其影响因素的同时，注意了对军队疾病防控对策、措施及其评价的研究；研究方法充分吸收了现代医学发展的技术手段，并将其广泛应用在军队流行病研究和防病实践中，促进了军队流行病学的进一步提高，其在军事预防医学中已占有举足轻重的地位。

研究内容与范围 研究内容主要包括军队人群中疾病或健康的分布、影响因素、对策措施的研究。疾病分布的研究以不同的疾病发生频率为指标，描述疾病在不同地区、时间和人群的分布特点。研究疾病分布可以为发现疾病的流行规律、探索病因和阐明疾病的影响因素提供依据。病因是指与疾病发生有关的各种因素，其中相关的致病因素被称为危险因素。影响因素，尤其是危险因素是阐明高危人群、实施针对性的预防控制措施的重要途径。疾病预防控制措施主要研究在人群中实施的可预防疾病发生发展的措施。通常情况下，对传染病的预防采取针对传染病流行环节，即管理传染源、切断传播途径、保护易感人群的综合性措施。对

慢性非传染性疾病的预防则采取三级预防措施。

军队流行病学的理论研究，实质上与普通流行病学并无二致，差别在于在研究对象上更加突出军队人群的特点，在研究疾病和健康的分布、影响因素时，不仅关注平时，而且强调与战时或军事行动密切相关的一些特殊因素的影响，进而在危险因素的对策措施研究方面，也重点研究这些因素的作用。

军队流行病学的研究范围按研究对象分为军队传染病流行学和军队非传染性疾病流行病学，两者分别是研究军队人群中传染病和非传染性疾病的发生、发展和传播规律、流行影响因素，提出预防和控制军队传染病和非传染性疾病流行的措施和策略，有效地控制疾病和促进健康的学科。军队人群具有生活高度集中、流动性大、任务特殊等特点，传染病容易在军队人群中发生和传播，甚至发生规模不等的暴发和流行，其危害和对军队战斗力的影响往往较其他疾病更为严重。因此，对传染病的防治一直是军队卫生防病工作的重点，也是军队流行病学研究的主要领域。另外，受吸烟、酗酒、饮食结构改变、体育锻炼缺乏等不良生活方式，以及军事应激、训练难度强度加大、训练环境改变等因素的影响，肿瘤、心血管疾病、心理异常和精神疾病、伤害、消化系统疾病等慢性非传染性疾病对军队人群健康的危害越来越引起军队的重视，非传染性疾病的预防和控制已成为军队卫生防病工作的重要内容之一。

军队流行病学的研究范围按军事作业环境不同可分为军事环境流行病学、军队医院感染流行病学、军事航海流行病学、火箭

兵部队流行病学、航空流行病学、航天流行病学等。军事环境流行病学主要研究部队进行军事作业过程中各种环境因素对军人健康与疾病的发生、传播、流行规律及防疫措施，其研究目的是预防、控制和消除影响军事作业能力的各种疾病，重点不仅仅是关注传染病，还有军事作业环境下影响部队战斗力，增加部队医疗负担，时刻威胁和影响军人健康的非传染性疾病。军队医院感染流行病学主要是研究在军队医院中医院感染的发生、分布、致病因素，以及病原体的来源、传播、宿主和环境等，从而为科学地制定有效的预防措施提供依据。军事航海流行病学和火箭兵部队流行病学是研究军事航海人员与火箭兵部队人员的健康及其影响因素的分布与变化规律，以及预防控制对策与措施的军队流行病学分支学科。航空流行病学主要应用流行病学原理和方法研究航空过程中各种因素对人类健康状况的影响及其分布规律，探索促进健康的措施，预防和控制与航空有关的各种疾病的发生与流行，保障飞行安全。航天流行病学主要研究航天活动对航天员健康的影响及其健康状态的分布规律，提出健康维护、健康促进和生命保障的措施和方法，并评价各种措施的效果。

研究方法 军队流行病学作为流行病学的一个分支，其研究方法与流行病学基本一致，主要包括观察流行病学、实验流行病学、理论流行病学及其他流行病学方法。

观察流行病学 又称观察法。主要包括描述流行病学和分析流行病学。

描述流行病学 又称描述性

研究。主要包括现况研究、生态学研究和筛检。①现况研究：是分析流行病学研究的基础，可提供疾病的分布特点和初步的病因及流行原因假设。它是在某一特定时间内对某一人群的疾病或健康状况以及相关因素进行调查，用以分析疾病或健康状况及其与这些相关因素的可能联系。②生态学研究：在群体水平上研究疾病与环境因素之间的关系。它以群体为观察和分析单元，通过描述不同人群中某因素的暴露水平与疾病的发生频率，分析疾病与该因素间的相关性。③筛检：是运用快速检验方法发现人群中无症状患者的方法，以达到早期发现和早期诊断患者的目的，从而实现疾病的第二级预防。

分析流行病学　又称分析性研究。是描述流行病学研究的深入，可达到检验假设或验证假设的目的。主要包括病例对照研究和队列研究。①病例对照研究选择患有所研究疾病的一组患者，同时选择一组无此病者作为对照，调查他们在发病前对某些因素的暴露情况，分析比较两组的暴露情况的差异，以研究疾病与某些因素之间的关系。②队列研究把一组研究人群按是否暴露于某研究因素分成暴露组与非暴露组，随访观察一定时间后，比较两组之间所研究疾病的发病率或死亡率的差异。确定该暴露因素与所研究的疾病是否存在关联。

实验流行病学　又称实验法、现场流行病学实验。主要包括临床试验、现场试验、社区试验和类实验。①临床试验以患者为研究对象进行实验分组，以观察某种药物或治疗方法的效果。②现场试验以未患病的人作为研究对象，通常是在高危人群中进行研

究。如乙型肝炎疫苗阻断输血传播的研究，是在受血者中进行的。③社区试验以人群作为整体研究对象进行试验分组，以考核或评价某种预防措施或方法的效果。④类实验可以分为单组类实验和多组类实验，常用于研究对象范围大而实际情况不允许对研究对象作随机分组的情况。

理论流行病学　又称数理法、数学流行病学和流行病学数学模型。是应用流行病学调查所获得的数据，建立数学模型或公式，以显示病因、宿主和环境之间构成的疾病流行规律，并从理论上探讨不同预防措施的效应，从而有助于对疾病流行过程的深入理解，有助于多方位探讨预防措施的效果和丰富对预防决策问题的认识。尤其是在传染病流行预测等方面应用较多。

其他流行病学方法　随着新技术、新方法在军队流行病学中的应用，一些新兴的流行病学研究方法应运而生。主要包括血清流行病学、分子流行病学和景观流行病学。血清流行病学是流行病学的一个重要分支，通过测定人群血清各种成分的出现，并分析其分布规律，研究疾病在人群中存在的情况，为疾病的预防提供依据，并可为病因研究提供线索。传统的血清流行病学是通过检查人群血清特异抗体、抗原或机体细胞免疫状态，了解过去和现在病原体的感染情况，研究传染病的分布与流行规律，探讨发病或感染的影响因素，评价预防措施效果。分子流行病学是研究人群中疾病和健康状态相关生物标志的分布及其影响因素、医学相关生物群体特征及其与人类疾病和健康的关系，制定防治疾病、促进健康的策略与措施的学科。

分子流行病学结合流行病学现场研究方法，应用分子生物学技术，从分子水平阐明病因与相关致病机制，以及疾病的流行规律。景观流行病学是以流行病学、景观生态学原理为基础，研究疾病的分布格局及其与景观生态因素之间的关系，并根据景观生态因素判断疾病发生或传播风险的一门新型流行病学分支学科。景观流行病学涉及的景观生态因素不仅包括影响病原微生物存活、繁殖、活性和寿命的环境因素，而且还包括影响传播媒介、动物宿主的种群与感染及其与人群接触的环境因素，主要包括海拔、地形、地貌、坡度、坡向、土壤类型、植被类型与分布、土地使用类型、气象因素等。

应用　军队流行病学不仅是军事预防医学的骨干学科，而且随着研究方法的不断完善和应用领域的不断扩展，它逐渐成为现代军事医学的基础学科，应用越来越广泛。①病因和危险因素的研究：为了达到预防疾病的目的，首要前提是了解疾病发生、多发或流行的原因，发掘病因及疾病危险因素的工作必然是军队流行病学研究的首要应用。但流行病学研究并不拘泥于非找到病因不可，在某些疾病真正的病因尚未完全被阐明之前，诸多危险因素可能已被发掘，针对一些关键的危险因素进行疾病预防控制，也能在一定程度上解决防病的问题。②阐明疾病的自然史：传染病在个体中的自然发展过程包括潜伏期、前驱期、发病极期、恢复期。非传染性疾病在个体中的自然发展过程包括亚临床期、症状早期、症状明显期、症状缓解期、恢复期。疾病在人群中自然发生的规律称为人群的疾病自然史。通过

流行病学方法研究人类疾病和健康的发展规律，可以进一步应用于疾病预防和健康促进。③为军队制定疾病防控对策和措施提供依据：在部队疾病防治实践中，经常会遇到许多需要进行宏观决策的问题，如针对已经研究出特异、安全、有效的预防制品的传染病来说，对军队人群是否需要接种，以及接种范围和接种方法。这些疾病防制的卫生决策都需要科学的流行病学设计和系统的研究来提供科学依据。④评价军队疾病防制措施的效果：对军队人群进行了疾病预防控制措施后，其是否有效要看人群中的效果，是否降低了人群发病率，是否提高了治愈率和增加了健康率等，这些问题都需要在人群中进行研究的结果才能说明。因而，军队流行病学的应用之一也涉及防治疾病效果的判断，如观察部队群体接种某种疫苗后是否阻止了相应疾病的发生，军队人群中发生疾病暴发后采取了防控措施是否降低了发病率等。⑤疾病预防控制：军队疾病预防控制分为策略和措施。前者是防控方针，是战略性和全局性的；后者是具体防控手段，是战术性和从属性的。军队流行病学在疾病预防控制方面可应用于军队疾病监测、军队卫生检疫、军队卫生流行病学侦察、军队现场流行病学调查、军队防疫消毒、军队杀虫与灭鼠、军队免疫接种、健康教育、战时军队卫生防疫、非战争军事行动卫生保障等。值得一提的是，军队流行病学以往过多关注流行病学在疾病预防方面的用途，很少提到在健康促进方面的作用，更新过的疾病预防控制则合并健康教育和健康促进的概念。

(曹务春 刘玮)

jíbìng fēnbù
疾病分布 (distribution of diseases)

以疾病发生频率为指标，描述疾病在不同地区、时间和人群的分布现象。又称疾病的"三间分布"。包括疾病人群分布、疾病时间分布和疾病地区分布。不同的疾病由于对人群的易感程度不同，会表现出不同的发病率、患病率或感染率，如军队的战士年龄较轻，患慢性疾病的可能性较小，但由于部队强调集体行动，整齐划一，如感染传染病，广泛传播的机会较大。不仅不同的疾病会表现出不同的疾病分布，即便是同一种疾病在不同的人群中也会呈现不同的分布特征，表现出不同的发病率、患病率、感染率、死亡率或病死率等，如血吸虫病，在中国驻扎在长江沿岸部队的战士患病率高于驻扎在西北地区部队的战士，因为接触病因的机会不同，驻扎在长江沿岸部队的战士不仅在生活中接触疫水的机会较多，而且还要参加抗洪抢险等非战争军事行动，使得他们的暴露机会进一步增多。

疾病分布不仅受上述环境因素的影响，还受遗传因素的影响。例如，有恶性肿瘤家族史的人群发生肿瘤的概率高于无家族史的人群。因而，每种疾病都有其特异而有规律的疾病分布现象。研究疾病分布是描述流行病学的主要内容，是流行病学研究工作的起点和基础。疾病分布是病因所表现出来的表面现象，而流行病学的最终任务之一就是透过疾病分布的"现象"去探寻疾病发生的原因，从而制定防护措施，保障人类的健康。

疾病分布是疾病本质所表现出的现象，研究疾病分布有重要意义。首先，为探索病因提供基础。例如，在暴发调查中，某部队发生细菌性食物中毒，疾病分布的研究显示，患病战士均就餐于同一食堂，这就提出了病因假设的基础，在这个食堂中肯定存在着"疾病分布现象"背后的本质，之后再进一步通过研究锁定病因。其次，可以通过疾病分布的描述，了解疾病流行的基本特征，为进一步的诊断和治疗提供信息。最后，可以制定更为合理的疾病预防和控制措施。通过疾病分布的研究，确定某些疾病的高危人群，如驻扎于血吸虫病疫区的官兵，要高度关注血吸虫病的防护。在军队流行病学研究中，疾病的分布可以从描述不同季节、不同地域、不同军兵种、不同入伍年限、不同专业分队等入手，为探讨部队重要传染病及常见病的病因及预防工作提供研究基础。

(龙泳)

jíbìng pínlǜ cèliáng zhǐbiāo
疾病频率测量指标 (measures of disease frequency)

能客观、准确地描述疾病发生、死亡及残疾状况的一系列计划中规定达到的目标。不同的暴露因素及遗传因素，导致疾病具有不同的分布特征。使用统一规范的方法计算出的疾病频率测量指标，可以直观地反映出疾病分布的差异。例如，中国人民解放军某部官兵于2004年4月初赴利比里亚执行维和任务，维和期间疟疾的发病率达到4.8%，2006年中国的卫生统计年鉴中显示，中国全国的疟疾发病平均水平为4.6/10万。维和期间疟疾发病率远远高于中国同期一般人群的患病水平。这就是通过4.8%与4.6/10万两种发病率的不同，说明疾病存在分布的差异。

流行病学研究疾病分布的方

法；将流行病学调查资料或其他常规资料按不同人群、地区和时间分别用疾病发生（或存在）的频率进行测量、比较，分析差异，其中，测量是第一步，是表现出疾病不同分布特征的必备数据，也是分析疾病分布的根本依据。因此，疾病频率测量指标是反映疾病分布最基本、最客观的指标。使用疾病频率测量指标必须注意指标的规范化，这样每个指标才能真正反映出各自所代表的流行病学意义。疾病频率测量指标可以分为发病频率测量指标、患病频率测量指标、死亡频率测量指标和致残失能测量指标。发病频率测量指标主要包括发病率、罹患率和续发率，主要反映疾病易感程度和暴露机会不同造成的疾病在不同人群中的差异；患病频率测量指标主要包括患病率、感染率和伤残率，反映病因作用于人群后所产生的不同表现形式；死亡频率测量指标主要包括死亡率、病死率和生存率，从不同角度反映病因引起人群死亡的状况；致残失能测量指标主要包括潜在减寿年数和伤残调整寿命年，这是一类比较新的反映疾病负担的指标，衡量不同病因作用下表现出年数的不同疾病分布及其所产生疾病负担的大小。

（龙　泳）

fābìnglǜ

发病率（incidence rate）　一定观察期内，某人群中某病发生新病例的频率。如果不特别指出，观察期间通常为 1 年。发病率测量的是疾病新发的频率，强调新发，旧病例不纳入其中计算。发病率可反映在某地区某人群中发生某种疾病的状况。

任何疾病的发生都是多病因作用于人体的综合结果。不同的病因作用于人群，疾病发生的频率不同；同样的病因作用于不同的人群，由于受到环境因素与遗传因素等的影响，发生疾病的频率也不相同。通过同一种或同一类疾病的发病率在不同地区或不同人群中的比较，可以为探寻病因提供方向。其计算公式是：

$$某病发病率 = \frac{某人群某年某病新病例数}{该人群同年平均人口数} \times k$$

（$k = 100\%$，$1\,000‰$，$10\,000/万$，$100\,000/10\,万$）

计算发病率时，要注意以下问题。①发病率是测量疾病新发频率的指标，分子是一定期间内新发的病例数，而不是患者数。如果在观察期间内同一个人两次发病，则应计为两个新发病例数。所以，理论上发病率是一个可以超过 100% 的指标。②分子中突出一个"新"字，对于起病急、有特定临床表现的疾病如细菌性食物中毒等很容易判定是否为新发病例，但对于恶性肿瘤等慢性疾病则难以确定发病时间，这种情况下，可将疾病的首次就诊时间、确诊时间、最早出现客观指标时间等作为发病时间。③分母是指有可能发生该病的暴露人口，例如，计算部队中麻疹的发病率时，应剔除接种过麻疹疫苗而获得免疫力者。但在实际工作中往往不易实现。④描述某地区或较大范围人口的发病率时，同年发病率也可按疾病种类、年龄、性别、职业、地区及不同人群分别计算，称为发病专率。如新兵麻疹发病率就是发病专率，测量的对象仅限于新兵，分子是新兵中麻疹的发生例数，分母是新兵中不具有麻疹免疫力的所有士兵，可以与不同军龄的士兵相比较。

发病率的应用：①衡量某时期一个地区人群发生某种疾病危险性大小，反映疾病对人群健康的影响，发病率越高，对人群健康的影响越大。②通过比较不同人群的同一种疾病的发病率，提出病因假说。③通过比较采取措施前后的人群的发病率，评价防治措施的效果。

（龙　泳）

líhuànlǜ

罹患率（attack rate）　某一局限范围内，短时间内某人群中某病发生新病例的频率。罹患率与发病率都是表示在一定的观察期间内，某人群中某病发生新病例的频率。与发病率的相同之处是分子均是新发病例数；与发病率不同的是，观察的时间单位可以选择月、周、日，也可以是疾病的一个流行期。其计算公式是：

$$某病罹患率 = \frac{某人群某病新病例数}{该人群同期暴露人口数} \times 100\%$$

罹患率用于衡量小范围、短时间新发病例的频率。常用于描述食物中毒、职业中毒及传染病的暴发和流行。它的显著优点是数字较为精确，可以准确地测量发病概率，并根据暴露程度推测可能的发病原因。例如，某部发生了一起沙门菌食物中毒，食物中毒发生于晚餐后，当日在该部食堂进食晚餐者有 37 名，包括工作人员 31 名、炊事员 6 名，均为男性，其中有 16 名（工作人员 13 名、炊事员 3 名）发病，罹患率为 43.24%（16/37）。所有发病者均集中在该食堂共用晚餐人员，而未在该食堂进食晚餐者均未发病。于是将病因锁定于该食堂，后经流行病学调查，查明系由食物交叉污染所致。

罹患率通常用于疾病暴发时，计算疾病在某人群中发生的频率。计算罹患率往往是判断暴发原因的第一依据。在同样的人群中，发生疾病的频率不同，分析比较患病与不患病人群暴露因素的不同，可以比较直观地判明寻求病因的方向。

（龙 泳）

xùfālǜ

续发率 （secondary attack rate）

一定观察期内，二代病例数占所有易感接触者的百分率。又称二代发病率。二代病例指某种传染病在小单位集体（营区、病房、托幼机构、学校、家庭等）出现第一例患者（原发病例）后，在最短潜伏期至最长潜伏期内发生的新病例。续发率是描述传染病疾病分布专用指标之一。传染病最显著的特点是具有传染性，不仅危害自身健康，对周围密切接触的人群也存在潜在的危险性。计算某种传染病续发率，可以表明该种传染病传播能力的大小，再结合接触史的分析，估计出该种传染病的传播途径。其计算公式是：

$$某病续发率 = \frac{易感接触者中二代病例数}{易感接触者总人数} \times 100\%$$

计算续发率时，需明确原发病例及其发病时间，这样才能准确地判断二代病例，同时还需将原发病例从分子和分母中去除，包括同一小单位集体中来自小单位集体外感染、短于最短潜伏期发病及长于最长潜伏期发病的病例均不计算在内。

续发率常用于家庭、集体宿舍或幼儿园的班组等小单位集体发生传染病时的流行病学调查分析。它所表达的含义是在所有易感接触者中发生病例的频率，故

用于评价传染病传播能力大小。例如，某武警医院在非典型肺炎流行期间对续发病例情况进行了分析，通过对每一例续发病例的调查，用不同的续发率证实并非所有非典型肺炎病例都具备同等传播能力：有1例患者，与其密切接触的50例中有32例发病，续发率64.0%（32/50），有2例患者分别传播了4例和1例，还有26例没有下传病例。

在用续发率衡量传播能力的同时，结合接触史的分析，可推断传播途径。在上述报告中，对32例二代病例进行了接触史的调查，发现在指示病例症状期"飞沫""飞沫+接触"两种不同接触方式的罹患率差异无统计学意义（$P > 0.05$），由此可以推断，近距离飞沫是最主要的传播途径。

此外，传染病的传播过程受自然因素和社会因素的双重影响，自然因素相同的情况下，较好的卫生防疫制度及措施也可以减少传染病的发生，因此，续发率也可用于评价免疫接种、隔离、消毒等卫生防疫措施的效果。

（龙 泳）

huànbìnglǜ

患病率 （prevalence rate）

某特定时间内，某病的新、旧病例数之和占同期平均人口数的比例。又称现患率。表示在某一特定人口中，有多少人患某种或某类疾病。其计算公式是：

$$患病率 = \frac{某特定时间内某病新旧病例数}{同期平均人口数} \times k$$

（$k = 100\%$，$1000‰$，$10000/万$，$100000/10万$）

患病率测量的是疾病在群体中的现患状态，分子中既包含新病例，又包含旧病例。无论患病时间如何，只要在测量期间患病，就纳入测量范围内。图为2010～2013年某病的患病情况，若测量2011年的期间患病率，则由下至上第2～7例患者纳入测量范围，无论发病与痊愈时间如何，只要病程在测量时间范围内，就计算入分子中。根据观察时间，患病率可分为时点患病率和期间患病率。上述举例就是期间患病率，用来测量在一段时间内（一般为1年）某病的患病情况。时点患

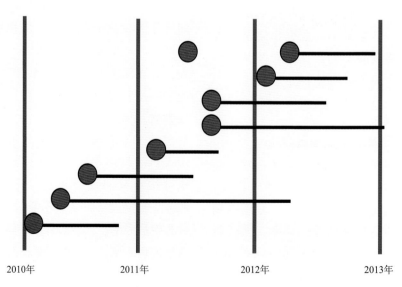

图 2010～2013年某病的患病情况

注：4条垂直线段分别为2010～2013年；每个水平线段表示一例某病的现患病例，其中红色圆圈表示发病时间，黑色水平直线表示病程的持续时间

病率是用来测量群体中某一时点现有某病的患病情况，如测量图中2011年时点患病率，同样是无论新旧病例，只要病程穿过了2011年这一时点便纳入测量范围，即由下至上第2和第3例患者。

患病率测量的是现患人群，受到发病率和病程两个因素的影响。如果某病的发病率和病程在相当长的期间内是稳定的，则患病率、发病率和病程的关系可表示为：患病率＝发病率×病程。

慢性病往往不容易计算发病率，根据患病率、发病率和病程三者的关系，可用患病率和病程大致推断某病每年的新发病例数。同时，由于患病率受到发病率和病程的影响，单纯用患病率不能准确测量人群的患病状态。如果病程延长、患者的寿命延长、病例的迁入、健康者迁出、易感者迁入、医疗水平提高、诊断水平提高、报告率提高等，在发病率没有变化的情况下，患病率依然会升高；在发病率没有变化的前提下如果病程缩短、病死率增高、健康者迁入、病例迁出、治愈率提高等，患病率会降低。

患病率是现况研究的常用指标，适用于测量病程长的慢性疾病的流行状况，如心脑血管疾病、恶性肿瘤、结核病等。例如，某边防部队男性官兵慢性低血压总患病率为5.24%，而边防一线官兵高达6.87%，均高于中国15岁以上男性自然人群慢性低血压患病率，并由此提出要改善边防医疗条件，驻军医院酌情增加对边防官兵的巡诊次数和健康教育，以及丰富官兵的业余文化生活、加强心理疏导、改善工作和生活环境、搞好生活保障、科学合理膳食、加强体质锻炼等一系列有效的防控措施。

（龙　泳）

gǎnrǎnlǜ
感染率（infection rate）　在某个时间内，受检查的全部人群中某病感染（现有感染与既往感染）的人数所占的比例。通常用百分率表示。感染率可分为现状感染率与新发感染率。现状感染率指在调查期间呈感染状态人口的比例，无论何时感染，与患病率的意义相近；新发感染率指在调查期间内新发生的感染人群在全部受检者中的比例，与发病率的意义比较相近。感染率的计算公式是：

$$感染率 = \frac{受检者中感染人数}{受检人数} \times 100\%$$

感染率与患病率性质相似。患病率反映的是人群中某病的现患状态，感染率反映的是某病的感染状态。某些传染病感染后不一定发病，通过患病率不能真正表现传染病的流行全貌，但通过病原学、血清学等方法可以检测到，即可以通过感染率来显现。图1和图2可以较为形象地表述这一问题。如图1所示，无隐性感染的传染病，患者是唯一的传染源，只从流行过程的直方图中

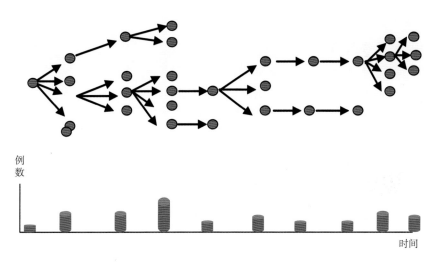

图1　无隐性感染的传染病流行过程
注：红色的实心圆表示患者，柱状图中每一条表示患者数

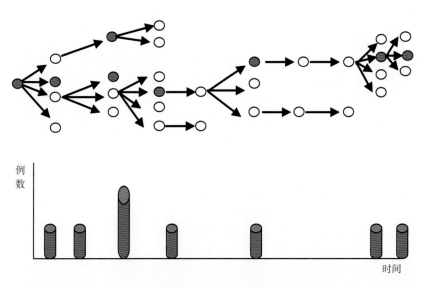

图2　存在隐性感染的传染病流行过程
注：红色的实心圆表示患者，空心圆表示隐形感染者；柱状图中每一条表示患者数

就可观察到流行过程的全貌，这时感染率与患病率一致。图 2 所示的情况就不同，从流行过程的直方图中只能看到很少数的患者，无法反映出流行过程的全貌，因为隐性感染者虽然不表现出临床症状，但却作为传染源可以将传染病的流行过程进行下去，在这种情况下，就需要用感染率来反映流行过程的全貌。

感染率在流行病学中应用广泛，特别是在具有较多隐性感染的传染病和寄生虫病的调查中，如乙型病毒性肝炎、结核病、流行性乙型脑炎等，可以真实反映研究人群中某种疾病的感染状况。因此，通过监测感染率变化可以来判断流行趋势，评估防治效果，也可为制定防控措施提供依据。例如，某部队 2008～2011 年入伍新兵进行了结核感染率的调查，以结核菌素试验（PPD 试验）阳性而双上臂无卡介苗接种瘢痕者计算结核感染率。结果显示，在受检者中，城市籍新兵的结核感染率为 33.8%，高于农村籍新兵的结核感染率 27.7%。此次调查中新兵中 PPD 试验强阳性率为 2.9%，提示部队人群中不少为结核病高危人群，需对 PPD 试验强阳性者进行胸部 X 线检查、痰液检查等，酌情预防服药，采取监控措施，定期随访，以便及时发现病例，进行诊治，有效防止新兵中结核病的流行。调查还显示，新兵中 PPD 试验阴性率高达 50.6%，这些入伍前未感染过结核菌的新兵群体，将被视为结核病防治的重点，需及时进行卡介苗接种。通过上述结核感染率的调查，可以了解新兵结核病免疫水平，针对不同结果采取相应措施，以防止结核病在部队流行。

（龙 泳）

shāngcánlǜ

伤残率（disability rate） 某一人群中，在一定期间内每百（或千、万、十万）人中实际存在的残疾人数，即在所有被调查的人群中残疾人数所占的比例。其计算公式是：

$$伤残率 = \frac{残疾人数}{调查人数} \times k$$

（$k = 100\%$，$1\,000‰$，$10\,000/万$，$100\,000/10\,万$）

流行病学研究疾病及健康状况的分布及其影响因素，伤残是疾病在病因的作用下表现出的较为严重的结局，严重影响部队干部和战士的训练和生活。估算伤残率有助于阐明引起伤残这一严重结局的病因，并合理地分配医疗资源。

伤残率表示的是残疾在人群中发生的频率，反映人群的整体健康状况。也可以对人群中任何严重危害健康的具体残疾状况进行统计。例如，中国人民解放军某部队对 2000～2004 年因公致残的 320 名官兵的伤残情况进行了调查。结果显示，1 年兵的伤残率明显多于 2 年及以上军龄者。这提示伤残的主要人群分布为新兵。调查还显示，机降训练致残者占第 1 位，其后依次是渡海登岛 400m 障碍训练、400m 障碍训练和长跑训练。结合人群分布，提示在上述科目的训练中，要重视避免伤残的发生，尤其在新兵训练这些科目，更是预防伤残的重中之重。

（龙 泳）

sǐwánglǜ

死亡率（mortality rate） 一定地区的人群，在某一期间内某一人群中死于某病（或死于所有原因）的频率。其计算公式是：

$$死亡率 = \frac{观察期间内某人群死亡总人数}{同期平均人口数} \times k$$

（$k = 100\%$，$1\,000‰$，$10\,000/万$，$100\,000/10\,万$）

死亡率如不特别指出，计算时一般以 1 年为时间单位，这一点与发病率相同。分母为年平均人口数，计算方法也同发病率指标。按不同病种、性别、年龄、职业等计算的死亡率称为死亡专率。例如，2008 年中国城市居民前 3 位死亡疾病是恶性肿瘤、心脏病和脑血管病，其死亡专率分别为 166.97/10 万、121.00/10 万和 120.79/10 万；同期农村居民前 3 位死亡疾病是恶性肿瘤、脑血管病和呼吸系病，其死亡专率分别为 156.73/10 万、134.16/10 万和 104.20/10 万。疾病死亡专率是一项重要指标，对于病死率高的疾病，如肝癌、心肌梗死等，死亡专率大体可反映该病的发病情况，在流行病学研究中有重要意义。但对于一些病死率低的疾病或病程长的慢性病，如普通感冒、关节炎等，一般不做死亡率分析。

由疾病所致死亡事件的发生是多病因作用于人体的综合结果。不同的病因作用于人群，疾病导致死亡的频率不同；同样的病因作用于不同的人群，由于受到环境因素与遗传因素的双重影响，死亡的频率也不相同。比较不同的地区或不同的人群中同一种或同一类疾病的死亡率，可以为探寻病因和疾病预防提供方向。

死亡率是一个能综合反映一个国家或地区的医疗卫生水平的测量指标，用于测量某个时期、某地区人群因病或因伤死亡的危险性大小，尤其对于病程长、预后差的疾病，如肿瘤、心肌梗死、结核病等，死亡率可大体上测量发病水平，而且相对于难于测量发病时间的发病率而言，还不容易出错。例如，2009 年《中国卫生统计年鉴》中，对恶性肿瘤报告的就是死亡率。恶性肿瘤的发病时间很难准确测量，但是死因却比较容易确定。2009 年中国恶性肿瘤死因居前 3 位的是肺癌、肝癌和胃癌，其死亡率分别是 30.83/10 万、26.26/10 万和 24.71/10 万。

（龙　泳）

bìngsǐlǜ

病死率（fatality rate）　一定时期内，患某种疾病的人群中，因该病而死亡者所占的比例。病死率通常描述的是某种疾病的结局状况，它所限定的观察人群为患欲研究疾病的人群。不同的疾病由于其严重性不同，病死率不同；如果两个不同的、患同一种疾病的人群中，病死率不同，可以考虑同一种疾病对不同人群的危害程度不同或两个人群所享有的医疗资源不同。其计算公式是：

$$某病病死率 = \frac{某时期内因某病死亡人数}{同期患该病的人口数} \times 100\%$$

从理论上讲，病死率应是所有观察期间内患某病的患者中全部得到了结局，其中因该病而死亡的人数占全部患者的比例。但实际工作中往往很难做到，也可以使用时间做限制，如某病 1 个月病死率、6 个月病死率、1 年病死率等。

病死率主要用于测量疾病的严重程度，也常用来衡量医疗机构的医疗水平。例如，某疾病预防控制中心对 2006 年底以前诊断为矽肺的退伍坑道兵的出生年月、开始接尘时间、实际接尘时间、脱离接尘时间、诊断矽肺时间，以及已逝患者的死因进行了调查。在这项调查中，调查所有矽肺患者中死亡的人数，即病死率。结果显示，在 148 例矽肺患者中，19 例死亡，病死率为 12.84%，其中以Ⅲ期矽肺患者的病死率最高，其主要死因为肺源性心脏病、肺部感染及支气管感染。

在实际工作和生活中，死亡率与病死率经常被混淆。例如，鼠疫的病死率为 100%，这个指标的解释为：在确诊为鼠疫的患者中，结局全部是死亡，若误用为鼠疫的死亡率为 100%，则表示在所观察的地区内，所有人口的结局均是死亡，这就造成了巨大的错误。

（龙　泳）

shēngcúnlǜ

生存率（survival rate）　患某病的（或接受某种治疗的）患者中，经过一段时间（通常为 1、3、5 年等）的随访后，存活的患者占全部患者的比例。又称存活率。其计算公式是：

$$生存率 = \frac{随访满 n 年尚存活的患者数}{随访满 n 年的患者数} \times 100\%$$

生存率是随访中经常使用的重要指标。若想得出某病的生存率，首先建立一个研究队列，该队列人群均为患有该病的病例，然后开始随访，满 1 年时，随访患者的生存情况，计算 1 年生存率，满 2 年时再随访患者生存情况，计算 2 年生存率，依此类推。

生存率是测量疾病预后的一个非常有临床意义的指标，反映疾病对生命的危害程度。对于慢性疾病或恶性肿瘤，通常用 1 年生存率或 5 年生存率来测量疾病的严重状态。例如，急性粒细胞性白血病 5 年生存率为 14%，表示 5 年后确诊病例中只有 14% 能够存活。又如，某地是肝癌的高发地区，该地研究机构于 2010 年上半年对监测的 2001～2007 年资料中尚生存的全部 6217 例肝癌患者进行随访，结果显示，该地肝癌 1 年、3 年和 5 年生存率分别为 18.68%、10.85% 和 8.94%，即该地肝癌患者中 18.68% 的人可以生存满 1 年，10.85% 的患者生存期可以满 3 年，只有 8.94% 的患者可以生存满 5 年。

（龙　泳）

qiánzài jiǎnshòu niánshù

潜在减寿年数（potential years of life lost，PYLL）　某年龄组人口中因某病死亡者的期望寿命与实际死亡年龄之差的总和，即死亡所造成的人群寿命损失。期望寿命又称预期寿命或平均预期寿命，指 0 岁时的预期寿命。一般用"岁"表示，即在某一死亡水平下，已经活到 X 岁年龄的人们平均还有可能继续存活的年岁数。PYLL 的计算公式是：

$$PYLL = \sum_{i=0}^{e} (e - X_i) \times d_i$$

式中 e 为期望寿命；X_i 为死亡年龄组组中值；d_i 为该年龄组死亡的人数。

潜在减寿年数是 1982 年美国疾病控制与预防中心在"死亡发生于某年龄时与期望寿命之差值"的概念和"减寿年数"的确切定义和估算方法的基础上提出来的，用疾病造成的寿命损失评价不同疾病造成负担的大小。该指标是在考虑死亡数量的基础上，以期望寿命为基准，进一步衡量死亡造成的寿命损失，不同死亡年龄影响是不同的，强调了早卒对健康的损害，更合理地评价了疾病造成死亡的负担。这也是一个评价死亡的指标，与死亡率的流行病学原理一致。评价不同的病因作用于人群后，所产生的死亡状况的不同，从而为探明病因提供线索，合理配置有限的卫生资源。

潜在减寿年数是人群中测量疾病负担的一个直接指标，也是评价人群健康水平的一个重要指标。PYLL 强调"早死"的危害性大于"晚死"，所以 PYLL 指标在衡量劳动力人口健康水平和评价各死因对劳动力人口的危害相对大小方面有很大优越性。主要的应用有：①计算每个病因引起的寿命减少年数，并比较不同原因所致的寿命减少年数，筛选危害人类健康的重要因素。②估计导致某人群早死的各种死因的相对重要性，筛选不同年龄组危害健康的重点疾病。③用于防治措施效果的评价和卫生政策的分析。需要注意的是，这个指标在使用时，不能简单地用期望寿命减去实际生存年龄，因为这个指标是无法评价超过期望寿命的人群所造成的疾病负担。超过欲评价人群的期望寿命的，按不产生疾病负担对待。这一指标更适合评价早死所产生的疾病负担。

（龙 泳）

shāngcán tiáozhěng shòumìngnián

伤残调整寿命年（disability-adjusted life year，DALY） 从发病到死亡所损失的全部健康寿命年。DALY 是在世界银行的支持下，由哈佛大学公共卫生学院和世界卫生组织的专家同全球 100 多名学者一起，用了 5 年多的时间，于 1993 年发展的指标。该指标在综合考虑死亡、发病、疾病严重程度、年龄相对重要性及贴现率等多种因素的基础上，定量地计算某个地区每种疾病对健康寿命所造成的损失，对发病后的失能和死亡进行评估。同时，DALY 还是一个标化的指标，可以对不同地区、不同疾病间的疾病负担直接进行比较。

DALY 是一个定量计算因各种疾病所造成的早死与残疾对健康寿命年损失的综合指标，包括因早死所致的寿命损失年和疾病所致伤残引起的健康寿命损失年两部分。其计算公式是：

$$DALY = \int_{x=\alpha}^{x=\alpha+L} D \left[KCxe^{-\beta c} + (1-K) \right] e^{-\gamma(x-\alpha)} dx$$

即为从开始年龄 α 到 $\alpha+L$ 的定积分公式，式中 L 为残疾期限或因早逝的寿命损失年数。解此定积分公式可以获得每一个个体的 DALY 损失，表达式为：

$$DALY = \frac{KDCe^{-\beta\alpha}}{(\beta+\gamma)^2} \left\{ e^{-(\beta+\gamma)L} \left[1 + (\beta+\gamma)(L+\alpha) \right] - \left[1 + (\beta+\gamma)\alpha \right] \right\} + \frac{D(1-K)}{\gamma} (1-e^{-\gamma L})$$

式中 e 为根据某一理想标准估计的某一年龄组的期望寿命，其 0 岁组的女性期望寿命为 82.5 岁，男性为 80 岁，因早逝而损失的生命年数可查世界卫生组织制作的标准寿命表；D 为残疾权重（从完全健康的 0 到死亡的 1）；γ 为贴现率，全球疾病负担研究中取值 3%；α 为发病导致失能或死亡年龄；L 为残疾期限或早逝的寿命损失；β 为年龄函数参数，全球疾病负担研究中取值 0.04；K 为年龄权重调节因子，全球疾病负担研究中取值 1；C 为常数，全球疾病负担研究中取值 0.1658。

DALY 是疾病负担研究发展至第三阶段的一个标志性指标，第一次考虑了疾病失能所产生的负担，更加接近疾病负担的真正内涵。疾病负担的估算不应仅限于人群的死亡，实际上，患者的失能也会造成很大的经济负担、家庭负担和社会负担。基于此，DALY 将失能也纳入到疾病负担

的估算中，可以较为全面地估计疾病负担，1993 年世界银行和世界卫生组织将 DALY 指标应用于全球疾病负担的研究。

DALY 的主要应用：①比较不同疾病所致 DALY，确定人群中主要卫生问题，从而指导制定预防控制疾病的重点，以使有限的卫生资源得到更为合理的配置。②使用 DALY 指标进行一个地区的动态监测与评价，观察疾病造成的负担及预防控制措施产生的作用。③分析不同性别、年龄、职业等人群的 DALY，帮助确定高危人群，以制定有针对性的预防措施。④通过研究不同病种、不同干预措施挽回一个 DALY 所需的成本，进行成本效果分析，力争使有限的资源发挥最大的挽回健康生命年的效果。中国人民解放军第四军医大学使用 DALY 作为评价指标探讨了部队甲肝疫苗接种的最佳策略。这项研究首先建立起部队新兵和干部甲肝疫苗接种的决策树模型，然后从直接接种、先筛选再接种和不接种 3 种方案中作出决策。研究表明，部队实施甲肝疫苗接种应优选先筛选再接种方案，并可将干部作为首选人群。

DALY 具有许多其他疾病频率测量指标所不具备的优越性，所以它越来越被广大的研究者认识和接受，更加广泛地应用于健康状况的评价和指导卫生政策的制定，在公共卫生方面发挥着日益重要的作用。

（龙 泳）

zhìcán shīnéng cèliáng

致残失能测量（measures of disability and incapacitation） 衡量残疾与失能造成的疾病负担的方法。1982 年以前是疾病负担评价的第一阶段，疾病负担主要由

发病率、患病率、死亡率、病死率和死因位次来衡量，认为疾病造成的死亡越多，疾病负担就越大。这些传统指标的优势在于资料相对易于掌握，计算简便，结果直观。但是，这一阶段的指标无法测量致残失能。疾病负担评价的第二阶段以 1982 年美国疾病控制与预防中心提出潜在减寿年数为标志，这个指标是在"死亡发生于某年龄时与期望寿命之差值"的概念和"减寿年数"的确切定义和估算方法的基础上提出的。这种评价方法赋予疾病负担的定义是：疾病造成死亡而引起的个体或人群寿命的减少程度。以期望寿命为基准，同时考虑死亡的数量，强调了早卒对健康的损害。但是，仍然不能测量致残失能。疾病负担评价的第三阶段以 1993 年发展的伤残调整寿命年为标志。它将原本仅限于死亡所造成负担的评价扩展为死亡和失能，将失能纳入到疾病负担的评价体系中，并使用失能权重将失能与死亡事件联系在一起，解决了如何评价失能的问题，同时使疾病负担的研究发生了质的突破。

（龙 泳）

jíbìng liúxíng qiángdù

疾病流行强度（epidemic intensity of disease）

在某地区、某时间内的一定人群中，某种疾病传播的严重程度。包括发病数量的变化及其各病例间的关系。疾病的流行强度有 4 种表达的方式：散发、暴发、流行、大流行。其中暴发是一种特殊的形式，往往指在一个局部的地区中由共同的传播媒介所引发的现象，罹患率比较高，但大多局限于一定的范围或地区。流行与大流行之间的主要区别不在于发生率，而在于疾病所侵犯地区和范围的大小及数量，大流行具有向周边地区蔓延的特征。流行强度的准确判断与制定和采取的疾病预防和控制措施息息相关。

散发 某种疾病在某地区的人群中呈历年的一般发病率水平，人群中病例之间无明显联系，表现为散在发生或零星出现，也可理解为人群中疾病发生的一种正常状态。散发用于描述较大范围（如区、县以上）人群的某种疾病的流行强度，而不用于人口数较少的居民区或单位，因为其发病率受偶然因素影响较大，年度发病率很不稳定。

一般来说，确定某种疾病流行强度是否为散发，可与该地区同种疾病近 3 年发病率水平进行比较，如当年发病率与近年的一般发病率水平相比，并没有显著上升判定为散发。主要见于以下几种情况：①该病在当地常年发生，居民有一定的免疫力或因疫苗接种后人群维持一定的免疫水平。②以隐性感染为主的传染病，往往表现出散发，如脊髓灰质炎等。③传播机制难以实现的传染病，不容易在人群中发生传播和蔓延，如斑疹伤寒等。④潜伏期长的传染病，如麻风病等。⑤感染机会少的传染病，如狂犬病等。

暴发 在一个局部地区或集体单位人群中，短时间内突然出现许多临床症状相似的患者。短时间并不是一个统一的时间，随不同传染病而异，特指该疾病的最长潜伏期。传染病暴发往往经共同的传染源或传播途径感染所引起，如托幼机构的甲型病毒性肝炎暴发、麻疹暴发等。如系一次暴露且无人传人现象发生，则全部病例都集中出现在该病的最长潜伏期内。非传染性疾病也可用暴发描述，如发生在集体食堂或参加婚宴导致的食物中毒等。

流行 某地区、某种疾病在某时间内的发病率显著超过该病历年发病率水平。流行与散发是相对的流行强度指标，只能用于同一地区、不同时间、同一种疾病历年发病率之间的比较。相同的发病水平，不同的疾病应做不同的判定，例如，在现代社会，发病率同样是 50/10 万，若是细菌性痢疾应是散发状态，若是伤寒则判定为流行；同一种疾病，在不同历史阶段，也有不同的判定结论，例如同样是 50/10 万的伤寒的发病率，在新中国成立之前，可判定为散发，若是在 21 世纪的中国，则达到流行状态。由此可见，流行的判定并没有统一的界值，要依据不同病种、不同时期、不同历史背景情况进行综合判定。

大流行 通常发生在传播途径非常容易实现的传染病中，如霍乱在世界范围内的 7 次大流行，2009 年发生的新型甲型 H1N1 流感的全世界大流行。疾病的流行在短期内越过省界甚至超出国界、洲界，不但流行强度大，而且有向四周蔓延的现象，就称为大流行。2003 年发生的重症急性呼吸综合征（severe acute respiratory syndrome，SARS），又称传染性非典型肺炎，几个月的时间就波及 32 个国家和地区。

（龙 泳）

jíbìng rénqún fēnbù

疾病人群分布（population distribution of disease）

疾病在不同年龄、性别、职业、民族、种族等人群中表现出不同的发生、失能、残疾、死亡等的特征。疾病的人群分布、时间分布和地区分布统称为疾病分布，又称疾病的"三间分布"，是流行病学研究的基本点和起始点，是判断病因和解释病因的最初依据，也是形成病因假设的最初来源。人群分布是描述疾病的发病频率随人群的不同特征如年龄、性别、职业、民族、婚姻状况等不同而变化的状况。绝大多数疾病的发病率、死亡率和病死率与这些特征的变化有关联。人群的有些特征是固有的，如性别、民族，研究疾病在不同特征中的分布规律，可以帮助确定疾病的高危人群，从而制定有针对性的预防措施；有些特征可随时间、环境的变化而改变，如年龄、职业、婚姻状况等，研究疾病在这些特征中的分布规律，有利于分析流行因素，探索病因。

年龄分布　疾病在不同年龄的人群中表现出不同的发生、失能、残疾、死亡等不同的特征。不同年龄的人群有不同的免疫水平、不同的生活方式和行为方式，而且不同年龄人群对致病因子暴露的机会不同，因此，几乎所有疾病的发病率或死亡率都与年龄有关联，并且疾病与年龄的关联比疾病与人群其他特征的关联更强。不同年龄阶段有不同的多发疾病种类。在非传染性疾病的发生中，年龄分布差异的原因主要与暴露于致病因子的强弱、暴露开始的年龄及遗传易感性等有关。流行病学的病因研究表明，疾病是多病因综合作用的结果，不仅传染病存在潜伏期，非传染性疾病也存在潜隐期，并且相对来说时间都比较长，疾病病因累积的时间越长，就越容易发生疾病。因而，常见的非传染性疾病如恶性肿瘤、高血压、糖尿病、冠心病等，年龄增加也意味着暴露时间的延长，其发病率随年龄增长而迅速增加。研究疾病年龄分布，

首先，可以分析疾病在不同年龄间的分布特征，探索流行因素，提供病因线索；其次，可以帮助确定疾病的高危人群及重点保护对象，为开展针对性的防治工作提供依据。

性别分布　疾病在不同性别的人群中表现出发生、失能、残疾、死亡等的不同。与疾病在不同的年龄中表现出不同的特征一样，很多疾病的发病率、患病率、死亡率也存在性别差异。比较疾病在不同性别间分布的差异，同样有助于分析致病因素及有针对性地开展疾病的预防。传染病的发病率存在性别差异，主要是由于不同性别人群的暴露机会不同造成的。例如森林脑炎、流行性出血热、钩端螺旋体病、血吸虫病等，可因男性接触病原体机会高于女性而导致男性发病率高于女性。非传染性疾病的性别分布差异与暴露机会不等、生理解剖特点、环境、行为及心理因素有关。例如脑卒中、冠心病、高血压的发病率和患病率男性高于女性，而胆囊炎、胆结石、地方性甲状腺肿等的发病率和患病率女性则高于男性。在恶性肿瘤死亡率中，除乳腺癌、宫颈癌、卵巢癌外，其他大多数部位的癌症均是男性高于女性。有研究表明，飞行员中某些疾病也存在性别差异，暴露于低压舱所致的减压病，女性发病远较男性高。

职业分布　疾病在不同的职业人群中表现出不同的发生、失能、残疾、死亡等的人群特征。许多疾病的发生与职业有密切关联，主要与不同职业间的暴露因素及暴露的强度相关。例如煤矿工人易患肺沉着病，炼焦工人易患肺癌，牧民、屠宰工人及皮毛加工工人易患布鲁菌病、炭疽等。

此外，疾病的发生与不同职业人群的体力劳动强度、精神紧张程度等也相关。例如从事脑力劳动者易患高血压、冠心病等。军人是一种特殊的职业，生活部队中的军人因所处的地域不同、训练内容不同、训练的方式和强度不同等因素，其疾病的发生区别于其他职业的人群。部队中疾病的发生也会因不同的军种、兵种、不同的任务特点而不同，如陆军部队下肢的损伤高于海军。

种族或民族分布　不同种族或民族的人群在遗传因素、地理环境、宗教文化、风俗习惯、经济状况、卫生水平等方面存在差异，而这些因素均影响疾病发生的频率，从而形成疾病种族或民族的分布特征。例如马来西亚居住的三个人群中，马来西亚人淋巴瘤发病率高，印度人口腔癌发病率高，而华人鼻咽癌发病率高。美国黑人和白人间某些疾病发病率和死亡率也有显著的差别。美国黑人多死于高血压、心脏病、脑血管意外、宫颈癌、他杀和意外事故，而白人多死于血管硬化性心脏病、乳腺癌、自杀和车祸等。与人群分布中年龄、性别、职业分布不同，疾病的种族或民族分布特征是由多种原因所导致，因而在分析疾病种族或民族特征时，要综合多因素考虑原因，从而进一步探寻病因。

（龙　泳）

jíbìng shíjiān fēnbù

疾病时间分布（temporal distribution of disease）　疾病在不同的时间中表现出不同的频率特征。对某地区人群中发生的疾病按时间变化进行描述，可以查明可能的病因与该病之间的联系。疾病的时间分布反映了疾病病因和流行因素的变化。几乎所有的因素

都随着时间的不同而有不同程度的改变，因而疾病所表现出的时间分布特征是由许多随时间而变化的因素所形成的。研究疾病时间分布，不仅可以提供病因线索、反映病因的动态变化，而且在疾病与病因随时间而变化关系的研究中，可以进一步验证疾病与病因之间的联系。疾病的时间分布可根据观察时间的长短分为短期波动、季节性波动、周期性波动和长期趋势。

短期波动 又称时点流行。含义与疾病流行强度的表达方式之一暴发相似，主要区别是暴发常用于局部地区小量人群，以日、周、月等来计算短期观察数据。暴发与短期波动的共同点在于均是由在短时间内人群暴露于共同的致病因素所致。但人群中所有的病例并非同时发生与结束。流行病学的观点认为，疾病的发生是多因素综合作用的结果。因此，即使是短时间内人群共同暴露于某一致病因素，不同的个体对致病因素的暴露并非完全相等，接触致病因素的数量和期限不同，同时，个体对不同致病因素的易感性不同，因而发病的时间不完全一致。事实上，这也是潜伏期长短不一的原因。虽然有着这样的不同，但是内在的联系是一致的。流行病学调查中常应用这一内在的联系来推论暴露日期，发病高峰向前推一个该病的平均潜伏期即为暴露日期，从而进一步追索传染源和传播途径，最终找出引起短期波动的原因。

季节性波动 疾病的发生频率在一年中的每个季节是不同的，表现为在每年的一定季节里发病率升高的现象。它有两种表现形式。①季节性升高：有些疾病一年四季均可发病，但发病频率不同，在一定的月份中表现出发病率升高。最常见的是呼吸道传染病、肠道传染病一年四季均有发生，但呼吸道传染病一般在冬、春季高发，消化道传染病的高发季节是夏秋季。中国人民解放军的疾病报告显示，部队人群流行性感冒（简称流感）的发病时间主要在 1 月、11 月和 12 月，水痘的发病人数主要集中于 1 ~ 5 月。感染性腹泻的发病高峰主要为 7 ~ 9 月，细菌性痢疾（简称菌痢）的发病高峰主要为 6 ~ 9 月。②严格的季节性：与季节性升高不同的是，有些疾病的发病只集中在一年的某几个月，其余月份则没有病例发生。这种严格的季节性多见于节肢动物媒介传播的疾病，如流行性乙型脑炎的季节分布，在中国北方具有严格的季节性，但在南方却表现为季节性升高。不仅传染病具有季节性，越来越多的研究显示，有些非传染性疾病也有季节性特征，如脑卒中的发病率、死亡率有明显的季节性，一般在冬季多发，夏季低发，特别是出血性脑卒中季节性分布表现更明显。

影响疾病季节性波动的原因很复杂，不同疾病、不同时间、不同地点产生季节性波动的原因往往不同，对于传染病而言，绝大多数情况下是由于媒介动物的生长繁殖于不同的季节所导致。首先，对于具有严格季节性的疾病来说，往往气候条件影响病原体或传播媒介的生长繁殖是主要原因，媒介昆虫的活动、寿命、活动力、生育等均受到季节的影响；其次，当地的气象因素、野生动物、风俗习惯、生产条件、生活方式、卫生习惯、医疗卫生水平及人群易感性都可以影响疾病的季节性。

周期性波动 有些传染病的发生频率每隔一段时间间隔，发生规律性变动的现象。通常是每隔几年后发生一次流行。但是周期性并不是一成不变的，有些传染病在实施有效的预防措施后，这种周期性的规律可发生改变。例如，人群在有效疫苗应用之前，大多数呼吸道传染病呈现周期性。如甲型流感每 3 ~ 4 年流行一次，每十几年出现一次世界性大流行，自从流感疫苗广泛接种之后，2009 年的流感世界大流行距上一次整整 40 年。又如，在麻疹疫苗接种普及之前，中国大中城市中每隔一年流行一次麻疹，自 1965 年开始进行疫苗普种后，发病率显著下降，麻疹的周期性流行的规律已不复存在。

了解疾病的周期性变化特征，不仅可以指明探寻病因的方向，为病因探索缩小范围，而且有利于疾病的预测，便于及早采取预防措施，最大程度地降低疾病发生与流行带来的危害，此外，预防措施的实施可以引起周期性的改变，这也是对预防措施是否正确的有力评价。通常有下列特征的疾病，较易呈现周期性。①在人口密集、交通拥挤的大城市中，传染源 – 传播途径 – 易感人群这一流行过程容易实现，在无有效预防措施时，疾病很容易形成周期性。②传播途径相对容易实现的疾病，人群受感染的机会多，只要有足够量的易感者便可迅速传播，如流感，比较容易形成周期性。

传染病流行周期的间隔时间与下列因素有关。①上一次流行的流行强度，流行过后遗留易感人口的多少，易感者与免疫人口相比，越少流行的周期则越长，因为易感者需要累积到一定程度才能形成周期性。②易感者累积的速度，易感者累积得越快，越容易达到传染病发生的条件，也越容易促进周期性的形成。③流行后人群免疫水平持续的时间长短也决定该病流行的间隔时间。④病原体的变异及变异的速度。

长期趋势 在相当长的时间内（通常连续几年或数十年间），对疾病进行动态的连续观察，探讨这段时间内疾病的病原体、临床表现、发病率、死亡率等的变化或它们同时发生的变化情况。又称长期变异。例如，中国自20世纪20年代以来，猩红热的发病率和死亡率明显下降，临床上大都为轻型患者，病死率从20世纪20年代至50年代下降了30倍，21世纪以来几乎无死亡病例。又如，中国1950～2001年疟疾的流行趋势，1950～1984年疟疾处于高流行期，期间有3个发病高峰，自1970年以后发病逐年下降。这种长时期内发生的变化无论是传染病还是非传染性疾病都可观察到。从美国男性几种肿瘤死亡的长期趋势来看，肺癌呈明显的上升趋势，胃癌、肝癌则出现下降趋势，而大肠癌、食管癌和胰腺癌保持平稳水平。1996～2006年，中国经医生诊断的慢性病病例总数增加了14.3%，其中增加比例较高的疾病为糖尿病、高血压、脑血管疾病、损伤中毒、冠心病、恶性肿瘤。中国人民解放军2006年以来，风疹的发病人数较往年有比较大幅度的增加，结核的发病人数2000～2009年并没有明显增加或减少的趋势。

疾病长期趋势的原因可能是社会生活条件改变、医疗技术、自然条件的变化、生产生活习惯的改变及环境污染等因素变化，而使致病因素和宿主均发生相应变化。可从以下几个方面考虑。①病因发生了变化。②抗原的型别发生了变异。③诊断能力的提高，作出了以前不能明确的诊断，使得发病、患病和死亡频率测量指标中的分子加大。④疾病预防和控制能力的增强，也会产生疾病的长期趋势。

（龙 泳）

jíbìng dìqū fēnbù

疾病地区分布 （geographic distribution of disease） 疾病在不同的地区中表现出不同的发病特征。疾病的发生不仅与自身因素相关，而且很大程度上受人们居住地区自然环境和社会生活条件的影响，因此包括传染病、非传染性疾病及原因未明疾病在内的各种疾病，均具有地区分布的特点。有些疾病的地区分布存在明显差异，有些疾病地区分布差异不明显，疾病的地区差异可以反映出不同地区疾病的致病危险因素和致病条件的不同。

描述疾病地区分布可根据具体情况选择统计图和统计表。其中标点地图、疾病地区分布图、疾病传播蔓延图等一目了然，便于分析，非常适合描述疾病的地区分布。19世纪英国医生约翰·斯诺（John Snow）就成功应用标点地图描述了霍乱的地区分布，为进一步明确病因提供了清晰的思路。随着科技发展，信息技术也开始运用于流行病学研究，出现了电子疾病标点图、电子疾病图等，甚至可以借用地理信息系统分析疾病的地区分布，这不仅可以更加直观地显示疾病的空间分布特征，而且通过不同图层的叠加分析，还可以分析疾病发生的影响因素。使用不同地区的发病率、患病率或死亡率进行比较时必须先进行率的标准化，再进行比较，同时要注意各地区之间的相关条件（如医疗水平、疾病报告登记制度的完善程度、诊断标准）必须一致，否则可能得出错误的结论。

研究疾病地区分布时，有两种地区划分方法。第一种方法是按行政区域划分，在世界范围内可以国家、洲、半球为描述单位，在中国可按省、市、自治区、县、乡（镇）为单位。这种划分方法容易获得比较完整的疾病相关资料，如人口信息资料、疾病发生资料等，便于分析比较。但缺点是行政区域是人工制定的，相邻行政区域的自然环境往往非常相似，在同一行政区域内常常自然环境不尽相同，一般来说疾病地区分布主要与该地区所处的地理位置、气象条件、当地人群特有的风俗习惯及其遗传特征、人群组成的社会文化背景等相关，按行政区域划分，对比分析时会考虑到这些因素对疾病发生的作用。第二种方法是按自然环境特征来划分地区，如以山区、平原、湖泊、河流、森林和草原等为描述单位，也可以按气温、降雨量、海拔高度等划分。这种划分方式可以较为准确地表现出疾病的地区分布与自然环境和社会环境之间的关系，但往往相关资料很难整理。因此，在实际工作中，可根据研究目的和疾病的具体情况来选择划分的方式。通常研究与自然环境密切相关的疾病可以选用按自然环境特征来划分地区，大多数情况下选用按行政区域划分的方式。

研究疾病的地区分布有助于对疾病的病因或流行因素提供线索，有助于制定防治对策。疾病在不同国家的分布存在差异。有些疾病仅发生于某些国家和地区，如黄热病只发生于非洲和南美洲，登革热则流行于热带、亚热带，疟疾分布于北纬62°至南纬40°的地区。有些疾病在全球范围内各个地区都有发生，但其分布不均衡，表现为发病率在各国之间不同，如霍乱在各个国家均有发生，但在印度的发病率比较高。不仅是传染病，有些肿瘤和慢性病地区分布也是如此，如肝癌多见于亚洲、非洲，乳腺癌多见于欧洲、北美洲；糖尿病在发达国家的患病率高于发展中国家；日本胃癌及脑血管病的标准化死亡率（按标准人口年龄构成计算的死亡率）居世界首位。

疾病不仅在不同国家的分布存在差异，即使在同一国家内的不同地区分布也有差异。有些疾病在同一省（自治区）、市内不同地区的分布也有差别。例如，中国高血压的患病率是北方高南方低；原发性肝癌集中分布于东南沿海地区；鼻咽癌主要分布于华南，而以广东省广州语系区为高发区；食管癌多见于太行山两侧地区。有些疾病只局限于特定的地区，如日本血吸虫病在中国一般分布在长江以南地区；此外，克山病从东北向西南呈宽带状分布，具有严格的地方性。疾病的地区分布也不是一成不变的，有些地区疾病的分布随着社会经济状况、医疗水平、公共卫生体系的完善而逐渐发生改变，如中国一些地区人群乙肝表面抗原携带率，随着疫苗免疫接种计划的持续和推广，人群表面抗原携带率已经出现下降趋势。

（龙 泳）

bìngyīn

病因（cause of disease） 能使人群发病概率增加的因素。这些因素中某个或多个不存在时，人群疾病发生频率就会下降。从流行病学角度来看，病因是指与疾病发生有关的各种因素，这里强调了疾病发生的多病因论。但是在复杂病因所致疾病或未明确病因时，相关致病因素常被称为危险因素（risk factor）。危险因素有可能是疾病发生的原因或条件，也可能是该疾病发生的一个环节。其含义就是与疾病发生有着明显正相关联系，但又不足以单独引起疾病的因素。例如，在分析部队官兵军事训练损伤的病因时，常把入伍前缺乏体育锻炼、厌恶训练、着鞋不合适、训练科目安排不合理等视为危险因素。

现代病因理论 随着科学的发展，人们对病因的认识也在不断发展。科赫法则（Koch 法则）和多病因论是现代病因理论发展的代表。

科赫法则 19 世纪末，随着显微镜的发明，人类发现了许多疾病是由微生物引起的，而且不同微生物引起不同疾病。因此，提出了疾病发生的特异性病因学说。德国细菌学家罗伯特·科赫（Robert Koch）等提出了确定特异性病原体的 4 条法则，即科赫法则，包括：①每例患者体内都可以通过纯培养分离到该病原体。②在其他疾病患者中没有发现该病原体。③该病原体能够使实验动物引发同样的疾病。④被实验感染的动物中也能分离到该病原体。最初被证实符合这些法则的疾病是炭疽和结核病。科赫法则有力地推动了病因研究，是新发传染病特异性致病微生物病因推断的主要原则。

多病因论 随着医学科学技术的发展，人们认识到由单因素决定疾病发生与否的情况很少，绝大多数情况下，疾病的发生受多种因素的影响，传染病（如结核病）是这样，非传染性疾病更是这样。20 世纪 80 年代，美国流行病学家利林费尔德（Lilienfeld）提出"那些能使发病概率增加的因素就是病因，减少这些因素中的一个或多个就会降低疾病发生的频率"。20 世纪 90 年代后，另一名美国流行病学家罗斯曼（Rothman）又从另一个角度提出"病因是疾病发生中起重要作用的事件、条件或特征，没有这些因素的存在，疾病就不会发生"。由此可见，人们对病因的认识在不断地变化和发展中，已从过去的特异性单病因学说逐渐演变为多病因理论。

病因分类 病因的分类方法很多，为了更好地理解病因的概念和为寻找病因提供线索，主要从病因的作用和来源分类，可分为必要病因和充分病因。某种因素对不同的疾病可能属于不同的病因类别，例如，营养不足是营养不良症的必要病因，而营养不足使机体抵抗力降低，却又是某些疾病（如结核病）发生的充分病因之一。

必要病因 某种疾病的发生必须具有的某种因素，这种因素缺乏，疾病就不可能发生。但是有该因素的存在，却并不一定导致疾病的发生。例如，伤寒杆菌为肠伤寒的必要因素，没有这种杆菌的感染，就不会引起伤寒病。但是仅仅有伤寒杆菌也不一定就发生伤寒病，还需要其他辅助因素，如部队饮食和饮水管理制度、机体的免疫状态和环境条件等的共同作用。

充分病因 最低限度导致疾病发生的一系列条件、因素和事件。大多数的慢性非传染性疾病，可能有多个充分病因，而且不同的疾病充分病因的组成因素不同。

宿主因素　机体的遗传、免疫和营养状况、精神心理、行为、年龄、性别、种族、婚姻等因素均与疾病发生相关。例如，艾滋病患者发生结核病的概率远远高于健康个体。长期的忧虑、悲伤、恐惧、沮丧等不良情绪和强烈的精神创伤等在某些疾病的发生发展中可能起重要的作用，如精神病、高血压、消化性溃疡等疾病。吸烟、酗酒、静脉注射毒品、不健康饮食卫生习惯、不喜欢运动等不良行为习惯也与疾病的发生密切相关，如乙肝和丙肝感染、肝硬化、冠心病等疾病。

生物因素　包括病原微生物（细菌、病毒、真菌、立克次体、支原体、衣原体、螺旋体、放线菌）、寄生虫（原虫、蠕虫、医学昆虫）和有害动植物（毒蛇、蝎子、麦角等）三大类。大多生物致病因素引起的疾病为感染性疾病和中毒性疾病。但某些慢性非传染性疾病（如肝癌、牙周病和冠心病等）的发生也与感染密切相关。

物理因素　气象、地理、水质、大气污染、噪声、电流、电离辐射、气压等的异常均可引起疾病。例如，长期大剂量暴露于日光，可以诱发皮肤癌；核电站泄漏可致急性和慢性放射病，并使白血病等肿瘤的患病风险明显增加。

化学因素　包括无机和有机化学物质（如汞、砷、铅、苯、醇、有机氯、有机磷等）等污染均可引起人体急慢性中毒或肿瘤。例如，2004 年俄罗斯部队有 26 名士兵在垃圾场接触危险金属物后发生中毒。

社会因素　包括社会政治体制、经济及文化水平、医疗卫生设施、生活劳动条件、宗教信仰、人口增长与流动、风俗习惯、战争等多个方面，这些因素即可促进人类的健康，减少疾病的发生；但在一定条件下也可成为疾病流行的主要危险因素。

病因模型　19 世纪末以来，随着医学研究的不断发展，诸多疾病发生的病因模型被提出，使人们对疾病发生的认识更加深入，也有力地推动了疾病的防治实践。

流行病学三角模型　该模型认为致病因子、宿主和环境是疾病发生的三要素，三要素各占等边三角形的一个角，当三者处于相对平衡状态时，人体能保持健康，一旦其中某要素发生变化，三者失去平衡，就将导致疾病。该模型有助于人们深入认识疾病发生的基本条件。例如，结核病病因的三角模型（图1）。

轮状模型　该模型强调了环境与宿主的密切关系。宿主占据轮轴的位置，其中的遗传物质有重要作用；外围的轮子表示环境，包括生物、理化和社会环境，机体生活在环境之中，而病因存在于机体和环境之中（图2）。轮状模型构成的各部分具有伸缩性，其大小变化随不同疾病而异。与环境密切的疾病，外围的环境则大些，如战伤等。这种理念更接近实际，也更有利于疾病病因的探讨及防治。

病因链模型　一种疾病的发生常是多种致病因素先后或同时连续作用的结果。不同的致病因素与疾病之间构成不同的连接方式，即病因链。例如，龋病的产生首先是由于变形链球菌的作用，食物在牙表面形成菌斑，菌斑长期与食物中的糖发生化学反应，产生酸性物质，久而久之，牙釉质被酸破坏，形成小的龋斑，进而形成龋病。这样就形成了一条以时间为主线的龋病发生的病因链。

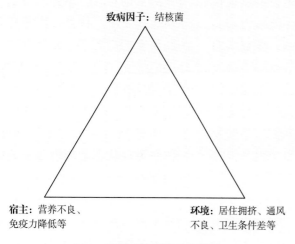

图 1　结核病病因的三角模型

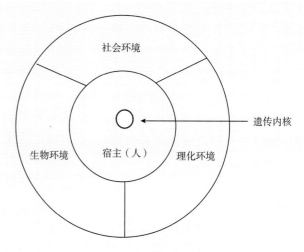

图 2　病因的轮状模型

病因网模型 一种疾病的发生和流行，可能是 2 条以上病因链并行作用，并彼此纵横交错，交织如网。例如，肝癌的发生是由 3 条主要的病因链，并交织成病因网所致，3 条病因链的始动因素分别是乙肝病毒感染、食品被黄曲霉毒素污染和饮水中的藻类毒素。3 条病因链中的多个因素相互交叉、相互协同，加之遗传因素的作用最终导致肝细胞的癌变，如图 3 所示。病因网模型可以提供因果关系的完整路径，该模型的优点是表达清晰具体，系统性强，能很好地阐述复杂的因果关系。

因果关联的推断标准 因果推断的系列标准是由美国学者 1964 年在"吸烟与健康报告"中提出，随后英国流行病学和统计学家希尔（Hill）进行了完善。此后，一些学者进一步对此标准进行了修订，但国际上仍称为希尔标准（Hill criteria）。

关联的时序性 因与果出现的时间顺序，有因才有果，作为原因一定发生在结果之前，这在病因判断中是唯一要求必备的条件。暴露因素与疾病发生的时间顺序，在前瞻性队列研究中容易判断，但在病例对照研究或横断面研究中常难以断定。尤其是对于一些潜隐期长达 10 ～ 20 年以上的慢性病来说，确定暴露与发病的时间先后顺序并非易事。

关联的强度 疾病与暴露因素之间关联程度的大小，常用比值比（odds ratio，*OR*）或相对危险度（relative risk，*RR*）来描述。在除外偏倚和随机误差的条件下，关联的强度可作为判别因果关系和建立病因假说的依据，关联强度越大存在因果关联的可能性也越大。另外，某因素与某疾病的关联强度越强，也可说明其虚假关联和间接关联的可能性越小，误判的可能性就越小，成为因果关联的可能性越大。例如，在吸烟与不同疾病发生的关联研究中

发现，吸烟者发生肺癌的 *RR* 值是非吸烟者的 4 ～ 12 倍，而吸烟者发生胃癌的 *RR* 值为 1.42 ～ 1.65，提示吸烟与肺癌的因果关联成立的可能性较吸烟与胃癌的因果关联可能性大。

关联的可重复性 某因素与某疾病的关联在不同研究背景下、不同研究者用不同的研究方法均可获得一致性的结论。重复出现的次数越多，因果推断越有说服力。一般来说，经过多项研究的重复，因果关联强度的 95% 可信限区间上会缩小和变窄，提高结论的说服力。系统综述和荟萃分析方法为多项研究结果的定性和定量合并提供了技术支撑，越来越多被作为因果关联的科学证据。

关联的特异性 某因素只能引起某种特定的疾病，即某种疾病的发生必须有某种因素的暴露才会出现。从传染病的病因研究角度来看，常可确立某病原微生物与某疾病之间的特异性因果关联。而从慢性非传染性疾病角度来讲，大多情况下不易确立某因素与疾病间的特异性。因此，尤其是对慢性非传染性疾病来说，该标准的概念与流行病学多病因论有矛盾之处，需要有所扩展。

剂量－反应关系 某因素暴露的剂量、时间与某种疾病的发生之间存在的一种阶梯曲线，即暴露剂量越大、时间越长则疾病发生的概率也越大。例如，有研究表明，噪声和听力丧失之间存在着剂量－反应关系，听力丧失的发生率随着噪声暴露水平和时间而增高。

因素与疾病分布的一致性 某因素与疾病之间的关联与该病已知的自然史和生物学原理相一致。例如，有研究发现，在非洲地区和部落，男性没有普遍开展

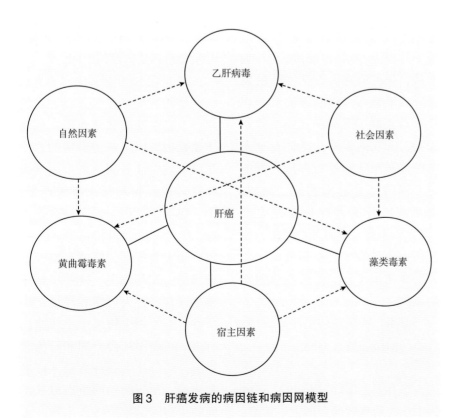

图 3 肝癌发病的病因链和病因网模型

割礼，即包皮环切术（circumcision）的地区和部落，HIV 的感染率要明显高于推行割礼达 90% 以上的地区和部落。这与基于临床病例的研究结果一致，提示包皮过长可能是 HIV 感染的危险因素之一。

关联的生物学合理性　能从生物学发病机制上建立因果关联的合理性，即观察到的因果关联可以用已知的生物学知识加以合理解释。一般来说，能被已知的生物学医学知识解释的因果假设成立的可能性大。但是，在当前虽不能用已有的生物医学知识解释的因果假设，不一定没有成立的可能性，也可能在未来被科学进步所证实。

实验证据　用实验方法证实去除可疑病因可引起某疾病发生频率的下降或消灭，则表明该因果关联存在终止效应，其作为因果关联的判定标准论证强度很高。实验证据可来自人群现场试验，也可来自临床试验或基础医学实验。例如，随着乙肝疫苗在人群中的普及接种，人群中乙肝病毒感染率已明显下降，并且有研究也发现人群中的肝癌发病率也在下降。这是对乙肝病毒与肝癌之间因果关联的判定是最强力的支持。

关联的相似性　如果一直某化学物有致病作用，当发现另一种类似的化学物与某种疾病有联系时，则两者因果关系成立的可能性也较大。

因果关系的判断是复杂的，在上述标准中，关联的时序性是必需满足的；关联的强度、关联的可重复性、剂量－反应关系及实验证据有非常重要的意义；其他标准可作为判断病因时的参考。在因果关系的判断中，并不一定要求上述标准全部满足。但满足的条件越多，则其因果关联成立的可能性越大，误判的可能性就越小。

（闫永平）

jíbìng yùfáng cèlüè

疾病预防策略（strategies for disease prevention）

指导疾病预防控制的总体工作方针与政策。包括基本原则、指导方针和组织机构等。策略着眼全局，而具体的预防措施立足局部，只有在正确的疾病预防策略指导下，采取合理有效的疾病预防措施，才能达到事半功倍的疾病预防成效。

基本内容　疾病预防策略的实施主要包括 3 个方面。①全人群策略：以全体人群为对象，采取预防措施，以降低整个人群对疾病危险因素的暴露水平。例如，在全体部队官兵中开展艾滋病相关知识的健康教育，提高全人群对艾滋病的认识，减少危险行为，预防艾滋病病毒感染。②高危人群策略：针对有危险行为的人群采取预防措施。例如，在吸毒人群中开展美沙酮替代疗法和针具交换，降低吸毒人群艾滋病的发生。该策略可以将有限的资源用于重点人群，更加符合成本效益原则。③双向策略：将针对全人群的普遍预防和针对高危人群的重点预防结合起来实施。例如，对某地区普通人群和高危人群（高血压患者）同时采取措施，预防高血压的发生、控制高血压患者的血压水平，降低冠心病的发生风险。

应用　疾病预防策略的应用，在不同的层面各有不同。

全球卫生保健策略　"2000 年人人享有卫生保健"是 1977 年世界卫生大会通过的全球卫生策略，已成为当今世界各国政府的主要卫生目标。1978 年又明确提出了初级卫生保健是实现全球卫生策略的基本措施和途径。1988 年第 41 届世界卫生大会重申，"2000 年人人享有卫生保健"是 2000 年以前及以后的一项永久性目标。

19 世纪下半叶，城市和工业迅速发展，但也带来了人口集中、环境污染等问题。一些传染病、营养不良性疾病、职业相关性疾病出现流行。疾病预防的重点是改善生活和劳动环境，从而减少了消化道和呼吸道传染病，降低了某些职业病的发病率。至 20 世纪上半叶，当时认为疾病的发生、发展是破坏了宿主、环境和疾病三者之间的相互平衡，要求在改善环境的同时，还要求保护宿主、控制病因。通过广泛开展预防接种、传染病防控等措施，传染病的发病率和死亡率明显降低。同时，通过早发现、早诊断，各种疾病的病死率降低，从而提高了个人和人群的健康水平。上述两个阶段，被称为第一次预防医学革命，或称第一次卫生保健革命，其主要目标是防控传染病。

20 世纪 50 年代以来，人类的疾病谱构成明显改变，心脑血管疾病、恶性肿瘤和意外伤亡成为主要死因，用应对传染病的方法难以奏效。这些病的发病因素在年轻时代开始积累，潜伏期长，中、晚年才发病。如高脂高盐饮食、吸烟、肥胖、精神紧张易导致心脑血管疾病，吸烟和空气污染容易引起肺癌等。这些疾病主要是饮食、行为习惯和环境污染所致，单纯用生物医学手段难以解决，必须用社会心理和行为等措施，动员社会各种力量才能有效防治。预防医学的重点就从单纯的生物医学预防进入生物－心理－社会医学预防的阶段，是第二次预防医学革命的标志。

实现"人人享有卫生保健"策略的目标关键在于基层保健，重点在预防。而评价此目标的指标体系包括卫生政策、社会经济、保健服务、环境保护等指标。与之相关的收入、食物、住房、识字、供水、排污、行为等大多数需要由社区来贯彻执行。这样又把预防医学提高到社区预防新阶段。

中国疾病预防策略　中华人民共和国成立以来，始终把"预防为主"作为卫生工作的基本方针。1997 年《中共中央、国务院关于卫生改革与发展的决定》提出了中国新时期卫生工作方针："以农村为重点，预防为主，中西医并重，依靠科技与教育，动员全社会参与，为人民健康服务，为社会主义现代化建设服务。"这是中国疾病预防控制工作的指导思想，它坚持预防为主的方针，以占人口总数约 70% 的农村为战略重点，动员全社会力量实现保障群众健康的根本宗旨。

在人类同疾病的长期斗争中，"预防为主"的思想源远流长。中国最早的医学典籍《黄帝内经》中就提出"圣人不治已病治未病"。《千金要方》中更是明确指出"上医医未病之病，中医医欲病之病，下医医已病之病"。19 世纪以来，与世界上预防医学革命一样，中国也经历了城市和工业迅速发展、人口集中、环境污染等一系列问题。疾病谱也随之出现不断变化，大多数传染病得到了较好的控制，而心脑血管疾病、恶性肿瘤和意外伤亡等成为主要死因。因此，为实现"人人享有卫生保健"的战略目标，中

国建立了社区卫生服务中心和乡镇卫生院的基地，研究居民的健康状况，开展卫生服务，包括妇幼卫生、预防接种、改善环境、提供保健食品、卫生宣教、健身设施等，与世界同步把预防策略提高到社区预防的新阶段。

中国人民解放军疾病预防策略　遵循中国卫生工作方针，结合部队实际，中国人民解放军于1959 年提出的疾病预防策略是"预防为主，防治结合，全心全意为伤病员服务，为现代化革命军队的建设服务"。1996 年重新颁布的军队卫生工作方针为"面向部队，预防为主，中西医结合，依靠科技进步，动员全军参与，为巩固和提高战斗力服务"。军队的疾病预防工作为保护和促进部队官兵的健康，提高部队的战斗力发挥着越来越加重要的作用。因此，提高部队健康水平，预防和控制疾病发生或流行，保障部队战斗力是军队流行学的主要任务和目标。

传染病防控为主，兼顾损伤和非传染性疾病　随着军队基本生活卫生条件的改善和各项防病措施的实施，军队中传染病总发病率已明显下降，但某些传染病，如病毒性肝炎、感染性腹泻、结核病等发病率仍然处于较高水平或不稳定状态。某些地方性寄生虫病，如疟疾、血吸虫病对驻疫区军队的威胁仍然存在。战时人员调动频繁，部队人员受到各种自然疫源性疾病袭击的危险将明显上升，敌方使用生物武器可能性仍存在。因此，坚持不懈地做好军队传染病的预防工作，仍是部队疾病预防的中心任务之一。部队平时以训练为中心，军训中所致各种急慢性损伤的发生率较

高，一般年发生率在 20%～30% 或更高。训练伤虽然极少死亡，但可造成战士身心痛苦，影响训练成绩。每年军队复员评残中，训练伤致残占相当比例。因此，加强对军训伤的研究和防治也很重要。据外军报道，现役军人因病死亡中，男军人 60% 以上死于心脏病，女性为 40% 以上。男军人因病死亡第 2 位、女军人第 3 位为肿瘤。随着部队离退休干部老龄化，心脑血管疾病、恶性肿瘤的预防也应相应重视。

以理论为指导，制定针对性的疾病预防对策　人类在同疾病的长期斗争中，已发展总结出许多疾病预防的理论、对策和方法。军队疾病的预防必须以现代疾病预防理论为指导，借鉴历史上和当代疾病预防的成功经验，充分运用现代疾病预防的技术和方法。但这必须从军队实际出发，根据军队特点制定军队疾病预防的对策和措施。军队人群是一个生活、作业高度集中的群体，饮食卫生不当极易发生食物中毒及肠道传染病的暴发流行，因此必须特别重视饮食卫生，并根据不同情况采取相应的措施。预防接种是预防传染病的有效手段，但往往需一定时间后才能发挥作用，而部队应对突发事件需紧急出动，如抗洪抢险到疫区，此时应如何进行预防接种及采取哪些应急措施，必须根据当时的具体情况来确定。

军队为主、军地结合，平时为主、平战结合　军队疾病的预防必须首先依靠军队自身的力量搞好军队内部的各项预防保健工作。但军队疾病的发生又与地方和一般居民有着密切的联系。因此，军队疾病的预防应在做好军队内部预防工作的同时，对地方

疾病发生状况时刻予以关注，并与地方相互协助。对于军队自身的疾病预防工作，应立足于平时，平时预防保健工作做得好，即为战时疾病的预防提供了条件。对于战时可能发生的特殊疾病的预防，也有赖于平时对预防策略和措施的研究及准备。

以卫生法为武器，军队防病纳入法制化轨道　为保护人民群众的健康，减少或预防各种疾病发生，国家制定了一系列卫生法律和法规，如《中华人民共和国传染病防治法》《中华人民共和国食品卫生法》《中华人民共和国水污染防治法》等。军队根据国家的有关法律、法规，结合军队的实际情况也相应制定了许多有关疾病预防的条例、规定，如《中国人民解放军传染病防治条例》《新兵入伍卫生工作暂行规定》《军事训练中安全、卫生工作的规定》等。这些法律、法规和条例是做好军队疾病预防工作的有力武器，因此必须在军队中向官兵大力进行有关卫生法律、法规的宣传教育，有关部门和个人应自觉遵守国家和军队的卫生法规和条例。对于违法者应予惩处。

(闫永平)

jíbìng yùfáng cuòshī

疾病预防措施（measures for disease prevention）　在人群中实施的可预防疾病发生发展的解决方法。即使疾病发生后也可采取有关措施阻止病情进一步发展，尽量减少疾病带来的严重后果。军队疾病的预防必须以现代疾病预防理论为指导，借鉴历史上和当代疾病预防的成功经验，充分运用现代疾病预防的技术和方法。但这必须从军队实际出发，根据军队人群和任务的特点制定军队疾病预防的具体措施。通常情况下，对传染病的预防要针对传染病流行的 3 个环节采取综合性措施，即管理传染源、切断传播途径、保护易感人群（见传染病预防措施）。对慢性非传染性疾病的预防主张三级预防措施。但三级预防措施也适用于传染病的预防，特别是一些慢性传染病（如结核病等）的预防。

理论基础　疾病自然史是指在未经任何人为干预的条件下，疾病自然发生发展的全过程。各种疾病均有其长短不等的自然史，急性传染病的自然史可在数天内完成，慢性病的发展则可持续数年乃至数十年。疾病自然史一般包括 4 个阶段。①易感期：疾病病理过程尚未开始，但已经存在发病因素或暴露于危险因素之中，如遗传易感性、吸烟酗酒等不良行为、有害环境因子等。②临床前期：病理过程已经形成，但尚无临床可察觉的症状、体征，又称亚临床期，如传染病的潜伏期、临床冠心病发作之前的动脉粥样硬化等。③临床期：病理过程明显，出现疾病相关的症状、体征，

而成为临床病例。④临床后期：有些疾病可自发地或经过治疗而痊愈，但多数慢性病往往遗留后遗症，使患者工作劳动能力不同程度减退，甚至生活难以自理。根据疾病自然史不同阶段的特点，采取相应的措施（表），最大限度地防止疾病的发生，缩短疾病过程，控制与减轻病情，阻止或减轻疾病复发、慢性化和病残，这是疾病三级预防综合体系的理论基础。

基本方法　第一级预防是三级预防的重点。传染病预防中的管理传染源、切断传播途径、保护易感人群均具病因预防意义。在第二级预防和第三级预防开展的同时，仍应持续坚持第一级预防。因为某些致病因素即是病因因素又是预后因素，在加重临床病情、延长病程、导致疾病复发中仍起着重要的作用。例如，吸烟能使慢性支气管炎病程延长，病情加重，甚至进一步发展为肺癌。因此，病因预防应贯穿于三级预防的始终。

第一级预防　针对致病因子（或危险因素）采取增进健康和特殊保护的措施。又称病因预防或初级预防。是预防疾病发生的根本措施。①增进健康：第一级预防的基本措施，主要包括各项卫生措施。例如，心理卫生和社会卫生的健康教育，保持清洁的饮用水、食物、空气和居住环境，

表　疾病自然史与三级预防的关系

易感期→临床前期→		临床（早、中）期→		临床后期	
第一级预防		第二级预防		第三级预防	
增进健康：卫生教育，保护环境，合理营养，良好行为与生活方式，体育锻炼	特殊保护：预防接种，提高免疫力，高危人群保护、高危职业、环境保护	早期发现：定期体检，筛检，群众自我检查	早期治疗：早期用药，合理用药，防止慢性化，防止成为携带者	防止病残：防复发转移，病而不残，残而不废	功能康复：功能性康复，劳动性康复，心理康复

开展广泛的群众性卫生运动等。营养与健康密切相关,合理营养可保障士兵生长发育、军事作业的必要热量和营养素的需要,要避免营养过度和不合理的饮食结构。养成良好的生活方式,坚持适度的训练强度和经常性体育锻炼等非常重要。搞好环境卫生和消、杀、灭,污染环境的监测和治理,不良生活行为的纠正,均属此类措施。②特殊保护:对某些疾病采取的特异性预防措施。如对部队官兵进行乙肝疫苗接种,不仅可预防自身乙肝病毒的感染,还具有防止乙型肝炎在部队中传播流行的潜在效益。对某些疾病的高危地区和高危人群也可采取针对性的特异性预防措施,如在地方性甲状腺肿流行地区可采用长期碘盐预防。部队人员的某些军事职业病往往需要通过相应的保护装备和措施加以预防。

第二级预防 对疾病的早发现、早诊断、早治疗。又称"三早"预防。是发病期所进行的防止或延缓疾病发展的主要措施。第二级预防的重要性可以通过高血压和冠心病的防治工作更为深刻地体现。高血压若不及时治疗,常常是发展为冠心病、脑卒中的重要原因。冠心病死亡多发生于临床确诊的患者,这些患者特别容易出现严重临床发作,如心肌梗死和猝死。开展冠心病的早诊断早治疗对降低冠心病病死率有重要意义。①早发现:第二级预防首先是在于早期发现患病。尤其是传染病的早期发现为管理传染源奠定了基础。定期进行健康体检和筛检是早期发现病例的主要方法,它是一项主动发现无症状和症状轻微性疾病的第二级预防措施。②早诊断:采用各种先进的医学技术和手段对早期发现的可能患病者进行及时诊断,为及早治疗提供科学依据。③早治疗:早期进行有效治疗可以有效、及时阻断疾病发展,减轻病情的严重程度。传染病的早期治疗也是管理传染源的重要措施,不仅有利于患者的治疗和康复,而且可防止病原体的扩散。

第三级预防 对症治疗,防止病情恶化,减少疾病的不良预后,预防并发症和伤残。又称临床预防。是提高生存质量、延长寿命、降低病死率的重要措施。①防止病残:主要是通过临床医疗工作,防止病情慢性化、加重、恶化或发生并发症,防止发生伤残和病残,降低病死率。②功能康复:在出现伤残、病残后通过康复医疗,减轻损伤和失能,减轻痛苦,帮助患者增强康复信心,开展功能恢复,进行适应性劳动能力训练,以及生活自理能力训练等。对残疾军人尤应多方关注,促进康复,提高生活质量。

(闫永平)

chuánrǎnbìng yùfáng cuòshī
传染病预防措施(preventive and control measures for infectious disease)
在人群中实施的减少危险因素等预防传染病发生的措施。通常情况下,对传染病的预防应针对传染病流行环节采取综合性措施,即管理传染源、切断传播途径、保护易感人群。军队人群的传染病预防还需有一些特殊措施,如管理传染源措施中的防止外部传染源进入部队等。

管理传染源 对传染病的各类传染源(包括患者、病原携带者、接触者、动物传染源等)采取的一系列措施。

对患者的措施 要做到早发现、早诊断、早报告、早隔离、早治疗,常被称为"五早"。早发现、早诊断:通过及时巡诊、问诊、体格检查,并结合特异性的检测方法早发现和早诊断可能出现病例。向官兵进行卫生宣传教育,普及医学常识,定期和随时开展医务人员的临床和流行病学技能培训则是早发现和早诊断的重要保障。早发现和早诊断不但可以及时救治患者,减少慢性化甚至死亡,同时也是控制传染源、防止继续传播的首要措施。早报告:迅速、全面、准确的传染病报告可使卫生防疫机构及时掌握疫情,作出判断,制定控制和消灭疫情的措施。2004年《中华人民共和国传染病防治法》中规定,法定报告的传染病病种共分甲、乙、丙三类37种,并且规定了报告的具体时限和责任人。例如,发现甲类传染病或乙类传染病中的传染性非典型肺炎、艾滋病、肺炭疽、脊髓灰质炎的病人、病原携带者或疑似病人时,在城镇应于2小时内,农村于6小时内通过传染病疫情监测系统进行网络直报。早隔离、早治疗:隔离患者是防止病原体扩散的有效方法。将有传染性的患者及病原携带者与周围易感者分隔开来,不仅便于管理和消毒,而且有利于患者得到及时治疗,起到控制传染源的作用。在没有特异性预防和治疗措施的情况下,如新发传染病的流行初期,该方法往往最为有效。例如,2003年中国传染性非典型肺炎,即SARS的控制;2009年新型甲型H1N1流感大流行的初期控制。

对病原携带者的措施 包括早发现、早治疗和定期检查,健康教育和指导。主要依靠病原学检查,选择灵敏度高、特异性强、操作简便的检测方法及时发现病原携带者,特别是对从事饮食行业、托幼机构等特殊行业的职业人群，要定期体检，一旦发现病原携带者除做好登记、及时治疗外，要进行有针对性的卫生教育，必要时调离岗位。对部队内存在的传染病病原携带者，如痢疾、沙门菌等肠道传染病、乙型肝炎表面抗原（HBsAg）携带者，通过定期健康检查和实验室检查确定。重点的对象是有既往病史者、炊事和保育工作人员等。对检出的携带者要进行登记建档，积极治疗，定期复查，并给予个人卫生指导，减少传播的可能。

对接触者的措施　对与传染源有过接触并有受到感染可能的人所采取的检疫措施。根据传染病潜伏期的长短确定检疫期限，同时根据病种及接触者的免疫状态，采取应急接种、药物预防、医学观察、留验（隔离观察）、集体检疫等不同措施。例如，对甲类传染病的接触者应进行留验，即限制其活动范围，不准与他人接触，并要求在指定的场所实施诊察、检验和治疗；对乙类和丙类传染病的接触者应施行医学观察，即在正常工作、学习的情况下，接受体格检查、病原学检查和必要的卫生处理。检疫期限一般从最后一次接触之日算起到该病的最长潜伏期。

对动物传染源的措施　根据感染动物对人类的危害程度采取不同的处理措施。危害不大且有经济价值的家畜等可采取隔离治疗；但对危害大的病畜、家禽、野生动物传染源应捕杀、焚烧或深埋。鼠类是最为重要的动物传染源，可传播鼠疫、钩端螺旋体病、恙虫病、森林脑炎、流行性出血热、蜱媒回归热、地方性斑疹伤寒等多种传染病。这些疾病是部队平战时都应积极预防的传染病。因此，灭鼠工作是重要的传染病预防措施。

防止外部传染源的输入　军队在传染源控制方面，有一些特殊措施，与地方有着密切联系。地方传染病，特别是军队内部不经常存在的传染病，常是通过各种方式由外部输入。输入方式主要有：新兵入伍，部队人员外出执勤、探亲访友，来队探亲人员，进入自然疫源地或传染病流行地区，战时接收战俘等。为此，要做好下列工作：①做好新兵入伍的卫生防疫工作，包括了解征兵地区传染病流行情况，严格新兵体检，检出急慢性传染病患者；新兵到达部队后进行检疫、卫生处理和必要的预防接种等。②通过平时卫生宣传，教育部队官兵在参与地方活动、外出探亲等过程中注意个人卫生，预防受染；对归队人员、临时来队探亲人员要实施健康观察，发现可疑传染病例，及时隔离、消毒。③部队外出执行任务或调防时，做好行军沿途和新宿营地的流行病学侦察，发现问题，及时处理。④战时接收战俘时要做好各项卫生防疫工作，如敌方疫情的调查、战俘的隔离、检疫和卫生处理等。⑤部队进入传染病流行区或自然疫源性疾病地区，要加强预防接种，卫生宣传和个人防护教育，配发必要的防护器材，作出相应的防止感染的规定等。⑥加强与驻地卫生部门的信息交流，及时掌握地方传染病疫情流行状况。⑦传染病患者住院隔离治疗应至传染性消失、经卫生处理后方准归队。

切断传播途径　消除外界环境中的传播因子或使其无害化的一系列措施，包括环境卫生、个人卫生、消毒、杀虫等措施。不同传染病因传播途径不同，所采取的主导措施也各异。例如，肠道传染病主要应对垃圾、患者排泄物、污水等进行卫生处理，实行饮水消毒，加强个人卫生等；呼吸道传染病则常采取空气消毒、通风及个人防护（如戴口罩）等措施。

消毒　消除或杀灭外界环境中的致病性微生物的一种措施。可采用化学、物理、生物等方法。消毒是非常重要的措施之一，也是经常性工作，对不同的对象与物品必须根据其特点而采取适当的消毒方法。按其性质消毒可以分为：①预防性消毒（preventive disinfection），当怀疑有某传染病病原体存在的可能时所采取的措施。如饮水消毒、空气消毒等。消毒方法主要包括物理消毒与化学消毒。②疫源地消毒（disinfection of epidemic focus），对现有或曾有传染源存在的疫源地进行的消毒，目的在于杀灭由传染源排出的病原体。该措施又分为随时消毒和终末消毒。随时消毒（concurrent disinfection）是对传染源的排泄物、分泌物或被污染的物品、场所进行的及时消毒；终末消毒（terminal disinfection）指对传染源痊愈、死亡或离开住所后对疫源地所进行的彻底消毒，目的是完全消除传染源所播散在外环境中的病原体。

部队基层要认真做好经常性给水卫生、饮食卫生，包括食堂、伙房和食品库房的清洁卫生和消毒，预防经水和食物媒介造成的传播。对个人食具缺乏消毒条件的可采取自带碗筷，自洗、自用、自保管，洗后放入分隔的碗柜内，防止污染。公用食具要坚持餐后清洗、消毒。实行分餐制，餐前便后洗手。保证开水供应，或至少供应经加氯消毒的饮用水；做好经常或预防性消毒、杀虫和灭鼠；养成良好的个人卫生行为和习惯，如不饮生水，不食不洁的食物、瓜果；呼吸道传染病流行季节不去或少去人口密集场所等对预防疾病传播也有重要意义。

杀虫 杀灭能作为传染病传播媒介的昆虫（节肢动物）。虫媒传染病的传播途径大多比较单纯，通过媒介昆虫传播是唯一的或主要的传播方式，所以杀虫在防疫措施中占有极重要的地位。有些昆虫消灭比较容易，例如，只要采取严格的灭虱措施，就可以彻底灭虱，从而防止流行性斑疹伤寒和回归热的发生；但要彻底灭蚊就不那么容易，因此不能在任何条件下都把灭蚊列为主要措施。杀虫过程中应运用经济有效、简单易行的方法，采取消除害虫滋生地为主、治标与治本相结合、经常与突击相结合、生物与化学相结合的防治措施，将蚊、蝇、蚤、虱、臭虫、蜱、螨、蠓、蛉、蟑螂、蚂蚁等卫生害虫的密度控制在不足危害的程度。疾病控制机构应定期调查营区和驻地媒介昆虫的种类、密度、栖息及活动场所、抗药性等情况，对杀虫效果进行考核与评价。

保护易感人群 通过特异性和非特异性方法增强机体抵抗力的一系列措施。在传染病流行前，主要通过特异性的预防接种提高机体的免疫力，降低人群对传染病的易感性；在传染病流行过程中，则可通过药物预防和一些特殊保护措施保护易感人群免受感染。

免疫接种 根据传染病的疫情和平战时部队的要求，及时开展预防接种，增强对某些传染病的特异性免疫力。预防接种是提高机体免疫水平的一种特异性预防措施，可有效地预防相应的传染病，是控制和消灭传染病的重要手段之一，是保护易感人群最为重要的措施之一。

药物预防 对于有特效防治药物的传染病，在易感人群和可能的接触者中可采用药物预防。如疟疾流行时，或是到疟疾流行区执行任务时，易感者服用抗疟药进行预防。

特殊防护措施 对易感者可采取一定的防护措施，防止其受到病原体的侵入和感染。如戴口罩预防流行性感冒，使用避孕套预防性传播疾病，挂蚊帐防止蚊虫叮咬预防疟疾等。

（闫永平）

liúxíngbìngxué piānyǐ
流行病学偏倚 （epidemiological bias）

流行病学研究中所得到的暴露变量与结局变量之间联系的结果系统地偏离其真值的现象。流行病学研究所得出的结论与实际情况不符，表明产生了误差，而误差产生的原因是多方面的，常见的有系统误差和随机误差两种。系统误差称为偏倚，影响研究的准确性；随机误差又称偶然误差，影响研究的精确性或可重复性。偏倚是具有方向性的，一旦偏倚对研究结果造成了既成事实，则往往无法消除其影响。

在流行病学研究中，已知的偏倚有十几种，大体上可以归纳为三类，即流行病学选择偏倚、流行病学信息偏倚和流行病学混杂偏倚。选择偏倚主要在研究设计阶段产生，信息偏倚主要在研究实施阶段产生，混杂偏倚主要在设计和资料分析阶段产生。偏倚的产生意味着研究结果准确性下降，所得出的结论不能代表实际的情况，严重影响流行病学研究的质量。流行病学偏倚可以影响流行病学研究的各个阶段，包括设计、实施和分析，使研究的结果系统地偏离其真值，而研究结果的准确性是评价流行病学研究质量好与坏的重要标准。流行病学研究所倡导的就是能够真实地反映实际现象和问题。所以，在整个流行病学研究中都要采取相应的措施进行偏倚的控制，以保证研究结果的有效性。

（曹广文）

liúxíngbìngxué xuǎnzé piānyǐ
流行病学选择偏倚 （epidemiological selection bias）

被选入到研究中的研究对象与没有被选入者在特征上的差异所造成的系统误差。也可以理解为所选的研究对象不能代表所来源的人群所产生的系统误差。主要产生于研究的设计阶段，各类流行病学研究中均可能发生，在病例对照研究与现况研究中为常见。

类型 根据选择偏倚来源可以将其分为不同的类型，常见的类型有入院率偏倚（admission rate bias）、现患病例-新发病例偏倚（prevalence-incidence bias）、无应答偏倚（non-response bias）、排除偏倚（exclusive bias）等。

入院率偏倚 利用医院就诊或住院患者作为研究对象时，由于入院率或就诊机会不同而导致的研究结果出现系统误差。由著名统计学家伯克森（Berkson）于1946年提出，故又称伯克森偏倚（Berkson bias）。不同疾病在不同医院的就诊或住院率各异，其原因是多方面的，常见的原因是医院的技术专长、疾病的严重程度、患者的经济状况，以及就诊方便与否等。因此，在医院内选择研究对象进行流行病学研究时，要注意到可能会出现这种偏倚。控制入院率偏倚的措施包括尽可能采用以人群为基础的病例对照研究，在以医院为基础的病例对照研究中应采用多中心合作。

现患病例－新发病例偏倚 因现患病例与新病例的构成不同，只调查典型病例或现患病例的暴露状况，致使调查结果出现的系统误差。又称奈曼偏倚（Neyman bias）。例如，病例对照研究中如选择现患病例作病例，如果他们是过去一段时间新发病例的幸存者，而幸存者所反映的暴露情况不同于新发病例，则会导致此种偏倚的出现。此外，现患病例有时会主动改变其对危险因素的暴露，导致对危险因素与疾病关系的低估。例如，在美国弗雷明汉（Framingham）开展的对心血管系统疾病的研究中发现，在队列研究中男性居民具有高胆固醇水平者，患冠心病的危险性是正常居民的 2.4 倍，但在病例对照研究中差异则无统计学意义。其真正的原因是病例对照研究中的现患病例已改变了高胆固醇的饮食习惯，并通过戒烟、加强体育运动等预防措施降低冠心病的发病率，造成该项调查的结论存在明显的现患病例－新发病例偏倚，该偏倚导致研究结果低估了高胆固醇的饮食习惯与冠心病的联系。

无应答偏倚 由于无应答者的重要特征或暴露状态的不同造成的调查结果出现系统误差。无应答者指调查对象中那些因为各种原因不能回答调查研究工作所提出的问题的人。一项研究工作的无应答者可能在某些重要特征或暴露上与应答者有所区别。无应答偏倚主要发生于现况研究，表现为调查对象不合作或不参与。这些无应答对象通常不能代表所研究人群，且无法判断其暴露或疾病状况，如果无应答者超过一定比例，就会使研究结果产生偏倚，从应答人群中得出的有关研究因素与疾病的联系不能反映两者间的真实联系。

排除偏倚 在研究对象的确定过程中，没有按照对等的原则或标准，从观察组或对照组中排除某些研究对象，这样导致因素与疾病之间联系的错误估计。例如，在关于阿司匹林与心肌梗死关系的病例对照研究中，病例组与对照组均不应包括慢性关节炎患者，亦不应包括慢性胃溃疡患者，因前者倾向于服用此药，而后者倾向于不服用此药。如果两者的排除标准不统一则会产生排除偏倚。

控制措施 选择偏倚是影响流行病学研究的主要偏倚之一，如果控制不好会使研究结果背离真实的情况，得到不真实或虚假的结论，所以认识选择偏倚，并在流行病学研究中加以控制是保证流行病学研究结果真实性的主要手段之一。对选择偏倚的控制要尽可能地在研究设计及实施过程中进行，通过科学的设计和严格的实施来尽量避免或减少选择偏倚。主要包括要严格掌握研究对象的纳入与排除标准，保证研究对象能较好地代表研究的总体；病例选择时应选择新诊断的患者作为研究对象；尽可能地降低拒绝参加人员的比例，获得尽可能高的应答率，以预防或减小偏倚。对于选择偏倚的控制，预防是关键。因为一旦研究对象确定下来，选择偏倚常难以弥补。

（曹广文）

liúxíngbìngxué xìnxī piānyǐ

流行病学信息偏倚（epidemiological information bias） 研究的实施过程中，收集有关暴露或疾病信息时所产生的系统误差。又称错误分类偏倚（misclassification bias）或者观察偏倚（observation bias）。影响信息收集准确性的原因主要包括资料的观察收集和测量方法、诊断试验的灵敏度、特异度及患者在提供各种有关信息的准确性。这种不足或缺陷在比较组间有系统差别或不一致，导致研究实施阶段系统误差的产生，造成对研究对象的分类错误。

类型 流行病学信息偏倚的类型较多，常见的有诊断怀疑偏倚（diagnostic suspicion bias）、暴露怀疑偏倚（exposure suspicion bias）、回忆偏倚（recall bias）、测量偏倚（measuring bias）、报告偏倚（reporting bias）等。信息偏倚可发生在病例对照研究、队列研究或实验性研究等流行病学研究中。

诊断怀疑偏倚 由于研究者带有"先入之见"的主观倾向性，以一种主观偏见或愿望来左右其诊断从而产生偏倚。此类偏倚多发生在临床试验和队列研究中。在研究暴露因素与结果变量之间关系的前瞻性研究中，如果研究者事先已经认为两者有关，就会对暴露组或实验组发生的结局高度重视，仔细寻找可能与暴露有关的线索，而对其他组如对照组所发生的结局情况的重视程度不够。由此造成暴露因素与同结局之间的虚假关系，产生了诊断怀疑偏倚。

暴露怀疑偏倚 研究者在收集并确定暴露时所采用的认真、细致、深入的程度在病例组和对照组之间存在重大的系统差别而产生的偏倚。同诊断怀疑偏倚的基本原理相似，只是多发生在病例对照研究中。

回忆偏倚 研究对象在回忆

既往暴露状况时，由于所具有的准确性或完整性的不同所产生的偏倚。多见于病例对照研究。在进行有关以往暴露于危险因素资料的收集时，往往采取的是回顾性调查，由于所调查的因素发生于过去，其准确性会受到回忆间期长短及被调查者重视程度等因素的影响。病例组对暴露情况的记忆和重视程度往往要高于对照组，由此产生了回忆偏倚。

测量偏倚 流行病学研究中对所需数据进行测量过程中，由于所使用仪器、设备或采用的方法不标准、不准确或不统一等原因引起的研究结果偏离其真实值的现象。可以发生在流行病学研究的设计、实施和资料分析处理过程中。流行病学研究中经常会利用仪器设备进行相关指标的检测，尤其是在分子流行病学研究中，如果仪器设备、试剂，以及所采用的实验操作不标准、不统一，必然会造成检测结果的不准确，使研究的结果偏离真值。

报告偏倚 调查对象提供不准确信息所导致的系统误差。当对某些敏感性问题如性伴侣、职业危害等开展调查时，因为某些原因调查对象不能如实报告所调查信息，从而造成收集的信息存在系统误差，产生报告偏倚。

控制措施 信息偏倚导致研究者对研究对象暴露或结局的错误判断，表现形式为研究中的错误分类。错误分类有均衡性和非均衡性之分。均衡性错误分类又称无差异性错误分类或非特异性错误分类，即组间发生错误分类的程度相同，此时产生的错误分类偏倚总是趋向无效假设；非均衡性错误分类又称差异性错误分类或特异性错误分类，即比较组间发生错误分类的程度不同，所

产生的错误分类偏倚的结果可以高估或低估所研究因素与疾病间的联系程度，其对研究结果的影响因错误分类的种类和程度而异。在流行病学研究中，要采取相应的措施进行信息偏倚的控制。首先，要制定详细、明确的资料收集和质量控制方法，包括调查人员的培训、仪器设备的校准、统一的标准和方法，以及宣传和组织工作等。其次，尽可能地运用客观指标进行资料的收集，采用"盲法"以控制主观因素的影响；利用适当的调查方法来减少回忆偏倚和报告偏倚等的影响，以提高资料的可靠性；在资料分析时可以利用已知某种因素的灵敏度和特异度进行资料的校正，以控制信息偏倚的影响。

（曹广文）

liúxíngbìngxué hùnzá piānyǐ
流行病学混杂偏倚（epidemiological confounding bias）

流行病学研究中，由于某个或某些因素混淆了研究因素与研究结局之间的关系，造成对两者间的真实联系错误估计产生大的系统误差。产生混杂的因素称为混杂因素，通常同时与研究因素和研究结局有关联。分析流行病学和实验流行病学研究都可能存在混杂因素的影响。

根据混杂偏倚产生的条件，混杂因素成立的条件首先必须是所研究疾病的一个独立危险因子，同时不是所研究因素与疾病因果关系上的中间变量，而且还应同时符合必须与研究因素有关的条件。如果流行病学研究中存在这样的因素，而又没有采用相应的措施进行控制，就会导致所比较的人群中混杂因素分布不均，最终导致混杂偏倚的产生。例如，在关于吸烟与肺癌关系的病例对

照研究中，年龄这一因素就具备这样的条件，如果病例组与对照组年龄分布不均衡，可导致对吸烟与肺癌关系的错误估计。在队列研究中，由于无法进行人为干预而使暴露组和非暴露组之间除研究因素外其他与疾病发生或死亡有关的因素的均衡一致如性别和年龄，这样也就无法避免混杂因素对结果的影响，产生混杂偏倚。混杂因素所产生的偏倚往往夸大或掩盖了研究因素与研究结局之间的联系强度。

混杂偏倚可以夸大或缩小研究因素与结局之间的联系，从而降低研究结果的准确性，有时甚至产出错误的结论。因此，混杂偏倚的控制是保证流行病学研究质量的重要环节。混杂偏倚可以在设计阶段和资料分析时加以控制。首先，在研究的设计阶段，要了解和掌握混杂因素，在研究设计时选择配比的方法，以达到混杂因素在研究组间的相同或相近，从而进行混杂偏倚的控制；其次，随机化是控制混杂偏倚的主要方法，用于实验研究中，如随机对照试验。通过随机化原则可以使潜在的混杂因素在研究组之间均衡。另外，限制也是控制混杂偏倚的常用方法，在流行病学研究中，在研究对象纳入时可以通过对某个或某些混杂因素的限制，获得同质的研究对象，从而防止混杂偏倚的产生。例如，如果吸烟是研究石棉暴露与肺癌关系研究中的混杂因素，控制混杂影响可以规定入选的对象为非吸烟人群，但应注意的问题是，如果限制的因素多，则很难找到足够的研究对象。在资料整理与分析阶段，可以采用分层分析或多因素分析方法对资料的进行统计学处理，以达到对混杂因素的

控制。例如，在流行病学研究中经常采用的 Mantel-Haenszel 分层分析和 Logistic 回归分析等方法。

在流行病学研究中确定混杂因素时，可以首先考虑将已知的危险因素作为混杂因素进行处理，特别是已知与暴露相关联的危险因素；同时，将不确定或可疑的因素共同纳入研究中，在资料的分析阶段进行深入的研究，借以深入探讨该因素与疾病之间的关系。

（曹广文）

chuánrǎnbìng liúxíng guòchéng

传染病流行过程 （epidemic process of infectious disease）

病原体从已受感染者排出，经过一定的传播途径，侵入易感者机体而形成新的感染，并不断发生、发展的过程。流行过程的 3 个基本条件即流行过程三环节（见传染病流行环节）为：传染源、传播途径和易感人群。只有这 3 个环节同时存在并相互联系才能形成传染病的流行过程。传染源指体内有病原体生长、繁殖并且能排出病原体的人和动物，包括患者、病原携带者和受感染的动物。传播途径指病原体从传染源排出后，侵入新的易感宿主前，在外环境中所经历的全部过程。传染病可通过一种或多种途径传播，传播途径主要包括经空气传播、经水或食物传播、经接触传播、经媒介节肢动物传播、经土壤传播、医源性传播、围生期传播和多途径传播。人群易感性指人群作为一个整体对传染病的易感程度。其高低取决于该人群中易感个体所占的比例。疫源地指传染源及其排出的病原体向四周播散所能波及的范围，即可能发生新病例或新感染的范围。形成疫源地的条件：传染源的存在和病原体能够继续传播。疫源地范围大小取决于传染源的活动范围、传播途径特点和周围人群的免疫状况。疫源地消灭的条件：传染源已被移走（住院或死亡）或不再排除病原体（治愈）；通过各种措施消灭了传染源排于外环境的病原体；所有易感接触者，经过该病最长潜伏期未出现新病例或证明未受感染。

（王立贵）

chuánrǎnbìng gǎnrǎn guòchéng

传染病感染过程 （infectious process of infectious disease）

宿主暴露于传染病病原体条件下，病原体侵入宿主机体，并与机体相互作用的过程，即传染病发生、发展直至结束的整个过程。感染必须具备三要素：病原体、宿主和暴露接触。病原体是指能够引起宿主致病的各种微生物（细菌、病毒、真菌）和寄生虫，引起感染的病原生物可来自宿主体外，也可来自宿主体内。宿主是指在自然条件下被病原体寄生的人或其他动物。

感染的表现形式 宿主机体接触暴露于病原体后的结局除取决于病原体的侵袭力、毒力、数量、变异性及入侵门户等因素外，还取决于宿主的免疫防御能力，因此二者相互作用可导致不同的表现和结果，主要包括 5 种。

病原体被清除或排出体外 病原体侵入机体后，由于机体防御能力的作用，病原体处于生长、繁殖不利环境条件，在入侵部位即被消灭，或被呼吸道、肠道或泌尿道排出体外，不出现病理损害和疾病的临床表现。病原体在入侵部位被消灭的力量主要是机体的非特异性免疫作用所致，如果曾经感染过，也可能是非特异性免疫和特异性免疫共同作用所致。

隐性感染 病原体侵入机体后，仅导致机体发生不同程度的特异性免疫应答，而不引起或只引起轻微的组织损伤，因而在临床上不显出任何症状、体征，甚至亦无生化改变，只能通过免疫学检查才能发现的感染。又称亚临床型感染。大多数传染病（如脊髓灰质炎、乙型脑炎、甲型病毒性肝炎、流行性脑脊髓膜炎）中，隐性感染是最常见的类型，其数量远远超过显性感染，大多数隐性感染都可使人体获得不同程度的特异性免疫，病原体被清除，这有利于减少易感人群，降低人群易感性，因而对防止传染病流行、暴发有积极意义。但是，少数人可转变为病原携带状态，而成为传染源，对消除其流行带来困难。

显性感染 病原体侵入机体后，机体的防御功能敌不过病原体的进攻，致使病原体不断繁殖，并产生毒素，不但引起机体发生免疫应答，而且通过病原体本身的作用或机体的变态反应而导致组织损伤，引起机体出现一系列病理改变，出现传染病特有的临床表现。又称临床型感染。大多数传染病中，显性感染只占全部受感染者的小部分，但少数传染病绝大多数感染者表现为显性感染，如麻疹、天花。显性感染的结果可能痊愈，也可能慢性化或死亡。

病原携带状态 病原体侵入机体后，存在于机体的一定部位，虽可有轻度的病理损害，但不出现疾病的临床症状，而表现为带菌、带病毒或带虫状态。发生于隐性感染者的，称健康携带者，又称无症状携带者；发生于显性感染者恢复期的，称恢复期携带者，又称病后携带者。恢复期携带者一般临床症状已消失，病理损伤已得到修复，而病原体仍暂时或持续寄生于机体内。携带者持续排出病原体而无明显症状，不易引起人们注意，因此成为许多传染病的重要传染源。

潜伏性感染 病原体感染人体后，由于机体免疫功能不足以消除病原体，而将其局限化，但不引起显性感染，于是病原体长期潜伏于机体内，一旦遇机体免疫力下降，病原体则乘机活跃增殖引起发病，表现为显性感染。单纯疱疹病毒、水痘带状疱疹病毒、麻疹、疟疾、结核等病原体可表现为潜伏性感染。潜伏性感染期间，病原体一般不排出体外，这是与病原携带状态不同之处。

应用 感染的5种表现形式在不同传染病中各有侧重，一般来说，隐性感染最常见，病原携带状态次之，显性感染虽所占比重最低，但一旦出现，则容易识别。另外，5种表现亦可随病原体与宿主相互作用和斗争过程条件变化而移行或转化，不断变化，不断发展，呈现动态变化。鉴于传染病感染的特点，以下工作需要得到加强。①大多数传染病感染过程以隐性感染为最常见，病原携带状态次之，因此要重视传染病传染源的管理和检疫工作，严格执行相关传染病防治规定。从传染病流行区归队人员和外来人员需注意隔离；传染病患者、病原携带者和疑似传染病患者，在治愈或排除传染病嫌疑前，不得从事易使该传染病扩散的工作；从事饮水、饮食、整容、保育等易使传染病扩散工作的从业人员，必须取得健康合格证后方可上岗。②宿主与病原体相互作用、相互斗争不同环境下产生不同结果，要注意传染病监测和预警工作，注意隐性与显性感染比例的变化，尤其注意重症、死亡比例大大增加的变化，以及时应对新的危害性大的变种。③少数传染病绝大多数感染者表现为显性感染，且重症和死亡比例高，要防止这些传染病病原作为恐怖袭击的生物武器。④暴露接触是病原感染宿主的桥梁，因此注意避免进入传染病疫区，必须进入时，需注意防护和保护易感人群。另外，宿主免疫是决定感染表现和转归的重要因素，所以平时要积极乐观、注意休息、加强锻炼、营养平衡。

（吴志豪　张小爱）

chuánrǎnbìng liúxíng huánjié
传染病流行环节（epidemic links of infectious disease） 传染病在人群中发生、传播过程中相互独立又相互依存的重要组成要素。包括传染源、传播途径和易感人群。传染病流行过程与感染过程不同，它是传染病在人群中发生、蔓延的过程，表现出群体的发病特点，它的发生必需具备传染源、传播途径和易感人群3个基本环节。只有3个环节同时并存，且相互联系，才能构成传染病在人群中流行的条件。缺乏其中任一环节或三者孤立同时存在，传染病就不可能发生传播和流行，这对干预和控制传染病流行具有重要指导意义。

传染病在人群中的流行过程呈现出时空上的错综复杂，其过程常受到社会因素和自然因素的影响。针对传染病流行，需要研究传染病的地区分布、时间分布和人群分布，这需要首先了解传染病流行环节中传染源的种类及其特点、传播途径的种类及流行特征、易感人群及人群易感性，再结合社会因素和自然因素的影响予以分析。

通过对传染病流行环节的研究，可针对其中1个环节或联合针对2个甚至3个环节采取综合措施来预防、控制传染病。①管理、控制、消除传染源：传染病患者、病原携带者和疑似传染病患者，在治愈或排除传染病嫌疑前，不得从事易使该传染病扩散的工作；从事饮水、饮食、整容、保育等易使传染病扩散工作的从业人员，必须取得健康合格证后方可上岗。重视隔离作用：对甲类传染病患者和病原携带者，乙类传染病中的艾滋病患者、炭疽中的肺炭疽患者，予以隔离治疗；对疑似甲类传染病患者，在明确诊断前，在指定场所进行观察；对从事传染病预防、医疗、科研人员，现场处理疫情人员，以及在生产、工作中接触传染病病原体人员，要采取有效保护措施，防止感染；传染病暴发、流行时，要立即组织力量进行防治，限制或停止人群聚集活动，包括集会、集市、演出、停工、停课、停业等。②切断传播途径：加强粪便、垃圾、污物、污水管理和处理，保护水源。禁售、销毁被传染病原体污染的食物。消除病媒昆虫、鼠类、钉螺以及其他染疫动物。注重医院环境检查和监督，防止交叉感染。③保护易感人群：加强主动免疫，加强锻炼，合理休息和营养。除综合应用针对3个环节的措施外，应注意加强健康教育，普及科学知识，树立防病意识，培养良好习惯，注重集体概念，自觉服从管理，预防传染病发生，一旦发生，要做到早发现、早报告、早隔离、早治疗，防止传染病流行。

（吴志豪　张小爱）

chuánrǎnyuán

传染源 (source of infection)

体内有病原体发育、繁殖并能排出病原体的人和动物。在流行病学中宿主是传染源的同义词。

基本内容 传染源包括传染病患者、病原携带者和受感染的动物。不同类别的传染源有其自身的特点。

传染病患者作为传染源 传染病患者体内存在着大量的病原体，其某些症状又是重要的传染源，所以患者是重要的传染源，如呼吸道传染病患者的咳嗽和肠道传染病患者的腹泻，这些症状使易感者增加了受染机会。有些无病原携带的传染病，如麻疹、天花、水痘等，患者是唯一的传染源。患者传染性的大小随其病程的不同而不同，病期包括潜伏期、临床症状期和恢复期。通常情况下，临床症状期的患者排出的病原体数量最多，感染周围人群的机会也较大，其传染性最大。传染病患者排出病原体的整个时期称为传染期，传染期的长短因病种而异，是决定隔离期限的重要依据。患者的症状明显，受隔离治疗所限，虽然其传染性强，但活动范围小，作为传染源的意义不如病原携带者大。

病原携带者作为传染源 病原携带者指没有任何临床症状但能排出病原体的人。病原携带者存在间歇排出病原体的现象，因此仅凭一次病原学检查的阴性结果不能确定病原携带状态已消除，只有反复多次的检查均为阴性时才能确定。消灭和防止引入传染病病原携带者是传染病防控中艰巨的任务之一。病原携带者作为传染源的意义，不仅取决于排出病原体的数量和持续时间，更与他们的职业、社会活动范围、个人卫生习惯及卫生防疫措施等因素关系密切。在饮食服务行业、供水企业、托幼机构等单位工作的病原携带者对人群的威胁非常严重。病原携带者可分为潜伏期病原携带者、恢复期病原携带者和健康病原携带者。

潜伏期病原携带者 传染病病原体感染后至临床症状出现前能排出病原体的人。大多数传染病在这一时期病原体数量还很少，且一般还没有具备排出条件，不具有传染性。但少数传染病有这种病原携带者，在潜伏期后期能够排出病原体，具有传染性，如白喉、霍乱、痢疾、甲型病毒性肝炎（简称甲肝）、伤寒、副伤寒、流行性脑脊髓膜炎（简称流脑）、麻疹等，因此这些传染病流行时，若能及早发现传染源并及时采取有效措施加以控制，对防止传染病疫情扩大有重要意义。

恢复期病原携带者 在传染病临床症状消失后一定时间内仍能排出传染病病原体的人。大多数传染病在这个时期的传染性已逐渐减少或已无传染性。但还有不少传染病在临床恢复期仍能排出病原体，如乙型病毒性肝炎（简称乙肝）、白喉、痢疾、伤寒。一般来说，恢复期携带病原状态持续时间较短，但少数患者可持续较久，有的可长达数年甚至延至终生（如少数乙肝和伤寒）。携带超过3个月者称为慢性病原携带者。因此，对这类病原携带者，应做多次病原学检查来排除病原携带状态，一般认为至少连续检查3次均为阴性才能确定病原携带状态已消除。若这类病原携带者管理不善，往往可引起传染病的流行和暴发。

健康病原携带者 未患过某种传染病但却能排出该种病原体的人。通常只能靠实验室方法检出。一般认为这是隐性感染的结果，但大多数隐性感染者并不能成为健康病原携带者。这种携带状态一般持续时间短暂，排出病原体数量较小，作为传染源的意义有限，但流脑、脊髓灰质炎等的健康病原携带者为数众多，可成为重要的传染源。

受感染的动物作为传染源 人对部分动物传染病也具有易感性。人类罹患以动物作为传染源的疾病，统称为动物源性传染病，又称人兽共患病。例如，以动物间传播为主的传染病狂犬病，以人间传播为主的传染病人型结核，以人兽并重的传染病血吸虫病，以必须在动物体和人体内协同完成其生活史的传染病牛绦虫病。人感染这些人兽共患病病原体后，其传染过程、传播方式及流行过程与动物感染后并不完全相同，如鼠感染鼠疫后不发生肺鼠疫，但人感染可发生肺鼠疫，致人鼠疫可空气飞沫传播。在作为传染源的动物中，以啮齿动物最为重要，其次是家畜、家禽。有些动物本身发病，如鼠疫、狂犬病、布鲁菌病等；有些动物不发病，表现为带菌者，如地方性斑疹伤寒、恙虫病、流行性乙型脑炎等。以野生动物作为传染源的疾病，称为自然疫源性疾病，如鼠疫、钩端螺旋体病、森林脑炎、流行性出血热等。这些病动物传染源的分布和活动受地理、气候等自然因素的影响较大，且存在于一定地区，并有较严格的季节性。动物作为传染源的危险程度，主要决定于易感者和受感染动物的接触机会和密切程度，以及动物传染源的种类、年龄和密度等因素。

意义 传染源是传染病流行环节的初始环节，所以尽快确定传染源并且有效控制传染源在传染病防控工作中尤其重要。要在充分的传染源调查的基础上，针对患者、病原携带者、受感染的动物等不同类型的传染源采取相应的控制措施，如对于患者要采取"早发现、早诊断、早报告、早隔离、早治疗"的五早方针；针对病原携带者要做好登记、管理和随访；针对动物性传染源要采取消灭或治疗等措施。此外，疫源地的划定与传染源也有较大关系。传染源向其周围传播的病原体所波及的范围构成了传染病的疫源地，疫源地的大小与传染源的活动范围、传染病传播方式及周围人群的免疫状况有密切关系，每个传染源可单独构成一个疫源地，而一个疫源地内则可同时存在一个以上的传染源。

（邱少富）

chuánbō tújìng

传播途径（route of transmission）

病原体从传染源体内排出，经过一定的传播方式，到达与侵入新的易感者的过程。从传播机制的角度，该过程大致可分为 3 个阶段：①病原体自宿主机体排出。②病原体停留在外界环境中。③病原体侵入新的易感宿主体内。传播途径与病原体在宿主机体内的定位方式有关，但并无严格对应关系，一种传染病可以有一种或多种传播途径。

类型 根据病原体传播媒介或传播方式的不同，传播途径可分为以下几类。

经空气传播（air-borne transmission） 有 3 种方式。①飞沫传播（droplet transmission）：多见于呼吸道传染病的传播，存在于呼吸道黏膜表面的病原体随着患者咳嗽、打喷嚏等生理活动排出体外，形成可短暂悬浮于空气中的飞沫，短时间、短距离地在风中飘浮，附近宿主因呼吸、张口或偶然碰触到眼球表面时黏附，造成新的宿主受到感染。飞沫易造成周围的密切接触者吸入致病。经由此类传播途径的病原体通常对外环境抵抗力较弱，如脑膜炎双球菌、流感病毒、百日咳杆菌、SARS 病毒。此种方式的传播强度主要取决于患者排出病原体的数量、病原体毒性、近距离接触者情况（数量及易感性）及当时通风情况。改善局部通风条件，能减低此类传播的可能性。②飞沫核传播（droplet nucleus transmission）：患者排出的小飞沫在空气中表面被蒸干，形成飞沫核，被易感者吸入后导致感染，此类病原对外环境抵抗力稍强，如白喉杆菌。③尘埃传播（dust transmission）：患者排出的较大飞沫或痰液落于地面，干燥后随尘土重新悬浮于空气中，被易感者吸入引起感染，此类病原体抵抗力较强，如结核杆菌和炭疽芽胞杆菌。可经空气传播途径的传染病多发于传染源周围的易感人群，通常具有周期性或季节性特点。

经空气传播传染病的流行特征：①大多有发病率季节性升高现象，一般多见于冬、春季节。在未经免疫预防的人群中，发病率可呈现周期性升高。②传播极易实现，因此传播广泛，发病率高，人们常在儿童时期感染而获得免疫。有些病的病后免疫力持久，以致总在儿童多发，又称为"儿童传染病"。若易感人群集中，很容易导致短潜伏期传染病的暴发或流行。③影响空气传播的因素较多，主要与人口密度，居住条件、易感者在人群中的比例及卫生条件等因素有关。

经水传播（water-borne transmission） 消化道传染病的常见传播途径之一，可分为经饮用水传播和经疫水传播两种类型。

经饮用水传播 主要是由于供水系统的卫生保障条件较差，饮用水源受到污染，如地面粪便、污物被雨水冲入水源。经饮用水传播的疾病有霍乱、伤寒、细菌性痢疾及甲型病毒性肝炎等。它的流行强度取决于水源类型、供水范围、水受污染的强度及频度、病原体在水中存活时间的长短、饮水卫生管理是否完善及居民卫生习惯等。此类传染病流行特征：①病例分布与供水范围相一致，且有饮用同一水源的历史。②除哺乳婴儿外，不拘年龄、性别、职业，凡饮用生水率相似者其发病率无差异，暴饮生水者，发病尤多。③对水源采取净化措施后或停止使用被污染的水源，流行或暴发即可平息。

经疫水传播 通过接触含有病原体的疫水引起的传播，常见于钩端螺旋体病和血吸虫病等。其病原体主要经皮肤黏膜侵入体内，其传播可能性大小主要取决于人体与疫水接触面积、次数及时间。此类传染病的流行特征是：①患者均有接触疫水的历史，如在流行区游泳、捕鱼、收获、抢险救灾等暴露于疫水而遭受感染。②呈地方性或季节性特点，一般在水网地区较常见。③若大量人群在流行区与疫水接触后，可呈暴发或流行。

经食物传播（food-borne transmission） 多见于消化道传染病，另外，某些寄生虫病，个别呼吸道传染病（结核病、白喉）及少数人兽共患病（炭疽病、布鲁菌病）等也可经此途径传播。食物传播的作用主要与病原体的特性、食物性质、污染程度、食用方式和人们的生活习惯等因素有关。

引起食物传播有两种情况：一种是食物本身含有病原体，如感染绦虫囊虫的牛、猪，患炭疽的牛、羊，患结核或布鲁菌的乳牛所产的奶，沙门菌感染的家畜、家禽和蛋，携带甲型肝炎病毒的毛蚶、牡蛎、蛤、贝壳等水生物等。另一种是食物被污染，即食物在生产、加工、运输、贮存、饲养与销售的各个环节被污染。常见的原因有：①污染的手直接接触而使之污染，如痢疾杆菌、伤寒杆菌、沙门菌及葡萄球菌等。②用污染的水洗涤水果、蔬菜、食具等。③经空气、飞沫、尘埃使食品污染。④携带病原体的昆虫、鼠类及其排泄物直接污染食物。⑤生食经含有病原体的粪便施肥、灌溉而未洗净的瓜果、蔬菜及水生动植物等。

经食物传播传染病的流行特征：①发病者共同进食污染的食物史，不食者不发病。②易形成暴发，累及人数与进食污染食物的人数有关。③停止食用污染食物后，暴发即可平息。④患者一般潜伏期较短，且临床症状较重。

经接触传播（contact transmission） 分为直接接触传播和间接接触传播。直接接触传播指传染源与易感者直接接触而引起的感染，如性病、狂犬病等，具有散发特点。间接接触传播指易感者间接接触遭病原体污染的物品所致，通常是由于接触了被污染的日常生活用品，如毛巾、餐具和门把手，多见于肠道传染病和在外环境中抵抗力较强的呼吸道传染病，如白喉、结核病。被污染的手在间接接触传播中起着特别重要的作用。例如，接触被肠道传染病患者的手污染的食品经口可传播痢疾、伤寒、霍乱、甲型

肝炎；被污染的衣服、被褥、帽子可传播疥疮、癣等；儿童玩具、食具、文具可传播白喉、猩红热；洗脸用被污染的毛巾可传播沙眼、急性出血性结膜炎；便器可传播痢疾、滴虫病；动物的皮毛可传播炭疽、布鲁菌病等。勤洗手可有效防止此类传播途径。间接接触传播传染病流行特征：①间接接触传播所引起的传染病，病例多呈散发、亦可形成家庭或同住者之间的传播。②流行过程较缓慢，无明显季节性。③通常多见于个人卫生习惯不良、卫生条件不佳者。

经节肢动物传播（arthropod-borne transmission） 节肢动物通过叮咬吸血等方式传播传染病。又称虫媒传播。通常与节肢动物的生活习性有关，有严格的季节性特点。包括：①经节肢动物的机械携带而传播，如蝇、蟑螂携带肠道传染病病原体，当它们觅食时接触食物、反吐或随其粪便将病原体排出体外，使食物污染，人们进食这种被污染的食物或使用这些食具时而感染。②经吸血节肢动物传播，吸血节肢动物如蚊、虱、蚤、蜱、螨等叮咬处于菌血症、立克次体血症、病毒血症、原虫血症的宿主，使病原体随宿主的血液进入节肢动物肠腔或体腔内经过发育和（或）繁殖后，才能感染易感者。经吸血节肢动物传播的疾病极多，如鼠疫、疟疾、丝虫病、流行性乙型脑炎，以及 200 多种虫媒病毒传染病（如登革热）。

经节肢动物传播传染病的流行特征：①节肢动物传播的传染病发病一般均具有地区性，且病例分布与传播该病的节肢动物的分布一致。②多呈季节性，其发病率升高与特定节肢动物的活动

季节相一致。③有些节肢动物传播的传染病具有明显的职业特点和年龄特点，如森林脑炎多见于伐木工人。④一般无人与人之间相互传播。

经土壤传播（soil-borne transmission） 易感人群通过接触被污染的土壤而引起的传播。病原多为一些肠道寄生虫（如蛔虫、钩虫）和能形成芽胞的病原体（如破伤风杆菌、炭疽芽胞杆菌）。经土壤传播的病原体的意义取决于病原体在土壤中的存活力、人与土壤的接触机会及个人卫生习惯。此类传染病流行特征是：有土壤接触史；多呈散发。

医源性传播（iatrogenic transmission） 在医疗和防疫工作中，由于未严格执行规章制度和操作规程，人为地造成某些传染病的传播。通常分为两种情况：一种为易感者接受了不合格的检查、诊疗或预防措施所造成的感染，如医疗器械未经严格消毒被污染；一种为输血或所使用的生物制品和药物受污染而引起的传播。

以上 7 种传播途径是病原体在外环境中借助传播因素而实现宿主与宿主间的传播，统称为水平传播（horizontal transmission）。

垂直传播（vertical transmission） 病原体通过母体传给下一代的传播。又称母婴传播。主要方式有 3 种。①经胎盘传播：受感染的孕妇经胎盘血液使胎儿受感染。传播的疾病包括风疹、乙型病毒性肝炎、腮腺炎、麻疹、水痘、巨细胞病毒感染及虫媒病毒感染、梅毒等。例如，孕妇在妊娠早期患风疹往往使胎儿遭受危害，使胎儿发生畸形、先天性白内障。②上行性传播：病原体经孕妇阴道通过子宫颈口到达绒毛膜或胎盘引起胎儿感染。病原

体包括葡萄球菌、链球菌、大肠埃希菌、肺炎球菌及白假丝酵母菌等。③分娩时传播：胎儿从无菌的羊膜腔穿出而暴露于母亲严重污染的产道内，胎儿的皮肤、呼吸道、肠道均存在受病原体感染的机会。如孕妇产道存在淋球菌、结膜炎包涵体及疱疹病毒等疾病的病原体，则有可能导致相应的感染。

意义 传播途径是传染病流行环节之一，通过切断传播途径可以阻断传染病的流行传播。军人的生活训练较为集中，人员间近距离接触的机会较多；在存在传染源的情况下，经由空气和接触途径传播传染病的可能性大，野外条件下也会增加经由虫媒传播的可能。可通过改善营院卫生环境，养成良好卫生习惯，减少野外条件下皮肤暴露，杀灭有害虫媒等方式，切断传播途径。

（郝荣章）

yìgǎn rénqún
易感人群（herd susceptibility）

对传染病病原体缺乏特异性免疫力而易受传染病病原体感染的易感者整体。易感者是对传染病缺乏特异性免疫力而容易被感染的人。传染病有多种，对某一传染病易感的人未必对另一种传染病易感，过去对某一传染病易感未必在未来对该传染病易感，因此不同传染病有其易感人群，且其易感人群大小是变化的。

基本内容 易感人群对传染病的易感程度用人群易感性来表示。人群易感性指人群作为一个整体对传染病的易感程度。其高低取决于易感者在该人群中所占的比例。易感者的抵抗力越低，其易感性就越高，易感者的比例在人群中达到一定水平时，又有

传染源和合适的传播途径，就很容易发生传染病的流行。与人群易感性相对应的是群体免疫力，即人群对传染病的感染和传播的抵抗力，可以用有免疫力的人口占该群体人口的比例来反映。人群中免疫个体不发病外，还起到屏障的保护作用，当人群的免疫人口达到一定比例时，可降低和阻断传染病的流行。了解人群易感性的核心是了解人群对传染病特异免疫情况，即群体中个体的免疫水平及群体中易感者所占比例。

要了解传染病的人群易感性，可采用询问法（既往病史）、皮肤试验法（如结核病的结核菌素试验、布鲁菌病的皮肤试验）、血清学检测法（人群对某传染病的抗体水平）等来研究该传染病在人群中的流行情况、预防接种情况、个体和人群的特异抗体水平。在分析和预测人群易感性时要注意结合人口登记资料，来判断人群易感性升高还是降低。

一般致人群易感性升高的因素包括以下几个。①婴儿数量增加：出生6个月以上的婴儿源自母体的抗体逐渐消失，而获得性免疫尚未形成，缺乏特异性免疫，因此对许多传染病易感。②易感人口的迁入：非流行区居民迁入流行区后，因缺乏相应免疫力，而使流行区的人群易感性升高。③免疫人口免疫力的自然消退。④免疫人口死亡：相对地使人群易感性升高。

一般致人群易感性降低的因素包括以下几个。①计划免疫：对易感人群按免疫程序实施计划免疫及必要时强化免疫接种，是降低人群易感性最重要的措施。②传染病流行后免疫人口增加：

传染病流行后有相当数量的易感者因病而获得免疫力，其免疫力的大小和持续时间因病种而异，因此在传染病流行后的一段时间内，人群对该病易感性会降低。③隐性感染后免疫人口增加：通过隐性感染可以获得免疫力，使人群易感性降低。

意义 保护易感人群是防止传染病传播和流行的重要手段。计划免疫可降低易感人群在人群中的比例，它不但在痘苗接种消灭天花中成就辉煌，在计划消除脊髓灰质炎中也取得了重要胜利。军队是特殊的集体，成员来自五湖四海，训练和生活上聚集性强，外出执行任务时进入未接触过的传染病疫区变成易感人群，因此入伍前进行主动免疫或免疫加强，外出执行任务前针对性主动免疫都具有保证官兵健康和保持战斗力的重要作用。另外，加强对人群和军队的人口资料登记、传染病免疫水平调查，有助于对传染病的监测、分析、预测。

（吴志豪）

yìyuándì
疫源地（epidemic focus）
传染源向周围传播病原体所能波及的地域范围，即可能发生新感染的范围。某些人兽共患病，即使在人类不参与的情况下也可感染野生脊椎动物，造成流行或长期在自然界循环传代，此类疫源地称为自然疫源地。一般将范围较小或单个传染源构成的疫源地称为疫点，如单个传染源住户或毗邻的几个传染源住户；将较大范围的疫源地或连接成片的若干疫源地称为疫区，如一个村庄、乡镇，或城市的一个或几个毗邻街道。

基本内容 疫源地形成的条件包括：①存在传染源。②病原

体能够继续传播。③周围存在易感者。一个传染源可单独构成一个疫源地，但在一个疫源地内也可同时存在一个以上的传染源。疫源地随传染病类型和时间的变化而变化，其范围取决于3个因素，即传染源的存在时间和活动范围、传播途径的特点和周围人群的免疫状况。例如，可以自由活动的传染病病原携带者所形成的疫源地范围，要大于卧床的传染病患者。就传播途径而言，非典型肺炎，又称严重急性呼吸综合征（severe acute respiratory syndrome，SARS），与疟疾的疫源地范围相差很大，前者属于飞沫传播，故疫源地的范围主要限于患者周围很近的范围内；后者通过蚊媒传播，疫源地的范围取决于蚊虫的活动半径。再如，因日常生活接触在家中引起的伤寒疫源地，其疫源地的范围可能仅限于患者家庭内部，而如为伤寒水型暴发，则疫源地可能包括整个供水区域。另外，疫源地的范围也取决于传染源周围人群的免疫状况，如果传染源周围人群的易感性强，则传染源波及的范围就大，即疫源地范围大，反之亦然。可见，不同传染病的疫源地范围不同，同种传染病在不同条件下疫源地范围也不相同。消灭疫源地须具备3个条件：①传染源已被移走（如住院或死亡）或已消除排出病原体的状态（治愈）。②通过各种措施已消灭传染源排于外环境的病原体。③所有的易感接触者从可能受到传染的最后时刻算起，经过该病最长潜伏期而无新病例或新感染者。具备了这3个条件时，针对疫源地的各种防疫措施即可结束。

在自然疫源性疾病中，鼠疫是对人类社会威胁最大的传染病，分别于公元6世纪、14世纪和19世纪末在全球造成3次大规模鼠疫流行，剥夺了上亿人的生命，影响了人类历史文明进程。世界鼠疫自然疫源地分布于北纬60°至南纬35°之间的广阔地域，除澳洲外遍及欧、亚、非、美四大洲，呈岛状，断续分布于荒漠、草原、森林等各种地貌景观中，牢固而持久，并有明显的地域性。中国的鼠疫自然疫源地主要位于东经73°~126°、北纬21°~47°的广阔领域内。此外，在中国还存在汉坦病毒所致疾病、莱姆病、禽流感等自然医源性疾病，相应的疫源地则随传染病类型不同而呈现不同的分布特点。在无人为干预的情况下，自然疫源地较为封闭，但人类的活动会改变其分布，如鼠疫疫源地最初主要分布于中国，但人类的战争（如蒙古军西征）和商业活动（如丝绸贸易）将鼠疫传入欧洲等其他地域。此外，非法贩运疫源动物打破了疫源地的封闭性，扩大了鼠疫传播范围，增加了鼠疫疫源地以外地区突发疫情的危险性。

意义　可通过隔离传染源，限制其活动范围，对疫区进行消毒、杀虫、灭鼠等处理方式切断传播途径，以及对易感人群进行免疫接种等方法来控制疫源地的范围。从消灭或控制传染源的角度，新中国成立后开展了大量的灭鼠行动，对控制鼠疫疫源地的范围起到了积极作用。2008年四川汶川地震后，中国人民解放军防疫官兵和当地群众对灾区也开展了消毒、杀虫和灭鼠等系列防疫行动，对控制传染病的流行传播起到了良好的作用。在传染源活动范围方面，随着人类文明进程的加快，特别是在全球化加剧和航空运输日益发达的背景下，人类活动范围甚至扩大到了全球，也使得疫源地的范围大大增加；如2009年4月暴发于摩西哥的甲型H1N1流感疫情随着航空线在不到一个月的时间内就传播扩散到全球数十个国家，这为人类控制传染病传播流行提出了新的挑战。在疫苗接种方面，通过在传染源周围人群中开展疫苗接种，降低了人群的易感性，例如人类通过免疫接种的方式于1977年成功消灭了天花病毒。然而部分传染病，如艾滋病，尚没有成功研发出疫苗，成为此类传染病难以控制的主要原因。

（郝荣章）

zìrán yìyuánxìng jíbìng

自然疫源性疾病（natural focus disease）

病原体不依赖人类即在自然界能生存繁殖，并在一定的条件下能传染给人或家畜的疾病。自然疫源性疾病病原体在自然条件下，没有人类的参与，通过媒介（绝大多数是吸血节肢动物）感染动物宿主（主要是野生脊椎动物，尤其是啮齿类、兽类和鸟类）造成流行，并长期在自然界循环延续。当有人类介入时，虽然可以造成人的感染和疾病在人间流行，但这对病原体在自然界的长期生存不是必需的，即具有自然疫源性。能保证动物传染源的生存、保证病原体在动物体内繁殖、播散、循环的具有特定自然条件的地区，即存在自然疫源的地方称为自然疫源地。

概念形成　自然疫源性疾病的概念于20世纪30年代中后期，由苏联生理学家巴甫洛夫斯基（Pavlovsky）提出，他在对远东地区开垦原始森林的伐木工人进行感染蜱传森林脑炎等疾病调查研究的基础上，提出虫媒疾病的自然疫源性学说，即"虫媒疾病的自然疫源性是这样一种生物学现象，即病原体、特异媒介（节肢动物）和储存宿主动物三者在世代更迭中无限期地存在于自然界的各种生物群落中。它们的存在，无论是在以往的进化过程中，或是在进化的现阶段，均不依赖于人类"。随着一些非虫媒疾病的发现和深入研究，人们又将其扩大到非节肢动物为媒介和家畜所患的传染病领域内，并予以定义。自然疫源性疾病已不限于虫媒传染病，某些非虫媒传染病，如钩端螺旋体病、血吸虫病、布鲁菌病、狂犬病等也列入其中。其传播途径中的传播媒介也不限于节肢动物，可以是钉螺、非生物（如水和空气等），或者一种生态条件。

流行病学特征　从生物进化观点来看，自然疫源性是生物进化演变的产物，病原体的祖先在进化演变过程中与某些特定的生物群落发生了联系，从自由生活方式逐步寄生于特定的宿主，进而获得寄生于人体的能力。自然疫源性疾病的病原体在其历史进化过程中，因适应新的生物、非生物环境而不断发生变异。分析动物疾病与人类疾病关系，可以看出自然疫源性疾病是处在从动物到人类的演化道路上。有些疾病处在动物阶段，如滇西北山地大绒鼠鼠疫疫源地的鼠间鼠疫，尚未见人间感染病例报告；而有些疾病已失去感染动物的能力，如人类疟疾、虱传斑疹伤寒，已成为人类特有的疾病。

在自然疫源性疾病中，有许多疾病是人与动物共有的，这类疾病称为人兽共患病。人兽共患的自然疫源性疾病的病原体既能适应动物体内生存，又不同程度地适应人体生存，或者主要是人

的病原体，但还不同程度地保留着在动物体内的生存能力。人兽共患病的病原体宿主谱一般都很宽，许多是自然疫源性疾病。但两者既有联系又有区别。其中以动物为主的人兽共患病，通常在动物中传播，偶尔感染人类，如流行性出血热、鼠疫等；以及人与动物并重的人兽共患病，人与动物均为储存宿主，病原体可分别在人、动物中循环，在人、动物中都可以流行，如日本血吸虫病等。这些病原体，不需要人类参与也可以在动物间循环，人被感染是与带有病原体动物直接或间接接触的结果，人的感染和流行对病原体长期在自然界中保存不是必要的，这两类人兽共患病均为自然疫源性疾病。但是，以人为主的人兽共患病，病原体储存宿主是人，通常在人间传播，偶尔感染动物，如 A 型流感、人型结核等；以及真性人兽共患病，动物为中间宿主，人是终末宿主，对病原体的循环，人与动物都是必不可缺少的，如牛、猪的绦虫病等；这两类就不是自然疫源性疾病。

与人类疾病相关的自然疫源性疾病包括病毒病、立克次体病、衣原体病、细菌病、真菌病、螺旋体病、原虫病、寄生虫病等 200 余种。自 20 世纪 60 年代起，发现的新传染病多数是自然疫源性疾病，很多人类过去没有认识，如禽流感、朊病毒病（克雅病、牛海绵状脑病、羊瘙痒症）、埃博拉出血热、人埃立克体病、人粒细胞无形体病、莱姆病、巴贝西虫病、新型蜱传发热伴血小板减少综合征等。根据传播媒介和（或）储存宿主的不同，自然疫源性疾病可分为蜱媒自然疫源性疾病、蚊媒自然疫源性疾病、螨媒

自然疫源性疾病、鼠传自然疫源性疾病等。同一种疾病可有多种传播媒介，如流行性出血热的传播媒介包括鼠、螨等，因此，螨媒自然疫源性疾病、鼠传自然疫源性疾病均包括此病。寄生于野生动物和家畜中的病原体，通过某些途径传染给人，对人类的危害较大。由于自然疫源性疾病本来存在于动物中，人类一般对这些疾病缺乏特异性免疫力，通常感染后难以控制，容易蔓延；而且由于这类病原体的抗原对于人类都是新的，可能带给机体严重的病理损伤，且在治疗和预防方面都相对薄弱。很多自然疫源性疾病临床表现凶险，给人类社会带来极大的恐慌，如埃博拉出血热、禽流感、疯牛病等。

自然疫源性疾病一般都是典型的地方病。病原体种群一旦离开其储存宿主将失去赖以生存的基础，而储存宿主，主要是温血脊椎动物和（或）某些节肢动物，需要生活在特定的生物群落中，而特定的生物群落只有在地球上特定的地区才存在，因而形成了自然疫源性疾病明显的地域性特点。例如，克里米亚－刚果出血热的传播媒介亚洲璃眼蜱（*Hyalomma asiatium*）主要分布在中亚地区，在中国则分布于新疆，因而该病也主要分布在新疆，故又称新疆出血热。另外，自然界中，多数自然疫源性疾病病原体的温血脊椎动物宿主和节肢动物媒介的种群动态、数量消长、活动规律、生理及免疫状态等都会随着季节的变化而改变，从而会影响到病原体在宿主和媒介体内的状态及宿主和媒介保存、传播这种疾病的能力，于是形成了多数自然疫源性疾病流行的季节性特点。因此，地理、气候及气象等因素

对自然疫源性疾病有显著的影响。自然疫源性疾病一般多存在于人烟稀少的偏远之地，或人迹罕至的高山、大漠、原始森林之中。不同职业人群接触自然疫源地的机会不同，因此获得感染而患病的概率也有明显差异。经常从事野外工作的人员（地质勘探队员、测绘人员、农民、牧民、边防部队等）一般比其他人员有更多的机会接触自然疫源性疾病。例如，第二次世界大战中，仅在太平洋战场上，参战部队患恙虫病者达20000名以上，损失严重。海湾战争中，美军在中东沙漠地带受到黑热病的严重影响，成为一个非战斗减员的主要因素。人类的经济活动，尤其是大规模的生产性开发活动，如长时间成规模的垦荒、兴修水利、兴建城镇、长距离铺设管线（铁路及油、气管线）等，都会不同程度地改变原来自然疫源性疾病赖以存在的环境，往往导致自然疫源性疾病的流行发生新的变化。

防控措施 自然疫源性疾病的治疗关键在了解引起疾病的病原体。一般来说，细菌、螺旋体、立克次体等引起的疾病都有相对应的敏感治疗药物；而病毒、朊病毒等病原引起的疾病对症治疗显得更重要。此外，一旦在人群中发现新的自然疫源性疾病，需追寻传染的源头。在调查与防治自然疫源性疾病时，要全面调查某地区的动物传染源，因为有些自然疫源性疾病常有多种动物可以作为传染源，如自然感染鼠疫的啮齿动物有164种以上；同一种动物可以是多个病的传染源，如鼠可以是流行性出血热、钩端螺旋体病、鼠疫等的传染源。除了解其传染源之外，自然疫源性疾病预防的关键还在于根据其传

播媒介和传播方式，采取有效的措施切断传播途径。自然疫源性疾病的发生、流行与环境有密切关系，病原变异与自然环境的变化，特别是与环境污染有密切关系。因此，还应从环境保护入手预防自然疫源性疾病。

（江佳富）

zìrán yìyuándì

自然疫源地（natural focus）

在自然疫源性疾病传播循环中，能保证动物传染源的生存、保证病原体在动物体内繁殖、播散、循环的具有特定自然条件的地区。是自然疫源性疾病病原体在一定的条件下向周围播散的范围。通常把范围较小的疫源地或单个疫源地称为疫点，而把范围较大的疫源地或连成片的若干个疫源地称为疫区。

概念形成 早在欧洲文艺复兴时期，人们就注意到某些疾病有其特定的地理流行区域，提出了有关流行病地理学的概念。20世纪30年代，苏联生理学家巴甫洛夫斯基（Pavlovsky）提出"病原体、媒介和宿主是在一定地理景观中特定区域的生物群落中的共生物"，并首次明确地把地理景观学说引入到医学和生物学领域中，他将自然疫源地表述为："一种传染病或寄生虫病的自然疫源地是一个生物群落栖息的生境或某一特定地理景观的部分地区，在特定的有利微小气候和大气候条件下，该生物群落中各成员的种内和种间关系保证了病原体在自然疫源地生物群落成员间的不断循环，正是这种连续性使自然疫源地得以维持。"此后，一些学者也分别创立了医学地理学、地理病理学、地理流行病学、医学地质学、医学生态学和景观流行病学等学科名称。这些学科内容

相通，侧重点各异，均与自然疫源地学说及概念有关。

基本内容 从生物学的角度说，自然疫源地是一种特定的生态系统。这个生态系统包含一些特定的生物群落，病原体、媒介和宿主动物都是一定地理景观中一定生物群落的成员，可称为致病生物群落。如果这一特定生物群落的相对平衡被打破，导致宿主动物和媒介的数量下降，甚至消失，病原体也即随之消失，自然疫源地就不复存在。

自然疫源地主要包括三要素，即病原体、传播媒介、宿主动物。它们占据一定的地理空间，与其生存环境中的植物一起构成完整的生物群落。它们都是生物群落中的共生者，相互依存，协同进化，达到某种水平的动态平衡，从而形成稳定的自然疫源地。

病原体主要包括病毒、立克次体、衣原体、螺旋体、细菌、原虫等。病原体与宿主和媒介之间经过长期的进化适应过程形成了一种有限程度的寄生关系。就宿主和媒介而言，病原体对它们造成的损害维持在一种"可接受"的程度，从而在三者之间保持相对的平衡，使疫源地长期、稳定地保存下去。病原体的毒力和传染力、病原体毒力的变异和型别的多样性则是经常面临的问题。宿主动物主要为恒温脊椎动物，即哺乳类和鸟。哺乳类宿主动物中，绝大多数是啮齿动物。有些变温脊椎动物在某些自然疫源性疾病疫源地中也起着一定作用。如爬行类的某些蜥蜴可作为森林脑炎的宿主。无脊椎动物中，节肢动物——蜱类和蚊类，尤其是对于一些可以经卵传递的病原体，不但可以作为重要的媒介，还可以是储存宿主，在某些自然疫源

地的保存中有着特殊的重要意义。除节肢动物外的个别无脊椎动物也可能作为一些病原体的宿主，例如钉螺就是血吸虫病的中间宿主。传播媒介主要是吸血节肢动物，包括昆虫纲中双翅目、蚤目、半翅目和吸虱目的一些昆虫，以及蛛形纲中蜱螨亚纲的一些蜱、革螨、恙螨等。但也有些病原体，如钩端螺旋体和血吸虫可以水为传播媒介，布鲁菌可通过宿主（羊、牛等）的羊水、奶及奶制品为媒介传播。在传播媒介要素中，媒介效能（即一种作为媒介的节肢动物在感染了某种病原体并将其传播给一种脊椎动物宿主的过程中，所有相互作用的各种因素的综合效应）、媒介与疾病的生态学与流行病学方面的联系、媒介对病原体的敏感性、媒介与宿主动物的依存关系及媒介的传播方式均对自然疫源性疾病的传播起着重要的作用。而这三要素的载体就是特定地理景观、类型和空间结构的地域，也就是自然疫源地的类型和空间结构。传染源的存在及病原体能够从传染源向外散播是两个不可缺少的条件。每个传染源都可单独构成一个疫源地，一个疫源地内也可同时存在一个以上的传染源。

根据自然疫源地存在的地域、范围、疆界以及具体的景观、位置，可将其分为自然疫源地带、独立自然疫源地和基础自然疫源地。自然疫源地带是地球上以经纬度划分的某些自然疫源性疾病的分布区，其范围大小不一。例如，登革出血热的自然疫源地大致分布在南纬42°至北纬35°之间。独立自然疫源地是在一种疾病的自然疫源地带内，因高山、荒漠、江河等地理因素的阻隔或者宿主、媒介迥异的生态习性形

成的生态屏障，使一块自然疫源地中，主要宿主动物和媒介生物种群同另一种疾病的另一块或近或远的自然疫源地隔离开来而独立存在。基础自然疫源地是一处占据有足够的空间和地域，并具备适宜的生态环境和生物群落，组成其中的生物群落各物种的种群数量必需达到维持疫源地稳定所必须的最低限度，能保证病原体在其中不断循环繁衍。它可以分为界限明确型基础自然疫源地和弥散型基础自然疫源地。根据自然疫源地存在历史及人类活动介入时间长短可分为原发型和继发型自然疫源地。原发型自然疫源地是存在历史久远、人类未曾到达或基本未曾涉足、完全未曾受过或基本未受过人类活动影响的原始地区（如原始森林、荒漠、荒原等）的自然疫源地。在这种自然疫源地内，病原体只在其宿主和媒介中不断地循环、繁衍，当有人类因各种原因而偶然进入这一地区时，就可能受到感染甚至参与到保存病原体的循环中来。原发型自然疫源地内一般都存在着许多基础自然疫源地。继发型自然疫源地与原发型自然疫源地相反，是因受人类活动影响而形成的自然疫源地。人类由于生产活动、生活的需要，不断地开垦荒地、饲养家禽、家畜或兴修水利、建房筑路等，从而或大或小地改变一个地区原来的自然面貌和生态环境。这种改变可能使某种自然疫源性疾病的原发型自然疫源地面积缩小或者消失，也可能相反，使原有的疫源地面积扩大甚至形成新的疫源地，在这种疫源地内，病原体不仅在野生动物中循环，而且也在家畜、家禽和与人居关系密切的野生动物中循环。

疫源地活动常处于间断与恢复的循环中，当疫源地会经常性地进入一种短时间的隐伏状态时，病原体的存在方式，如存在于宿主的机体内、存在于媒介的机体内、存在于环境中等，就是维持疫源地活动的一种方式。疫源地有时还能处于长时间的隐伏状态，即可能在经历了长达数十年的静止后重新开始活动，这很可能由于其他地区病原体的通过飞禽等重新输入、或者本身微生物的突变而改变了流行状态。除了人类的影响之外，自然条件改变对疫源地的影响也较大。例如，有着长周期的变化的气候条件、地质年代的冰期与间冰期的转换、厄尔尼诺和拉尼娜现象等大规模的气候变化等，必然会给疫源地的活动造成深刻的影响。在中国，当气候转暖的变化发生时，疾病活动范围常表现为扩大；相反，流行区域则表现为退缩。这常表现为缓慢的过程，需要等待宿主和媒介分布范围的逐步变迁；在极端的气候条件下，也可能引起整个群落的远距离迁移。这个过程也可能造成疫源地停止活动或经历长时期的静止后重新恢复。

作用 了解自然疫源地的性质、变化规律，不仅在实践上可以对疾病的预防起到积极的指导作用，而且对于生态学和生物学理论都有重要意义。首先，根据疫源地自然景观中最明显、最稳定而易见的要素，如地形地貌、生物群落、植被特点以及优势动物种群、优势媒介的结构分布等情况，可以判定调查区域内可能存在哪些疾病，从而预测这些疾病的流行病学特点，尽早采取预防措施。其次，自然疫源地的相关资料可以作为制定资源利用、自然改造、开发规划的基础资料，

用于指导科学的经济开发活动，有计划地改变或消除原有的自然疫源地，防止人为形成新的疫源地。再次，多数疾病的自然疫源地经常存在于地广人稀的边远地区，而这些地区往往是国防重地，军事行动直接面临这些地区自然疫源性疾病的威胁，因而了解自然疫源地的性质、变化规律可以直接为官兵的健康和军事医学服务。最后，在被列为生物安全三级危险度以上的生物战剂病原体中，绝大多数都是自然疫源性疾病的病原体，源于特定的自然疫源地中，全面了解自然疫源地及其相关的资料，可以进行溯源甄别，指导该类疾病预防控制、服务于平战时期的医学防护及可能的生物恐怖和袭击卫勤保障。

(江佳富)

sùzhǔ

宿主（host） 能够保持病原体在自然界长期存在的动物。宿主一般指脊椎动物，有些非脊椎动物虽然已经明确在自然界中较长期限内起保存病原体的作用，但通常仍将它们归于媒介范畴。

类型 可分为主要宿主、次要宿主与偶然宿主，或者分为终宿主、中间宿主和终末宿主，或者分为扩增宿主、储存宿主和转续宿主等。一种动物是否能够成为主要宿主，取决于它们对病原体的感受性、敏感性及自身的一系列生态学特点。寄生虫通常具有确定的生活史和世代交替现象，在其体内完成有性繁殖过程，称为终宿主；而只在其中发生无性繁殖，或只完成变态过程的宿主，称为中间宿主。在不同的寄生虫病中，起终宿主及中间宿主作用的动物可能是完全不同的。例如，在血吸虫病中，成虫的交配与产卵均在人或牲畜等哺乳类动物，即终宿主中完成；而在钉螺中，只完成无性繁殖及胞蚴向尾蚴的转化，为中间宿主。在细菌性和病毒性的传染病中，也不是所有能够感染的动物都具有同样的宿主作用。一只动物感染了致病微生物，只保证了微生物在一次疾病过程中或一个生活世代的存在。病原体只有在不同个体间辗转传播，才可能长时间地存在于自然界。能够在自然界中长期维持致病微生物存在的动物，称为储存宿主。在同一种自然环境构成的、相互延续的地理区域内，通常只有一种或少数动物种类能够满足储存宿主的条件，称为主要储存宿主。只有在其自身条件和与病原体关系两个方面都能维持微生物传播的动物种类，才可能成为主要储存宿主。还有一些种类的动物能够感染病原体，也能够在一定的时期内维持疾病传播，但不能维持病原体在自然界的持续存在，它们之间的疾病流行必须依靠主要储存宿主的不断传入，如果疾病在主要储存宿主中停止流行，在这些动物中的流行很快也会停止，这样的动物称为疾病的次要宿主。次要宿主不能维持疾病在自然界中长期存在，但却可能成为人类疾病的来源。引起疾病的微生物还可能偶然地感染一些动物，也有可能在它们之中引起疾病甚至死亡，但在这些动物中不能实现疾病的传播，它们对维持疾病存在人类中引起疾病都没有重要的意义，这样的动物称为疾病的偶然宿主。

特性 不同病原体对宿主动物各有其特异性，反之亦然。从总体上来认识，作为储存宿主的动物应具有易感性、耐受性、传播性、生存力、种群数量充足而稳定等条件。①易感性：自然界病原体繁多，但"各有其主"，并非所有动物都能感染，各有其易感的动物种群，因而作为储存宿主的动物种群首先对该病原体的感染率高。②耐受性：宿主对病原体的反应程度。高耐受性就是动物机体在感染病原体后反应轻微或呈隐性感染，低耐受性则相反。病原体的易感动物中的不同种群对同种病原体的敏感程度、对病原体的感染剂量及其所产生毒力的耐受性也可能不同，耐受性很差的很快死亡，就起不到储存宿主的作用，因此，能作为宿主的动物必须具有相当的耐受性，即感染病原体后不易发病，最好是隐性感染。③传播性：宿主传播病原体的程度。病原体必须能离开宿主的机体，并附着在媒介物质上，才能感染下一个宿主个体。④生存力：除了具有良好的易感性和耐受性，宿主动物的生存力也十分重要，宿主动物的寿命长，病原体在其体内繁殖的时间也就长，作为储存宿主的作用就大。反之，生存力弱，存活时间短，则可能起不到储存宿主的作用。⑤种群数量充足而稳定：若动物具有上述各方面条件，但只是稀有种群，数量很少，稍有不测就处于濒危状态，这种动物至多也只能起到易感带毒的作用，不可能成为储存宿主。只有一定生态环境内的优势种群才具有储存宿主的功能，虽然其数量（单位面积内的密度）可有季节性，甚至不同年、月亦有差别，但呈规律的周期性动态变化，而这种变化也正反映了所传播自然疫源性疾病的地区性和季节性。凡兼具上述5条的动物种群，毫无疑问是某种自然疫源地中病原体的主要储存宿主。若只具有上述前4条，则这种动物仅是次要宿主，但次要宿主一旦数量骤增，以致超过了原优势种，就有可能转变为主要储存宿主。若只具有上述前3条，则只是一时性宿主动物，仅偶然发生，则为偶然宿主。只具备上述前2条，则只是易感动物，起不到储存宿主的作用。

作用 主要宿主对保持自然疫源性起主要作用，没有主要宿主，自然疫源性疾病就不再存在。查明自然疫源地的主要和次要储存宿主十分重要，只有找出主要和次要储存宿主，才能最终弄清疫源地的性质，对于掌握自然疫源性疾病的流行规律、制定防治策略具有关键性的作用。

（江佳富）

méijiè

媒介（vector） 病原体离开感染或患病的个体，传播给新个体的过程中必须依托的物质。媒介是自然疫源地存在必不可少的要素。

基本内容 媒介可分为非生物媒介和生物媒介。非生物媒介是指无生命的物体或物质。有些是自然界的组成部分，如土壤和水体等；有些是来自生物的产物，如动物粪便、毛皮、尸骸及遗留物等。自然疫源性疾病依靠非生物媒介传播，需具备两个条件：①病原体在致病或被携带过程中具有主动的排出方式，如随粪便、尿液及血液排出等。②病原体必须具备一定程度的耐受外界环境的能力，如以休眠状态存在，以营养形式、污染物等方式存在。在这些条件下，病原体离开宿主的机体，附着在媒介物质上，直到感染下一个宿主个体。也有一些病原体具有主动侵入皮肤的能力，在这种情况下，水和潮湿的

土壤是最重要的媒介，动物以及人群涉水、饮水、在泥泞的土地上通过，都能被感染，如钩端螺旋体病和日本血吸虫病。生物媒介主要是机械携带病原体的生物及可以进行生物传播的吸血昆虫和蜱螨等节肢动物。前者可能通过其身体的表面携带病原体，如蝇和蟑螂；也可能通过口器，如一些吸血的虻类。这些病原体在媒介的体表等部位并不增殖，实际上和非生物媒介的传播没有很大的区别。后者在传播疾病时，病原体进入它们的体内并增殖是必要的条件。这种生物媒介主要是一些吸血的节肢动物，包括昆虫纲的蚊、蠓、蚋、虱、蚤以及蜘蛛纲的蜱螨等。这种媒介生物传播的疾病，病原体通常没有主动的排出途径，也没有主动进入下一个宿主的能力，叮咬和吸血是病原体从一个宿主个体传播到另一个宿主个体的唯一途径。这种方式中，病原体使媒介发生真正的感染，并在它们体内增殖到较多的数量，往往保证了传播的成功。

一种自然疫源性疾病可能有多种传播途径或多种媒介，其中必有主要传播途径或主要媒介，主要媒介在维持病原体在自然界的循环中起主导作用。一般是疫源地中主要宿主的体外寄生虫，是疫源地中节肢动物的优势种群，能在一定程度上适应病原体的寄生，或者基本无损害，或者是有慢性损害作用。其中，具有能经卵或经期传递病原体能力的主要媒介对保持自然疫源性疾病病原体起着非常重要的作用。也就是说，此种节肢动物不仅是传播媒介，也可以是病原体的储存宿主。次要媒介可以传播病原体，甚至有时在疾病流行中可起重要作用，

但因其保存病原体的能力不强，对长期维持自然疫源地的存在不起重大作用，如森林脑炎，蜱叮咬是主要传播途径，全沟硬蜱为主要媒介，嗜群血蜱、日本血蜱和森林草蜱已证明为媒介，但在维持森林脑炎自然疫源地及其在人群中流行起次要作用。

媒介也同宿主一样，受生态学条件所界定，这种生态学的条件必须能在宿主动物与病原体之间有确切相关的联系。一种节肢动物作为传播媒介必须具备4个条件。①能被病原体自然感染，即病原体能在节肢动物体内发育和增殖。从自然疫源地采获的吸血节肢动物标本中，通过多次病原分离和鉴定，能证实其自然感染病原体，而且证明病原体可在其体内达到感染期（可感染状态）。仅1次或2次的阳性分离结果不足为证，因为吸血节肢动物吸入病毒血症的血就可能被分离到病原体，但并不能说明病原体能在其体内增殖。②具有嗜吸自然疫源地中动物宿主血液和兼吸人血的习性，吸血习性是吸血节肢动物生态特点最突出的表现，在双翅目昆虫中，多数是雌虫吸血以满足其卵巢发育的需要，但它们对供血宿主有一定的选择性，因不同种间具有嗜血习性的差异。因此，要确定自然疫源地的媒介种群，必须要取得它嗜吸自然疫源地中主要宿主血液及兼吸人血的证据。③有传播病原体的能力，即要有将其体内的病原体通过刺叮或其他方式排出体外感染宿主动物或人的能力。确证传播的功能，还应通过实验感染来验证，即在实验室控制条件下，病原体被证明在该种节肢动物体内保存并增殖，而且通过某种接触的方式（刺叮或排泄物污染等）感染

易感动物或受试志愿者，并使之确证被感染，方可确认这种节肢动物是媒介或中间宿主。与此同时，还应核实该种节肢动物在自然条件下的寿命与实验室恒定条件下寿命长短的差别，如果自然条件下的寿命远比在恒定而优化的实验种群的寿命短，甚至在病原体增殖到可感染状态前即已死亡，也就否定了这种媒介的实际意义，而唯有证明其生存的寿命足以保证传播才可确认。④数量和季节分布与宿主动物和人的疾病流行病学过程密切相关，疫源地中媒介的数量一般应与发病率成正比，特别是其数量动态的变化应与该病的流行曲线相一致；疾病流行高峰通常应在媒介数量高峰出现之后，与该病原体在该种节肢动物体内发育或增殖至感染状态所需的时间相当（外潜伏期）。但另一种情况应予关注，并非种群动态与流行病学规律相配合者必为媒介，如蒙古白蛉在中国分布广泛，仅次于中华白蛉，数量动态也相当，曾被疑为黑热病传播媒介，但以后实验研究发现，因该蛉种吸入利什曼原虫后，胃内形成的围食膜比较坚韧，不易破裂，并随着血液消化而逐渐收缩，以致将所感染的黑热病病原体利什曼原虫前鞭毛体包围，使之无法逸出，不能达到消化道前端，只能被包在其中随血液残余一起排出体外，因此起不到传播作用。以上4条是判定自然疫源地节肢动物媒介种群的标准。需要注意的是，吸血节肢动物不仅具有传播媒介作用，而在一定程度上兼有病原体的储存宿主作用。除了阳性虫尸在较低温度下仍能在一定时间内保存病原体外，它们还可通过雌虫卵细胞或雄虫精液作世代传递，形成垂直传代，

即不仅是媒介，在一定意义上讲也起到储存宿主的作用。这种传递方式在恙虫病东方体等一些立克次体和病毒中多见，如蜱传回归热的螺旋体在媒介软蜱体内可保存13年，土拉弗菌能使媒介蜱终身带菌。

作用 媒介在自然疫源地中的作用在不同种群间作用不同，不同病原体有其特异性的媒介，但往往由于地理环境的不同，同种媒介在不同地区其作用不同，况且自然疫源性疾病都与特定的生态环境相联系，因而媒介作用必然受到自然环境诸因素的影响。掌握媒介对于自然疫源性疾病传播流行的重要作用，对于制定更加针对性的防控措施具有关键性的指导意义。

（江佳富）

pímèi zìrán yìyuánxìng jíbìng

蜱媒自然疫源性疾病（tick-borne natural focus disease）

以蜱作为传播媒介或者储存宿主的自然疫源性疾病。全世界已发现的蜱有896种，可感染、传播和储存细菌、病毒、立克次体、螺旋体、原虫等5大类220多种病原体，是携带病原体类别最多的媒介生物。一种蜱还可携带两种或两种以上的病原体，被称为人类和动物疾病的"潘多拉魔盒"。蜱媒自然疫源性疾病分布广泛，全球五大洲百余国家和地区都有蜱媒病的分布与危害，且地域性极强，不同地域其病原体种类和危害特点也有所不同。中国已经发现124种蜱，其中32种硬蜱和2种软蜱可携带病原体。自然生态平衡破坏使蜱类的分布格局也出现一定程度的变化，导致中国人群一些新的蜱媒自然疫源性疾病不断出现，如人粒细胞无形体病、单核细胞埃立克体病、莱姆病、斑点热、Q热、兔热病（又称土拉菌病）、波瓦桑脑炎等。2009～2010年在河南、山东等地引发"蜱虫叮咬恐慌"公共卫生事件。2011年在中国河南等地还发现了一种蜱传新型布尼亚病毒（重症发热伴血小板减少综合征病毒）。另外，媒介蜱中出现不同种蜱媒自然疫源性疾病病原体的复合感染现象，病原体的感染谱广泛、跨物种传播也已成为其典型的特点。蜱媒自然疫源性疾病的复杂性、多样性、研究上的相对滞后以及缺乏实验室技术与临床诊断的紧密结合，临床上常发生漏诊误诊，给人类健康带来了重大威胁。

流行状况及危害 军队人群因为驻地的特殊性，以及执行任务的职业暴露特点，更容易被蜱叮咬而患病。很多军事战略要地大多环境恶劣，地形地势复杂，其蜱传自然疫源性疾病的类型复杂，致病环境因素往往也各式各样。部队由于作战、训练以及参加抗震救灾、封边控边、国防施工等非战争军事行动，与蜱媒以及蜱媒自然疫源性疾病的宿主动物接触机会也更多，官兵一旦进入疫源地或流行区，极易发生暴发流行。新的蜱媒自然疫源性疾病病原体或变种也不断在驻地官兵中出现；而且其中很多致病性强、病死率高、防治困难；有些已被或正在被用于生物战剂的构建；这些均对中国部队官兵的健康以及国家的生物安全构成了新的威胁。中国军队曾对中国一些战略地区蜱媒自然疫源性疾病进行了调查，分别发现了一些新的疫源地。20世纪80年代首先发现了莱姆病，在莱姆病、森林脑炎、蜱传立克次体病、无形体病、埃立克体病、兔热病等研究方面取

得了一些创新性成果。从媒介蜱种、动物宿主和易感人群 3 个流行环节获得中国新发蜱传粒细胞无形体感染、巴贝西虫感染、土拉弗菌新基因型别，以及莱姆病新疫源地、新基因型、复合感染现象等方面的情况。但大多数蜱媒传染病还不是中国法定报告传染病，不能通过监测系统来全面了解中国军队人群的流行情况，仅仅通过零星的调查研究来了解流行状况。总体上，蜱媒自然疫源性疾病对中国军队的危害主要体现在森林脑炎、新疆出血热、斑点热、Q 热、地方性回归热、莱姆病、兔热病等方面。森林脑炎是一种经蜱传播，由森林脑炎病毒引起的中枢神经系统急性传染病，病死率较高。主要分布于东北大小兴安岭、长白山和西北天山林区、云南北部林区。新疆出血热（国际上称克里米亚－刚果出血热）是一种以发热、出血为主要症状的疾病。亚洲璃眼蜱有自然感染并经卵传递是本病的重要媒介。新疆出血热主要分布在南疆塔里木盆地，对中国驻伽师、巴楚、麦盖提、沙雅、库车、尉犁等地及附近的生产建设兵团所属的农场危害较大。斑点热是由斑点热群立克次体引起的一组具有类似症状和体征的疾病的总称，包括蜱传北亚热、日本斑点热等。中国的斑点热主要为蜱传北亚热，可能还有纽扣热和立克次体痘，分布相当广泛，自然疫源地类型呈多样性。传播媒介蜱有草原革蜱、森林革蜱、日本血蜱、亚东璃眼蜱等 10 余种。斑点热群立克次体不仅可在蜱体内生长繁殖，而且可经卵传递。因此，蜱既是传播媒介又是重要传染源。已发现的病例均为散发。但部队进入自然疫源地，有可能出现暴发。Q 热是由贝氏柯克斯体（又称 Q 热立克次体）引起的一种自然疫源性疾病。全球性分布。第二次世界大战期间，南欧和东欧军队中曾发生 Q 热大流行。Q 热立克次体的宿主包括哺乳动物、鸟类和蜱。中国北自黑龙江，南到海南岛，西自新疆，东至台湾共 21 省（区）发现 Q 热，一般散发，但暴发也不少见。地方性回归热是由经蜱传播的回归热螺旋体引起的急性传染病。蜱传回归热流行于热带和亚热带地区，中国仅在南疆发现本病。不同地区蜱及其携带的螺旋体种属均不同，故有严格的地区性。一般情况下初为散发，而当大批无免疫力外来人群（部队新兵）进入流行区时可出现暴发。莱姆病系主要经全沟硬蜱传播的一种传染病，中国于 1986 年开始报告该病在各地的发现与存在，分布相当广泛，主要流行区为东北、内蒙古和西北等地林区，对这些地区驻地部队官兵危害较大。兔热病是由土拉弗菌引起的一种自然疫源性疾病，可经吸入含菌气溶胶或尘土，食入被污染的食物和水，接触带菌动物血、肉、排泄物，以及被蜱叮咬、皮肤、黏膜沾染被压碎的虫体体液等多途径传播。中国于 1957 年在内蒙古通辽黄鼠体内分离到此菌，以后相继在黑龙江、新疆、青海、西藏等地发现病例，以西藏西部和东部较为严重，这些疾病大多位于边远地区、山区，对于驻守官兵危害较大。

影响因素 主要包括自然因素和社会因素。自然因素主要包括气象、地理、土壤、植物等，其中影响最明显的是气候因素与地理因素。气候因素（温度、湿度、降雨量等）不仅对蜱虫的滋生繁殖、蜱寄生的动物宿主有明显影响，而且对环境中的游离的蜱媒传染病病原体（如土拉弗菌）存活时间也有作用。地理因素（如影响日照量和紫外线暴露的海拔和纬度）也有影响。蜱媒自然疫源性疾病地理分布差异明显。社会因素中，不同生产环境和生产方式对蜱媒传染病有明显影响。如中国东北地区伐木工人在林区劳动而感染森林脑炎；生活方式、风俗习惯、宗教信仰、文化素养、医疗卫生条件同样也有影响。例如，森林被砍伐破坏后，植被、土壤等一系列自然因素将产生很大变化，继而导致啮齿动物和蜱类数量上的改变，结果森林脑炎的发病也就随之减少，甚至灭消。但有时亦可使疫源地扩大，结果形成所谓的"经济疫源地"。例如，美国森林保护和野生动物保护规划的实施，使莱姆病媒介蜱类的动物宿主野鹿大量繁殖，并将媒介蜱带到人类活动区域，造成自然疫源地的扩大和莱姆病在人间的广泛流行。自然灾害、经济贫困、战争或内乱、人口过剩或人口大规模迁移、城市衰败等因素均可导致蜱媒自然疫源性疾病疫情变化和流行。

防控措施 官兵在蜱媒自然疫源地中驻扎生活及执行任务工作时，避免蜱的叮咬，就可以预防该类疾病。除了森林脑炎外，中国人群蜱媒传染病还没有可使用的疫苗，因此，做好健康教育就更加重要。蜱主要栖息在草地、树林等环境中，进入此类地区，尤其是已发现过患者的地区，应注意做好个人防护，尽量穿着紧口、浅色、光滑的长袖衣服，可防止蜱的附着或叮咬，且容易发现附着的蜱。衣服袖口、长手套的开口应封闭。不要直接坐、卧或躺在草地上休息，也不要把衣服放在草地上。可在暴露的皮肤和衣服上喷涂避蚊胺（DEET）等驱避剂进行防护。蜱常附着在人体的头皮、腰部、腋窝、腹股沟等部位，特别警惕执行任务回来后，仔细检查身体上有无蜱附着。一旦被蜱叮咬，切勿自行取出，及时到部队医疗机构就诊。医务人员接诊时，先在伤口周围消毒，用无菌镊子、剪刀操作，尽量不要弄断蜱的口器，直接拔除或剪取，避免感染，同时密切关注有无不明原因发热及相关症状。

（江佳富）

wénméi zìrán yìyuánxìng jíbìng

蚊媒自然疫源性疾病（mosquito-borne natural focus disease）

以蚊作为传播媒介的自然疫源性疾病。蚊虫是数量最多、分布最广的媒介生物。全世界有3000余种，除南北两极外，在热带、亚热带或温带地区广泛分布。蚊媒自然疫源性疾病中，主要是病毒性疾病，如流行性乙型脑炎、登革热和登革出血热、黄热病、基孔肯亚病毒病、西尼罗热、裂谷热是全球重要的公共卫生问题。虽然黄热病、西尼罗热、裂谷热中国目前没有发现，但是对于在南美洲、非洲执行国际维和任务的部队官兵威胁较大。

流行状况及危害 军事任务的特殊性，决定了部队人员是易受蚊媒病危害的特殊群体。军队在维稳处突、国际维和、海军远洋、抢险救灾等重要军事任务中，各军兵种都遇到特殊环境中蚊媒病的危害，军队执行军事任务或是机动作战地区往往处于复杂多变的地理环境，面临蚊媒病的威胁更加突出，而重要战略地区一般都具备蚊媒病流行的生态条件，一旦这些地区发生蚊媒病流行，势必波及军队驻防部队官兵，削弱部队的战斗力，甚至造成大范围不必要的人员伤亡。在部队驻地流行并发生较为严重危害的主要蚊媒病有流行性乙型脑炎、登革热和登革出血热、基孔肯亚病等。流行性乙型脑炎是由乙脑病毒引起、主要侵犯中枢神经系统的急性传染病。主要的传染源是猪，主要传播媒介是三带喙库蚊。但蚊虫也是乙脑病毒的储存宿主，并可带病毒越冬。中国河南、安徽、江苏、江西、安徽、四川等地发病较高，流行有北移趋势，内蒙古、黑龙江曾出现过较大的暴发流行。登革热是由登革病毒引起的急性传染病，主要流行于热带和亚热带地区。病毒除在"人－蚊－人"循环周期中传播外，森林中灵长类也可作为传染源。主要由埃及伊蚊，其次为白蚊伊蚊传播。该病广布于全世界的60多个国家，尤以东南亚、西太平洋和加勒比海地区的疫情最为严重。中国自1978年广东佛山暴发登革热后，东南沿海地区一直不断地有局部暴发流行的报告，而且流行区还在继续扩大，并且在2014年广东地区出现暴发。基孔肯亚病在中国也呈现蔓延流行的趋势，2010年下半年在中国广东东莞暴发的91例基孔肯亚病。在中国的云南、新疆、东北等地区宿主动物和人群中也检测到基孔肯亚病毒、西尼罗病毒和西马脑炎病毒抗体。蚊虫携带的病毒，可随着蚊虫的迁飞、随货物运输等方式，传播到世界各地，造成流行。全世界已发现的535种虫媒病毒中，可通过蚊虫携带和传播的有300余种，其中近100种可以引起人、畜疾病，如黄热病病毒、日本脑炎病毒、登革病毒、西尼罗病毒、裂谷热病毒、基孔肯亚病毒等。中国有蚊虫300余种，主要为伊蚊、库蚊和按蚊。通过蚊虫传播的病毒，主要有流行性乙型脑炎病毒和登革病毒。已发表的宏基因组分析发现，在蚊虫中含有大量未知病毒的序列信息。中国地域辽阔，地理景观复杂，媒介昆虫种类繁多，适宜多种虫媒病毒的生存。能够引起人间感染的虫媒病毒，远多于已经发现的种类和数量。

影响因素 主要包括自然因素和社会因素。自然因素主要包括气象、地理、土壤、植物等，其中影响最明显的是气候因素与地理因素。气候因素（温度、湿度、降雨量等）对蚊媒昆虫的滋生繁殖、蚊寄生的动物宿主有明显影响。地理因素（如影响日照量和紫外线暴露的海拔和纬度）也有影响。蚊媒自然疫源性疾病地理分布差异明显。社会因素中，不同生产环境和生产方式对蚊媒传染病有明显影响。生活方式、风俗习惯、宗教信仰、文化素养、医疗卫生条件同样也有影响。自然灾害、经济贫困、战争或内乱、人口过剩或人口大规模迁移、城市衰败等因素均可导致蚊媒自然疫源性疾病疫情变化和流行。

防控措施 官兵在蚊媒自然疫源地驻扎生活及执行任务工作中，主要是避免蚊虫的叮咬。一方面通过加强个人防护措施、加强健康教育；另一方面对蚊虫进行杀灭控制。蚊虫繁殖快、数量多、种类杂、分布广，其生长发育受气温和环境因素影响较大。杀灭措施必须针对这些特点，突出重点，抓住薄弱环节和有利防治时机，采取有效措施。反复突击、长效管理，才能达到预期目的，不可能毕其功于一役。单一的治标方法只能暂时压低其密度。防制方法有化学防制、生物防制及其他方法（环境治理、物理防制、遗传防制）等。其中化学防制仍为主要手段。对密度高的蚊虫滋生地进行化学防制，对大水体蚊虫幼虫滋生地采用常量喷雾技术喷洒有机磷类杀虫剂乳剂，拟除虫菊酯类杀虫剂或悬浮剂；对小水体投放有机磷类杀虫缓释剂。室内灭蚊喷拟除虫菊酯类杀虫剂的气雾剂，除对准蚊虫或其栖息处表面喷射或空间滞留喷洒。必要时亦可使用热雾或超低容量喷雾法。在部队驻地及其附近有难以控制的滋生地，蚊虫密度高的情况下，于蚊虫活动高峰时（黄昏），使用超低容量喷雾速杀成蚊。居室内使用蚊帐、药物处理蚊帐或蚊香。野外帐篷用药物处理门帘和窗帘。野外流动环境或周围环境难以控制时，个人使用涂抹驱避剂，或药物处理衣帽、战士执勤戴防蚊帽、穿防蚊服等。

（江佳富）

mǎnméi zìrán yìyuánxìng jíbìng
螨媒自然疫源性疾病（mite-borne natural focus disease）

以螨作为传播媒介的自然疫源性疾病。螨类属于节肢动物门蛛纲，种类繁多。对人类健康危害较大的种类有革螨、恙螨、疥螨、蠕螨、粉螨、蒲螨等。螨类通过各种方式引起人体发生疾病，有时作为媒介而引起自然疫源病因引起人体螨病及螨性变态反应。螨媒主要传播的恙虫病和次要传播的流行性出血热曾是美、俄、日、中等国军队非战斗减员的重要威胁，并一直是疫区部队驻地人员和军事行动任务面临的重要自然疫源性疾病。

流行状况及危害 螨媒自然疫源性疾病主要是恙虫病和流行性出血热。恙虫病是由恙虫病东方体所引起的自然疫源性疾病，以鼠类和恙螨为主要储存宿主，通过恙螨幼虫为媒介而传播。临床上以发热、焦痂或溃疡、淋巴结肿大及皮疹为特征。传染源主要是感染了恙虫病东方体的鼠类，不同地区优势宿主动物不同，如中国南方以黄毛鼠、褐家鼠为主；西南以黄胸鼠、大足鼠为主；山西以大仓鼠为主，辽宁以大林姬鼠、大仓鼠为主，吉林、黑龙江以黑线姬鼠、大林姬鼠为主。广东、广西、福建的板齿鼠、臭鼩鼱也是重要宿主动物。此外，家兔、猪、猫等动物亦发现有恙虫病东方体的自然感染。某些种类的东方体还能在恙螨体内垂直传代，因而这些恙螨也是传染源。人患恙虫病是因被感染了恙虫病东方体的恙螨叮咬引起。恙螨是唯一的传播媒介。中国发现的恙螨有 400 余种，但能作为恙虫病传播媒介的只有 6 种，包括地里纤恙螨（南方诸省区的主要传播媒介）、微红纤恙螨（福建沿海地区）、高湖纤恙螨（浙江南部山林地区）、海岛纤恙螨（浙江东矶列岛）、吉首纤恙螨（湖南西部）、小盾纤恙螨（福建南部冬季型和江苏、山东秋季型恙虫病的媒介）。恙螨主要滋生在隐蔽潮湿、多草、多鼠的场所。恙虫病对军队危害较大，第二次世界大战中，仅在太平洋战场上，参战部队患恙虫病者达 20 000 名以上，损失严重。中国解放战争期间，南下部队也因为恙虫病导致大量的非战斗减员。中国恙虫病主要流行于南方，但疫区和疫情呈不断扩大之势，并且有北移之趋势。其自然疫源地多存在于适合恙螨滋生的低洼、潮湿、杂草丛生的地区。疫源地按地区分，有南方疫源地（北纬31°以南地区）、北方疫源地（北纬40°以北，与俄、朝接壤的沿海地区和岛屿）、过渡型疫源地；按地理景观分，有沿海岛屿型（代表地区为福建沿海，主要植被为莎草科植物、薯类、水稻等）、内陆山林型（代表地区为浙江内陆，主要植被有马尾松、杉木、油茶、草科植物等）、内陆平原丘陵型（代表地区为华北内陆，主要植被为薯类、水稻、麦、马尾松、杉木等）。恙螨的繁殖、活动与温度、湿度密切相关。流行性出血热是由汉坦病毒引起、以鼠为主要传染源、可通过多种途径传播的自然疫源性疾病。虽然动物源性传播是主要的传播途径，但是格氏血厉螨、厩真厉螨和柏氏禽刺螨等革螨，以及小盾纤恙螨可作为出血热的传播媒介并兼有储存宿主作用。全世界有 32 个国家发生，大部分病例发生在亚洲，中国累计病例数量最多，对驻地部队危害较大（见军队流行性出血热流行病学）。

影响因素 影响螨媒自然疫源性疾病流行的因素主要包括自然因素和社会因素。自然因素主要包括气象、地理、土壤、植物等，其中影响最明显的是气候因素与地理因素。气候因素（温度、湿度、降雨量等）对螨媒的滋生繁殖、螨寄生的鼠动物宿主有明显影响。地理因素（如影响日照量和紫外线暴露的海拔和纬度）也有影响。气温在 20～30℃、湿度在 80% 以上时适于螨类繁殖，幼虫孵出率高，特别活跃，侵袭人的机会也增加，因此，本病除北纬25°以南的广东全年均有发病外，其他地区均有明显的季节性。北纬31°以南，6～8 月份为发病高峰（夏季型），北纬31°以北，10～11 月为发病高峰（秋季型）。福建的龙溪、华安地区除夏季型外，尚有冬季型，发病季节主要为12月至翌年2月。本病通常呈散发，当大量易感人群进入疫源地而未做好预防工作时，亦可出现暴发。

防控措施 官兵在螨媒自然疫源地中驻扎生活及执行任务工作时，避免螨的叮咬，就可以预防该类疾病。进入此类地区，尤其是已发现过恙虫病、流行性出血热患者的地区，注意做好个人防护，穿着紧口、浅色、光滑的长袖衣服，可防止螨的附着或叮咬，且容易发现附着的螨。衣服袖口、长手套的开口应封闭。不要直接坐、卧或躺在草地上休息，也不要把衣服放在草地上。可在暴露的皮肤和衣服上喷涂避蚊胺（DEET）等驱避剂进行防护。特别警惕执行任务回来之后，仔细检查身体上有无螨虫附着。螨虫叮咬后一般会形成明显的焦痂，需密切关注有无不明原因发热及相关症状。对侵入室内的螨，使用1%杀螟松乳剂喷洒地面。在野外喷洒0.5%~1%马拉硫磷乳剂或敌敌畏乳剂100ml/m²，杀灭恙螨。化学防制时要注意，遵守杀虫剂采购、保存、配制和使用的各项规定。

（江佳富）

shǔchuán zìrán yìyuánxìng jíbìng
鼠传自然疫源性疾病（rat-borne natural focus disease） 以鼠类为宿主动物、并通过媒介或者其他方式传播至人的自然疫源性疾病。是自然疫源性疾病中最为活跃，对人类危害最大的一部分疾病。"鼠"狭义指哺乳动物中的啮齿目动物，广义上还包括兔形目动物。在预防医学领域，还包括食虫目（如鼩鼱）的一些种类。鼠种类丰富，分布广泛，有人类活动的地方一般都有鼠存在。鼠携带的病原体能引起鼠疫、流

行性出血热等多种传染病。同时鼠类也是多种病毒，如博尔纳病毒科、黄病毒科、沙粒病毒科、披膜病毒科、呼肠孤病毒科、豆病毒科、杯状病毒科及微小RNA病毒科病毒的储存宿主，但相关研究甚少。鼠与其携带的病原体呈现出一定程度的共进化关系。除鼠疫耶尔森菌等病原体感染后能使鼠类动物产生明显症状的疾病或致死外，大部分的病原体由于与鼠类宿主之间经过漫长的适应进化过程，宿主感染后不产生明显的临床症状，病原体能产生持续性感染。

流行状况及危害 随着经济和旅游资源的开发，中国鼠源性传染病呈不断上升趋势。军队边海防驻地及战略要地大多环境恶劣，地形地势复杂，鼠传自然疫源性疾病的类型复杂，致病环境因素往往也各式各样。部队由于作战、训练以及参加抗震救灾、封边控边、国防施工等非战争军事行动，与鼠传自然疫源性疾病病原体的宿主动物接触机会更多，官兵一旦进入疫源地或流行区，极易发生暴发流行。中国军队主要战略方向流行及产生健康威胁的重要鼠传自然疫源性疾病有肾综合征出血热、鼠疫、兔热病、鼠型斑疹伤寒、钩端螺旋体病、森林脑炎、新疆出血热、斑点热、莱姆病等。流行性出血热是由汉坦病毒引起、以鼠为主要传染源、可通过多种途径传播的自然疫源性疾病。中国发现60多种动物携带汉坦病毒，主要宿主动物是鼠类，如黑线姬鼠、大林姬鼠、褐家鼠、大白鼠等。传播途径有3类5种，即：动物源性传播（包括通过伤口、呼吸道和消化道3种途径传播）、虫媒传播和垂直传播，其中动物源性传播是主要的

传播途径。感染鼠的血、尿、粪在外环境中仍有传染作用，在带毒鼠密集并大量排毒的情况下，所形成的气溶胶也可经吸入感染。流行性出血热最早发生于中俄、中朝边境地区。全世界大部分病例发生在亚洲。鼠疫是由鼠疫耶尔森菌引起的一种烈性传染病，不仅传染性极强，而且病情严重，病死率高。鼠疫是通过鼠蚤叮咬在鼠间传播的烈性病原体，野鼠、家鼠、旱獭等啮齿动物是主要传染源，疫蚤叮咬人造成人间传播。历史上曾多次发生鼠疫大流行，给人类带来巨大灾难；目前鼠疫的发病数和流行范围虽显著减小，但鼠疫疫源地尚广泛存在，20世纪90年代以来中国鼠疫疫情呈上升趋势，1990~1999年10年间鼠疫报告病例数是前10年的3.7倍，而且近年来中国一些地区鼠间鼠疫仍比较活跃，随时都有复燃的可能。疫源地面积扩大、类型复杂。有研究发现，鼠疫耶尔森菌基因进化株能够快速适应鼠蚤体内环境，提示新的变种会不断出现，形成新的威胁。另外，鼠疫耶尔森菌还是重要的生物战剂。因此，部队平战时均应高度警惕。兔热病的传染源主要是各种鼠类和野兔，1959~1985年在中国黑龙江、西藏和青海等地患者和多种蜱中分离到了多种土拉弗菌，但是其疫源地的情况大多没有确定。鼠型斑疹伤寒是莫氏立克次体经鼠、蚤等媒介引起自然疫源性疾病。鼠是主要储存宿主，传播媒介主要是印鼠客蚤。临床表现为急性发热、皮疹。由于大多数病例为自限性，该病发病率被严重低估。钩端螺旋体病是由致病钩端螺旋体引起的自然疫源性疾病，主要发生在中国和印度。病原体在疫源地野生鼠间

传播，一般不引起鼠类发病，只在肾内长期寄生，通过尿排出体外。人和牲畜接触疫水感染。钩端螺旋体病在中国主要发生于温热气候、降水充分的地区，与气候关系密切，常在水灾后或多雨季节暴发流行，容易被误诊，常是不明原因发热的原因。该病对中国军队在东南沿海地区军事行动、抗洪救灾等非战争军事行动的官兵构成严重威胁。森林脑炎是一种重要的鼠传自然疫源性疾病。主要传染源为森林中的灰鼠、缟纹鼠、松鼠、小田鼠等，当蜱叮吸感染动物血液后，病毒进入其体内繁殖，唾液中病毒浓度最高，当其再次叮吸时便使健康的动物受染。在中国主要分布于东北大小兴安岭、长白山和西北天山林区。云南北部林区发现存在本病。新疆出血热是一种以发热、出血为主要症状的鼠传疾病。鼠类及兔类感染后能引起毒血症并出现死亡。新疆出血热存在于南疆塔里木盆地，对于巴楚等县及附近的生产建设兵团农一、二、三师所属的团场的人群危害较大。斑点热的主要传染源是鼠类，包括东方田鼠、黑线姬鼠、麝鼠、长尾黄鼠、林姬鼠、普通田鼠、大仓鼠、黑线仓鼠和小家鼠等。中国斑点热的分布可能相当广泛，自然疫源地类型呈多样性。已发现的病例均为散发，但部队进入自然疫源地，有可能出现暴发。莱姆病螺旋体同样也以众多野生鼠形动物为储存宿主。又因其数量多、分布广、感染率高，为媒介蜱的优先寄主。中国莱姆病在中国分布相当广泛。主要流行区为东北、内蒙古和西北等地林区。莱姆病螺旋体在自然界的宿存是以蜱作为媒介、长期在脊椎动物宿主间辗转相传而实现的。人感染、罹患莱姆病只是动物感染流行的偶然波及。

影响因素 影响鼠传自然疫源性疾病流行的因素主要包括自然因素和社会因素。自然因素主要包括气象、地理、土壤、植物等，其中影响最明显的是气候因素与地理因素。气候因素（温度、湿度、降雨量等）对动物宿主的生存繁殖有明显影响。地理因素（如影响日照量和紫外线暴露的海拔和纬度）也有影响。鼠传自然疫源性疾病地理分布差异明显。社会因素中，不同生产环境和生产方式对鼠传自然疫源性疾病有明显影响。例如海拔、降水、气温、植被种类和土壤类型影响汉坦病毒的传播，中国流行性出血热主要发生于海拔低于 500m 的土壤潮湿地区。生活方式、风俗习惯、宗教信仰、文化素养、医疗卫生条件同样也有影响。自然灾害、经济贫困、战争或内乱、人口过剩或人口大规模迁移、城市衰败等因素均可导致鼠传自然疫源性疾病疫情变化和流行。地理环境生态因素及社会人文因素的变化，为鼠类宿主动物及其所携带的病原体带来新的生态位，增加了病原体跨种间传播的机会，产生新型或致病性更强的病原体。病原体感染新的宿主后，面对新的环境，受瓶颈效应及宿主选择压力，经遗传漂变及适应进化等，在新宿主中进化为新亚型甚至新型（生物种），尤其是 RNA 病毒，在复制过程中缺少纠错机制。发现不同地理生态类型下啮齿动物－病原体间的关系，有助于认识新病原的临床和流行病学特点。

防控措施 鼠传自然疫源性疾病的防控重点在于鼠类的防治。鼠类防治强调综合防治，应从生态学角度出发，以环境治理为基础，科学合理使用化学防治和物理防治等适当手段，把鼠害控制在不足危害的水平以下。综合防治既要考虑环境与社会的实际，又要考虑到成本效益，采用适合的组织和技术措施予以标本兼治。数量控制指标基本上是降低其密度或降低出生力，或提高死亡率。治本性措施包括：通过改变生境、建筑规划和食品可获得性管理手段，缩小和破坏其栖息场所，防止其迁移等。治标性措施是用各种方法灭鼠。另外，野栖鼠类往往是整个生态系统中食物链的一环，除了看它的直接危害外，还要充分估计到控制其数量对整个生态系统直接和间接的影响，从而需要全面衡量。家栖鼠类并非居民区内不可缺少的一员，控制其数量一般不产生破坏整个生态系统平衡的问题。其主要防治方法有环境治理、物理防治、生物防治和化学防治。采用杀鼠药剂进行灭鼠仍是应用最为广泛的防治手段。

(江佳富)

miáoshù liúxíngbìngxué

描述流行病学（descriptive epidemiology）

通过收集特定人群资料，客观描述疾病或与健康状态相关的特征在人群中分布情况的流行病学研究方法。又称描述性研究（descriptive study）。描述流行病学是流行病学研究方法中最早建立起来的一种研究方法。

简史 17 世纪，英国经济学家约翰·葛兰特（John Graunt）应用卫生统计学理论对英国的死亡率周报进行分析。17 世纪末死亡率周报在英国伦敦出版，其报告目的是让大众了解疾病的流行程度。通过这些数据，约翰·葛兰特描述了如男性婴儿的超额出生率，婴儿死亡率和死亡率的季节性变化等。约翰·葛兰特编制了历史上第一份寿命表，提出用寿命表技术来比较不同国家的健康水平，同时指出已有资料的缺陷，强调获得更加完善和准确的资料的重要性。数据资料的质量问题在几百年后的今天仍受到流行病学家的关注。

工业革命对人群健康产生了重要的影响。对地区居民健康的关注促进了卫生统计学在流行病学中的应用。18世纪法国学者路易（Louis）将统计学引入医学领域，这促进了流行病学研究方法和病因推断理论的发展。同时，他还将哲学理论和定量概念应用于医学研究，开启了"统计学启蒙"时代。路易对医学的卓著贡献之一是用他的理论证明了放血疗法的危害性，被誉为现代流行病学的先驱之一。19世纪早期，法国卫生学家的公共卫生活动促进了流行病学病因学理论在法国的发展。此时，气候对疾病的因果关系让位于社会和经济因素的病因学理论，这一理论很大程度上基于对生活条件和巴黎市民健康关系的研究。工业革命的发展也促进了对职业性疾病的研究。职业研究至今仍是流行病学研究的一个重要组成部分，尤其是对职业危险因素与癌症发生关系的研究。

在英国，由于威廉姆·法尔（William Farr）医生的贡献，流行病学在医学研究中的地位逐步被确立。1839年，威廉姆·法尔创立了生命统计系统，这一系统后来成为国际疾病分类标准的基础。在其后的40年里，威廉姆·法尔发展了用于描述疾病分布和影响因素的研究方法。威廉姆·法尔对流行病学研究方法作出了很大的贡献，世界卫生组织、美国疾病控制和预防中心，以及其

他许多国家发布的疾病周报，在很大程度上类似于威廉姆·法尔的疾病死亡率报告。威廉姆·法尔不仅是现代流行病学的奠基人，还是公共卫生运动的领袖之一。同样是在英国，现代流行病学的另一位奠基人英国内科医生约翰·斯诺（John Snow）对公共饮水系统与霍乱发病的研究也被载入了流行病学发展的史册。约翰·斯诺最引人瞩目的发现是识别了1854年伦敦宽街的霍乱流行是以宽街水厂被污染的水源为传播途径的。约翰·斯诺的研究科学、系统、彻底、广泛，在此基础上进行的一系列研究最终证实了霍乱的传染性本质。

理论基础 描述流行病学是流行病学研究方法中最基础的、使用频率最高的方法，尤其在确定因果关系的研究中，可以说无不始于描述流行病学，它是所有探索性研究的起点和基础。描述流行病学的基本方法是以某条件、特征或变量来分组，然后测量疾病或健康状态或暴露因素的频率分布。通过比较，初步分析存在分布差异的可能原因，进一步提出研究方向或防治策略的设想。

虽然没有严格的界限，但描述性流行病学通常以描述疾病的时间、地点和人群间分布为主，而分析流行病学则主要是寻找疾病的危险因素及潜在的病因。危险因素与疾病之间往往存在统计学的联系。而因果联系并不仅仅是统计学联系，必须通过前瞻性研究获得的数据综合推导才能得到。

描述流行病学通常具有以下特点：①收集的往往是比较原始的或比较初级的资料，受很多因素的影响，分析后所得出的结论往往只能提供病因线索和可能的

研究方向。②往往不需要设立对照组，仅对人群疾病或健康状态进行客观的描述，一般不涉及暴露和疾病因果联系。③研究中常既有描述又有分析，在描述中分析，在分析中描述。这里的分析不同于分析流行病学研究的"分析"，后者强调的是"分析"暴露和疾病的关系，描述流行病学研究中的分析仅指一般意义上的分析。

基本方法 描述流行病学主要包括历史或常规资料的收集和分析、病例调查、暴发调查、现况研究、生态学研究等。

历史或常规资料的收集和分析 利用已有的疾病登记报告系统或者疾病监测系统，收集既往或当前的疾病或健康状态资料并进行分析，描述疾病和健康状态的分布及变动趋势，如传染病发病报告、死亡报告、出生登记、出生缺陷监测等。该方法所获结果的准确性依赖于疾病登记报告系统和疾病监测系统的完善程度。

病例调查 在疾病预防控制实践中对发生的个别病例及其周围环境所进行的调查。又称个例调查或个案调查。包括传染病病例、非传染性疾病病例或与健康有关的其他问题如伤害等，具体病种根据工作需要确定。

暴发调查 对某特定人群短时间内突然发生多例临床症状和体征相似的病例所进行的调查。通过对暴发疾病的调查，不仅可以阐明暴发的原因，采取相应的应急措施控制疾病的蔓延；对病因未明的疾病，还可提供病因线索。

现况研究 研究特定时点或时期和特定范围内人群中的有关变量与疾病或健康状态的关系，即调查这个特定的群体中的个体

是否患病和是否具有某些变量或特征的情况从而探索具有不同特征的暴露情况与疾病或健康状况的关系。它所用的指标主要是患病率。从时间上来说，这项研究是在特定时间内进行的，即在某一时点或短暂时间内完成的。

生态学研究　以群体为观察、分析单位，描述不同人群中某因素的暴露情况与疾病的频率，从而分析暴露与疾病关系的一种流行病学研究方法。例如，按行政单位如国家或省市等研究人均收入与癌症死亡率的关系。

应用　描述流行病学最终所获得的主要是疾病或健康状态或暴露因素在人群间、时间和空间分布及其变动趋势的信息。这些信息主要应用于以下方面：①描述疾病或健康状态在人群中的分布及其特征，或进行社区诊断，即对一个社区的某种疾病或健康状态进行考察与评价，为疾病预防控制或制定促进健康的对策与措施提供依据。②描述、分析某些因素与疾病或健康状态之间的联系，为进一步研究疾病病因、危险因素提供线索。③为评价疾病控制或促进健康的对策与措施的效果提供信息。即通过描述流行病学，获得实施控制疾病或促进健康对策与措施前后的资料，通过比较，可对该对策或措施的效果作出评价。如上所述，描述流行病学的主要作用是提出病因假设，此外，还经常用于制定卫生服务计划和进行社区监测。

（殷建华）

xiànkuàng yánjiū

现况研究（prevalence study）

在特定的时间内对一定人群进行调查，以个体为基本研究单位收集疾病或健康状态及其影响因素的研究方法。又称现况调查（prevalence survey）。是描述流行病学研究中的重要方法。从指标上来说，它所用的指标主要是患病率，因此又称患病率调查。从时间上来说，这项研究是在特定时间内进行的，即在某一时点或短暂时间内完成的，故又称横断面调查。

理论基础　现况研究能够在相对较短的时间内揭示疾病或健康状况的分布特征，所收集的信息是根据调查目的所确定的特定时间内的情况，反映的是某种特征（疾病、健康状况等）的积累数量。一般只能确定患病与否，通常计算的指标为患病率。但现况研究无法区分暴露和疾病之间的时间顺序，是因果并存的关系，因此只能在病因分析时提出初步线索。与其他研究相比较，现况研究节省时间、人力和物力，可以较快地获得研究结果。

基本方法　研究步骤主要包括调查设计、调查实施，以及资料整理和分析。调查设计包括研究内容和对象的确定、研究方法的选择、样本含量的估计和调查表的设计。实施方法主要有两种即普查和抽样调查，两种方法各有其特点，在日常工作中常采用抽样调查。进行现况研究前，调查员要经过严格的培训和考核后再决定是否录用。现况研究结束后首先应对原始资料逐项进行检查和核对，然后按照卫生统计有关技术规定及流行病学需要来整理原始资料。随着计算机的普及应用，一般现况研究的资料都应用计算机处理。现况研究常用的分析指标包括率（如患病率、感染率、某因素的流行率等），分析方法包括描述分布和相关分析。

偏倚及其控制　现况研究主要存在选择偏倚和信息偏倚。①选择偏倚（selection bias）：当所调查的对象不能代表所要研究的总体时就会产生此类偏倚。常见有选择性偏倚（selective bias）、无应答偏倚（no-response bias）、幸存者偏倚（survivorship bias）。选择性偏倚：在调查过程中，没有严格按照随机化原则抽样或主观选择调查对象，从而导致样本偏离总体的情况；无应答偏倚：调查对象不合作或因各种原因不能或不愿意参加，由于这些人的身体素质、暴露状况、患病情况、嗜好等可能与应答者不同，由此产生的偏倚。幸存者偏倚：现况研究中，研究对象均为幸存者，无法调查死亡的对象，因此不能全面反映实际情况，带有一定的局限性和片面性。②信息偏倚（information bias）：在获取信息的过程中出现的偏倚。包括调查对象引起的偏倚、调查员偏倚，测量偏倚。调查对象引起的偏倚：询问调查对象有关问题时，由于各种原因回答不准确引起的偏倚，以及调查对象对过去的暴露史等情况回忆不清而导致的回忆偏倚；调查员偏倚：调查员有意识地调查具有某些特征的对象，而不重视或马虎调查其他不具备某些特征的对象而导致偏倚；测量偏倚：测量工具、检验方法不准确，检验技术操作不规范等，或工作粗心而导致的偏倚。

偏倚控制关系到现况研究的成败，如果不能有效地控制偏倚，研究结果也就不可信，不能达到研究的目的。偏倚控制的观念应贯穿整个研究过程，并在设计、实施和资料分析阶段采取相应的措施加以控制。主要包括：①在表格设计时应尽量采用定量的指标，问题要明确、具体，对一些敏感的问题要采用间接询问法等一些特殊的调查技术，以保证所获资料的准确、可靠。②调查员要经过严格的培训，在增强责任感的同时，达到认识上的一致，考核合格方可进行调查。③在抽取调查对象时，必须严格遵守随机化原则。④加强宣教工作，充分说明调查的目的和意义，使调查对象积极配合，提高调查对象的应答率。⑤选择标准统一、稳定性好的仪器，使用前校正仪器，同时培训测量人员。⑥抽取一定比例的调查表进行复查，对有问题调查表的完成人进行全面检查，必要时对其调查的表格重新填写，以保证研究的质量。

应用 现况研究主要用于以下方面。①描述人群疾病或健康状态的三间分布：通过有目的地搜集资料，对某种疾病在时间、地区和人群中的分布进行描述，进而发现有关的影响因素，为疾病的病因研究及防治提供线索和依据。例如，军队人员结核病患病率的调查等。②描述某些因素与疾病或健康状况之间的关联：对疾病及其危险因素的调查，可以找出其间的关联程度，为疾病的预防提供基础资料。例如，通过冠心病及其危险因素的调查，可发现高血压、高血脂、吸烟等因素与冠心病的关系及程度，为有针对性的预防提供资料。③评价防治措施及其效果：对疾病的预防和控制措施的效果可以通过现况研究进行评价。将措施实施前后的资料进行比较，判断防治措施的效果。例如，采用综合措施预防和控制军队结核病的发病，对措施实施前后部队人员结核病的发病情况进行对比，以判断防治措施的效果。④为疾病监测提供基础：可利用现况研究方法收集资料，对影响部队人员健康的

疾病进行监测，以便采取有力的措施加以控制和预防。

（殷建华）

pǔchá

普查（census） 在特定时间内，对一定范围人群中每一成员进行的调查或检查。是调查的组织形式之一。普查是为了了解某病的患病率或健康状况。在部队中，对某些疾病（如病毒性肝炎、结核病等）的普查可以结合每年的体格检查、新兵体格复查来进行。这里的"一定范围人群"决定于普查的目的。普查对象可以是某居民点的全部居民，某个地区或某个单位的几个年龄组，也可以是从事某项职业的人群中的每一个成员。"特定时间"应该较短，甚至指某时点。因此，普查资料常被用来说明现象在一定时点上的全面情况。例如，人口普查就是对全国人口一一进行调查登记，规定某个特定时点（某年某月某日某时）作为全国统一的统计时点，以反映有关人口的自然和社会的各类特征。大规模的普查可以在2～3个月内完成。若时间过长，人群中的疾病或健康状况可能会发生改变，从而影响普查的结果。

实施原则：①必须统一规定调查资料所属的标准时点。②正确确定调查期限、选择登记时间。为了提高资料的准确性，一般应选择在调查对象变动较小和登记、填报较为方便的时间，并尽可能在各普查地区同时进行，力求最短时间完成。③规定统一的调查项目和计量单位。同种普查，各次基本项目应力求一致，以便历次普查资料的汇总和对比。④普查尽可能按一定周期进行，以便于研究现象的发展趋势及其规律性。

作用：①早期发现和及时治疗病例，如高血压普查。②了解疾病的疫情和分布，如疟疾的普查等。③了解健康水平，建立某些生理指标正常值，如儿童生长发育状况普查，红细胞、血压等正常值等。④了解疾病的患病率及流行病学特征，为开展疾病防控工作提供依据。

普查的实施一般可同时调查几种疾病，并发现全部病例；其在确定调查对象上比较简单，对潜在的病例可以早发现、早诊断、早治疗。但是一般来说，若普查对象较多，容易产生漏诊和误诊，不利于调查的细致展开；参加普查工作的人员较多，调查质量不易控制；且不适于患病率低及检查方法复杂的疾病。

（殷建华）

chōuyàng diàochá

抽样调查（sampling） 从调查总体中抽取有代表性的一部分进行调查，用这部分人的调查结果估计总体的患病率或疾病特征的方法。抽样调查的关键在于样本的代表性，样本的代表性取决于抽样的随机化和样本量的大小。随机化程度与抽样方法和抽样的质量控制密切相关，而样本量的大小则取决于总体中抽样指标的分布和变异情况。

现代被广泛应用的抽样调查是概率抽样。概率抽样是按照随机原则进行抽样，不加主观因素，组成总体的每个单位都有被抽中的概率，可以避免样本出现偏差，样本对总体具有很强的代表性。因此，抽样调查是一种重要的、科学的非全面调查方法，它根据调查的目的和任务要求，按照随机原则，从若干单位组成的事物总体中，抽取部分样本单位来进行调查、观察，用所得到的调查

标志的数据来推断总体。

常用的抽样调查方法主要有单纯随机抽样、系统抽样、分层抽样、整群抽样、多级抽样、二重抽样和比率抽样。①单纯随机抽样：单纯用随机数字表法或抽签等方法从研究人群中抽取样本。②系统抽样：在总体的所有个体中，每隔若干间隔抽取一个组成样本，最后达到一个需要的样本数。③分层抽样：总体按照个体不同特征分为若干个次级总体，称为层。在各层内独立再做随机抽样合成一个样本。④整群抽样：当总体内的个体集结成若干个群时，可以把这种由个体组成的群作为抽样单位进行抽样，再对抽到的群内的全部个体加以调查。⑤多级抽样（multistage sampling）：在实际工作中，尤其是大型调查中，常同时将上述几种抽样方法结合起来使用，这就是多级抽样。例如，先整群抽样，再单纯随机抽样；先分层抽样，再随机整群抽样等。⑥二重抽样（double sampling）：先抽取一个容量比较大的初始样本，用初始样本估计总体的某些参数或某些必要的信息作为分层的比例或再次抽样的标志，然后将抽出的初始大样本作为"总体"，从中抽取容量合适的样本进行比较详细的调查。⑦比率抽样（probability proportional to size sampling）：将总体按一种准确的标准划分出容量不等的具有相同标志的单位在总体中不同比率分配的样本量进行的抽样。

抽样调查能节省人力、物力和时间，从而大大降低调查的费用。抽样调查由于调查对象少，工作容易细致更能提高调查的质量。对无法进行普查而又必须全面了解总体情况的调查只能采取抽样调查。抽样调查更适用于大规模的疾病患病率调查和疫苗预防接种率调查。抽样调查周期短、时效性强，不适用于患病率较低及变异过大的变量的调查；抽样调查的设计、实施及资料分析比较复杂。

（殷建华）

dānchún suíjī chōuyàng

单纯随机抽样（simple random sampling）

单纯用随机数字表法或抽签等方法从研究人群中抽取样本的方法。又称简单随机抽样。其特点为每个样本单位被抽中的概率相等，样本的每个单位完全独立，彼此间无一定的关联性和排斥性。优点是简单易行；缺点是要求在抽样前抄录全部研究对象的名单并编号，工作量大。在流行病学研究中，单纯随机抽样用得较少，因为总体往往数量很大，编号及随机抽样比较麻烦，抽样误差较大。

单纯随机抽样是最简单、最基本的抽样方法，分为重复抽样和不重复抽样。在重复抽样中，每次抽中的单位仍放回总体，样本中的单位可能不止一次被抽中。不重复抽样中，抽中的单位不再放回总体，样本中的单位只能抽中一次。

单纯随机抽样采用的方法包括抽签法和随机数字表法。①抽签法：将总体的全部单位逐一作签，搅拌均匀后进行抽取。②随机数字表法：将总体所有单位编号，然后从随机数字表中一个随机起点（任一排或一列），开始从左向右或从右向左、向上或向下抽取，直到达到所需的样本容量为止。

单纯随机抽样是其他抽样方法的基础，因为它在理论上最成熟，其他抽样方法也是从单纯随机抽样方法基础上发展起来的，而且当总体单位数不太大时，实施起来并不困难。单纯随机抽样的效率高，即在相同的样本量下，单纯随机抽样的精度要高于其他抽样。但在实际中，若总体单位数相当大，单纯随机抽样就不容易做到。首先，它要求有一个完整的抽样框，即总体各单位的清单。总体太大时，制作这样的抽样框工作量巨大，加之有许多情况，使总体名单根本无法得到。其次，用这种抽样得到的样本单位较为分散，要找到每个样本并实施调查在实际工作中不容易实施。因此，在实际中直接采用单纯随机抽样的并不多。

（殷建华）

xìtǒng chōuyàng

系统抽样（systematic sampling）

在总体的所有个体中，每隔若干间隔抽取一个组成样本，最后达到一个需要的样本数的抽样方法。根据总体单位排列方法，系统抽样的单位排列可分为按相关标志排列、按无关标志排列及按自然状态排列。按照具体实施系统抽样的作法，又可分为直线系统抽样、对称系统抽样和循环系统抽样。例如，从一个团500名战士中抽取50名进行调查，抽样比是 $50/500 \times 100\% = 10\%$，先将其按战士证件号从小到大排列，以随机方法确定头10名战士中抽取的数字为5，间隔10名战士抽取一名，分别为5、15、25……495，共50名组成样本。

系统抽样的特点：①抽出的单位在总体中是均匀分布的，且抽取样本可少于单纯随机抽样。②系统抽样既可以用同调查项目相关的标志排列，也可以用同调查项目无关的标志排列。③系统抽样要防止周期性偏差，因为它会降低样本的代表性。例如，军队人员名单通常按班排列，10 人一班，班长排第 1 名，若抽样距离也取 10 时，则样本或全由士兵组成或全由班长组成。

抽样方法：①从样本个数为 N 的总体中抽取容量为 n 的样本，②如果总体容量能被样本容量整除，设 $k = N/n$，可先由数字 1 到 k 中随机地抽取一个数 s 作为起始数，然后顺次抽取第 $s+k$，$s+2k$，$s+3k$……$s+(n-1)k$ 个数，这样就得到容量为 n 的样本。如果总体容量不能被样本容量整除，可随机地从总体中剔除余数个个体，然后再按系统抽样方法进行抽样。由于抽样的间隔相等，因此系统抽样又称等距抽样。上述过程中，总体的每个个体被剔除的机会相等，也就是每个个体不被剔除的机会相等，并且编号的过程是随机的，因此在整个抽样过程中每个个体被抽取的机会仍然相等。

系统抽样的样本分布均匀，代表性较好，易于在现场进行。但如果总体中的个体排列有周期性，容易产生偏倚。在定量抽样调查中，系统抽样常代替单纯随机抽样。该抽样方法简单实用，所以应用普遍。其得到的样本几乎与单纯随机抽样得到的样本是相同的。

(殷建华)

fēncéng chōuyàng

分层抽样 (stratified sampling)

先按照个体不同特征将总体分为若干个次级总体（层），然后再从每一层内进行单纯随机抽样合成一个样本的抽样方法。这是从分布不均匀的整个研究人群中抽取有代表性样本的方法。其优点是抽样误差较小，因为每一层的同质性较好。此外，除估计总体均值或率以外，分层抽样还可分

别估计各层的值。大型调查多采用分层抽样的方法。因为分层抽样可以按照行政或地理区域分层，易于实施，组织与质量控制也较为方便，且各兵种、单位可分别进行分析，样本的代表性增加。

分层抽样尽量利用事先掌握的信息，并充分考虑了保持样本结构和总体结构的一致性，这对提高样本的代表性很重要。当总体是由差异明显的几部分组成时，往往选择分层抽样的方法。在现况研究中，分层抽样一般有 3 个步骤：①明确突出的（重要的）人口统计特征和分类特征，这些特征与所研究的因素相关，包括地区、性别、年龄、职业等。根据已经掌握的这些特征，将总体分成若干个互不相交的层。②确定在每个层次上总体的比例（如性别已被确定为一个显著的特征，那么总体中男性占多少比例，女性占多少比例）。利用这个比例，可计算出样本中每组（层）应调查的人数。③调查者必须从每层中随机抽取独立样本，合在一起形成总体抽样样本。

分层抽样时，每层样本量的计算分为两类：①按比例分层随机抽样，即各层按相同的比例抽样，如每层都抽 5% 的研究对象。②最优分配分层随机抽样，即按各层的比例确定各层随机抽样的数量，这样可使各层中观察值的变异度相近。

分层抽样是实际工作中最常采用的抽样方法之一。①分层抽样是在各层中进行的，因此各层样本除汇报可用于总体参数的估计外，还可用于对层的参数进行估计。②分层抽样实施起来灵活方便，而且也易组织，各层进行独立抽样，根据各层具体特点可采用不同的抽样方法。③与单纯

随机抽样样本相比，分层样本在总体中的分布更均匀。④分层抽样能较大地提高抽样的精度。

总体中赖以进行分层的变量为分层变量，理想的分层变量是调查中要加以测量的变量或与其高度相关的变量。分层的原则是增加层内的同质性和层间的异质性。常见的分层变量有性别、年龄、教育、职业等。分层随机抽样在实际抽样调查中广泛使用，在同样样本容量的情况下，它比单纯随机抽样的精度高，此外管理方便，费用少，效度高。

(殷建华)

zhěngqún chōuyàng

整群抽样 (cluster sampling)

把总体内的若干个体集结成的群作为抽样单位进行抽样，再对抽到的群内的全部个体加以调查的方法。群可以是班、排、连等。适用于各群之间变异较小的情况，如了解海军舰艇人员癣疾的患病情况，可随机抽取若干个班进行调查。整群抽样易被接受，调查工作集中在一个或几个范围内，有较高的工作质量，可节省费用。缺点是抽样误差较大。

将总体中各单位归并成若干个互不交叉、互不重复的集合，称为群；然后以群为抽样单位抽取样本的一种抽样方式。应用整群抽样时，要求各群有较好的代表性，即群内各单位的差异要大，群间差异要小。

抽样方法：先将总体分为 i 个群，然后从 i 个群中随机抽取若干个群，对这些群内所有的或部分选中的个体或单元均进行调查。抽样过程可分为以下几步：①确定分群的标准。②总体（N）分成若干个互不交叉、互不重复的部分，每个部分为一群。③据各样本量，确定应该抽取的群数。

④采用单纯随机抽样或系统抽样方法，从 i 个群中抽取确定数量的个体或单元。

在大规模抽样调查中，常没有或很难编制出包括总体所有样本在内的抽样方法，而整群抽样则不需要编制庞大的抽样方法。在样本量相同的条件下，整群抽样与单纯随机抽样相比，样本的分布相对较集中，虽然样本的代表性较差，但调查组织实施过程更加便利，同时还可以节省调查费用。因此，实际工作中，在权衡费用和精度后，有时宁可适当增加一些样本量，也采用整群抽样方法。

整群抽样的随机性体现在群与群间不重叠，也无遗漏，群的抽选按概率确定。如果把每一个群看作一个单位，则整群抽样可以被理解为是一种特殊的单纯随机抽样，同时整群抽样也是多阶段抽样的前提和基础。

整群抽样还有一些特殊的用途。有些现象的研究，如果直接调查作为基本单元的个体，很难说明问题，必须以一定条件内所包括的基本单元为群体，进行整群抽样，才能满足调查的目的。例如，人口普查后的复查（要想估计出普查的差错率），只有对一定地理区域内的人口群体作全面调查才行。此外，整群抽样要求分群后各群所含样本量应确知，否则会给抽样推断带来不便。

（殷建华）

yàngběnliàng gūsuàn
样本量估算（sample size estimate）
保证调查抽取的样本单元的数量达到调查结果预期精确度所必须抽取的最小样本单元数的估算方法。确定样本量是抽样调查设计中一个重要的基本问题。任何一项抽样调查必须考虑到样本大小问题。样本过大或过小都是不恰当的。样本过小，代表性不好，抽样误差大；样本过大，不仅工作量大，而且浪费人力、物力，不利于调查细致。

对于一种确定的抽样方法，样本量越大，抽样误差就越小，估计量的精度越高，但样本量并不是越大越好，它受费用和研究时间的限制，抽样越多，费用也就越高，所花费的时间也就越长。样本量的确定需要在精度和费用之间取得平衡。

估计样本大小主要取决于下列因素：①对调查结果精确性要求高，即允许误差小，则样本要大些。②预计患病率或阳性率高，则样本可以小些。③研究对象之间的变异，变异越小，样本含量要求越小。④检验水准，由 α 表示，α 代表检验水准，一般取 0.05，α 越小，样本含量越大。

样本量估算方法包括公式法和查表法。例如，现况研究中，样本量按以下公式计算。

计量资料　$n = \dfrac{t_\alpha^2 s^2}{d^2}$

计数资料　$n = \dfrac{t_\alpha^2 P\,(1-P)}{d^2}$

式中 n 为样本量；d 为允许误差，即样本均数（或率）与总体均数（或率）之差，是调查设计者根据实际情况规定的，常用总体率或均数的一个百分数表示如 10%；s 为总体标准差的估计值；t 为统计学上的 t 值；P 为总体率的估计值，可根据预调查来定。若同时有几个数据作参考，s 取其大者，P 取其最接近 50% 者，以使 n 的估计值不致偏低。

查表法：可以根据预期阳性率和允许误差通过查看预先编制好的工具表来确定样本的大小。

该法简单方便，但受条件限制，有时不一定完全适应。

样本太小，使应有的差别不能显示出来，难以获得正确的研究结果，结论也缺乏充分的依据；但样本太大，会增加实际工作中的困难，对实验条件的严格控制也不易做到，势必造成不必要的浪费，因此在保证研究结论具有一定可靠性的条件下，采用科学的样本量估算方法确定最少的观察或实验例数。

（殷建华）

shēngtàixué yánjiū
生态学研究（ecological survey）
以群体为观察、分析单位，描述不同人群中某因素的暴露情况与疾病的频率，从而分析暴露与疾病关系的流行病学研究方法。生态学研究是描述流行病学研究的一种，它的特点在于收集疾病或健康状态以及某些因素的资料时，以群体作为分析单位而不是以个体作为分析单位。它通常描述某疾病或健康状态在各人群中所占的百分比或比数，以及有各特征者在各人群中所占的百分数或比数。从这两类群体数据分析某疾病或健康状态的分布与人群特征分布的关系，从而探求病因线索。例如，按行政单位如国家或地区等研究人均收入与癌症死亡率的关系。

理论基础　生态学研究在收集疾病或健康状态以及某些暴露因素或特征资料时，只掌握研究因素和疾病等结局变量的暴露比例（n_l/N_j）和病例数（m_{lj}），而不知道暴露者和非暴露者中各有多少病例。这种生态学研究资料以暴露比例 n_l/N_j 作为自变量（x），以疾病频率（m_{lj}/N_j）作为因变量（y），分析暴露因素与疾病之间的关系。

方法　一般分为4种类型：探索型研究（exploratory study）、多群组比较研究（multi-group comparison study）、时间趋势研究（time trend study）和混合研究（mixed study）。

探索型研究是观察不同人群或地区某种疾病或健康状态的分布，然后根据疾病和健康状态分布的差异，提出某种病因学假设。是最简单的一种生态学研究类型。这种研究不需要暴露情况的资料，也不需要特别的资料分析方法。例如，描述全国不同地区某种疾病的发病率或死亡率。

多群组比较研究是比较在不同人群组中某因素的平均暴露水平（x）和疾病频率（y）之间的联系，以及比较在不同人群组中疾病的发病率或死亡率的差异，了解这些人群中某些因素出现的频率并同疾病的发病率或死亡率对比，从而为探索病因提供线索。x 和 y 之间的关系可作相关和回归分析。多群组比较研究的应用较为广泛。

时间趋势研究是连续观察一个或多个人群中某因素平均暴露水平的改变和某种疾病的发病率、死亡率的变化关系。通过比较暴露水平变化前后疾病频率的变化情况，来判断某因素与某疾病的联系或某项干预措施的效果。

混合研究是观察在几个组中某因素平均暴露水平的变化与疾病频率之间的关系。一般将多群组比较研究和时间趋势研究结合起来，与多群组比较研究的分析方法相似。不同点在于混合研究是测量两个变量在同样两个时间之间的绝对变化，然后计算相对危险度（relative risk，RR）、相关系数（r）等指标。通常混合研究的研究设计和分析结果受到混杂因素的影响较小，准确性优于其他类型的生态学研究方法。

应用　生态学研究广泛应用于对慢性非传染性疾病的病因学研究，可为病因学研究提供病因假设。生态学研究也可提供与疾病分布有关的线索。同时生态学研究可用于探讨某些环境变量与人群中疾病或健康状态的关系，以及评价人群干预试验或现场试验的效果。在疾病监测工作中，应用生态学研究可估计某种疾病发展的趋势，为疾病控制或制定促进健康的对策与措施提供依据。

生态学研究最显著的优点是在所研究的疾病病因不明、方向尚不清楚时，它能提出病因线索供进一步深入研究。尤其适用于人群中变异较小和难以测定的暴露研究。有时某些变量个体累积暴露水平不易测量，如空气污染与肺癌的关系，由于个体的暴露量尚无有效的测量方法，一般只能进行生态学研究；所研究的变量在所研究地区的人群中变异非常小时，也比较适合进行生态学研究，如脂肪摄入量与乳腺癌的关系研究。生态学研究方法常可以利用历史和常规资料，因而节省时间、人力和物力，可较快得到结果。此外，生态学研究比较适合对人群干预措施效果的评价。在某些情况下，不一定需要作出个体水平的评价，而是需要作出群体水平的评价，此时应用生态学研究更为适宜。

生态学研究方法也存在一定局限性：①生态学研究是一种粗线条的描述性研究，容易产生生态学谬误。②缺乏暴露和疾病联合分布的资料，生态学研究只知道每个研究人群内的病例数和非病例数、暴露数和非暴露数，不知道在暴露者或非暴露者中有多少病例，亦即不能在特定的个体中将暴露与疾病联系起来。③缺乏控制可能的混杂因素的能力。④相关资料中的暴露水平不是个体的实际值，生态学研究中暴露水平只是近似值或平均水平，进行相关分析并不能精确解释暴露改变量与所致疾病频率改变量的关系，并且还可能在疾病和暴露之间增加更复杂的联系。⑤暴露和疾病间的时间顺序难以确定，生态学研究中疾病或暴露由于是非时间趋势设计，暴露和疾病的因果时间顺序不易确定。

（殷建华）

shāijiǎn

筛检（screening）　通过快速的检验、检查或其他措施，将可能患病但表面上健康的人，同可能无病的人区分开来的流行病学方法。筛检以早期发现某种疾病个体为主要目的，通常被用来进行疑似某种疾病的初步检查，对筛检阳性者或可疑阳性者必须进行进一步确诊，以便对确诊患者采取必要的措施。筛检起源于19世纪初的结核病防治，之后应用于慢性病的早期发现、早期诊断和早期治疗，随着应用范围的扩大，其在疾病防治中的作用日益明显。

原理与方法　通过快速的检验、检查或其他措施从健康人群中早期发现可疑患者。依筛检的目的不同可分为治疗性筛检和预防性筛检。为了早期发现、早期诊断和早期治疗某种疾病患者的筛检，称为治疗性筛检，如乳腺癌的筛检；为了查出某病的高危人群，进行健康教育，采取必要的治疗，以预防某种疾病的筛检，称为预防性筛检，如筛检高血压预防脑卒中。依筛检人群选择的不同可分为整群筛检和选择性筛检。筛检对象是整个目标人群称为整群筛检，如某社区结核病的筛检；筛检群体中的一个亚群或有某种特征的人群称为选择性筛检，如在某社区55岁以上的人群中老年性痴呆的筛检。依所用筛检方法的多寡可分为单项筛检和多项筛检。用某一种检查方法在人群中筛检某种疾病称为单项筛检，如用餐后2小时血糖筛检糖尿病；同时用多种检查方法进行筛检称为多项筛检，如用胸部X线检查、痰中结核菌培养和结核菌素试验筛检结核病。

筛检的效果要进行评价。评价的基本步骤主要包括：①确定金标准。金标准是指医学界公认的诊断某种疾病最准确的方法，又称标准诊断。通常一种疾病有一个国际或国内公认的标准的诊断方法，它是能够肯定或排除某种疾病最可靠的诊断方法，一般来讲，病理学检查、手术、尸体解剖、特殊的影像学诊断以及微生物学培养、生物学标志检测是普遍意义的金标准，如病理学检查诊断肿瘤，外科手术诊断胆结石，冠状动脉造影诊断冠心病，检测人类免疫缺陷病毒确认人类免疫缺陷病毒感染等。②确定研究对象。用于评价筛检试验的研究对象包括两组，一组是经金标准确诊的某病病例，称为病例组，一组是由金标准证实的未患该病的其他疾病病例或一般人群，称为非病例组。病例组应是病例总体的一个随机样本，有足够的代表性；非病例组可由未患研究疾病的健康人或其他疾病病例组成，如果非病例组由其他疾病病例组成，应考虑包括容易与所研究疾病混淆的其他疾病的病例。③估计样本量。影响样本大小的因素有显著性水平 α（一般 $\alpha = 0.05$）、容许误差 δ（δ 一般在 $0.05 \sim 0.10$）以及灵敏度或特异度的估计值。样本量的估计可以采用抽样调查时的样本量估算的公式。④整理分析资料。⑤分析评价指标。筛检试验的科学性应从真实性、可靠性和收益3个方面来评价。常用的筛检试验评价指标有筛检的灵敏度、特异度、阳性预测值、阴性预测值和约登指数等。

应用　筛检主要有3个方面的应用：①疾病的早期发现、早期诊断和早期治疗。以可识别的疾病标志为筛检指标，查出处于疾病潜伏期、临床前期及临床初期的患者，以便早期诊断，提高治愈率，这是筛检方法建立以来应用最多的，属疾病第二级预防，对疾病的防治作出了很大的贡献，如结核、高血压、糖尿病及某些恶性肿瘤（如乳腺癌）等。②检出某种疾病的高危人群。高危人群指该人群发生某种疾病的可能性显著高于一般人群。传统的筛检主要从疾病的形成阶段入手，以早期发现患者为目的，随着流行病学的发展，疾病防治的需要，强调筛检从健康阶段入手，检出某病的高危人群，实施相应的干预，减缓或阻止疾病的发生和发展，降低发病率，以预防疾病发生，促进群体健康。如筛检高胆固醇血症预防冠心病，筛检疾病易感基因和有害基因，筛检某种人群精神分裂症易感基因，筛检成年健康人心血管疾病高危人群等。这类筛检属疾病的病因学预防，即第一级预防。③传染病和医学相关事件的预防和控制。在一些特殊人群和职业人群中探查和控制传染源或某些医学相关事件的诱因，以保护人群的大多数免受其伤害和影响，如餐饮业人员的乙型肝炎病毒和痢疾杆菌等

感染标志的筛检，静脉吸毒人群人类免疫缺陷病毒感染标志的筛检。

筛检的应用原则：适于筛检的疾病是危害严重或某些已成为重大的社会卫生问题的疾病或缺陷，迟发现将造成严重后果，如遗传性代谢缺陷的苯丙酮尿症及某些恶性肿瘤（如宫颈癌）。这些疾病的自然史（包括从潜伏期发展到临床期的全部过程）已经清楚，并有较长的潜伏期或临床前期，便于筛检出更多的病例和准确判断筛检措施的效果。所筛检的疾病应有可以识别的早期症状、体征或可供识别的检查与测量的标志，有进一步确诊的条件和治疗方法及统一的治疗方案和标准。筛检试验必须具有快速、简单、易行、价廉、安全、可靠、灵敏、特异、有效、易被受试者接受的特点，对经筛检发现并确诊的患者及高危人群能进行及时有效的干预和治疗。应制订连续而完整的筛检计划，并应具备疾病监测、预防、治疗、干预、健康教育、咨询和社会支持等方面的设备和条件，包括医疗行政部门及医疗机构的良好的协作，保证筛检计划的顺利完成。筛检计划应能为目标人群接受，并可从生理、心理和社会生活等方面获益，对人群不应产生负面影响，对参加和未参加筛检者及其筛检结果应保密。筛检的效果应从经济学、心理学、社会学、医学和卫生服务等方面权衡，要有好的收益。

（苏　彤）

shāijiǎn shìyàn píngjià zhǐbiāo
筛检试验评价指标（evaluation index of screening）　用于评价初步检查试验真实性、可靠性和收益的计划中规定达到的目标。对于筛检诊断试验的评价，除了考

虑方法本身的安全和操作上的简单、快速、方便及价格低廉等因素外，还要考虑试验的真实性、可靠性和收益 3 个方面。

真实性评价指标　真实性指测量值与实际值的符合程度，即测量值与真值的接近程度。又称效度或准确度。在筛检试验的评价中，真实性是指待评价筛检试验的测量结果与"金标准"（医学界公认的诊断某种疾病最准确的方法）测量结果的吻合程度。通常，筛检试验的真实性可用灵敏度（sensitivity，Se）、特异度（specificity，Sp）、假阴性率（false negative rate，FNR）、假阳性率（false positive rate，FPR）和约登指数（Youden index，r）来评价。筛检试验的灵敏度和特异度越高，试验的真实性越好，而假阴性率和假阳性率越低，试验的真实性越好。

筛检灵敏度　实际有病且按该筛检试验被正确地判为有病的概率，即按"金标准"确诊的患者中筛检试验阳性人数所占的比例。又称真阳性率。灵敏度（Se）$= A/（A + C）\times 100\%$。式中 A 为筛检试验检测阳性而实际有病的人数，是真阳性人数，$A + C$ 为"金标准"确诊的患者总数。灵敏度表示筛检试验能将实际有病的患者正确地判为患者的能力，理想的试验灵敏度应为 100%。

筛检特异度　实际无病按该诊断试验被正确地判为无病的概率，即按"金标准"确定的非患者中筛检试验阴性或正常人数所占的比例。又称真阴性率。特异度（Sp）$= D/（B + D）\times 100\%$。式中 D 为筛检试验检测阴性而实际无病的人数，是真阴性人数，$B + D$ 为"金标准"确定的非患者总数。特异度表示筛检

试验能将实际无病的人正确地判为非患者的能力，理想的试验特异度应为 100%。筛检特异度是评价筛检真实性的指标之一，反映筛检确定非患者的能力。

筛检假阴性率　实际有病但根据该诊断试验被定为非病者的概率，即按"金标准"确定的患者中筛检试验检查为阴性或正常的人数所占的比例。又称漏诊率。假阴性率（FNR）$= C/（A + C）\times 100\% = 1 -$ 灵敏度。"金标准"确诊的患者 $A + C$ 中，筛检试验仅仅检出了 A 例患者，而 C 例患者被筛检试验判为阴性或正常，即筛检试验将 C 这部分患者错误地判断为阴性或正常，C 是假阴性者，是被漏诊的患者。假阴性率与灵敏度之和为 1，灵敏度越高，漏诊越少，理想的试验假阴性率应为 0。

筛检假阳性率　实际无病但根据该诊断试验被定为有病的概率，即按"金标准"确定的非患者中筛检试验检查为阳性或异常的人数所占的比例。又称误诊率。假阳性率（FPR）$= B/（B + D）\times 100\% = 1 -$ 特异度。"金标准"确定的非患者（$B + D$）中，筛检试验仅仅将 D 个人判为阴性或正常，而 B 例患者被筛检试验判为阳性或异常，即筛检试验将 B 这部分患者错误地判断为阳性或异常，B 是假阳性者，是被误诊的非患者。假阳性率与特异度之和为 1，特异度越高，误诊越少，理想的试验假阳性率应为 0。

约登指数　又称正确诊断指数。约登指数 = 灵敏度 + 特异度 −1。指数范围从 0 ~ 1，约登指数越接近于 1，筛检试验的真实性越好，反之越差。约登指数是反映筛检试验真实性的综合指标，表示筛检试验能够正确地判断患

者和非患者的能力。

可靠性评价指标　可靠性是指某一筛检方法重复测量同一受试者时所获结果的一致性。又称信度、一致性或可重复性。影响筛检试验可靠性的因素包括以下几方面。①研究对象的生物学差异：同一指标对同一受试者重复测量时，测量结果不一致的现象，如血压、心率等一些生理、生化或免疫学指标常会受到受试者的生理、精神等因素的影响，在不同时间的测量结果会出现一定范围的波动。②实验因素所致的差异：实验所用的仪器、设备、试剂等实验条件不稳定或采用非同一批次试剂时，均可导致重复实验结果的差异。③观察者的差异：由同一观察者或不同观察者对相同受试者的同一指标测量时，其结果会不一致。例如，同一观察者重复测量同一标本时，由于技术不熟练、操作不规范等原因，两次测量结果有差别；不同观察者重复测量同一标本或受试者时，可因技术水平等因素不一致而导致结果的不一致。因此，在筛检开始前，研究者要对影响筛检试验可靠性的因素给予充分的估计，并通过仪器设备统一校准，采用同批次试剂，测量及检查步骤标准化，工作人员严格培训及适宜的检查场所的选择等方面的工作，使这些因素的影响被控制在最低限度。可靠性评价的指标主要包括变异系数（coefficient of variance，CV）、符合率（agreement rate）、一致性检验（Kappa 检验）等。①变异系数：当某试验是做定量测定时，可用变异系数表示其可靠性，即所测平均数的标准差与测定的均数之比。比值越小，可靠性越好。变异系数（CV）= 测定值均数的标准差/测定值均

数×100%。②符合率：同一批研究对象两次诊断结果均为阳性与均为阴性的人数之和占所有进行诊断试验人数的比率。又称一致率、准确度。可用于比较两名医生诊断同一组患者，或同一医生两次诊断同一组患者结果的稳定程度。③一致性检验（Kappa检验）：是评价不同地点或不同操作者对同一试验结果一致性的指标，它考虑了机遇因素对一致性的影响并且加以校正，从而提高了判断的有效性。

收益评价指标　收益评价指对应用筛检试验发现原来未被发现患者的能力进行评价。筛检试验的收益与以下因素有关。①筛检试验的灵敏度：筛检试验的收益与筛检试验本身有关，如果筛检试验的灵敏度低，只能筛出患者中的一部分，无论其他影响因素如何，收益是低的。②人群患病率：人群中的患病率越高，筛检出的患者就越多，收益就越大。③重复筛检的次数：首次筛检，检出的患者多，收益大，在同一人群筛检相同疾病的次数越多，检出的患者就会越来越少。预测值（predictive value）是评价筛检试验收益的指标，是应用筛检试验结果来估计受检者患病可能性大小，是研究者与研究对象及临床医生与患者最关心的评价指标，但它受到一些因素影响，因而是一个不稳定指标。因为筛检试验结果分为阳性（异常）和阴性（正常），预测值也分为阳性预测值和阴性预测值。

筛检阳性预测值　试验真阳性人数占试验阳性人数的百分比，即试验阳性者中实际有病者的比例。表示筛检试验结果阳性者患病的可能性或概率。阳性预测值 $= A/（A + B）× 100\%$，或者阳性预测值 $=（灵敏度 × 患病率）/［灵敏度 × 患病率 +（1 - 特异度）（1 - 患病率）］$。式中 A 为筛检阳性而实际有病的人数（真阳性人数），$A + B$ 为筛检阳性的总人数。阳性预测值是评价筛检收益的指标之一，反映用筛检结果来估计受检者患病可能性大小的能力。

筛检阴性预测值　试验真阴性人数占试验阴性人数的百分比，即试验阴性者中实际无病者的比例，表示筛检试验结果阴性者未患病的可能性或概率。阴性预测值 $= D/（C + D）× 100\%$，或者阴性预测值 $=［特异度 ×（1 - 患病率)]/[特异度 ×（1 - 患病率）+（1 - 灵敏度）× 患病率］$。式中 C 为真阴性人数，$C + D$ 为筛检阴性的人数。

应用　筛检试验的效果应采用上述评价指标进行全面综合的评价。以一项糖尿病筛检试验为例进行说明。例：70 例糖尿病患者及 510 名正常人在口服葡萄糖 2 小时后进行血糖筛检试验，若以血糖≥120mg /100ml 为阳性标准，其检测结果见表，用上述指标对此筛检试验进行评价。

表　糖尿病筛检试验评价

| 筛检试验 | 金标准 | | 合计 |
（血糖测定）	糖尿病	正常	
阳性	62（A）	162（B）	224
阴性	8（C）	348（D）	356
合计	70	510	580

该筛检试验的灵敏度 $= 62/（62 + 8）× 100\% = 88.57\%$；特异度 $= 348/（162 + 348）× 100\% = 68.24\%$；假阴性率 $= 8/（62 + 8）× 100\% = 11.43\%$；假阳性率 $= 162/（162 + 348）× 100\% = 31.76\%$；约登指数 $= 88.57\% + 68.24\% - 1 = 0.57$；阳性预测值 $= 62/（62 + 162）× 100\% = 27.68\%$；阴性预测值 $= 348/（8 + 348）× 100\% = 27.68\%$。

筛检试验的评价指标是相互联系的。灵敏度和特异度反映了筛检试验本身的特性，当筛检标准发生改变时，提高灵敏度，特异度下降，提高特异度，灵敏度下降。在患病率一定时，试验特异度越高，阳性预测值越高。当筛检标准一定时，患病率越高，阳性预测值越高。

（苏　彤）

liánhé shāijiǎn

联合筛检（combined screening）
采用多个筛检诊断试验检测一种疾病，达到提高筛检灵敏度或特异度的目的的筛检方法。

根据联合的方式，联合试验分为并联试验和串联试验。并联试验（parallel test）又称平行试验，指采用几种筛检方法检测疾病，凡有一项检测为阳性者即判为阳性，所有检测均为阴性才判为阴性。例如，糖尿病筛检试验，血糖和尿糖任意一项阳性即判为筛检阳性，尿糖和血糖均阴性才判为阴性。串联试验（serial test）又称系列试验，指采用几种筛检方法检测疾病，只有全部检测均为阳性者才判为阳性，凡有一项检测结果为阴性即判为阴性。例如，筛检糖尿病可以先做尿糖检查，阳性者再查餐后 2 小时血糖，只有尿糖和血糖都阳性才判为筛检阳性，凡有尿糖及血糖任意一项阴性即判为筛检阴性。

在疾病筛检中，联合筛检可以提高筛检效率。在并联试验中，相对于只采用单项筛检试验来讲，研究对象中（包括患者和非患者），被判为阳性的可能性增加，被判为阴性的可能性减少。其结果是患者中阴性人数减少及阳性人数增加导致灵敏度升高，假阴性率降低；非患者中阳性人数增加及阴性人数减少导致假阳性率升高，特异度降低。在串联试验中，相对于只采用单项筛检试验来讲，研究对象中（包括患者和非患者），被判为阴性的可能性增加，被判为阳性的可能性减少。患者中阳性人数减少及阴性人数增加导致灵敏度降低，假阴性率升高；非患者中阴性人数减少及阴性人数增加导致假阳性率降低，特异度升高。

（苏 彤）

fēnxī liúxíngbìngxué

分析流行病学（analytic epidemiology）

针对所提出的病因假设，通过分析假设的病因在一定人群中的发生规律来检验或验证假设的流行病学研究方法。又称分析性研究（analytic study）、流行病学分析（epidemiological analysis）。分析流行病学是在描述流行病学研究的基础上进行的。描述流行病学提供有关暴露与健康状况的基础性资料，在此基础上形成暴露与疾病之间的假设，进而根据假设开展分析性研究。分析流行病学的研究结果来源于人群，得出的结论直接与人群相关联，所以分析流行病学在流行病学研究中起到了越来越重要的作用。

简史 分析流行病学的发展可以追溯到 19 世纪。在英国，威廉姆·法尔（William Farr）（1807～1883 年）医生卓有成效的工作使流行病学在医学研究中的地位逐步被确立。他不但在 1839 年创立了生命统计系统，而且在其后的 40 年里，还发展和完善了用于描述疾病分布和影响因素的流行病学研究方法。与此同时，现代流行病学的奠基人之一的英国内科

医生约翰·斯诺（John Snow）于 1848～1854 年进行了关于伦敦霍乱流行的调查，这是一次成功的流行病学调查分析的案例，对霍乱病因的研究为分析流行病学发展奠定了基础，他的杰出工作被视为分析流行病学研究的经典。在这个时期，奥地利医生塞麦尔维斯（Semmelweiss）开展了一系列有关产褥热发生原因的比较研究，对分析流行病学研究方法的建立和发展作出了贡献。20 世纪初期，分析流行病学在医学领域得到广泛应用，病例对照研究在 20 世纪上半叶得到了迅速发展，20 世纪 40 年代，英国流行病学家理查德·多尔（Richard Doll）和奥斯汀·布拉德福德·希尔（Austin Bradford Hill）关于吸烟与肺癌关系的研究引出了队列研究。随着相应学科发展如统计学方法和计算机技术的发展，以及一些概念的出现如相对危险度和比值比、偏倚、交互效应、混杂等，分析流行病学在研究方法上取得了较大的发展，分析流行病学越来越多地应用到病因的研究中。20 世纪中早期，采用病例对照研究和队列研究解决疾病病因的研究取得了令人瞩目的成果。其中 1947 年开始的美国弗雷明汉（Framingham）心血管疾病队列研究，为心血管疾病病因的认识和预防措施的制定提供了科学可靠的数据资料，为心血管疾病的预防和控制作出了突出的贡献。

方法 分析流行病学包括两个主要的研究方法，即队列研究和病例对照研究。队列研究通常是将在自然状态下的人群按照其是否暴露于根据假设所确定的研究因素划分为暴露组和非暴露组，经过随访观察获得两组发病资料，通过两组发病率的计算和比较来

研究暴露与疾病或健康状况的关系。病例对照研究则是在收集病例的基础上，选择相应的对照，通过对既往研究因素暴露情况信息的调查，计算两者之间暴露比的比值来反映研究因素与疾病之间的关系。可以这样理解，队列研究以暴露开始而以结局结束，病例对照研究是以结局开始而以暴露结束。这两种研究方法虽然在研究设计、研究过程及资料分析等方面有所不同，但在流行病学病因研究中却是相互协同，有各自的优缺点。两者的合理运用在流行病学研究中起到事半功倍的效果，已出现了将两者相结合的研究方法，如巢式病例对照研究、病例队列研究等。

在分析流行病学研究中，通常是根据研究结局出现和暴露资料收集之间的时间顺序以及研究开始的时间将研究分为前瞻性研究和回顾性研究。暴露资料收集在疾病发生前为前瞻性研究如队列研究，而暴露资料的收集是在发病后依靠患者的回忆而进行暴露资料的收集则是回顾性研究。此外，还可以按照研究中的人年（person-time）累积开始的时间进行前瞻或回顾性的划分，人年是用于计算疾病发病率的一个指标，如果人年的累积在研究开始之前则是回顾性研究；如果人年的累积在研究开始之后则是前瞻性研究。

在分析流行病学的研究设计中，虽然不能像实验研究那样将研究对象随机分组以达到除研究因素外其他因素的均衡，但也要求在研究中考虑到均衡性的问题。尽量使比较的两组之间除暴露因素外的其他因素基本一致，以减少非研究因素的影响。

分析流行病学要求样本要足

够大以保证研究结果的可靠性。影响样本大小的因素主要包括人群的暴露率或发病率、预期的相对危险度、检验显著性水平和把握度（$1-\beta$，β 为第二类错误的概率，即假阴性错误的概率）。在实际运用时可以根据相应的公式进行计算。有时还要根据实际的情况如失访率或应答率等对样本大小进行调整，以保证研究有足够的样本量。

分析流行病学研究中最为重要的一个方面就是研究结果的真实性和可靠性，因为影响观察性研究的因素较多，不像实验研究可以对某些可以影响研究结果的非实验因素加以控制。分析流行病学中影响研究结果的因素主要来自于研究的设计、实施和分析等环节。这些偏倚可以影响结果的真实性和可靠性。根据偏倚的来源不同可以将其分类，常见的偏倚主要有选择偏倚、信息偏倚和混杂偏倚（见流行病学偏倚）。为了提高研究结果的准确性和可靠性，在分析流行病学研究中常采用一些方法来控制和减少偏倚的影响。

作用　分析流行病学中的病例对照研究和队列研究在研究与健康状况相关的问题中起着重要的作用，主要体现在认识和确定影响疾病发生的危险因素、疾病发生过程以及对某些自发预防措施的认识和评价等方面。

分析流行病学针对病因假设，可以通过病例对照研究和队列研究对假设进行检验和验证，以确立研究因素和健康相关问题之间的关联是否存在以及程度大小，从而认识和确定影响疾病发生的危险因素。

分析流行病学中的队列研究包含了从暴露某因素起到疾病发生的过程，对认识和了解疾病的自然发生过程提供了可靠的信息，帮助人们认识疾病的自然史。分析流行病学的队列研究在描述疾病自然史的同时，还可以观察到自然因素和社会因素对疾病自然史的影响。认识疾病自然史对制定有效的疾病预防控制措施与策略至关重要。比如，军训伤是影响部队人员身体健康和提高军事技能的一个主要因素，通过对同时参加军事训练人员的纵向观察，可以了解军训伤发生发展的全过程，认识和掌握其发生规律和特点，为采取针对性强的预防措施提供科学依据。

分析流行病学是分析自然状态下，人群暴露某因素与否与健康状况之间的关系。对于某些无法在人群中进行实验，同时人群又有该因素的暴露，可以通过观察分析两者之间的关系，从而评价某些措施是否可以起到疾病预防作用。比如，军事训练科目的安排是否科学，是否会导致军训伤的发生，如何安排才可以起到预防作用，这时可以在军事训练科目安排不同的受训人员中（这种安排是可以看成是自然状态下存在的，不是为实验而有意安排的），通过观察和分析不同军事科目安排与军事训练伤发生之间的关系，确立可以预防和控制军事训练伤的科目安排。

（张宏伟）

duìliè yánjiū

队列研究（cohort study）　对一个尚未发生所研究疾病的人群，根据是否暴露于某个研究因素及其暴露程度进行分组并追踪观察，通过比较各组结局的差异判断研究因素与结局之间有无因果关联及关联程度大小的观察性研究方法。又称定群研究或群组研究。

最常用于某种疾病或某种健康状态相关结局的研究，故又称前瞻性研究（prospective study）、发生率研究（incidence study）、随访研究（follow-up study）和纵向研究（longitudinal study）。

原理与方法　队列研究是将没有出现研究结局的人群根据是否暴露于研究因素及暴露程度进行分组。暴露是分析流行病学常用的术语，指研究对象接触过某物质、处于某种状态或具备某种特征或行为，如部队人员处于热带环境就可以看成是一种暴露。暴露确定的来源主要有医学记录、问卷调查、生物样本检测、环境检测、职业暴露记录等。进行队列研究时，首先要根据研究目的来确定研究人群，人群来源可以是不同的人群，比如不同军区、不同兵种或具有某种共同特征的人群如入伍的新兵等。在研究对象选定后，要详细收集每个研究对象的基本情况，包括暴露的资料及个体的其他信息，一般称为基线资料（baseline information）。这些资料可作为判定暴露与否及程度大小的依据，也为以后判定研究结局和分析比较打下基础。基线资料一般包括对待研究的暴露因素的暴露状况，疾病与健康状况，年龄、性别、职业、文化、婚姻等个人状况，家庭环境、个人生活习惯及家族疾病史等。基线资料调查完毕后，根据其提供的信息将人群进行分组，根据暴露进行人群分组的方式通常有两种：一是根据暴露程度进行分组，将人群分成不同的亚组；二是根据暴露的有无将研究人群分为暴露组和非暴露组。通常情况下，暴露并不是恒定的，基线资料中的暴露信息会在随访中发生改变，这为队列研究增加了很大的难度。

在前瞻性队列研究中一般要定期进行暴露信息的收集，以便准确获得有关队列的暴露资料，暴露的表示常采用最大暴露程度、一定时期内的平均程度和累积程度等。

队列研究中所提到的队列（cohort）是表示具有共同经历或状态的一组人群，是根据研究目的所确定的，比如要研究高原环境对军人身体健康的影响时，在高原地区服役的军人则可以作为一个研究人群组，即一个队列。队列可以分为固定队列（fixed cohort）和动态队列（dynamic cohort）。固定队列指人群都在研究开始时的某一固定时间内进入队列，然后对他们进行随访观察，其间没有成员退出也不再有新的成员加入，保持队列的相对固定。动态队列是相对固定队列而言的，即在队列建立后人员处于一种流动的状态，原有的队列成员可以退出，新的观察对象可以随时加入，人群处于动态之中。队列建立后要随访一定的时间以观察研究结局发生情况，随访时间的长短根据研究结局潜隐期（latency period）的不同而不同，潜隐期越长则随访的时间就越长，在研究开始之前应根据掌握的信息确定结局可能出现的时间，结局出现的时间决定了随访时间的长短。结局主要是指研究假设所确定的预期结果如疾病的发生等。确定结局的方法要具有较好的信度和效度，且在暴露组和非暴露组之间要一致。获得研究结局的资料后，进行发生率的计算并通过组间的比较来暴露因素与研究结局之间的关系。

队列研究往往需要观察较长的时间，由于时间跨度大和人群流动等因素的影响会产生一定数量的失访。如果失访比例较大会产生失访偏倚，一般失访率高于40%其研究结果的可信度差。即使应答率达到70%~80%或更高，如果失访的发生与暴露和研究结局有关联，那么就会对研究的结果产生影响。通常要求控制失访率在10%左右，最高不应超过20%，以减少由失访引起的偏倚。

队列研究根据研究开始时研究结局的状态分成前瞻性队列研究、历史性性队列研究和双向性队列研究。前瞻性队列研究中，研究开始时确定研究人群的暴露状态，这时还没有研究结局出现，需随访观察一段时间后才能观察到研究结局；历史性队列研究中，研究开始时已经有研究结局出现，队列的建立是根据在过去一定时间内暴露的完整记录所确立的，然后从过去时间点开始追踪到现在。前瞻性队列研究和历史性队列研究都属于纵向研究，即在时间上是从前到后的研究顺序。双向性队列研究集中了前瞻性研究和历史性研究的特点，且在一定程度上弥补了各自的不足。队列研究的3种类型可用图表示。

队列研究属于观察性研究方法，它是对自然状态下存在的某因素进行观察而不是进行人为干预，结论是通过观察得到的；在队列研究中设立对照组即非暴露组，设立对照进行比较是分析流行病学研究的主要特点之一，但对照组的设立不是随机分组完成的；从病因判断的角度来看，队列研究是从暴露开始到研究结局的发生这样的研究顺序，即从"因"到"果"的研究，符合病因推断上先因后果的逻辑推理顺序，故其研究结果的可靠性强，在验证病因假设上的作用更大；队列研究可以直接计算暴露组和非暴露组人群的研究结局的发生率如发病率等，从而可以直接估计相对危险度等危险度评价指标；一项队列研究可以观察到多种结局，比如吸烟暴露与肺癌发病关系的队列研究，既可以观察到肺癌的发生情况，同时也可以观察到其他疾病的发生如慢性阻塞性肺疾病、高血压和心脏病等。此外，与病例对照研究相比，结局的产生不会对暴露情况的收集产生影响。队列研究也有其自身的不足，主要是所需要的样本量大；随访观察的时间长，尤其是用于慢性病的病因研究，慢性病从暴露危险因素到疾病发生往往需要较长的时间，故队列研究随访的时间也就长；队列研究时间较长，

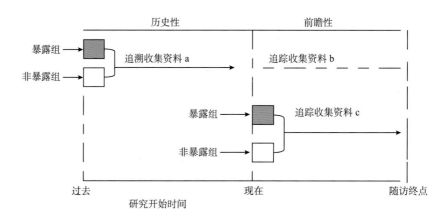

图 队列研究的类型

注：a 为历史性队列研究；b 为双向性队列研究；c 为前瞻性队列研究

常存在一定程度的失访，如果失访程度大则会产生失访偏倚；队列人群的暴露状态可能会在观察期间发生变化，如果了解不准确会产生错误分类（misclassification）而造成流行病学信息偏倚；队列研究往往需要较大的人力和财力。

队列研究的分析主要通过计算研究结局的发生率，通常是发病率。然后比较不同暴露状态下结局发生率的差异，一般是比较暴露组与非暴露组之间的结局发生率之间的差异，如疾病发病率的计算通常是累积发病率和人年发病率，在此基础上计算相对危险度和归因危险度等指标。

应用　主要包括 3 个方面：①可用来进行病因假设的验证。队列研究在时间上是从前到后，从暴露观察结局的发生，可以用于对病因假设的进一步验证，同时，一项队列研究可验证一种暴露因素与一种疾病或多种疾病之间的关系。②可用于评价自发的预防效果。队列研究是观察自然状态下暴露与否和疾病发生的关系，某些暴露可能是保护因素，可以预防或减少疾病的发生，这样队列的研究结果可以看成是对自发的预防效果的一个评价。例如，吸烟者中自动戒烟可减少肺癌发生的危险性，通过队列研究即可评价自动戒烟对肺癌的预防效果。③可通过队列研究对疾病的自然史进行描述和认识。可通过队列研究观察人群暴露于危险因素后，疾病在群体中的发生、发展，直到结局的全过程。在流行病学研究中，队列研究可以和病例对照研究结合起来，常见的有巢式病例对照研究、病例队列研究等。

（张宏伟）

qiánzhānxìng duìliè yánjiū

前瞻性队列研究（prospective cohort study）　根据是否暴露于某个研究因素及其暴露程度大小对一个尚未发生所研究疾病的人群进行分组，从研究开始起追踪观察未来一段时间内各组结局的差异，从而判断研究因素与结局之间有无因果关联及关联程度大小的观察性研究方法。是队列研究的一种常用的类型，其结构模式见图。前瞻性队列研究可以直接获得有关暴露与结局的资料，其结果的可信度较高。

原理与方法　前瞻性队列研究是流行病学病因研究常用的一种分析流行病学研究方法。在研究开始时并没有研究结局的出现，在暴露和非暴露队列人群确定后，随访观察一定的时间，这个时间的起点是研究开始的时间，其结束时间的确定是根据所观察的研究结局出现的平均时间的长短来判定，通常依据平均潜隐期或潜伏期来确定随访的观察时间。在前瞻性队列研究开始之前，要进行严格的研究设计。研究人群通常选择处于发生研究结局的高危人群，入选前瞻性队列研究的对象必须符合两个基本的条件，一是没有研究结局的产生，二是要处于可能发生的研究结局的危险之中。为了符合这两个条件，研究对象进入队列之前要确定目前或以往与研究结局有关的信息，以保证入选对象符合要求。对于传染病，判断研究对象是否符合上述的条件并不复杂。但对于慢性病就比较复杂，有时依靠研究对象的回忆或不完全的医疗记录来判断会出现判断不准确而会产生偏倚，应选择灵敏度和特异度较高的方法进行判断。暴露与非暴露队列建立后，随访是研究实施阶段中重要的一个环节。设计中随访的观察应对随访的对象、内容、方法和时间进行详细的设计，其中随访的时间应根据所能收集和掌握的有关疾病发生情况的信息来制订相应的随访策略，包括随访方式、随访的开始时间和结束时间。

前瞻性队列研究通常耗费大量的人力物力，具体实施过程难度较大。通常在选择是否进行前瞻性队列研究时要进行认真的论证。主要考虑下列几方面：是否有明确的研究目的和检验假设；

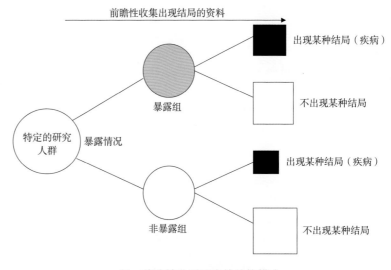

图　前瞻性队列研究的结构模式

所研究结局的发生率如发病率等一般不应低于5‰；是否对暴露因素进行了明确规定，能够获得观察人群的暴露资料；针对研究的结局是否有简便而可靠的方法进行判定；是否能获得足够数量的观察人群，是否能在长期随访观察中获得完整可靠的资料；是否有足够的人力、物力和财力支持。

前瞻性队列研究主要包括研究设计、实施步骤和方法、资料整理与分析和偏倚的控制和研究质量控制等方面。研究设计中要根据所确定的研究目的，明确研究因素即暴露因素的定义和测量方法，其中暴露测量的方法应采用精确、简单和可靠的方法；明确研究结局的定义及确定的方法，人群的选择包括暴露组与非暴露组的选择，确定样本量并制定随访观察的方法和时间等。前瞻性队列研究中暴露人群的选择依据：一是人群目前暴露于研究因素，且将在未来一段时间内继续暴露于该因素；二是人群能提供明确的暴露史及暴露程度；三是具有较好的依从性，能提供可靠的转归（结局）信息，且该人群的发病就医、诊断和报告均较方便。

前瞻性队列研究中暴露人群的主要来源有：①特殊暴露人群，指某一危险因素暴露比较严重的人群。又称高危人群（high risk population）。职业人群属于特殊暴露人群，如高原部队人员、潜艇上服役的官兵，不同的兵种等都可以看成是特殊暴露人群，这些职业人群长期暴露于特殊的暴露因子，因而该人群中某些特定疾病的发病率远高于一般人群，可以用来进行前瞻性队列研究，比如选择炮兵部队来研究噪声与职业性聋的关系等。②便于组织和实施研究的人群，这些人群一般

会以组织、团体、协会等形式存在，如部队战士、医生协会、工会会员等，这样的暴露人群可以有效地收集随访材料，如英国流行病学家理查德·多尔（Richard Doll）和奥斯汀·布拉德福德·希尔（Austin Bradford Hill）有关吸烟和肺癌关系的队列研究选择的就是英国职业医师会员。③研究因素的暴露较高、特定地区的人群。④一般人群，指某行政区域或地理区域范围内的人群。一般人群作为暴露人群适合于所研究的因素与疾病在该人群中是常见的；或该前瞻性队列研究就是需要观察一般人群的发病情况，特别是想要观察环境因素与疾病的关系时，可以考虑采用一般人群作为暴露人群的来源。

前瞻性队列研究中设立对照组的目的是进行比较和分析暴露因素的真实作用，所以正确选择对照人群对前瞻性队列研究结果的真实性和可靠性有直接的影响。设立对照在分析流行病学研究中十分重要，对照的目的是减少可控制非研究因素的影响而突出研究因素的作用。队列研究中所采用的主要对照类型有内对照、外对照、一般人群对照和多重对照等。

研究对象确定后，样本量的大小与研究结果的准确性和可靠性密切相关。前瞻性队列研究研究中样本量的确定主要是根据样本量的计算公式进行计算，其中影响样本量大小的指标主要有暴露组和非暴露组的预期结果的发生率、把握度和显著性检验水平。具体的计算公式是：

$$N = \frac{(Z_\alpha \sqrt{2\bar{P}\bar{Q}} + Z_\beta \sqrt{P_0 Q_0 + P_1 Q_1})^2}{(P_0 - P_1)^2}$$

式中 P_0 和 P_1 分别为暴露组和

非暴露组的预期结果发生率，暴露组和非暴露组的预期发生率的获得可通过收集相关资料进行综合分析后获得，常是一个估计值。一般来讲，非暴露组的预期结果发生率可根据以前的研究进行估计，无法进行估计时，可以取值50%，因该取值可使计算出的样本量最大化，暴露组的预期发生率可以根据非暴露组的预期发生率和相对危险度的估计值进行计算求得。$\bar{P} = 1/2 (P_0 + P_1)$，$\bar{Q} = 1 - \bar{P}$，$Q_0 = 1 - P_0$，$Q_1 = 1 - P_1$。$\alpha$ 为显著性检验水平，一般取值0.05。β 为第二类错误概率（把握度，$1 - \beta$），把握度一般在80%～95%之间取值。Z_α、Z_β 为标准正态分布下的面积。根据公式计算的样本量大小，并不是最后的样本量，队列研究通常要随访相当长的时间尤其是慢性病病因研究，常存在失访的现象，因此在确定样本量大小时，需要估计失访率，在运用公式计算的基础上适当扩大样本量。通常假设失访率为10%，故按计算出来的样本量再加10%作为实际样本量。

在研究实施过程中要严格按照研究设计进行，随访的质量直接影响研究的质量，所以实施过程中要按照设计进行随访，同时做好资料收集的质量控制。进入研究的资料整理和分析阶段时，资料认真检查核对无误并准确录入后，进行资料的分析工作。分析主要是计算结局的发生率、相对危险度、归因危险度和人群危险度等指标。如果暴露组研究结局的发生率高于非暴露组并且具有统计学意义，则说明因素和疾病之间存在统计学联系，且因果关系的可能性很大。

应用 通过前瞻性队列研究，

可以直接获得有关暴露和结局之间的关系的资料，用来检验或验证病因假设；用于评价自发的预防效果；描述和认识疾病的自然史。但前瞻性队列研究需要大量的人力、物力，花费较大，尤其是潜伏期长的慢性病前瞻性队列研究。

（张宏伟）

lìshǐxìng duìliè yánjiū

历史性队列研究（historical cohort study） 根据研究确定的人群的历史资料来确定暴露组与非暴露组，然后由过去的某个时点追查到现在的研究结局情况，从而判断研究因素与结局之间有无因果关联及关联程度大小的观察性研究方法。又称回顾性队列研究（retrospective cohort study）。历史性队列研究在研究开始时就已经有研究结局的发生，与前瞻性队列研究不同，在研究开始时暴露和结局同时存在（图）。虽然开始研究的时间不同，与前瞻性队列研究相同的是首先评价暴露然后是结局，即研究的顺序是从暴露到结局的过程。

原理与方法 历史性队列研究特点是研究对象进入队列的时间是在过去的某个时间点，研究开始研究结局已经出现。暴露信息不是研究对象现在的暴露，而是通过以往历史资料来确定暴露组与非暴露组，然后追查现在的研究结局发生情况如发病或死亡等。该方法完全依赖于暴露和研究结局的历史记录，如果以往暴露资料不完整或不准确会产生暴露错误分类，从而产生信息偏倚，因此，以往暴露记录的完整性和真实性和研究结果的准确性和可靠性密切相关。在暴露确定的来源中，医学记录和职业暴露记录所提供的暴露信息相对比较可靠，但有时研究人员可能会依据工作种类来进行暴露的划分，如果工种内部的人员暴露变异较大，也会产生暴露的错误分类而引起信息偏倚。同时由于其他可能影响研究结果的因素的相关信息无法获得如混杂因素等，容易产生偏倚，从而会影响暴露因素和研究结局关系的判断。军队人群的相关记录比较完整如体检记录和个人资料等，为开展历史性队列研究提供了条件，比如为了验证体重与军训伤之间因果联系，可以在已经完成军训任务的部队，通过记录完整的原始资料将人群按体重高低分为暴露组和非暴露组，并结合医疗记录确定每个队列的军训伤发生情况，通过发生率和相对危险度等指标的计算和确定两者的关系及关联程度大小。

历史性队列研究的研究设计和结果分析方法与前瞻性队列研究基本相同。完整和准确的暴露信息记录是历史性队列研究成功的关键，在进行研究方法的选择时，历史性队列研究通常要考虑暴露信息的可获得性。结局确定时，应选择信度和效度较高的方法，同时要保证暴露组和非暴露组确定的方法一致。与前瞻性队列研究相比，历史性队列研究在选择确定研究结局的方法上更为困难，因为主要依靠以往的医疗记录、死亡登记和疾病记录等，不像前瞻性队列研究研究者可以根据研究设计要求选择信度和效度较高的确定方法。在进行历史性队列研究时，由于无法得到研究因素之外其他因素的信息，对混杂因素影响的控制无法实现，可对研究的结果产生影响。

应用 历史性队列研究的作用与前瞻性队列研究基本相似，主要用于暴露和健康状态相关结局之间的关系，用以验证病因假设和评价自发预防措施的效果。历史性队列研究具有省力省时等特点，适用于诱导期或潜伏期比较长的疾病，常用于特殊暴露人群（职业人群）的研究。

（张宏伟）

shuāngxiàngxìng duìliè yánjiū

双向性队列研究（ambispective cohort study） 根据研究人群在过去某个时间内的暴露状况分成暴露组和非暴露组，追踪观察到现在（研究开始时）并将继续随访观察一段时间，从而判断研究因素与结局之间有无因果关联及关联程度大小的观察性研究方法。又称混合型队列研究、历史前瞻

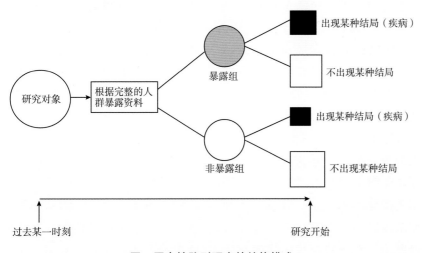

图 历史性队列研究的结构模式

性队列研究。它是前瞻性队列研究和历史性队列研究的结合。

双向性队列研究在过去暴露资料记录完整的基础上进行人群分组，在研究开始时没有研究结局的产生，需要继续往前观察一定时间才能得到研究结局发生的情况（图）。由于针对慢性病所进行的前瞻性队列研究常常要观察较长的时间，采用双向性队列研究则可以缩短随访的时间和研究所需要的时间，这样就可以在较短的时间内获得研究结果。

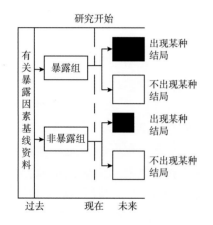

图　双向性队列研究的结构模式

与历史性队列研究一样，双向性队列研究必须有完整准确的暴露信息的记录，这样才能保证研究结果的准确性和可靠性。其要求与前瞻性队列研究和历史性队列研究相同。双向性队列研究兼具历史性队列研究和前瞻性队列研究的优点。

（张宏伟）

nèiduìzhào

内对照（internal control）　病例和对照来源于同一人群，以某一人群中暴露于某因素的人员为暴露组，同时以同一研究人群中没有暴露的人员为非暴露组的对照方法。对照是指在流行病学研究中按照设计要求所确定的用于对比的研究对象。设立对照的目的

是减少可控制非研究因素的影响而突出研究因素的作用，因此，对照的选择非常重要。

对照的选择可以排除或减少研究因素之外的因素对研究结果的影响。在选择对照时最重要的是要使暴露组和非暴露组之间除了研究因素不同之外，其他因素如年龄、性别、职业等应尽可能一致，也就是要保持两个队列的均衡性。最为理想的对照是内对照，因为除了暴露因素外，其他方面暴露组和非暴露组的可比性较强。在部队人群中研究吸烟与肺功能之间的关系的队列研究时，可以选择同一部队人群，以吸烟者为暴露组，非吸烟者为对照组，进行前瞻性队列研究，这时的对照即为内对照。这种对照常见于暴露人群来自一般人群或有组织的人群的队列研究。

（张宏伟）

wàiduìzhào

外对照（external control）　在研究人群之外的非暴露人群中选择用于比较的研究对象的对照方法。外对照是相对于内对照而言，有些队列研究中的研究人群全部处于暴露状态，研究人群中没有非暴露人群可以作为内对照，这时采用研究人群之外的非暴露人群作为对照。该对照的选择主要见于职业暴露人群的队列研究中。以一个特殊人群全部作为暴露组时，没有暴露或具有最低暴露剂量的其他人群则可以作为对照。例如，要研究高原环境对军人身体健康的影响时，在高原地区服役的军人是一个暴露人群，这时无法在同一研究人群中选择非暴露人群作为内对照，可以在非高原地区选择其他部队的人员作为外对照。外对照的作用与内对照相同，是减少可控制非研究因素

的影响而突出研究因素的作用。外对照选择时要注意除研究因素不同外，要保证其他因素如年龄、性别和兵种等在两组间的均衡性，以控制潜在的混杂因素对研究结果的影响。有些队列研究会采用两组外对照组进行对比以提高研究的效度。

（张宏伟）

zǒngrénkǒu duìzhào

总人口对照（population control）　以队列研究中的结局事件在总人群中的发生情况为对照。在没有设立专门对照组的队列研究中，其暴露队列的研究结果与总人口中该结局的发生情况如发病率或死亡率等进行比较，也就是以总人口的情况作为对照。总人口对照主要用于无法设立内对照或外对照的队列研究中，该对照选择的优点是资料容易获得，可以节省时间和经费，但其最大的缺点是两组间的可比性差，内部构成差异较大，对照人群的资料往往比较粗糙。

（张宏伟）

jiéjú

结局（outcome）　根据研究目的所确定的，在随访观察过程中将会出现的预期结果。是队列研究中研究对象的观察终点。比如，研究某种慢性病的队列研究，在随访期间如果发现某研究对象出现了研究结局如发病或死亡，那么对这研究对象的观察也就随之终止。对某个或某些人观察的终止并不代表队列观察期的终止，这是两个不相同的概念。

在研究设计阶段就应制定研究结局的确定方法，确定方法或资料来源要求准确、信息完整和良好的可操作性，具有良好的信度和效度，要具体、客观。如果能有确定结局的诊断试验应用到

结局的判断上，这个方法应是首选的方法。不同研究目标采用确定结局的方法不同。例如，如果队列研究时观察的研究结局是肿瘤，那么以人群为基础的肿瘤登记系统的记录就适合于作为结局判定的资料来源。对暴露组和非暴露组的测量要使用统一的标准进行，以避免信息偏倚的产生（见流行病学信息偏倚）。确定结局的来源主要有医学记录、疾病登记、死亡登记、问卷调查、体检和诊断试验等途径。

结局是队列研究确定所研究事件是否发生及发生频率的依据。研究结局的类型依据不同队列研究的目的而不同，研究结局可以是定性，也可以是定量；可以是最终结果如发病或死亡，也可是中间状态如血清指标或分子生物学标志物的变化。

（张宏伟）

suífǎng

随访（follow-up）

研究人员根据研究设计的要求，对研究队列人群进行定期观察以收集和掌握暴露信息和研究结局等相关资料的方法。随访观察过程中，不论暴露组和非暴露组（对照组）都应采用同样方法进行，对失访者应进行事后的补救，对未能随访到的研究对象要了解其失访原因是否与暴露和结局相关联，进一步分析比较失访者和未失访者之间的相关特征，以估计有无偏差的存在。

随访的内容包括队列人群暴露情况及程度有无改变，记录健康状况发生的相关情况，如发病日期、诊断方法和地点、死亡原因、死亡时间和地点；观察队列人群的变动情况，如进入、退出和失访等；同时了解和掌握可能影响研究的其他因素如混杂因素

等。随访的方法包括访问、定期体检、环境和疾病监测、通过医院病案记录或工作单位的出勤记录收集资料等。对暴露组和非暴露组随访的方法应保持一致。随访时间是指开始随访到观察终点的时间，也是研究开始时预期可以得到结果的时间。随访时间的长短取决于暴露因素与疾病的联系强度以及疾病的潜隐期或潜伏期长短。随访开始时间的确定要根据研究结局的潜隐期或潜伏期，理论上随访应在疾病的最短潜隐期或潜伏期之后进行，但在实际研究中，许多疾病的潜隐期或潜伏期并不明确，只能根据掌握的信息和经验预测可能产生研究结局的时间。这样可以缩短随访期，达到节约人力物力、减少失访比例的目的。队列研究中随访人员要事先进行专门的培训，掌握调查的技巧和技术，减少人为因素产生的流行病学信息偏倚，提高研究结果的准确性和可靠性。随访观察的目的是监视暴露情况及程度，收集研究对象的结局资料。

（张宏伟）

guānchá zhōngdiǎn

观察终点（end point）

队列研究中的研究对象出现了预期的结果，对这个研究对象的随访观察停止的时间点。预期结果或研究结局在研究设计时就已经明确，应有客观、准确的方法来确定。只有出现研究规定的预期结果才可看成到达了观察终点。有其他原因可以引起的类似结果时，应注意加以区分。例如，观察的预期结果是军训伤的发生，如果某对象出现脚踝扭伤，但不是由于军事训练造成的，而是业余时间运动如打篮球引起的，这时就不应看作是预期结果的出现。

队列研究中的观察终点常常

是疾病或死亡，但有时预期结果也可以是某些指标的变化如分子生物学标志物的变化等。观察终点的判断根据不同的研究要求而不同。队列研究的设计阶段应制定出明确的标准和判断方法，并在整个随访观察过程中自始至终保持不变，在暴露组和非暴露组的应用上应一致，以免造成疾病错误分类所引起的偏倚。发现终点的方法要敏感、可靠、简单、易被接受。另外，注意与几个概念的区别。①观察终止时间：队列研究中随访观察工作结束的截止的时间，它是以暴露因素作用于人体至产生疾病结局的时间，即潜隐期为依据的，在此基础上尽量缩短观察期，以节约人力、物力，减少失访，追踪时间越长，失访率越高，消耗越大。历史性队列研究没有实际意义上的观察终止时间，因为在研究队列建立时已经得到了研究的结局，所以历史性队列研究节省了在前瞻性研究队列中存在的随访时间，节省了大量的人力和物力。②随访间隔：如果观察时间较短，在观察终止时一次搜集资料即可。在慢性病队列研究中常常需要观察较长的时间，这时就需要进行多次的随访观察，每次随访间隔的时间长短，称为随访间隔。决定随访间隔与次数的主要因素是研究结局的变化速度、研究的人力和物力等。一般来说，慢性病的随访间隔期为 1～2 年。

（张宏伟）

lěijī fābìnglǜ

累积发病率（cumulative incidence）

某一固定人群在一定时期内某病新发生例数与同时期总人数之比。在队列研究中随访期越长，则病例发生越多，累积发病率的值就越大，所以累积发病

率是表示发病累积程度。假设观察期限为 n 年，则该时间内某病累积发病率的计算公式是：

$$n \text{ 年的某病累计发病率} = \frac{n \text{ 年内的新发病例数}}{n \text{ 年内的平均暴露人口数}} \times k$$

$$(k = 1000‰, 100000/10 \text{ 万})$$

队列研究常用于慢性病的病因研究，常用千分率或 10 万分率表示。例如，一项有关高原环境与部队人员心血管系统疾病之间关系的前瞻性队列研究中，在队列建立时高原环境暴露的队列有 5000 名，观察时间是 3 年，其间该队列人群新发心血管系统疾病 8 名。该队列的累积发病率的计算为：3 年累积发病率 = 3 年内新发病例数/3 年内的平均暴露人口数 ×1000‰ = 8/5000 ×1000‰ = 1.6‰。

累积发病率可以理解成一个人在特定时期内发生该病的概率，是反应平均危险度的一个指标。累积发病率适用于样本量大、人群稳定的队列研究。

（张宏伟）

fābìng mìdù

发病密度 （incidence density）

利用人时单位计算出的一定时期内某病的平均发病率。该发病率带有瞬时频率性质。发病密度的分子是研究人群在一段时间内新发生的病例数，分母是该人群的人时数，常用人年（person year, PY）表示，以此算出的是人年发病（死亡）率。样本量大时其计算比较繁杂，常借助计算机进行。其计算的基本公式是：

$$\text{发病密度} = \frac{\text{某人群在观察期内的发病数}}{\text{观察期内的观察对象人年数}} \times 100000/10 \text{ 万}$$

发病密度的计算中，分母是指观察期间内处于发病危险的观察对象的总人时数。其中人时数（person time）的计算是关键的环节。人时数是将观察人数和观察时间相结合进行度量的一个单位，在队列研究的随访过程中研究对象常有变动如进入、迁出、死亡和失访等，以致每个对象被观察的时间长短不一。引入人时数的概念可以解决这个问题，一般最常用人年数，一个队列的总人年数是指研究对象与实际观察年数乘积的总和，假如 2 人观察 5 年为 10 人年；10 人观察 10 年为 100 人年。人时数的计算方法是：$PY = \sum T_i$。式中 PY 为人年数，T_i 表示队列中第 i 个人的处于发病危险的人时；$\sum T_i$ 表示队列中每个成员处于发病危险人时的总和。

暴露人年数有两种简便的计算方法：①稳定人群人年数计算，可采用公式：$PY = N \cdot \Delta T$。式中 PY 为人年数，N 为观察人数，ΔT 为观察年数。②不稳定人群人年数计算，不稳定人群是指观察期间有迁出、迁入、失访、中途退出等情况的人群，其人年数计算可用公式：$PY = N \cdot \Delta T$。$N = $（研究开始时人数 + 研究结束时的人数）÷2；$N$ 的计算考虑队列人群的人员进出，分别计算人年然后相加：$N = \sum M_i/12$，M_i（人月）$= A_i + (B_i - C_i)/2$。式中 A_i 为第 i 月内未变人数，B_i 为第 i 月内进入人数，C_i 表示第 i 月内退出人数。不稳定人群人年数的精确计算方法可用计算机软件来完成。但这两种算法较为粗略，因为没有考虑队列中人员发病后不是处于发病的危险，自然也就不包括在分母中。

发病密度的计算适用于队列人群流动性较大的队列研究。当队列研究中存在研究对象多、观察时间长、失访等情况时，利用发病密度来反映发病的强度时要好于一般的发病率，如累计发病率等。

（张宏伟）

biāohuà fābìngbǐ

标化发病比 （standardized incidence ratio, SIR）

暴露人群的实际发病人数与该人群理论上的发病人数的比值。计算时可以采用全人口发病率作为标准，将实际发病人数与期望人数相比，即得出标化发病比。SIR 等于 1，表明暴露与疾病没有关系，或观察人群的发病水平与一般人群一致；SIR 大于 1 或小于 1 且经统计学检验有统计学意义，表明暴露与疾病发生之间存在关联，或观察人群的发病水平高于（或低于）一般人群。

标化发病比不是率，而是以全人口的发病率为对照而计算出来的比值，是率的一个替代指标。其计算公式是：

$$\text{标化发病比} = \frac{\text{研究人群实际发病数}}{\text{该人群理论发病数}}$$

标化发病比是通过间接年龄调整后的一个标化指标。通常运用在研究人群较小或人群不稳定时的指标计算。此外，当研究选用总人口对照时，并不做暴露组和总人口之间发病率的直接比较，而是采用标化发病比。

（张宏伟）

biāohuà sǐwángbǐ

标化死亡比 （standardized mortality ratio, SMR）

暴露（或观察）人群的实际死亡人数与该人群理论上的死亡人数的比值。这一指标用在特殊暴露人群或职业人群的队列研究中更为便捷，且意义明显。计算时可以采用全人口死亡率作为标准，将实际死亡人数与期望死亡人数相比，即得出标化死亡比。SMR 等于 1，表明暴露与疾病没有关系，或观察人群的死亡水平与一般人群一致；SMR 大于 1 或小于 1 且经检验具有统计学意义，表明暴露与疾病发生之间存在关联，或观察人群的死亡水平高于（或低于）一般人群。

标化死亡比不是率，而是以全人口的死亡率为对照而算出来的比值，是一个率的替代指标。其计算公式是：

$$标化死亡比 = \frac{研究人群实际死亡数}{该人群理论死亡数}$$

例如，已知某部队 20～24 岁组战士 500 名，某年整个部队该年龄组人员某病死亡率为 2.0‰，该年内该部队 20～24 岁战士中有 3 人死于此病，求 SMR。SMR = 3/（500×2.0‰）= 3。结论：该部队 20～24 岁战士死于某病的危险是一般部队人群的 3 倍。

标化死亡比是通过间接年龄调整后的一个标化指标，通常运用在研究人群较小或人群不稳定时的指标计算。此外，当研究选用总人口对照时，并不以暴露组和总人口的死亡率直接作比较，而是采用标化死亡比。

（张宏伟）

xiāngduì wēixiǎndù
相对危险度（relative risk，RR）

暴露组发病率（死亡率）与非暴露组发病率（死亡率）之比。又称危险比（risk ratio）。是反映暴露与疾病关联强度的重要指标。相对危险度与率比（rate ratio）的指标意义相似，两者都是表示关联程度大小的指标，相对危险度通常根据累积率进行计算，而率比则是根据发病密度进行计算。相对危险度的计算前，要分别计算出暴露组和非暴露组的发病率（死亡率），两者应采用统一的方法进行计算。相对危险度的计算

公式是：

$$RR = \frac{I_e}{I_o} = \frac{a/(a+b)}{c/(c+d)}$$

式中 I_e 和 I_o 分别为暴露组和非暴露组的发病率（死亡率）；a 为暴露组发病（死亡）人数，$a+b$ 为暴露组总人数；c 为非暴露组发病（死亡）人数，$c+d$ 为非暴露组总人数。

经公式计算出来的相对危险度是一个点估计值，如果估计该相对危险度所代表的总体的相对危险度的大小，则需要计算相对危险度的 95% 可信区间。相对危险度的 95% 可信区间的计算方法有两种：指数计算方法和自然对数计算方法。相对危险度的 95% 可信区间指数计算方法的公式是：

$$RR_U, RR_L = RR^{(1 \pm 1.96\sqrt{\chi^2})}$$

$$其中，\chi^2 = \frac{(ad-bc)^2 \cdot n}{m_1 \cdot m_0 \cdot n_1 \cdot n_0}$$

相对危险度的 95% 可信区间自然对数计算方法的公式是：

$$标准差（SD）= \sqrt{1/a+1/b+1/c+1/d}$$

$$RR 的 95\% 可信区间（CI）= \exp[\ln RR \pm 1.96\sqrt{(SD)}]$$

相对危险度表示暴露于研究因素发病或死亡的危险是非暴露的多少倍，率比表示暴露于研究因素的发病率是非暴露发病率的多少倍，两者的意义基本一致，所以常用相对危险度作为代表。相对危险度没有单位，取值范围从 0 到无穷大。RR 值等于 1，表明研究因素和结局（通常是疾病或死亡等）之间没有关联。在显著性检验有统计学意义的前提下，RR 值小于 1，表明其间存在负联系（提示研究因素是保护因素），值越小表明研究因素和结局的关联程度越大；RR 值大于 1，表明

两者存在正联系（提示研究因素是危险因素），值越大说明研究因素与结局的关联强度越大。相对危险度是一个相对的比值，所以相对危险度高不一定表示实际的发病或死亡程度高。同时相对危险度的大小会随观察的时间而变化，因为观察时间越长，处于暴露的人群的就更易于发生疾病或死亡，从而会使相对危险度发生改变。

相对危险度主要用于队列研究中暴露与疾病关联强度的测量。对于相对危险度的公共卫生的意义应从两个方面考虑，结局的严重性和暴露在人群中的比例，如果结局是一个致命性的疾病，暴露在人群中的比例比较高，这时即使 RR 值不大，也应作为一个重要的问题加以重视。

（张宏伟）

guīyīn wēixiǎndù
归因危险度（attributable risk，AR）

暴露组发病率（死亡率）与非暴露组发病率（死亡率）之差的绝对值。又称特异危险度。通常是累积发病率或累积死亡率，它反映发病归因于暴露因素的程度。如果以发病密度进行计算，称为率差（rate difference）。归因危险度的计算公式是：

$$AR = I_e - I_o = \frac{a}{a+b} - \frac{c}{c+d}$$

式中 I_e 和 I_o 分别代表暴露组和非暴露组的发病率（死亡率）；a 为暴露组发病（死亡）人数，$a+b$ 为暴露组总人数；c 为非暴露组发病（死亡）人数，$c+d$ 为非暴露组总人数。相对危险度（relative risk，RR）计算公式为 $RR = I_e/I_o$，$I_e = RR \times I_o$，归因危险度又可以表示为：$AR = RR \times I_o - I_o = I_o(RR-1)$。AR 95% 可信区间计算公式是：

$$AR\ 95\%\ 可信区间 = AR^{(1 \pm 1.96\sqrt{x^2})}$$

归因危险度表示暴露可使人群增加的超额发病的数量，如果暴露去除，则可使发病率减少的程度的绝对值。相对危险度和归因危险度都是表示暴露和结局关联的指标，但两者的意义不同。相对危险度是表示暴露和结局之间的联系强度，说明与非暴露相比，暴露能增加发病危险的倍数，常用在揭示病因关系方面；归因危险度大不一定表示暴露和结局之间的联系强度大，说明暴露可以增加疾病的发生数量。以吸烟与肺癌和心血管疾病为例，吸烟与肺癌发生的联系强度为 $RR = 10.8$ 大于吸烟与心血管疾病的联系强度 $RR = 1.7$，所以吸烟与肺癌之间更具有病因意义。而吸烟与肺癌之间的归因危险度 $AR = 43.84/$ 10 万人年要小于吸烟与心血管疾病之间的归因危险度 $AR = 125.13/10$ 万人年，表明与肺癌相比，消除吸烟这一危险因素可以减少更多的人发生心血管疾病。

归因危险度是表示在发病率上有多少是归因于暴露的存在，说明暴露可以增加疾病发生的数量，同时表示如果消除该危险因素就可减少发病的数量。因此归因危险度具有疾病预防和公共卫生意义。

（张宏伟）

guīyīn wēixiǎndù bǎifēnbǐ
归因危险度百分比（proportion of attributable risk）

暴露人群中由于暴露某因素所致的发病或死亡占全部病因的比例。又称病因分值（etiologic fraction，EF）。其计算公式是：

$$AR\% = \frac{I_e - I_o}{I_e} \times 100\%$$

$$= \frac{RR - 1}{RR} \times 100\%$$

式中 $AR\%$ 为归因危险度百分比，I_e 为暴露人群的发病率，I_o 为非暴露人群的发病率，RR 为相对危险度。比如，吸烟与肺癌关系的研究中，与非吸烟相比吸烟者的相对危险度是 10.8，归因危险度是 43.84/10 万人年，其归因危险度百分比则是：$AR\% = (RR - 1)/RR \times 100\% = (10.8 - 1)/ 10.8 \times 100\% = 90.7\%$，表明吸烟者肺癌发病率的 90.7% 是由于吸烟所引起的，说明吸烟是肺癌发病的主要危险因素。

病例对照研究中，由于无法获得发病率或死亡率的资料，归因危险度百分比采用相对危险度的估计值（OR 值）进行计算，计算公式为：$AR\% = (OR - 1)/OR \times 100\%$。

归因危险度百分比可以用来表示所研究的危险因素在疾病发生中的作用大小，可以用于估计消除危险因素后可减少发病的百分比。

（张宏伟）

rénqún guīyīn wēixiǎndù
人群归因危险度（population attributable risk）

在全人群中由于暴露于某危险因素所引起的发病率或死亡率。其计算公式为：$PAR = I_t - I_o$，式中 PAR 为人群归因危险度，I_t 为全人群发病率（死亡率），I_o 为非暴露组的发病率（死亡率）。

归因危险度是以队列研究中的暴露组和非暴露组的发病率（死亡率）为基础计算的，但在全人群中由于人群暴露率的不同，暴露因素对整个人群的影响也是不同的。要正确认识和掌握全人群的发病率（死亡率）中有多少是由于暴露所导致的，就需要计算人群归因危险度。人群归因危险度是全人群发病率与非暴露组发病率（死亡率）的差值。例如，队列研究中吸烟暴露人群中肺癌的发病率是 48.33/10 万，非暴露人群是 4.49/10 万，全人群肺癌的发病率是 19.84/10 万，则人群归因危险度是 15.35/10 万（19.84/10 万 – 4.49/10 万）。这表明在全人群肺癌发病率中有 15.35/10 万是由于吸烟所引起的，即如果在全人群中消除吸烟因素的影响可以使肺癌发病率减少 15.35/10 万。

人群归因危险度用于描述在一般人群中由于危险因素的存在而产生的对发病的影响，可帮助人们正确认识和掌握在全人群的发病率（死亡率）中有多少是可以归因于暴露所引起的。

（张宏伟）

rénqún guīyīn wēixiǎndù bǎifēnbǐ
人群归因危险度百分比（proportion of population attributable risk）

在全人群某病的发病或死亡中由于某危险因素暴露所致的所占比例。又称人群病因分值（population etiologic fraction，PEF）。同归因危险度一样，人群归因危险度可以计算人群归因危险度百分比（$PAR\%$），其计算公式是：

$$PAR\% = \frac{I_t - I_o}{I_t} \times 100\%$$

式中 I_t 为全人群发病率（死亡率）；I_o 为非暴露人群发病率（死亡率）。或用公式：$PAR\% = P_e(RR - 1)/[P_e(RR - 1) + 1]$。式中 P_e 为人群中研究因素的暴露比例；RR 为相对危险度。

例如，全人群肺癌的发病率是 19.84/10 万，非暴露人群是 4.49/10 万，人群归因危险度百分比为：$PAR\% = (I_t - I_o)/I_t \times 100\% = (19.84 - 4.49)/19.84 \times 100\% = 77.6\%$。这表明全人群肺癌发病率的 77.6% 是由于吸烟

所引起的，说明吸烟是肺癌发病的主要危险因素。

人群归因危险度百分比具有重要的公共卫生意义，可以用来表明如果某危险因素得到控制或消除，会减少相应疾病的发病或死亡程度的大小。同时也可以为公共卫生政策的制定及有效利用有限的卫生资源进行疾病的预防和控制提供依据。

（张宏伟）

jìliàng-fǎnyìng guānxì

剂量－反应关系（dose-response relationship） 某流行病学事件的发生强度随暴露事件强度的变化而变化的关系。如果某种暴露越多，人群中发病越多，说明该暴露存在剂量－反应关系，如吸烟与肺癌的研究中发现，吸烟时间越长或吸烟支数越多（通常将两者结合起来形成一个变量，即包年，一包年表示每天吸 20 支烟，持续一年），发生肺癌的危险性就越大。

剂量－反应关系是疾病病因判断中很重要的一条原则，如果存在剂量－反应关系，则表明该暴露是疾病病因的可能性大。队列研究的剂量－反应关系分析一般是按照暴露因素暴露程度不同进行相应的分组，然后分别计算每个亚组的相应研究结局的发生率，以最低剂量组或无暴露组为对照进行关联程度的分析如计算相对危险度和归因危险度等指标，观察随着暴露剂量变化其相应的结局是否也随之改变，从而分析判断研究因素和研究结局之间是否存在剂量－反应关系。

剂量－反应关系用于描述暴露与疾病之间联系强度大小及关联程度的指标，是危险因素与疾病之间因果关系判断的依据之一。

（张宏伟）

hùnzá

混杂（confounding） 某因素同时与研究因素和研究结局有关联，从而混淆了研究因素与研究结局之间关系的现象。产生混杂的因素称为混杂因素。队列研究不是实验性研究，无法进行人为干预而使暴露组和非暴露组之间除研究因素外其他与疾病发生或死亡有关的因素（如性别和年龄）均衡一致，这样也就无法避免混杂因素对结果的影响，产生流行病学混杂偏倚。混杂因素所产生的偏倚往往夸大或掩盖了研究因素与研究结局之间的联系强度。

根据混杂因素的特点，一个因素能成为混杂因素首先必须是所研究疾病的一个独立危险因子，同时不是所研究因素与疾病因果关系上的中间变量，而在还应同时符合必须与研究因素有关的条件。如果研究中存在混杂因素，而没有采取措施进行控制，导致所比较的人群中分布不均，则可导致混杂偏倚的产生。例如，在关于吸烟与肺癌关系的病例对照研究中，年龄因素就属于混杂因素，如果病例组与对照组年龄分布不均衡，可导致对吸烟与肺癌关系的错误估计。

在流行病学研究中，常不知道究竟哪些因素是混杂因素，在这种情况下可以考虑将可疑的或已知的危险因素作为混杂因素进行处理，特别是已知与暴露相关联的危险因素。队列研究中的混杂可以在设计和资料分析时加以控制。在队列研究的设计阶段，要对可能会引起混杂的因素采用限制或配比的方式进行控制，限制研究对象的入选，如果控制吸烟的混杂影响可以规定入选的对象为非吸烟人群，但如果限制的因素多，则很难找到足够的研究

对象。此外，配比也是控制混杂的手段之一，可以使选定的混杂因素在比较组之间达到均衡，以控制其对研究结果的影响；在资料分析阶段可采用分层分析方法，如曼特尔－亨塞尔分析（Mantel-Haenszel 分析）；也可采用多因素统计分析方法，如 Logistic 回归分析等。

（张宏伟）

bìnglì duìzhào yánjiū

病例对照研究（case control study） 以患有某病的患者为病例组，同时选择未患某病的人为对照组，分别调查两组既往暴露于某个（或某些）因素的情况及程度，并进行分析和比较以判断暴露因素与某病有无关联及关联程度大小的观察性研究方法。是分析流行病学研究重要的方法之一。病例对照研究中，病例组由研究目的所确定的某种疾病的患者组成，而对照组由未患该病的其他人构成，既可以是健康人也可以是患非研究疾病的任何其他患者。病例对照研究是收集病例和对照以往的暴露情况，所以又称回顾性研究（retrospective study）。是流行病学研究中探讨和分析病因假说的重要工具。

原理与方法 病例对照研究的过程包括研究设计、调查实施和资料整理与分析等。病例对照研究在具体实施前要做好研究设计工作，研究设计时要考虑到可能出现的偏倚并制定相应的控制措施。选题和研究因素的确立是在以往研究的基础上形成假设，并由此确定研究因素。病例对照研究按照研究目的和用途可分成探索性病例对照研究和检验性病例对照研究，根据研究设计可分成不匹配的病例对照研究、匹配的病例对照研究、病例交叉研究

和巢式病例对照研究等。

确定病例 病例对照研究中首先要确定病例，主要是病例的确定标准和病例的来源。一般要求采用国际通用或国内统一的诊断标准，如果没有统一的标准而需要自己定义标准，注意采用客观的指标。病例的选择可以是某时期内一定人群中某病发病的全部病例，也可以通过抽样的方式获得，但要求抽样的方法不受暴露与否的影响。病例对照研究应尽量选择新发病例，从确定暴露与结局之间的时间顺序来讲，新发病例易于确定暴露和结局的时间序列关系。另外，新发病例对疾病危险因素的回忆可能比较认真，提供的暴露信息较为准确可靠。确定病例时还应注意，病例必须具有暴露于调查因素的可能。病例的来源包括社区人群和医院病例，社区人群来源是指一个部队或一个城镇在一定时期内发现的全部病例，这样的病例代表性好，但病例分散，调查不方便；医院病例来源是指一定时期内在医院内确诊的某病的全部病例，这是病例对照研究中最常用的方法，病例集中而且调查方便，但同时也容易产生流行病学偏倚，尤其是在患者就诊和医院的某些特征相关联时。

设立对照 病例对照研究中需要设立对照组，以减少非研究因素的影响。与病例选择相比，病例对照研究中对照的选择更为复杂。首先，对照不能患所研究的疾病或与所研究疾病病因相关的疾病。对照的选择应来自产生病例的人群，所以如果没有病例来源人群的准确定义，对照的选择常会存在偏倚。病例对照研究常设立病例和对照的纳入和排除标准以提高两组间的对比性和研

究结果的准确性，但当排除和纳入条件无法在两组中对等应用时，则不应作为一个标准使用，因为这会人为增加偏倚的产生，从而影响研究的结果。选择对照时，根据研究目的和设计要求，可采用配比和不配比两种方式进行。配比就是使对照组在某些因素或特征上与病例组保持一致，是一种限制研究因素以外的因素对结果干扰的手段。对照的来源包括医院为基础的对照和社区为基础的对照。

均衡性检验 对病例对照研究中的病例组和对照组之间，除了研究因素外的其他基本特征是否保持一致进行统计学检验，如年龄、性别和职业等。通常采用均衡性检验评价病例组和对照组的可比性。两组可比性差可以影响研究因素与研究结局之间的真正联系。均衡性检验的方法通常是采用统计学方法进行检验，可以根据研究资料类型选择适当的统计学方法进行，如卡方检验和 t 检验等。

确定样本含量 病例对照研究中样本含量的大小取决于四个方面的因素：对照人群中估计暴露率；预期与该暴露有关的相对危险度；所希望达到的检验显著性水平；把握度 $1 - \beta$（β 为第二类错误的概率）。这四个方面的因素确定后可用公式法（根据相应的公式进行计算）或查表法获得所需要的病例数和对照数。

非匹配设计病例数与对照数相等时样本量估计，计算公式是：

$$n = \frac{2\bar{p}\bar{q}\ (U_\alpha + U_\beta)^2}{(p_1 - p_0)^2}$$

式中 $p_1 = p_0 RR/\ [1 + p_0 (RR - 1)]$，$RR$ 为相对危险度（relative risk）；$\bar{p} = 0.5\ (p_1 + p_0)$；

$\bar{q} = 1 - \bar{p}$；U_α 和 U_β 可查相关的统计获得。

当病例对照研究是匹配设计，病例和对照的比例是 $1 : 1$ 时所需要的总对子数 M 为：$M \approx m/ (p_0 q_1 + p_1 q_0)$。式中 p_0 是对照组的估计暴露率，p_1 是病例组的估计暴露率。p_1 可以利用 p_0 和相对危险度（RR）进行计算获得。$q_1 = 1 - p_1$，$q_0 = 1 - p_0$。m 为暴露状态不一致的对子数，其计算公式是：

$$m = \frac{\left[U_\alpha/2 + U_\beta \sqrt{p\ (1 - p)} \right]^2}{(p - 1/2)^2}$$

式中 $p = OR/\ (1 + OR) \approx RR/\ (1 + RR)$，$OR$ 为比值比（odds ratio），RR 为相对危险度。

资料整理和分析 首先要对收集的资料进行认真的核对和检查，保证录入正确。采用的统计分析方法如卡方检验确定暴露和结局之间是否存在统计学关联，在此基础之上，计算分析两者关联程度大小的指标，通常计算比值比和病因分值等指标。病例对照研究的分析根据是否为配对设计而分为配比和非配比两种分析方法。

病例对照研究中收集暴露信息是非常关键的环节，而病例对照研究较为薄弱的一点恰恰就是收集暴露资料是在出现疾病之后，通过对病例和对照的调查，以回顾的方式获得。这时就会出现疾病对暴露信息产生影响，从而出现回忆偏倚。虽然病例对照研究与队列研究相比更容易发生偏倚和推论不准确等问题，但其研究结果容易获得、花费较少、省时。与前瞻性队列研究相比，病例对照研究虽然会出现回忆偏倚和选择偏倚等，但对于一项研究来讲，应注重考虑的是存在哪些易于产生偏倚的弱点，而不单单是研究

设计。

应用 病例对照研究主要用于检验病因假说。通常是在描述流行病学研究初步形成了病因假设基础上，利用病例对照研究来加以初步检验。病例对照研究可以同时比较一种或多种因素与所研究疾病之间的关系，因此一个病例对照研究可以用于检验一个或多个病因假说。此外，病例对照研究还可以用于广泛探索疾病可疑的危险因素。有时并没有描述流行病学的病因假设作为前提进行相关的研究，在没有明确病因线索的情况下，可以利用病例对照研究进行多种暴露因素和疾病之间关系研究的特点，广泛探索与疾病发生相关的可疑的危险因素。

（张宏伟）

tànsuǒxìng bìnglì duìzhào yánjiū

探索性病例对照研究（explorative case control study）

在没有明确病因假设的条件下，为了研究可能与疾病相关的危险因素而开展的病例对照研究。在这样的研究中暴露因素并不具体，可能会涉及较多的因素，在确定病例组和对照组后，收集以往可能与疾病相关因素的暴露情况，然后进行两组资料的对比分析，确定与疾病发生相关的因素。这种研究涉及因素较多，不能就某个或某几个因素进行较为深入细致的研究。

探索性病例对照研究的研究设计、病例对照的确定方法、样本大小、调查的实施、资料收集与分析、偏倚的控制等与病例对照研究相同。探索性病例对照研究没有具体的关于暴露与病因之间的假设，常用于在诸多的因素中发现与结局之间存在关联的因素，尤其是在对暴露和结局之间

了解甚少，甚至没有资料和相关的研究进行参考的情况下，探索性病例对照研究可以起到发现危险因素及形成病因假设的作用。探索性病例对照研究既可以用于慢性病的病因研究，也可以用于疾病暴发时的流行病学调查，这时可以以暴发的病例及同一人群没有发病的作为对照，通过问卷调查、访谈和检测的方式调查可疑的暴露因素信息，通过分析来发现和确定引起暴发的可能原因，为进一步控制措施的制定提供科学依据。

（张宏伟）

dānchún bìnglì yánjiū

单纯病例研究（case-only study）

以分子遗传学技术为基础，运用病例对照研究的基本原理进行研究设计，通过病例之间的对比分析，研究环境暴露与遗传因素之间的交互作用的方法。单纯病例研究与常规意义上的病例对照研究对照的处理不同，只设立病例组而没有常规意义上的对照组是其最大的特点。单纯病例研究是一种用于提高疾病病因研究中遗传与环境交互作用研究效率的病例对照研究方法，自从1994年首次提出之后，该方法被广泛用于疾病病因研究中评价基因与环境交互作用。

单纯病例研究与病例对照研究的病例选择主要原则一致，资料收集方面，在收集环境因素暴露信息的基础上，还需收集病例的生物学标本如血标本，在运用分子生物学技术进行检测的基础上获得有关病例遗传学特征如基因型和表型等资料，然后根据所研究的遗传特征的结果将病例分成病例组和对照组，结合所收集的有关病例环境暴露的信息资料运用相应的统计学方法进行交互

作用的分析，由此确定所研究的遗传和环境暴露之间的交互作用与研究结局之间有无关联及关联程度大小。

单纯病例研究的前提假设是所研究的遗传特征与环境暴露因素在正常人群中各自独立发生，也就是相互独立，这样才能运用单纯病例研究进行遗传与环境因素暴露之间的交互作用的研究。在资料分析中，单纯病例研究通常使用 Logistic 回归分析，但其结果只能判断有无相乘模型的交互作用，而不能说明相加模型的交互作用的有无。如果研究结果显示遗传与环境暴露之间存在交互作用，则需要做进一步的研究加以证实，并确定各自主效应的大小。需注意的是，研究结果表明遗传与环境暴露的交互作用与研究结局之间存在关联时，这种关联可能是由偏倚引起的，在病例对照研究中存在的流行病学偏倚仍可见于单纯病例研究，如回忆偏倚、混杂偏倚等。此外，单纯病例研究中的偏倚也可能来源于所研究的遗传标记与相邻位点的真正的遗传易感基因间的连锁不平衡，这种不平衡造成研究结果和实际情况的差异。

单纯病例研究只能用于评价环境暴露与遗传因素之间的交互作用，尤其适用于罕见病（一般其患病率低于5%）的基因与环境交互作用研究，但不能进行各自主效应的分析。

（张宏伟）

bìnglì jiāochā yánjiū

病例交叉研究（case-crossover study）

选择发生某种事件的病例，分别调查该事件发生时及发生前一段时间内的暴露情况及程度，以判断暴露因素与研究结局之间有无关联及关联程度大小的

观察性研究方法。病例交叉研究的基本原理与病例对照研究相似，可认为是配对病例对照研究的一个特例，从1991年首次用于研究短暂暴露对罕见急性病的瞬间影响以来，已广泛应用于心脏病、伤害等方面的研究。病例交叉研究中，所有研究对象均为新发现的该病病例，其对照的处理是以自身作为对照，每一个研究对象都同时提供危险期和对照期信息，借以比较病例在疾病发作前短时期（如1小时）内的暴露与其既往（如上周同一时间或上一年度）对同一因素的暴露史与某种结局发生之间的关系。用于估计某种暴露因子（如喝咖啡）对随后的效应期内急性发作性疾病（如心肌梗死）的短时效应。病例交叉研究无需另外寻找对照，这可以避免对照选择引起的偏倚，同时每一个病例作为其自身对照可以控制某些难以识别的潜在的混杂效应如遗传等，因而可提高研究效率。但如果暴露因素存在时间趋势，则会使研究结果产生偏倚。病例交叉研究可以用来评价因素的暴露尤其是短暂的暴露与相应的疾病发生之间的关联。

(张宏伟)

cháoshì bìnglì duìzhào yánjiū

巢式病例对照研究（nested case control study）

首先进行队列研究，然后以队列中的病例作为病例组，对照组来自同一个队列，进行病例对照研究的方法。又称套叠式病例对照研究、嵌入式病例对照研究或队列内病例对照研究（case-control study nested in a cohort）。巢式病例对照研究是将队列研究与病例对照研究相结合的一种研究方法，综合了队列研究和病例对照研究的原理，主要部分与病例对照研究基本相

似。该方法的优点：病例与对照的暴露资料均在发病或死亡之前获得，暴露与疾病的时间先后顺序清楚，而且没有回忆偏倚；病例组与对照组可比性好；一般病例对照研究只取整个暴露期的一个横断面，而在该研究中队列成员的暴露率较高，而且队列成员暴露时间明确具体，所以采用该研究可提高统计效率和检验效率。

巢式病例对照研究与病例队列研究都是由队列研究和病例对照研究相结合而产生的新的流行病学研究方法，但两者存在一定的差别，主要表现在以下几方面。①对照的选择不同：巢式病例对照研究与常规病例研究的对照选择相同，对照来自产生病例的人群；而病例队列研究是通过随机抽样的方法在队列中抽取一定量的样本作为对照。②对照的应用不同：同一队列可有几个巢式病例对照研究，每个都要进行各自对照的选择，而病例队列研究中的对照组可用于不同疾病的研究。③分析方法不同：相对于巢式病例对照研究，病例队列研究分析方法相对较复杂，如采用考克斯回归（Cox回归）结合加权技术等。④计算指标不同：巢式病例对照研究用比值比来估计研究因素和研究结局之间的关联程度，而病例队列研究不但可以计算比值比，同时还可以近似地计算相对危险度。

巢氏病例对照研究可用于检验和验证病因假设；评价危险因素的暴露与结局之间的关联程度及作用大小。

(张宏伟)

bìnglì duìliè yánjiū

病例队列研究（case-cohort study）

在全队列的研究对象中随机抽取一个样本作为对照，队

列随访观察一定的时间后，将队列中所有的发病者作为病例组，分析暴露和研究结局之间的关系的方法。随机抽取的样本称为子队列（sub-cohort）。该研究方法是一种将病例对照研究和队列研究相结合的新的设计方法。队列研究需要对队列人群进行长期的随访尤其是对慢性病的病因研究，如果所有队列人群的信息资料全部收集，会造成工作量大、很难做细致等问题，同时很容易产生失访。病例队列研究利用了队列研究和病例对照研究的优点，提高了研究效率。

病例队列研究的设计、分析方法与病例对照研究基本相同。队列研究往往可以观察一种暴露和多种结局之间的关系，而病例队列研究设计为开展暴露与多种结局之间关系的研究提供了简便的方法，因为病例队列研究中所确立的对照可以用于多个结局分析时的对照。病例队列研究可以节约样本量，通常只需队列研究的1/6左右，从而可节省大量的人力和物力。病例队列研究的对照是随机抽样获得，代表源人群的代表性好；病例来源于一个队列人群，同时以这个队列的一个随机样本人群作为对照；集中了病例对照研究和队列研究的优点，在提高研究效率的同时，减少了流行病学偏倚的发生，如病例对照研究中常见的回忆偏倚等。

病例队列研究的缺点主要表现在病例组和对照组的有所重叠，即对照组有所研究疾病的病例。因为对照的随机抽取是在队列随访观察之前，所选中的对照有可能在观察期间出现所研究的结局，病例队列研究比病例对照研究需要更多的对照。另外，病例队列研究的分析相对比较复杂，需用

考克斯回归（Cox 回归）结合加权技术等进行分析。

病例队列研究用于病因假设的检验以及暴露与结局之间关联强度的评价。其研究效率高于一般的病例对照研究。

（张宏伟）

bàolù

暴露（exposure） 研究对象曾接触过某因素、具备某些特征或处于某种状态的情况。暴露是流行病学研究常用的一个术语。暴露因素可以是机体本身的特征，也可以是外部环境因素；可以是先天具有的，也可以是后天获得的。暴露因素可以来自方方面面，比如接触过的某些化学物质或物理因素、食用过的某种食品，人的年龄、生活方式、职业，以及某些生理、生化和遗传指标等。暴露因素包括可以引起疾病发生的危险因素，也包括预防或降低疾病发生的保护因素，又称研究变量（variable）。

暴露用于影响疾病发生因素的研究。流行病学的暴露是指研究对象患有研究结局之前的暴露状况，所以流行病学研究在收集的信息资料，通常是收集研究对象的既往暴露史，而非注重现在（研究时）的研究因素是否暴露。暴露因素是潜在的可能影响疾病发生频率的因素，所以在明确危险因素之前，人群的暴露状态是流行病学病因研究关注的重点。也可以说，危险因素的确定是从研究人群所具有的暴露状态开始的。

暴露确定的来源主要有医学记录、问卷调查、生物样本检测、环境检测、职业暴露记录等。暴露的确定随着分子生物学技术的发展而扩展，20 世纪初期，流行病学暴露的确定在是根据人群的特征而进行的；后来生化指标用来进行暴露有无的确定；分子生物学快速发展，其技术在流行病学领域也得到了广泛的应用，暴露的确定可以在分子水平上进行确定，如基因型和表型等都可以看成暴露状态，用于研究与结局之间的关系。通常情况下，暴露并不是恒定的，暴露信息会在随访时间里发生改变，这就为流行病学研究增加了很大的难度。一般要定期进行暴露信息的收集，以便准确获得有关的暴露资料。暴露的表示常采用最大暴露程度、一定时期内的平均程度和累积程度等。

（张宏伟）

pèibǐ

配比（matching） 要求病例与对照在某些因素或特征上一致以排除配比因素对研究结果的干扰，从而正确地表明所研究因素与疾病的关系的方法。又称匹配。配比是以配比因素为限制条件进行对照的选择，借以对潜在的产生混杂的因素（即混杂因素）进行控制。

病例对照研究中采用的配比方法主要包括频数配比（frequency matching）和个体配比（individual matching）。频数配比指配比的因素在对照组与病例组所占的比例一致。又称成组配比，是在群体水平上的配比。比如，前列腺癌的病例对照研究中要求年龄为配比的因素，病例组 ≥ 65 岁者为 75%，则对照组的年龄比例也应如此。个体配比是以个体为单位进行配比，要求配比因素的特征在病例及其相应的对照之间相一致，即按照配比因素为每一病例配上一个或以上的对照。一个病例配一个对照称为 1 : 1 配比或配对（pair matching），一个病例配两个对照称为 1 : 2 配比，配 M 个对照则称为 1 : M 配比。

配比的因素不宜过多。配比的因素越多，对照的选择就越困难。配比过度指利用配比方法进行对照的选择时把不必要的项目列入配比，造成配比因素过多，从而使研究效率降低，工作难度与研究成本增加。病例对照研究中对照选择时配比因素应是已知的混杂因素，或有充分理由怀疑其为混杂因素。如果把不必要的因素列为配比因素，就会产生配比过度的现象。配比因素应符合混杂因素判断的条件，与暴露和疾病有关联，同时不是研究因素与研究疾病之间的一个中间变量。配比过度可导致研究效率下降，同时增加工作的难度和成本。需注意的是，配比的同时也相应地增加了对照选择的难度，而且不能进行配比因素与疾病之间关系的分析，也不能进行与其他因子的交互作用分析。因此，流行病学研究中将明显的或主要的混杂因素列为配比因素，以防止配比过度以及增加工作难度和研究费用等问题。

配比的数量也不宜过多。因为数量和效率并不是直线关系，研究效率可以用 $M/(M+1)$ 来表示，随着配比数量的增加，效率也随之增加，但当配比数量超过 4 时，效率递增有限，所以，一般一个病例最多可以配 4 个对照，再多的对照会带来很大的工作难度，而且效率提高不大。

配比的变量可以是定性的，也可以是定量的。对于定性的变量可以完全配比如性别，而对于定量的变量可将其划分为若干组或类，配比时按照组或类进行配比，如按 3 岁一个年龄组分组配比等。分组应适当，要考虑到分组太细会增加对照选择的难度；

如果太粗则有可能达不到控制混杂因素的目的，所以在研究设计时应制定适宜的配比方案。

配比的作用主要是可以控制混杂因素、提高研究效率，从而有利于阐明研究因素与疾病间的真实联系。

（张宏伟）

bǐzhíbǐ

比值比 （odds ratio，OR）

病例对照研究中，病例组中暴露的比例与非暴露的比例之比，与对照组中的暴露比例与非暴露比例之比之间的比值。比值比的意义在于说明处于某因素暴露的人群中某种结局的产生危险性是非暴露人群的多少倍。如果预期的结局比较少见，也就是人群中的发生率较低，这时 OR 值可以近似的代表相对危险度 （relative risk，RR），OR 值的含义和 RR 值基本一致。病例对照研究为抽样研究，对总体 OR 值进行统计推断时 95% 或 99% 的可信区间 （confidence interval，CI） 的计算可采用两种方法进行。

Miettinen 法：计算中要利用四格表的卡方值。OR 95% 可信区间计算公式是：

$$OR\ 95\%\ CI = OR^{(1 \pm 1.96/\sqrt{x^2})}$$

若估计 OR 99% 可信区间，将式中的 1.96 改为 2.58 即可。如果 OR 的可信区间不包括 1.0，则表明该 OR 值在 0.05 或 0.01 水平上有统计学意义。

Woolf 法：该方法是建立在 OR 方差的基础上利用自然对数转换法进行总体 OR 值 95% 或 99% 的可信区间统计推断。计算公式是：

$$lnOR\ 95\%\ CI =$$
$$lnOR \pm 1.96\ \sqrt{Var\ (lnOR)}$$

式中自然对数的方差 Var $(lnOR)$ 的计算公式是：

$$Var\ (lnOR) = \frac{1}{a} + \frac{1}{b} + \frac{1}{c} + \frac{1}{d}$$

对计算出的结果求其值的反自然对数可以得出总体 OR 值 95% 或 99% 的可信区间。

OR 值反映暴露和结局之间关联强度的指标。如果 OR 等于 1，则说明暴露和结局之间无关联；OR 大于 1，表示暴露可以增加结局发生的危险性，研究因素是危险因素；如果 OR 小于 1，表示暴露可以降低结局发生的危险性，研究因素是保护因素。

（张宏伟）

shíyàn liúxíngbìngxué

实验流行病学 （experimental epidemiology）

通过人群实验手段来评价施加某种干预措施是否对特定疾病或具备某种特征的人群有影响的前瞻性流行病学研究方法。又称流行病学实验研究。实验流行病学研究的基本特点是随机、对照、干预和前瞻性观察，它是流行病学重要的研究方法之一。常规做法为：将一组具有某种疾病或特征的研究人群随机分为两组，一组给予干预因素，一组不给予该措施，随访并比较两组人群某种结局的发生率。其中给予某种因素、措施、新药或新的治疗方法的是试验组，不给某种因素、措施或给予安慰剂的作为对照组。流行病学实验研究要求试验组和对照组除干预因素以外的其他方面特征均可比，如发现病例的方法及诊断标准等在试验组和对照组要一致。

简史　实验流行病学研究方法起源于 20 世纪 20 年代。早期有些学者在实验动物群内用鼠伤寒菌、肺炎杆菌等病原微生物进行实验，并造成疾病在动物群中流行，借以探讨疾病在动物群中的流行因素及流行机制。用动物群进行实验所获得的结果往往不能直接用于人群，因为动物实验的条件和人群的自然致病条件不尽相同。动物实验一般都是在严格的人为控制条件下进行的，这些实验环境条件很难代表人群疾病的自然环境条件。人类许多疾病的流行，不仅受自然因素的影响，同时也受社会因素的制约，而动物则不受社会因素的影响。此外，动物与人还存在着种属差异，例如，有些因素对动物致病，对人却不致病；有些因素对人致病，对动物却不致病。经过科学工作者的大量努力，流行病学实验研究已从开始的动物实验发展到人群现场试验。现在所谓的实验流行病学研究专指用人群进行的试验。

实验流行病学研究中，随机对照试验 （randomized controlled trial，RCT） 已成为检验临床干预安全性和有效性的理想方法，但其中存在不合格、不依从、失访等会导致原定的样本量不足，使研究工作效力降低；如果试验组和对照组退出不均衡，会对研究结果的真实性产生巨大影响。为克服这种偏倚，在 RCT 设计和分析中已采用了多种方法，如意向治疗分析法 （intention to treat analysis，ITT）。ITT 首次应用是在 1961 年，它是指所有病例被随机分入任意一组，不管他们是否完成试验或者是否真正接受了该组治疗，都保留在原组进行结果分析。ITT 的目的在于避免选择偏倚，并使各治疗组之间保持可比性。随机对照试验的结果被公认为临床和公共卫生实践领域的最佳证据。

1950～1980 年，实验流行病

学研究虽然已在医学界得到了广泛的应用，可是许多研究结果却不尽如人意，许多研究出现假阴性结果，某些针对同样问题的试验结果也不一致。1971 年，美国学者 Light（莱特）和 Smith（史密斯）提出，应在全世界收集某疾病中各种疗法的小样本、单个临床研究试验结果，对其进行系统评价和统计分析，将尽可能真实的科学结论及时提供给社会，以促进推广真正有效的治疗手段，剔除尚无依据的、无效的甚至有害的方法。这样荟萃分析（Meta 分析）应运而生。该术语是由美国社会心理学家格拉斯（Glass）于 1976 年首先命名。Meta 分析有利于增大统计功效、评价结果的一致性、增强干预措施的可靠性和客观性并能够帮助寻求新的假说。它还能够评价各项研究结果以及各亚组结果的不一致，探索异质性的来源，定量综合估计处理效应的大小，改善效应估计值。但也有研究者提出其方法学本身具有缺陷，易受到出现偏倚和原始研究报告质量的影响，并有可能阻碍研究进一步的深入。

方法　在进行实验流行病学研究时，干扰实验的因素比实验室研究多而复杂，且不易控制。不同的实验流行病学研究所要求的实验对象、现场及观察时限往往不同。

实验设计　要通过实验流行病学研究得到可靠的结论，必须有严密的实验设计，实验流行病学设计的基本原则如下。①确定合适的研究对象和现场：选择研究对象取决于实验研究的目的。一般说来，流行病学实验研究的目的包括验证病因、评价疫苗或预防措施效果以及评价临床药物或治疗方法的治疗效果。验证病

因或评价疫苗效果往往以健康人作为研究对象，而评价药物治疗效果则往往以患者为研究对象。选择并确定合适的研究对象是实验流行病学研究成功与否的关键环节之一。如果选择的对象不合适，尽管后面进行的随机分组、施加干预措施及追踪随访等都严格按要求进行，也不会得到预期的效果。②要有足够大的实验样本：实验流行病学研究与其他类型的流行病学研究一样，也要求有足够数量的研究对象，即满足获得显著性差异时所需要的最少观察人数。③设立对照并进行随机分组：在流行病学实验分组时，必须保证两组的基本条件均衡，使两组在易感性或感染某病的机会等方面具有可比性，故需按随机分配原则进行分组。④具有保证干预措施正确实施的方法：实验流行病学研究就是要研究干预措施（某因素）与疾病发生（疾病的转归）之间的关系，故必须保证在研究对象中正确实施干预措施。⑤发现病例的方法及诊断标准在两组间要相同：在实验流行病学研究中，要始终保证实验组与对照组的可比性，包括在实验观察过程中的每一环节，尤其要注意发现病例的方法及诊断标准在两组间相同。⑥明确实验期限：要根据所研究疾病的自然史并结合研究的具体情况确定实验的观察期限。一般要求实验的观察期限以能观察到两组发病率的差异有统计学意义的时间为准，或者以能观察到实验出现应有的结果的时间来确定实验的期限。⑦资料整理与分析：在实验设计阶段就要考虑实验结束时资料整理分析的方法。有些实验流行病学研究可能花费的时间较长，在整个实验观察过程中难免会出现

各种影响实验结果的因素，例如，有些实验对象因某种原因中途退出等，诸如此类问题都应在实验设计阶段充分考虑，对这类资料应明确规定其处理及分析的方法。

实验实施　流行病学实验研究的实施要严格按设计要求进行。包括以下具体工作。①研究者进一步考察研究现场：了解现场的社会、经济、卫生状况、居民的风俗习惯等，进一步论证本次实验设计的可行性，修改并完善实验设计，根据设计要求制订相应的调查表。②对课题组成员进行业务培训，培训内容包括：实验的目的和意义，通过培训，统一思想，统一认识，使每名课题组成员都能以严肃认真的态度投入到实验研究工作中；统一标准和方法，通过培训，统一诊断标准、操作方法和调查方法。③深入现场进行基线调查：了解近几年疾病的发生情况及其相关因素的分布情况，人群的健康状况，收集有关的人口学资料，为下一步的实验分组提供依据。确定合适的研究对象。④实验分组：选择可行的随机分配方法将实验人群分为试验组和对照组，并对试验组和对照组进行可比性分析，最后确定试验组和对照组对象的名单。⑤落实干预措施：对试验组给予干预因素，而对照组不给予或给予安慰剂。在现场试验中，干预措施的给予有时是一次或几次，有时是连续不断的多次给予。因此落实干预措施是实验研究过程中艰巨的环节之一。⑥随访观察：在实施干预措施后，要对实验人群进行随访观察，观察内容包括实验人群的发病情况、失访情况及干预措施（包括安慰剂）对人群是否有负面反应。观察实验人群的发病情况时，发现病例可通

过现场调查，也可通过网络上报。通过现场调查发现病例时，要按诊断标准进行诊断，将诊断结果及各项检查、化验结果如实填写在调查表中。通过网络上报的病例应进行核实诊断，将最终诊断结果及各项检查、化验结果如实填写在调查表中。观察了解实验人群的失访情况时，按要求记录失访者姓名、性别、年龄、居住地等一般情况，调查并记录失访原因。观察干预措施（包括安慰剂）对人群是否有负面反应。尽管在现场实验中所采取的干预措施都是经多次实验研究，已充分证明对人体是无害的，但还是要对干预措施所引起的主客观反应进行观察和记录。⑦终止实验：根据规定的观察期限，结束实验。在结束实验前，做最后一次随访。

应用　实验流行病学研究是流行病学研究的高级阶段，既可以对病因研究中的假设进行验证，也可以用于评价预防性措施对疾病或健康的效果。实验流行病学研究经过多年的发展，进入了蓬勃发展时期，广泛覆盖心脑血管疾病、肿瘤、糖尿病、出生缺陷等非传染性疾病和意外伤害、传染病的防治研究，以及对卫生管理、保健设施和保健项目的评价。

（常文军）

suíjī duìzhào shíyàn

随机对照试验（randomized controlled trial，RCT）　将研究对象随机分为试验组和对照组，对试验组施加治疗措施，对照组不施加该项措施，并经随访后评价两组之间转归或效果差异的前瞻性实验性研究方法。其中，随访和干预过程可能因为干预措施的差异而导致试验组或对照组研究对象或实施者产生心理上的不同，并作用于行为而干扰试验结

果。因此，研究设计者在评价某种药物干预效果时，还常用安慰剂；同时，为了隐蔽地分发给对照组，研究设计者还采用盲法。随机、对照、盲法是随机对照试验的主要特点。随机对照试验相对于病例对照研究、队列研究来说，研究设计更科学、要求更严格，是流行病学研究中最可靠的因果关系评价方法。

简史　公元前 600 年，犹太丹尼尔花了 10 年时间随访和比较素食主义者和随意的巴比伦饮食者之间的健康情况，这可能是历史上记载最早的随机对照试验。但当时的试验存在对象分组错误、干预措施受到影响及存在多种产生混杂的因素等问题。到 19 世纪，随机对照临床试验取得了显著进展。1836 年，美国医学杂志的编辑认为这些进展是 19 世纪最重要的科学工作之一，并开创了科学研究的新时代，认为随机对照试验是调查药物治疗价值的唯一正确方法。这名编辑写的文章影响很大，唤醒人们正确认识到当时过分狂热地利用放血疗法治疗肺炎。现代随机对照试验体系的建立归功于英国流行病学家奥斯丁·布拉德福德·希尔（Austin Bradford Hill），1948 年他应用随机对照试验进行"链霉素治疗结核"的研究，成为医学研究的一个里程碑。到 20 世纪，随机对照临床试验被认为是医学常规治疗评判中的标准方法。循证医学图书馆（Cochrane Library）已收集了数十万随机对照试验，成为循证医学研究的基础。为了提高医学文献中随机对照临床试验的报告质量，国际科学家组织在 1996 年、2001 年和 2010 年先后出版了被广泛接受的随机对照实验报告规范（Consolidated Standards of

Reporting Trials，CONSORT）。

基本方法　随机对照试验的主要目的是排除非干预因素的干扰而可靠地评价干预因素的效果，其基本内容是如何实施好一项随机对照试验。实施细节体现在招募合格对象、随机分配对象、实施干预措施、随访观察和分析总结等方面。

随机设计方法包括完全随机设计和随机区组设计。完全随机设计是用随机化方式来控制变异，一般经随机化处理后，样本间的变异在各个处理水平上实现随机分布，这样就可将试验结果的差异归于不同处理的影响。随机区组设计通常是将受试对象按性质（如年龄、性别、血压、体重等非试验因素）相同或相近者分成若干组（配伍组），每个组中的受试对象分别随机分配到不同处理组中的设计方法。随机区组设计利用区组方法分离出由无关变量引起的变异，并在同一组中均衡试验组和对照组，要求区组内尽量同质，使得试验结果的差异更好地归于不同处理的影响。

设立对照的方式主要有以下几种。①标准疗法对照（有效对照）：以常规或现行的最好疗法（药物或手术等）作为对照，适用于已有肯定疗效的治疗方法，是临床试验中最常用的一种对照方式。②安慰剂对照：以安慰剂作为对照，往往在所研究疾病尚无有效的防治药物时才使用。③自身对照：以同人群试验前后的结果作对比，如评价某预防措施的效果。④交叉对照：在研究中将对象随机分为两组，在第一阶段，一组人群给予干预措施，另一组人群作为对照，干预措施结束后，两组对换试验，即原来的试验组为对照组，原来的对照组为试验

组，这样每个研究对象兼作试验组和对照组成员，但这种对照有一个前提，即第一阶段的干预一定不能对第二阶段的干预效应有影响。

应用 随机对照试验广泛应用在医学、教育学、心理学等学科。医学研究领域，随机对照试验可以用来评价药物、疫苗、营养素等对疾病的治疗或预防效果。

（常文军）

línchuáng shìyàn

临床试验（clinical trial） 为了判定新药物或新疗法是否安全有效，而以患者或健康志愿者为对象进行的前瞻性实验研究。是实验流行病学的主要类型之一。成功的临床试验，能科学地评价药物、疗法、预防性干预试验的效果及不良反应，并使试验结果外推到总体患者或总体人群。

临床试验的主要特点：①研究对象既可以是患者（治疗效果评价）也可以是健康人（预防效果评价）。②治疗和预防措施被人为施加到研究对象身上，这类措施可能有效，也可能会产生某些副作用。③研究对象必须按随机化原则分配到试验组和对照组，两组的研究对象是来自同一总体的抽样人群，除了要评估的药物疗法等措施外，其他影响试验结果的因素在试验组和对照组中的分布应完全相同，使两组受试者有较好的可比性。④试验组接受防治药物，而对照组接受安慰剂。安慰剂在外形、颜色、味道等方面与防治药物完全一致，但无治疗作用。使用安慰剂的目的是为了避免受试对象主观心理因素对研究结果的影响。⑤试验组和对照组均按盲法进行前瞻性观察来判定防治药物或疗法的效果。采用盲法的目的是为了避免在测量

观察指标时来自受试者的偏倚。

临床试验分为4期：①Ⅰ期临床试验指临床药理和毒理作用试验期，是对已通过临床前安全性和有效性评价的新药进行人体安全性评价。要求从初始安全剂量开始，逐渐加大，观察人体对该种新药的耐受程度，以确定人体可接受而又不会导致不良反应发生的剂量大小，并以此为基础确定适合于Ⅱ期临床试验所需的剂量和程序。Ⅰ期临床试验通常由健康志愿者参与，所需试验个体一般为20~50名。②Ⅱ期临床试验是对药物临床治疗效果初步探索的试验。往往基于适应证患者的小样本，对药物的疗效和安全性进行临床研究，重点观察新药的治疗效果和不良反应。Ⅱ期临床试验是为Ⅲ期临床试验做准备，以确定初步的临床适应证和治疗方案。Ⅱ期临床试验的样本一般不超过100例。③Ⅲ期临床试验是治疗的全面评价临床试验。选择在Ⅱ期临床试验确定了疗效的新药，与现有已知活性的药物或无药理活性的安慰剂进行对照试验。新药在与对照药比较后，全面评价其疗效和安全性，为该药是否能够批准上市销售提供依据。Ⅲ期临床试验的样本在300例以上，对照总体大小无具体规定。④Ⅳ期临床试验是在新药上市销售后，通过对大量患者的临床调查，监视其新药有无不良反应以及其发生率和程度的大小。又称销售后的临床监视期。若出现严重的不良反应且发生率较高，或疗效不理想，则将对该新药进行召回和退市。

临床试验的主要目的是评价某一药物或某一治疗方法的治疗效果，应用于临床方面的药物、治疗措施和治疗手段评价等各个

方面，是临床流行病学研究中常用的方法。

（常文军）

xiànchǎng shìyàn

现场试验（field trial） 以评价某种预防措施对疾病风险人群疾病预防效果为目的在现场环境下进行的前瞻性实验研究。是实验流行病学的主要类型之一。现场试验的研究对象是尚未患病但具发病风险的人群，所给予的干预措施往往针对病因或危险因素。实施过程为：按随机分组原则将研究对象分为试验组和对照组，试验组给予某种干预措施（要研究的因素），对照组不给予干预措施或给予安慰剂，之后随访并比较干预措施的防病效果（图）。现场试验接受处理或某种预防措施的基本单位是个人而不是亚人群。

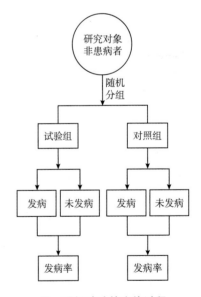

图 现场试验的实施过程

相对于临床试验，现场试验研究对象是健康人，但假定他们具有某种疾病风险，数据采集过程发生在"现场"。由于研究对象是健康人，现场试验的目的是预防疾病，这些疾病往往在人群中发病率比较低，因此现场试验往往需要大的样本量，非常复杂且

经济和劳力耗费较大。

现场试验主要用于病因研究、疫苗及预防措施效果评价。为了提高试验的把握度，应尽可能在高危人群中进行。现场试验也可用于某项干预措施对危险暴露减少的作用，此时往往不需要测量健康效应。例如，采用不同的方法减少杀虫剂暴露，以及某些保护措施减少儿童血铅水平等现场试验，其观察结局就是减少暴露的情况。

（常文军）

shèqū shìyàn

社区试验（community trial） 以社区或亚人群为单位实施干预，并随访评价该干预措施是否对人群疾病或健康状况有影响的前瞻性实验研究。又称社区干预试验（community intervention trial）。社区试验是实验流行病学的主要类型之一。

现场试验在进行试验对象分组时，强调以个体为单位进行随机分组，目的是为了确保分组后两组的可比性。给予干预措施时也强调针对每一个个体给予，但有些实验研究其现场情况不适合以个体为单位来进行，而更适合于以社区或某一地理区域为单位来群体性地给予干预措施，如通过改水预防地方性氟中毒的实验研究、食盐加碘预防地方性甲状腺肿的实验研究。如果参与的社区比较多，也需进行随机分组，分组的单位是社区或亚人群而不是个体。

社区试验的局限性在于仅有少量的社区能被纳入，研究中实现社区的随机分配存在可行性问题，研究者需要准备许多方法以确保研究结果体现的差异属于干预措施的效果而不是社区之间固有的不同所造成。此外，很难分离已有某些干预措施的社区，特别是对于那些大的且某些危险因素已经改变的对照社区，这些问题往往很难克服。

社区试验中其干预单位是社区人群整体而并非社区中的个体。这种研究特别适合于由社会条件影响的疾病，这样干预措施就可指向社区人群的群体行为。例如，心血管疾病的发生受到许多社会因素的影响，许多研究者认为社区干预的方法是降低心血管疾病复杂风险的有效方法之一。

社区试验常用于某些不便于落实到个体的预防措施或方法的效果考核或评价。如果某种疾病的危险因子分布广泛，不易确定高危人群，可以采用社区试验。非传染性疾病的潜伏期较长，因此，社区试验经常用中间结局的指标来评估危险因素暴露水平是否降低。

（常文军）

lèishíyàn

类实验（quasi-experiment） 由于受实际条件限制无法随机分组或不能设立平行对照组的流行病学研究。类实验在设计上缺少随机、对照、盲法和干预等基本特征中的一个或几个。与严格的实验流行病学设计相比，类实验降低了对研究对象的控制水平，但增加了研究的可行性；类实验充分依托自然的现实环境，密切联系现实；类实验的研究对象往往无法随机分配，故研究群体可能非随机样本，缺乏代表性，也无法控制对研究有影响的许多因素，从而导致类实验的内在效度明显降低。

常用的类实验可以分为单组类实验和多组类实验。①单组类实验：在医学研究中有时会因条件限制或事件的性质无法实施干预措施而进行的流行病学实验。可分为时间序列设计、相等时间样本设计、交叉滞后组相关设计和回归间断点设计等。时间序列设计是对一组对象进行系列周期测量中引入试验处理并观察试验处理后的一系列测量结果，通过比较试验处理前后的测量结果来判断其效果；相等时间样本设计是一组被试者取两个相等时间内的样本，其中一个施加试验干预，另一时间样本没有干预的设计；交叉滞后组相关设计要求在第1个时间测定2个变量并进行相关分析，然后在第2个时间进行相似的测量和分析，当交叉滞后相关之间差异有统计学意义时，推测2个变量之间有因果关系的设计；回归间断点设计是通过实施干预与事后测量回归线的间断点的特征，确定类实验处理的主效应的设计，如果出现间断，则说明试验处理有效。②多组类实验：条件允许时尽量采用有试验组和对照组存在的试验设计，可分为不相等试验组对照组前测后测设计、不相等试验组控制组前测后测时间序列设计和平衡设计等。不相等试验组对照组前测后测设计指由于条件限制无法按随机化原则和等组法来分组时的试验设计，单是具有控制组（对照组）；不相等试验组控制组前测后测时间序列设计是单组时间序列设计和不相等试验组对照组前测后测设计的组合；平衡设计指可以对试验处理顺序进行控制的设计，又称拉丁方设计。

类实验常用于研究对象范围大而实际情况不允许对研究对象进行随机分组的情况，比如常用于社会科学、公共卫生、教育和政策分析等领域。

（常文军）

suíjī fēnzǔ

随机分组（randomization） 为平衡试验组和对照组间各种产生混杂的因素而将研究对象随机分配到两组的流行病学分组方法。又称随机化分组。在实验流行病学中，随机化是一项极其重要的原则，它要求每个研究对象都有同样的机会被分配到各组。最常用的随机分组有 3 种。

简单随机分组（simple randomization）：研究对象以个体为单位，用研究对象的某种单双顺序（如单号为试验组，双号为对照组）或掷钱币（如正面为试验组，反面为对照组）等方法交替地将研究对象随机分配到试验组和对照组中去。较为科学的随机分配方法是随机数字表法，通过随机数字表将每个研究对象标上随机数字，根据随机数字的大小顺序将研究对象进行排列，再按一定的规则将试验对象分为试验组和对照组，例如将随机数字末尾为单号的作为试验组，末尾为双号的作为对照组。随机分组后，当样本较大时，每组数量不完全相等，一般也可进行实验研究；当样本量较小时，每组内个体数量相差较大，则需要重新随机分组，直到达到均衡的要求。

分层随机分组（stratified randomization）：有时单纯用随机分配方式不能完全实现两组的可比性，如在试验对象的个体间某特征相差较大时，尽管采用了完全随机的方式进行分组，也很难保证两组的可比性。在这种情况下，可先按某一特征（如年龄、性别、病程、病情等）分层，然后再进行随机分配，即将每一层的试验对象随机分成试验组和对照组。分层随机分组能更好地保证两组的可比性。

整群随机分组（cluster randomization）：按社区或社团分配，即以一个家庭、一个学校、一个村庄或居民区为单位随机分组。在社区试验研究中常用这种随机分组方法。

随机分组是科学分组的重要方法，可以应用于医学、社会学、经济学等多学科领域内需要随机分组的情况。

（常文军）

ānwèijì

安慰剂（placebo） 模拟试验药物外形、气味、颜色但不包含药理作用成分，能给人已使用药物暗示的制剂。安慰剂常常仅给予对照组，包括片剂、胶囊剂、粉剂和针剂等各种类型，其剂型主要根据待评价药物的情况来选用。

1784 年，路易十六下令调查是否真的存在"动物磁场"或"催眠术"。于是，英国的本杰明·富兰克林（Benjamin Franklin）带领研究者开展了一项以评价催眠和磁性是否具有真正疗效的研究。他们将受试者的眼遮住，使用安慰剂（如"催眠水"）等对受试者进行干预，结果发现只有在告知受试者使用磁场治疗的情况下，他们才能"感到"实际的效果，而事实上研究者并未采用相应的干预措施，这就是安慰剂效应的最早发现。1785 年安慰剂被定义为常用的方法或药物。19 世纪，临床试验中开始使用安慰剂。1811 年安慰剂被定义为"任何容易让患者高兴而不一定有治疗作用的药物"，与目前的概念比较接近，但没有强调无治疗作用。1863 年，伦敦某医院的格尔（Gull）医生在 21 例风湿热患者的治疗中使用了薄荷水，证实了安慰剂治疗在评估疾病自然病程和自发痊愈中的重要性。安慰剂

有时被认为是研究中必需的欺骗，直到 20 世纪安慰剂才在医药界广泛使用。从 1960 年开始，安慰剂效应被广泛认识，安慰剂对照被新药研究所认同；后来，许多研究者对安慰剂效应的机制感兴趣，而不是仅仅想控制它的效应。

安慰剂产生作用的机制存在两个假设：受试者期望效应和条件反射。受试者期望效应会引导患者有意识或无意识地报告病情的改善情况而出现安慰剂效应；安慰剂与药物有相似的外形，使患者产生与药物相似的药效可能是因为条件反射所致。用无有效成分的物质提高患者的疗效是典型的安慰剂效应。安慰剂效应是高度可变的，例如对于主观症状（如疼痛）、客观测量（如血压、感染清除）等，安慰剂都有强烈影响。2004 年的一项随访研究也得到相似的结论，同时认为小样本研究增加了安慰剂的主观症状效应。此外，安慰剂干预可能增加了激素水平和内源性鸦片类物质。可见，明确安慰剂的作用机制是有效利用安慰剂的前提基础。

医学上发现，安慰剂可以缓解疼痛。安慰剂已广泛应用于新药临床试验中的随机对照临床试验。在药物临床试验中常需要设立空白对照，即不给对照组某种干预药物的治疗，但这会引起对照组、试验组、甚至对医生造成心理暗示，从而引导他们的感受、行为产生一系列的非期望效应，最终干扰研究结果判断。对对照组使用安慰剂，并配合盲法，则能去除这种心理暗示对研究结果的干预，从而对被评价药物的治疗作用作出科学的评价。有研究发现，出现安慰剂效应的抑郁症患者，大脑血液的流动会出现变化，使用安慰剂的抑郁症患者其

自杀率是30%，而用药物治疗的是40%。

（常文军）

Huòsāng xiàoyìng

霍桑效应（Hawthorne effect）

被观察者知道自己被观察而改变行为倾向的反应。在临床试验中，研究者往往对自己感兴趣的试验组更为关心，这些试验对象因受到"关照"而产生某种心理变化，从而改变了他们的行为，这往往会夸大客观效果。

1927～1932年，美国哈佛大学乔治·埃尔顿·梅奥（George Elton Mayo）教授和其研究人员对美国西部电气公司一间在芝加哥的名为霍桑的工厂进行了一系列心理学实验。他们发现不管工作条件如何，只要给工人正向关注和自我管理权，工人的工作效率和产量都会明显提高。同时还发现工作环境改善对生产率无明显提高，而提高工人的情绪则能显著提高工人的工作效率。兰斯伯格尔（Landsberger）于1955年重新解释了这项实验成果并定名为"霍桑效应"。后来人们发现，医生对患者的正向关注及调查者对调查对象的正向关注都会引起对方的积极情绪从而向特定的方向发展，因此，医学中要注重研究对象中的"霍桑效应"。

霍桑效应的研究内容是研究者的正向或负向心理暗示对研究对象疾病、行为等的影响。发现造成霍桑效应的行为或措施，在科学研究中避免霍桑效应，可以促进临床科学研究的真实性。

霍桑效应的正向激励可能包括以下一个或多个因素：①从苛刻严厉的监督下释放出来。②受到积极的关心。③学习到新的交流方式。④影响到工作流程因素的出现。⑤短暂的休整。⑥更高的收入。⑦失业的威胁。这些因素中的一个或多个都可能导致霍桑效应的出现。

霍桑效应的心理暗示作用能影响流行病学实验结果的准确性，从而导致错误地评价某项干预措施或治疗方法的效果。为了避免这种偏倚，实验流行病学研究中常使用安慰剂和盲法来去除由研究者或及相关因素造成的正向或负向心理暗示作用。然而，有时霍桑效应在医学上也有积极作用，如霍桑效应的心理暗示可治疗抑郁、自卑、紧张等各种心理疾病，除医学领域外，还广泛应用于经济学、社会学和教育学等许多领域。

（常文军）

mángfǎ

盲法（blinding）

为保持试验对象、医务人员、数据采集者及数据分析员等全部或部分不清楚试验对象所接受的干预措施而采取的研究方法。在实验流行病学研究实施过程中，研究对象和研究者的主观因素往往在设计、资料收集或分析阶段出现而导致研究中的信息偏倚（见流行病学信息偏倚）。盲法的使用主要是避免来自研究人员本身的信息偏移。主要包括单盲（single blind）、双盲（double blind）等，其中最常用的是双盲。

单盲是指对试验对象采取盲法，而研究者（观察者、数据采集者和数据分析者）完全清楚试验对象接受的处理方式，主要应用在信息偏倚主要由试验对象导致的情况。单盲研究中，仅研究对象不清楚自己所接受的处理方式是试验措施还是对照措施。但是，试验者之间的主观意愿能造成试验者偏倚。单盲试验在心理学和社会学研究中其结果容易存在偏倚，因为研究者对研究结果已有预先的期望，可能有意识或无意识的干扰研究的客观性。

双盲是一种严格的试验条件，通常要求试验对象和试验观察者两者都不清楚受试者所接受的处理方式，从而排除他们的主观因素影响。双盲试验往往是科学试验中一个更高的标准。双盲试验中，仅仅在所有数据记录和对比后才清楚试验对象是否接受干预，可以排除安慰剂效应、观察者偏倚和试验者偏倚。双盲试验的关键之一是随机分配试验组和对照组，确定哪个组接受处理可由第三方来确定，且不能告诉研究者直到研究结束。

盲法能应用到任何可由研究者导致偏倚的医学实验领域，双盲试验在药物临床评价中非常普遍。可使用安慰剂使受试者和观察者不清楚研究对象所接受的处理方式。物理领域，现代核物理和微粒物理试验中常涉及大量的数据分析工作去挖掘定量特征。分析者需要指出测量中精确的系统误差，如果存在信息偏倚，这个工作是不可能完成的。为了避免信息偏倚，研究者要设计双盲分析技术。其他领域，如警察经常显示几张照片给目击者让其指证谁是嫌疑人，这是典型的单盲，但是容易受到警察的暗示，法律正在完善这一过程使其实现双盲过程。盲法还可在社会学、自然灾害等许多领域应用。

（常文军）

lǐlùn liúxíngbìngxué

理论流行病学（theoretical epidemiology）

利用数学语言表示病因、宿主和环境等影响疾病流行的各项因素，抽象出数学模型，定量地反映它们对疾病发生的影响及其动态变化，从而揭示疾病的流行规律和传播机制的流行病学研究方法。理论流行病学是继描述流行病学、分析流行病学和实验流行病学之后更深层次的研究。描述流行病学阐明疾病在不同时间、不同地区和不同人群中的分布并提供病因线索，分析流行病学探索和分析可疑病因与疾病的联系，实验流行病学实施干预和验证病因，理论流行病学是前3种流行病学研究结果的升华。它的研究是在掌握群体中某疾病的分布、流行过程、影响因素及各因素间相互作用关系的基础上，对信息进行条理化、数学提炼及理论概括，力求用数学语言精练地阐释疾病流行的动态规律；用数学关系式定量地表达病因、宿主和环境三因素对疾病流行规律的影响；用数学模型翔实地模拟流行过程，预测各种可能发生的流行情况；利用实际的流行过程对模型进行检验和修正，从而筛选出切实可行的防治措施指导实际工作。理论流行病学研究不但促进了疾病流行过程和流行机制理论的发展，而且推动了流行病学防治理论的研究。现代电子计算机技术的迅速发展为理论流行病学研究插上了翅膀，其在阐释疾病分布、防治措施效果评价、疾病控制策略的制定等方面发挥着愈来愈重要的作用。

流行病学数学模型广泛应用于流行病学研究的各个领域，按照其研究内容、目的及用途，模型大致可分为3类。①研究疾病流行特征的模型：一是用于研究疾病的分布规律，包括研究疾病的聚集性、疾病的时间分布、疾病的人群分布、疾病传播的空间分布，如英国医生罗斯（Ross）建立的疟疾传播的数学模型。二是研究疾病的流行过程，如基于

群体的 Reed-Frost 数学模型及其改进模型。疾病的流行模型是理论流行病学研究中最常用的数学模型。②用于疾病预测的模型：常用的模型有回归模型、时间序列模型。③用于效果评价的数学模型：有多等级模型等。

简史 理论流行病学的发展大致可分为3个阶段。

第一阶段——初级阶段（1940年以前）　其特点是以确定性模型研究为主流，采用的数学模型较简单。1906年哈默（Hamer）构造了一个离散时间模型来研究麻疹的反复流行，提出决定流行过程动态规律的两个因素是易感者和易感者与传染者之间的接触率。基于哈默的思想，1911年英国医生罗斯（Ross）利用微分方程模型，研究疟疾传播过程中的影响因素，建立了确定型模型，这是第一次把数学模型用于流行病学研究。1926年，克马克（Kermack）与麦肯德里克（Mckendrick）构造了著名的传染病模型中最经典的 SIR 仓室模型（S 表示易感者 susceptible，I 表示感染者 infective，R 表示移出者 removal），用来研究 1665～1666 年伦敦黑热病以及 1906 年孟买瘟疫的流行规律。1928年里德（Reed）和弗罗斯特（Frost）共同提出了 Reed-Frost 数学模型，他们认为某些急性传染病的传染期较短，潜伏期近乎恒定，该模型简洁、直观，多年来一直被作为理论流行病学教学中的典范。1929年索珀（Soper）移植化学中的质量反应定律，以差分方程进行迭代运算，提出了一种麻疹流行的确定性模型。1932年后克马克（Kermack）与麦肯德里克（Mckendrick）在前期研究的基础上，提出了"阈定理"，即流行病学的阈模型（epidemic threshold model），认为只有当人群中易感

者的比例累积达到一定的阈值时，传染病进入才可能引起疾病的流行。

第二阶段——发展阶段（1940～1960 年）　其特点是确定性模型与随机模型同时发展，确定性模型占主导地位。1950年，麦克唐纳（MacDonald）等将已有的流行病学模型引入随机过程，不但对疟疾流行过程进行概括性的理论描述，而且对模型中因子相互之间的关系进行了具体分析，使流行病学数学模型划分为确定性模型和随机模型两大类。同时，明奇（Muench）发表的论著"催化模型在流行病学中的应用"，将催化反应中的单向与双向、可逆与不可逆的理论与人类传染病的发生和免疫之间的关系相结合，对许多疾病拟合效果较为理想。1957年巴特利特（Bartlett）等用随机模型模拟有周期性流行的疾病，研究结果较符合实际。同年，阿米蒂奇（Armitage）和多利（Doll）提出肿瘤形成的随机模型，这是首次提出的针对非传染性疾病的流行病学数学模型，如二阶段学说、多次突变理论等。

第三阶段——近期发展阶段（1960 年以后）　其特点是多种新理论和新模型的产生，实用性增强。1962年沃勒（Wauler）提出了结核病流行病学模型的理论。1965年麦克唐纳（MacDonald）提出了转折点的概念，即当易感者比例在某特定值时，可以有不同的转折方向，这与其他因素相关。1974年迪茨（Dietz）等发表了经过改进的 DMT 疟疾模型，1975年阿鲁玛（Aruma）对结核病流行病学指标与防治措施的相互关系进行了更深入的研究，提出了阿鲁玛模型。随着计算机的

广泛应用和新数理方法的不断引入，出现了多等级（多状态）模型、时间序列模型、时空聚集性模型等等，非线性理论的发展也将混沌论、协同论、奇异点理论、灰色模型等引入到了理论流行病学研究中。

方法步骤 流行病学数学模型是以各种符号代表各种因素，用数学式表示疾病的规律性。该模型不仅能概括病因、宿主和环境三者之间的关系，还能定性、定量显示各变量之间的动态变化。以准确、实时收集的实际流行过程资料对模型涉及的参数进行恰当的估计，初步建立一个或数个模型，再运用现场资料对模型进行检验和修正，最终得到近似反映实际问题的流行病学数学模型，至此才可称建模完成（图）。建立一个流行病学数学模型，通常需经过以下几步。

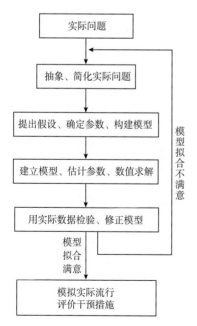

图 建立流行病学数学模型一般步骤流程

提出实际问题，并加以抽象、简化 建模者必须从实际问题出发，紧紧围绕建模的目的，运用自己的观察力、想象力和逻辑思维能力，对实际问题进行抽象、简化，透过表象，探寻问题的本质，把反映流行病本质属性的量及其关系等抽象出来，简化掉非本质的因素，使之从原型的具体复杂形态中摆脱出来，提炼出对建模有用的重要信息和前提条件，这是对科研人员能力素质的基本要求。如果不能正确找到问题的本质，就会对后续寻找合适的模型产生影响，从而影响研究结果。因此，这一步看似简单，其实是至关重要的一步。

提出假设，确定参数，构建模型 抽象的、理论化的数学模型不可能与实际情况完全相同，所以在建模前需要假设一些条件，假设条件是否合理关系到所建模型的适用性、合理性和有效性。根据所假设的条件，选取具有决定作用的因素作为模型中的参数，确定参数间的转换关系，从而选择最合适的数学模型结构。

建立模型，估计参数，数值求解 选择合适的数学模型后，以实际流行过程中所获得的资料对模型涉及的参数进行恰当的估计，有些参数可以直接采用前人的研究经验数据，有些还需要自己专门进行调查研究，有些则必须多次现场调查验证。然后，选择恰当的数学工具和构造模型的方法对各种变量进行综合分析，在确立各参数与变量之间关系和转换成数学表达式的基础上，初步构建一个或数个数学模型并求解。

用实际数据检验、修正模型 将数学模型与实际数据进行拟合、比较分析。如果拟合程度与实际情况完全不符或相差很大，提示模型假设或模型的结构存在不合理现象，应对模型的假设和结构进行进一步的修改、完善、重新建模；如果模拟结果与实际情况基本吻合，只是量的不同，则可能是参数估计不够准确，可调整模型的参数值。只有不断修正、反复推敲，经过实际数据检验和验证，才能获得比较符合实际的、拟合程度高的数学模型。

应用 主要包括以下几方面。

利用数学模型，预测疫病的流行趋势 通过假设一些条件，构建数学模型来预测流行病的流行趋势，这些成功案例历史上很多次被应用，例如，20世纪80年代中期科研人员利用贝斯（Bayes）概率模型预测到流行性脑脊髓膜炎（简称流脑）的大流行，提前投入大量流脑多糖菌苗进行预防接种，有力地控制了疫情的发展，大大降低了流脑发病率，起到了事半功倍的效果。流行病种类复杂，变异很快，稍不留神就暴发流行，如何才能在流行病大规模暴发之前，预测到此类病原体的快速传播，成为医学科研人员的当务之急。研究者需要利用流行病数学模型这一强有力的工具，预测到大规模疾病的流行，从而提前预防接种，最大限度地保障广大人民群众的人身安全。

通过改变模型中的一些参数，了解在不同情况下疾病流行水平和现状，做好疾病预防工作 疾病的传播是复杂和多样的，起作用的因素很多，但历史又不可以假设和重复，如何在疾病暴发流行后，通过改变一些重要因素，预测对疾病传播的影响，这就需要依托数学模型来完成。研究者通过更改一些重要参数，通过数学公式计算，能得出因素变化后，对疾病传播水平的影响。此项功能的重要意义是，在有些疾病大规模流行后，改变一些当时的影响因素，分析流行影响，对于预防下次同类病原体再次流行时，某些因素又刚好发生更改，通过提前做好预防工作，降低易感人群的发病率，而不是等到疾病再次发生，固守上次的因素，做一些因循守旧的预防，万一某些重要因素已发生变化，后果不堪设想。因此，提前对已发生流行病作一些参数修改的研究，进一步掌握各因素对疾病流行的影响，防患于未然，做好疾病预防控制工作。

通过模型的模拟计算，可以选择恰当的防治对策，评价控制方案和措施。流行病学数学模型可以用于疾病流行防治对策的研究，当某一疾病暴发流行时，通过模型的模拟计算，找到几个防治对策，再对几个对策的成本经济性进行研究，找到最优方案。此项研究工作已多次得到验证，例如，20 世纪 80 年代末，急性出血型结膜炎（俗称"红眼病"）暴发流行，当时有人提出开发"红眼病"疫苗和研制干扰素眼药水的对策。经分析，因引起"红眼病"的病毒既多又杂，难以保证对症的疫苗；干扰素价格昂贵，且"红眼病"预后较好，故否定了上述提议。而应用 Reed-Frost 模型有关隔离措施可降低发病高峰并延长流行过程的原理，提出了"将 50% 的患者在家隔离以减少续发病例"的预防对策，控制了疾病的流行。流行病学数学模型在找寻最优疾病防治对策中作用显著，应用广泛，它既节约了科研成本，又降低了预防费用。

（王国萍）

xuèqīng liúxíngbìngxué

血清流行病学（serological epidemiology）

通过分析人群血清与动物血清中特定成分的出现或含量变化，研究疾病流行规律与预防对策的流行病学分支学科。传统的血清流行病学是通过检查人群血清特异抗体、抗原或机体细胞免疫状态，了解过去和现在病原体的感染情况，研究传染病的分布与流行规律，探讨发病或感染的影响因素，评价预防措施的效果。大多数疾病患者血清中都存在着实验室可以检测的血液成分的出现、含量或分布的变化，这些与疾病相关的成分称为生物标志。人和动物的血清中存在着极其丰富的生物标志，包括特异性抗原、抗体、生化物质、营养成分、遗传因子、环境因子的代谢产物等。借助于血清学和免疫学技术和方法检测和分析这些血清生物标志，研究疾病分布规律及其影响因素，阐明疾病在人群中发生与流行的规律，为疾病的预防及预防措施效果的评价提供依据，同时为病因研究提供线索，即为广义的血清流行病学。

简史 血清流行病学是随着微生物学和免疫学的发展而形成并逐步完善的。20 世纪初，开始应用皮肤试验检测人体的免疫状态，如采用锡克试验（Schick test）检测白喉的免疫状态，采用结核菌素试验检测结核病的免疫状态。1916 年，美国将华氏反应列为筛检孕妇感染梅毒的检测方法，标志着最早的血清学试验方法问世。1930 年，中和试验诞生并应用于人群脊髓灰质炎的血清学调查，证实隐性感染在脊髓灰质炎传播中的作用，被视为血清学调查史上的里程碑。1932 年美国学者索珀（Soper）等通过血清抗体检测绘制了巴西黄热病的流行地图，证明该病在美洲和非洲的广泛分布。1933 年在分离到甲型流感病毒的基础上，建立了流行性感冒（简称流感）的血凝及血凝抑制试验方法，应用于不同年龄人群的血清学调查。1940 年以后开始对流行性乙型脑炎等虫媒传染病进行血清学调查，了解人群的免疫水平和地理分布。鉴于血清流行病学的应用日益广泛，1960 年在捷克斯洛伐克布拉格举行的国际流行病学学术会议上，血清流行病学被视为流行病学的一个分支。同年，世界卫生组织建立了 3 个血清参考中心（serum reference bank）：一个设在美国耶鲁大学，主要为美国服务；一个设在布拉格的微生物学流行病学研究所，为欧洲、非洲及亚洲服务；一个设在南非约翰内斯堡，至 1965 年停止工作。1971 年在日本东京国立卫生研究所增设了一个血清参考中心，为西太平洋地区服务。1973 年美国耶鲁大学血清流行病学的先驱者保罗（Paul）主编的《血清流行病学》问世，这是血清流行病学的第一部专著。随着免疫学理论和方法的迅速发展，血清流行病学不仅广泛应用于传染病，而且在慢性病、遗传性疾病等非传染性疾病，以及不明原因疾病的研究方面发挥了重要的作用。

研究范围 血清流行病学是在传染病的防控实践中形成和发展起来的，最初主要用于研究传染病的流行病学问题。随着免疫学、生物化学、分子生物学等学科的发展、相关技术的推广及疾病预防控制的需要，血清流行病学的研究范围逐渐扩大，不仅研究传染病，也研究非传染性疾病。①传染病：通过检查人群血清特异抗体、抗原或机体细胞免疫状态，研究传染病的分布和流行规律及其影响因素，进行疾病监测，评价预防措施效果。②非传染性疾病：通过人群血清生化物质的检测，研究它们与心脑血管疾病、糖尿病等慢性疾病的相关性，探索可能的病因或致病因子；通过检测发病人群某种特定病原体的感染状况、胚胎性抗原等血清学标志，探讨恶性肿瘤的致病因子，进行辅助诊断；通过检测发病人群某些血细胞遗传因子，如 HLA 基因复合体（即人类的主要组织相容性复合体），探讨遗传性疾病的病因。

研究方法　血清流行病学是传统流行病学与血清学检测技术相结合的产物，研究方法大致分为两类：流行病学现场研究方法和血清学试验方法。

流行病学现场研究方法　描述流行病学、分析流行病学及实验流行病学的研究方法均可用于血清流行病学的研究中。①暴发调查：疾病暴发流行时，收集患者或疑似病例急性期和恢复期血清，检测某种病原体抗体水平。若多数病例恢复期血清抗体阳转或效价达到急性期 4 倍及以上，则认为该病原体是本次疾病暴发流行的病因。如果不能采集到双份血清，可通过检测血清 IgM 抗体来判断流行的可能原因。②现况研究：在短时间内对一个地区或单位人群进行的血清学调查，又称横断面调查，以了解人群某种抗体、抗原或生化物质的现况。一般采用两种设计方法：一种是在特定的时间内，选取某个有代表性的人群随机抽样，调查某种抗体的阳性率或其他血清生物标志的浓度，了解该病的人群感染状况、免疫水平及血清生物标志的分布情况。另一种是选择不同人群进行这些血清生物标志的调查，多用于研究它们与一些因素如年龄、性别、地区、生活方式等的相关关系，分析人群患病的

危险因素。③重复横断面调查：在一定时间内对某个特定人群进行的多次横断面调查。常用的设计方法有两种：一种是大样本重复检测，即通过比较同一调查对象两次检测的血清抗体阳性率的变化，估计在某一特定时间内人群的发病情况。其最大优点是可以不必对患者进行连续监测，而且不会漏掉正处于亚临床阶段的病例。另一种是对某一人群每隔一定时间进行血清抗体随访检查，观察免疫水平的长期变迁和不同种类抗体的消长规律。④队列研究：根据疾病的血清学指标将研究对象分为暴露组和非暴露组，随访观察一段时间，比较两组人群某病的发病率，以验证这种血清学指标或相关预防措施（如疫苗接种）是某病的危险因素或保护因素。同样的研究设计方法也被用于探索疾病的病因。⑤病例对照研究：按照病例对照研究设计原则，将研究对象分为病例组和对照组；对两组人群血清抗体或其他血清生物标志进行检测，比较它们之间的差异，验证这些生物标志与疾病之间的相关关系。⑥实验研究：将来自同一总体的研究对象随机分为试验组与对照组，对试验组施以某种干预措施如预防接种或药物；随访观察一段时间后，检测试验组与对照组人群抗体水平或血清学指标的变化，比较分析两组人群之间的差异，判断干预措施的效果。

血清学试验方法　血清流行病学以人群为研究对象，实验室检测的工作量大，影响因素多。在选择试验方法时，不仅应考虑方法的灵敏度、特异度、准确率、重复性等，还要求试验方法简便、经济、安全、标准化和自动化程度高。用于检测血清学标志的方

法很多，常用方法包括酶联免疫吸附试验（enzyme linked immunosorbent assay，ELISA）、凝集试验、凝集抑制试验、免疫荧光试验、补体结合试验、中和试验等。其中 ELISA 具有方法简易、方便、经济、灵敏度高等优点，在血清流行病学中应用最为广泛。此外，单克隆抗体、同位素标记、分子生物学技术的应用大大提高了敏感性与特异性。

统计学方法　根据应用的血清学指标与流行病学方法选择适当的统计学方法。传统的流行病学指标，如率、比及危险度估计等，都可以应用到血清流行病学研究中，只是指标的含义有些变化。当观察两组人群血清生物标志的检出（阳性）率的差异时，采用卡方检验。对于连续变量，计算平均值或几何平均值，采用 t 检验进行显著性检验。对于等比级数资料，如抗体效价，需对资料进行对数变换后再做 t 检验。当采用成对样本设计的研究方法时，如比较同一受试对象免疫或治疗前后的抗体效价或其他血清生物标志的变化，或对一组患者（感染者）血清抗体水平进行追踪观察时，应采用配对资料 t 检验进行显著性检验。

与邻近学科的关系　血清流行病学是流行病学与传染病学、免疫学、微生物学、生物化学以及血清检测技术、分子生物学技术相结合而产生并不断发展、完善的，与这些学科有着密不可分的联系。①与流行病学的关系：血清流行病学作为流行病学的一个分支，在进行血清流行病学调查时，应有明确的调查目的、严密的研究设计、合理的资料分析方法。需要借助于流行病学的现场研究设计和分析方法，如横断

面调查、队列研究、病例对照研究等，在解决流行病学问题的同时，避免调查过程中人力、物力的浪费。②与传染病学、免疫学、微生物学的关系：血清中存在病原体感染后的特异性抗原、抗体，用于诊断、预后评价、免疫接种效果与持续时间的观察，也可用于查明传染病的地理分布、病原体的长期变异、传染病预测等。免疫学和微生物学的理论与技术的发展不仅为血清抗原、抗体检测提供了敏感、特异的试验方法，而且促进了人们对传染病流行规律的理解。因此，血清流行病学与传染病学、免疫学、微生物学相互渗透、交叉。③与生物化学的关系：许多慢性疾病的患者，其血清和血细胞中可见某种成分的异常出现或浓度变化。以生物化学的基本理论为依据，采用流行病学研究方法，分析这些血液成分与特定疾病的关系，有助于阐明疾病的发生机制、致病因子及危险因素。④其他：血清流行病学以血清为检测对象，血清检测技术是识别血清生物标志的重要手段，其灵敏性、特异性直接关系到研究质量，因此血清流行病学与血清检测技术关系密切。随着分子生物学技术的迅速发展，血清中病原体核酸、基因变异等生物标志的测量将更准确、更具体反映疾病的流行规律。

应用　血清流行病学的应用范围非常广泛。一方面，通过血清学标志的检测，研究传染病在人群中的分布、流行特点及传播规律，为传染病的预防控制及免疫接种计划的制定和效果的评价提供依据。另一方面，研究血清生物标志与非传染性疾病的相关性，探索可能的病因及致病因子。血清流行病学的应用具体体现在：

①查明感染结局，补充临床观察的不足。几乎所有的传染病在流行时都存在着不同比例的隐性感染者或临床症状不典型病例。以隐性感染为主的传染病仅凭临床病例的报告，发病率往往会被低估，难以掌握疾病的流行特点。结合血清学调查，可以全面、真实地反映此类传染病的流行过程，阐明疾病在人群中发生与传播的规律。②研究传染病的流行特点。通过检测不同地区、不同人群血清抗体水平，了解某种传染病的人群分布与地理分布情况。通过对同一人群血清抗体的动态观察，了解传染病的季节分布及周期性。③进行疾病的群体诊断和回顾性诊断。传染病暴发或流行时，比较病例组与对照组血清特异性抗体水平的差异，确定疾病的病因；通过比较同一发病人群两次检测的血清抗体阳转率或效价，推断引起疾病暴发流行的病原体种类。由于检测技术的限制，有些疾病在暴发流行的当时无法确定病因，一旦实验方法成熟，即可对保存的发病人群的血清标本进行抗体检测，对既往流行的疾病作出诊断。④研究传染病的既往流行史与长期趋势。如果某种感染诱导机体产生的血清抗体可持续终身，则可采用现况研究，调查某地区不同年龄组人群血清抗体水平，分析疾病既往流行概况及长期趋势。同时，这种不同年龄组抗体水平的差异可以反映一个国家或地区的卫生条件与经济状况的变迁。⑤追踪观察人群的发病情况。对某一人群每隔一定时间进行血清抗体随访检查，明确在此期间的发病情况，了解疾病的季节分布特点。⑥研究病原体的长期变异。通过分析人群血清抗体的种类及其消长规律，阐明病原体的

变异规律。⑦预测疾病的流行趋势。病原体感染过程是人群中易感者演变为感染者，进而成为免疫者的过程。人群中易感者的比例越大，流行强度就越大。通过血清学监测，调查一个地区人群某种传染病的血清抗体水平，了解人群的易感性，预测发生疾病流行的可能性及流行强度。⑧评价预防接种效果。每一种生物制品的免疫效果都要经过严格的鉴定。可以应用血清学方法检测免疫接种前后受种者的抗体水平、类型、出现及持续时间，评价接种效果。通过血清学调查，还可以比较同一种疫苗不同接种途径以及几种疫苗联合接种的免疫学效果。⑨查明不同年龄、地区人群免疫水平的动态变化，了解预防接种的需求，为制定预防接种计划提供依据。⑩探索疾病的病因或危险因素。通过检测血清抗体、抗原、生化物质、胚胎性抗原、血细胞遗传因子等血清标志，分析它们与传染病及心脑血管疾病、恶性肿瘤、遗传性疾病等非传染性疾病的关系，探索这些疾病的致病因子和危险因素。⑪阐明疾病间的可能联系，如病毒感染、慢性病、肿瘤之间的关系。⑫评价正常人群的健康状态，如各地区、各人群、各年龄组生化指标、营养指标、免疫状态等血清标志的评价。

（张久松）

fēnzǐ liúxíngbìngxué

分子流行病学（molecular epidemiology）　研究疾病和健康状态相关生物标志在人群和生物群体中的分布及其影响因素，并研究预防疾病、促进健康的策略与措施的流行病学分支学科。分子流行病学结合流行病学现场研究方法，应用分子生物学技术，从分

子水平阐明病因与相关致病机制，以及疾病的流行规律。分子流行病学的研究对象是人群和医学相关的生物群体如细菌、病毒、寄生虫等，生物标志是分子流行病学的核心概念，生物标志测量是分子流行病学探讨疾病病因及其致病机制的基本途径。

生物标志指能代表生物结构和功能的可识别物质、分子事件或生物大分子，包括细胞学的、生物化学的、分子生物学的、免疫学的、遗传学的、病理学的生物标志，等等，但应用的生物标志多是核酸、蛋白质等生物大分子。分子流行病学中的生物标志分为 3 类。①暴露标志：与疾病或健康状态有关的暴露因素的生物标志，分为外暴露标志、内暴露标志、生物作用标志。外暴露标志指暴露因素进入机体之前的生物标志，如病毒、细菌、寄生虫、生物毒素、环境有害物质等。内暴露标志指暴露因素进入机体之后的生物标志。对于生物性因子而言，可以是病原体本身或其代谢产物，也可以是与宿主生物分子结合的产物，如病毒整合基因、DNA 加合物等；对于非生物性因子而言，可以是其在体内的代谢产物，也可以是与宿主靶细胞的结合物等。生物作用标志指暴露因素进入机体后最终发挥生物活性的生物标志。②效应标志：宿主暴露环境因素后产生的结构性或功能性变化的生物标志，如突变的基因、畸变的染色体、特异性蛋白质等，包括早期生物效应标志、结构和功能改变标志、病理标志、临床疾病标志、健康状态标志等。③易感性标志：在暴露因素作用下，宿主对疾病发生、发展易感程度的生物标志。易感性主要与宿主的遗传特征以及生长发育、营养、免疫、机体活动状态等有关。在疾病的不同阶段，宿主可以有不同的易感性标志。

简史 分子流行病学是新兴的流行病学分支，是分子生物学与流行病学相结合的产物，产生的背景主要归纳为两个方面：一是传统的流行病学在疾病防控和健康促进中遇到了新的问题和需求，二是分子生物学理论和技术得到了快速发展。具体表现在：①病原生物不断变异。由于环境变化及病原微生物本身的遗传因素，病原微生物的多变性普遍存在。在追踪传染源、确定传播途径、阐明流行规律等方面，应用传统的生物学、血清学等方法常常难以获得满意的结果。②耐药性菌株不断出现。抗生素的大量使用导致各种耐药菌株的出现。如何准确鉴定耐药菌，阐明其发生与传播规律及其影响因素，进而制定预防控制措施，成为亟待解决的问题。③宿主易感性差异显著。不同个体或群体之间对疾病的易感性差别较大，但传统的流行病学方法在检测这些差异方面存在着很大的局限性。④新发传染病不断出现。当不明原因传染病疫情出现时，需要采用准确、灵敏、快速的检测技术对疾病进行早期诊断。同时，通过对环境生物群体的监测，加深对新发传染病发生、传播途径、病原体溯源等方面的认识。⑤传统的检测技术缺乏特异性。在传染病的防控实践中，常常需要病原学诊断和鉴别诊断，而常用的病原体分离、形态学观察、生物学特征、免疫学反应、动物致病性等都是病原体的表型特征，通常不能作为诊断的依据。⑥慢性疾病的病因探索及干预措施效果评价受到限制。心脑血管病、糖尿病、恶性肿瘤等慢性疾病一般具有多病因、多阶段、长潜伏期等特点。仅研究暴露或干预措施与结局（发病率或死亡率）的关联性，而不考虑结局发生的中间环节，则不能全面、准确地解释疾病的病因和致病过程。分子流行病学关注结局发生前不同阶段的生物标志与结局的关系，能够有效地解决这一问题。⑦分子生物学技术的迅速发展为分子流行病学的产生和发展创造了前提条件。

分子流行病学的发展主要经历了两个阶段。①概念的提出及演变阶段：早在 1972 年美国学者基尔伯恩（Kilbourne）应用"流感分子流行病学"这一术语。1977 年法国学者认为分子流行病学是应用精细技术进行生物材料的流行病学研究。这一阶段，分子流行病学主要用于传染病的研究。20 世纪 80 年代以来，分子流行病学逐步应用到慢性非传染性疾病。1986 年有学者提出：分子流行病学的核心在于把先进的实验室方法和分析流行病学结合起来，从而查明环境和（或）宿主病因。1993 年美国舒尔特（Schulte）等出版了《分子流行病学——原理和实践》一书，提出分子流行病学的功能定义：在流行病学研究中应用生物标志或生物学测量。1996 年在国际流行病学学术会议上提出：分子流行病学研究狭义上讲是测量作为暴露或效应的生物标志——信息大分子，如 DNA、RNA、蛋白质，广义上则包括任何实验的、生物化学的和分子生物学的测量，以及基于血清中生物标志（抗原、抗体、代谢物等）的血清流行病学内容。这些概念的发展极大地丰富了分子流行病学的内涵。②快速发展阶段：20 世纪末，随着生物技术的迅猛发展，分子流行病学显现出前所未有的发展势头，主要表现在：研究内容更加丰富，已扩展到疾病和健康状态相关生物标志的分布及其影响因素、人群易感性、防控效果评价、病原微生物进化与变异规律等；检测手段越来越多，涉及免疫学、细胞学、生物化学、遗传学等技术方法；研究范围不断扩大，从传染病到非传染性疾病乃至环境科学、生物学、人类学等。

研究范围 包括 4 个方面。①医学相关生物群体：对病原微生物进行检定、分型、分类，研究病原生物群体的遗传关系以及进化变异规律。其中病原体分型对传染病病原学研究至关重要。②传染病：研究人群感染病原体型别、分布规律、病原体监测；确定传染源与传播途径，分析传染病流行规律；研究人群免疫状态、易感基因分布与疾病流行的关系；筛选高危人群。传染病研究常用的生物标志包括病原体核酸、病原体蛋白、病原体抗原、人血清抗体以及人体基因组等。③非传染性疾病：研究心脑血管疾病、肿瘤等慢性疾病、遗传性疾病及代谢性疾病的致病因子及其作用强度和作用机制，进行疾病诊断，筛选和确定高危人群。常用的生物标志包括：核酸类，如基因组、癌基因、抗癌基因、修复基因、酶代谢基因、mRNA、病原体核酸等；蛋白类和酶类，如蛋白质和酶的结构、表达量、功能活性等；抗原、抗体类；其他，如糖类、脂类、激素类、细胞因子等。④健康状态：通过检测健康状态相关的生物标志，客观地评估健康状态，预测疾病的发生，实现疾病的早期预防与干预。

研究方法 分子流行病学是宏观流行病学与微观实验室技术相结合的产物，研究方法大致分为两类：实验室检测技术和流行病学现场研究方法。描述流行病学、分析流行病学及实验流行病学的研究方法均可用于分子流行病学的研究中，只是在指标测量上要求客观、准确，检测方法比较复杂，需要一定的实验室条件，一般不宜进行大规模现场研究。

实验室检测技术 主要包括核酸技术、蛋白质技术、酶学技术、生物芯片技术等。

核酸技术 ①核酸电泳图谱分析：如质粒图谱分析、限制性酶切图谱分析、寡核苷酸图谱分析等。某些细菌带有某种或某几种质粒，在一定时间内相对稳定，具有特异性。某一菌株所带质粒的构成特性即质粒图谱特征是细菌的特性之一。质粒图谱分析是应用于分子流行病学研究的方法之一，其检测方法简单，不需要特殊设备和试剂，一次可处理很多菌株。当核酸片段较大或研究需要时，经过限制性内切酶酶切后再进行电泳获得的图谱称为限制性酶切图谱。寡核苷酸图谱常用于病毒 RNA 的分析，其基本原理是 RNA 经过某种特殊的 RNA 酶消化后，产生很多大小不同的片段，这些片段经电泳后形成一个特异性的图谱。该方法是一种有效且重复性好的核酸分析方法。分析这些图谱，可判断生物体间的遗传关系，分析基因间的连锁关系，比较不同群体基因组的异同。②核酸分子杂交：将已知序列的特定 DNA 片段标记为基因探针，检测标本中是否具有基因探针的互补序列。核酸分子杂交的种类有 DNA-DNA 杂交、DNA-RNA 杂交、RNA-RNA 杂交。常

用的方法有印迹杂交、原位杂交、斑点杂交等。印迹杂交又分为 DNA 印迹法（Southern blotting）和 RNA 印迹法（Northern blotting），分别用于检测 DNA 和 RNA。印迹杂交主要用于病原体鉴定、生物群体多态性及遗传同性分析，也可用于非传染性疾病遗传易感性研究。原位杂交主要用于检测特定基因片段的有无，进行病原体学诊断。斑点杂交指将待测的 DNA 变性后点加在硝酸纤维素膜（或尼龙膜）上，用已标记的探针进行杂交，洗膜（除去未接合的探针），放射自显影，判断是否有杂交及其杂交强度，主要用于基因缺失或拷贝数改变的检测。③核酸序列分析：用于比较不同 DNA 片段碱基序列的异同，揭示不同生物体间的遗传关系。人类基因组计划（human genome project，HGP）的顺利完成是核酸测序技术的应用范例。单核苷酸多态性（single nucleotide polymorphism，SNP）研究也被认为是揭示疾病易感性一个新的途径。④聚合酶链反应（polymerase chain reaction，PCR）：在引物和 DNA 聚合酶作用下，以 DNA 一条链为模板合成互补链的一种体外 DNA 扩增方法。在常规 PCR 的基础上衍生出多种类型的 PCR 技术，如实时定量 PCR、反转录 PCR（RT-PCR）、原位 PCR、随机引物 PCR、单链构象多态性 PCR（SSCP-PCR）、等温扩增技术等。PCR 技术与电泳技术、核酸测序技术联合使用，可检测核酸片段的有无，分析核酸序列的特征，用于遗传病和传染病的诊断。

蛋白质技术 蛋白质是基因表达的产物，包括结构蛋白和功能蛋白。蛋白质分离鉴定技术主要有蛋白质电泳、高（超）速离

心、蛋白质印迹、色谱分析、蛋白质测序等，主要用于分析蛋白质的分子量、表达量及表达谱，确定蛋白质的性质。

酶学技术　酶是生物体内重要的功能分子。蛋白酶的分离鉴定技术与蛋白质相似，但需要一定的条件，如特定的温度、缓冲液等。用组织化学的方法可以定性检测蛋白酶的存在，加入酶特定的底物可定量测定蛋白酶的活性。经过凝胶电泳分离，再进行特异染色可以鉴定蛋白酶的分子量，并在不同的生物体之间进行比较。20世纪80年代以后，多位点酶电泳法在分子流行病学研究中应用较多，主要用于生物体的分子生物学分类、分型，研究不同生物群体或个体之间的遗传关系、群体变异规律。

生物芯片技术　基于分子杂交原理的一种新型生物标本检测技术，可以对核酸、蛋白质等生物大分子进行检测分析。生物芯片技术具有快速、高通量、微型化、自动化等特点，一块芯片一次可以检测大量生物特征，且试剂用量少，检测时间短。基因芯片用于病原微生物检测、基因诊断、核酸测序等，蛋白质芯片可检测各种蛋白毒素类、基因表达水平等。

流行病学现场研究方法　主要包括描述流行病学研究、病例对照研究和实验流行病学研究。描述流行病学研究常用于传染病人群感染情况调查、免疫水平评价等；非传染性疾病常测量基因型频率、基因突变、蛋白质表达水平、血清学标志等。病例对照研究具有样本量小、研究周期短、结论比较可靠等优点，在分子流行病学中较描述流行病学研究应用更为广泛。常用的病例对照研

究有两种衍生模式，即病例－病例研究和巢式病例对照研究。病例－病例研究根据病例的一定特征将病例分为两组或几组后，再按病例对照研究的分析方法进行，在研究环境因素与遗传因素之间的交互作用时具有独特的价值。巢式病例对照研究是基于队列研究的一种模式。研究开始时，按照队列研究设计收集生物标本和相关资料；随访中发现新病例后，从同队列中选取对照；再按病例对照研究设计方法进行分析。实验流行病学研究在分子流行病学研究中应用较多，多采用小样本随机对照试验和干预试验，主要用于预防接种和干预措施效果评价及疗效评价。除上述研究方法外，队列研究因其样本量大，实验室检测成本高等不足，应用受到一定的限制。

资料处理与分析　①常用指标分析：传统的流行病学指标，如率、比及危险度估计等，都可以应用到分子流行病学研究中。②交互作用分析：在分子流行病学研究中，常需要分析生物标志与相关暴露因素的交互作用，多采用病例对照研究或病例－病例研究的分析模式进行评估。③遗传关系分析：主要分析指标有不同种群或个体之间的遗传一致性（如相似系数）和遗传差异（如遗传距离）。④遗传多态性分析：遗传多态性是指生物群体的遗传变异情况，可用遗传多态度和杂合度表示。⑤分子进化分析：将核酸测序技术与计算机软件分析结合起来，确定病原体之间的亲缘关系和突变时序及其时间，研究病原体的进化与传播关系。

与邻近学科的关系　分子流行病学是流行病学和分子生物学发展的必然结果。流行病学是在

传染病的防治实践中形成的，先后经历了"病例为基础"的流行病学时期和"病例和感染为基础"的流行病学时期。随着分子生物学技术的迅猛发展，人类认识到疾病的发生、发展是一系列相关分子事件（生物标志）相互作用的过程。对这些生物标志进行流行病学研究，可以深入了解致病过程，揭示从暴露到发病之间"黑箱"的秘密，也就是说分子流行病学使传统流行病学进入了一个"生物标志为基础"的崭新阶段。分子流行病学深深植根于传统流行病学广沃的土壤之中，在进行分子流行病学研究时，宏观的流行病学现场研究和微观的实验室检测技术缺一不可。

应用　分子流行病学是流行病学一个新的分支学科，它的应用范围十分广泛，可以应用于疾病流行规律研究、病因探讨、危险因子致病机制研究、疾病易感性测定、防治措施评价。

分子流行病学在传染病防治中的应用　①传染病病原学诊断：病原体的基因特征稳定可靠，是病原体鉴定和诊断的重要依据。通过基因水平的检测，不仅能够对病原体进行早期诊断，而且可以直接探知它们在体内的消长过程及其与机体的相互作用乃至机体损害的细节，从而在症状出现之前或早期采取相应的防治措施。②传染源与传播途径确定：根据感染者病原体的基因型别或其他分子生物学特征及其遗传关系判定传染源和传播途径。病原体的分型技术常应用于生物恐怖病原的分型、共同来源的传染病暴发调查、患者间的传播等。③人群感染谱调查：通过检测病原体抗原、核酸、蛋白质、特异性抗体等生物标志，准确、快速地判断

人群感染，特别是隐性感染情况。④传染病流行趋势预测：许多传染病的流行与病原体抗原变异密切相关，研究病原体的进化变异规律有助于预测疾病的流行趋势。⑤传染病预防措施制定及效果评价：调查人群中某种病原体特异性抗体水平，指导预防策略的制定。同时，免疫效应的测量也可用于预防接种效果的评价。⑥易感人群的筛选：通过对特异性抗体、易感基因等生物标志的测定，筛选传染病的易感人群。⑦预防接种相关疾病研究：比较分析患者分离的菌（毒）株与疫苗株或野生株的基因特征，确定疾病与疫苗接种的关系。

分子流行病学在非传染性疾病研究中的应用　①病因及致病机制探索：研究非生物性因素的暴露与内暴露或早期生物效应标志的关系，提供病因线索，阐明发病机制。②致病特征与预后预测：通过测量基因表达、代谢异常、病理损伤等生物标志，研究致病特征，评价疾病预后。③疾病的早期诊断：测量基因表达、代谢异常等早期效应标志，对疾病进行早期辅助诊断。④预防措施效果评价：以早期生物效应标志为结局变量，在较短的时间内判断干预措施的效果。⑤疾病治疗效果评价：从分子水平测量药物治疗后特定效应标志的变化，准确评价治疗效果。⑥高危人群筛选：通过对遗传性疾病以及心脑血管病、恶性肿瘤、糖尿病等慢性疾病易感基因的测定，筛选高危人群。此外，人类基因组计划、后基因组计划、疾病基因组计划及现代蛋白质组学技术等的实施，也为揭示疾病遗传易感性提供依据。⑦健康促进措施的制定与评价：调查人群中与健康状态相关的生物标志的分布及其影响因素，为制定健康促进措施及其效果的评价提供依据。

（张久松）

jūnshì yīxué dìlǐ

军事医学地理（military medical geography）

研究地理环境与军队成员健康、卫生勤务保障的关系的学科。军事医学地理作为现代军事医学科学的分支学科，主要研究任务是探讨部队平时驻扎、战时作战地区对军队成员的健康、卫生状况及卫生勤务保障有影响的地理环境及相关因素，其目的在于改善不良环境，加强卫生管理，预防各种疾病发生和流行，以保障军事行动，维护军人健康水平，提高部队的战斗力。

简史　军事医学地理是医学地理学的理论、观点和方法在军队卫生勤务中的应用，是以服务军事目的产生和发展起来的医学地理学。军事医学地理对于军事行动卫勤保障、国防建设具有极为重要的意义。在古今中外军事史上，由于未考虑战区医学地理学知识而酿成失利的战事不胜枚举，例如，1812 年 6 月拿破仑率 60 万大军偷渡尼门河进攻俄国时，不习惯大陆性酷暑导致大批人和军马中暑，又加之当年寒季早临，11 月初便风雪交加，大批战士冻死、冻伤，半年内损兵折将 50 余万，年底返回尼门河时仅剩 2 万人；20 世纪 40 年代侵略印度的日军在伊姆法尔战役中约 60%患疟疾，是导致日军不战而败的重要原因；1964 年中国人民解放军海军某鱼雷艇大队南下，部队出现不习水土，痢疾、疟疾流行的情况，导致部队非战斗减员骤增，影响了部队执行任务，而 1980 年中国海军某编队向南太平洋进发执行任务，编队卫勤领导针对试验海域附近岛国的罗斯河热和登革热疫情，及时发出了疫情通报，要求各舰船做好卫生防病工作，从而避免了疫情的发生。因此，军事医学地理是军队卫勤组织指挥不可缺少的一门学科。第二次世界大战期间，美国、德国等吸取历史上疾病使部队大量减员的教训，组织军队开展相关的调查，相继编写或绘制了地理流行病学资料或医学地理地图集，例如，1944 年美国出版了《全球传染病流行病学》一书，描述了全球各国常见传染病、地方病及寄生虫病的流行情况及地理分布特点。1942 ~ 1945 年德国出版了《传染病地图》；第二次世界大战后，美国、苏联、德国等继续开展了军事医学地理学调研，发表了大量的专题报告和论著，针对不同作战地域，编写了多种传染病防治手册和昆虫动物防护手册。军事医学地理学正是在上述地理流行病学专著或疾病地图集的基础上发展起来的，注重探讨与军事行动相配合的医学地理学理论、技术与方法，以防治疾病、合理配置卫勤组织机构，保障部队健康和战斗力。新中国成立以前没有医学地理学学科和专门研究，新中国成立后，中国人民解放军十分重视军事医学地理学研究，多次组织专项调查研究与资料整编，收集了一系列医学地理学资料，为中国虫媒与自然疫源性疾病的防控发挥了重要作用，为经济发展和国防建设提供了重要保障。

研究内容　从军事医学地理的整体内容而言，可分医学地理、军事地理、自然地理和经济地理四个部分。医学地理是军事医学地理的最主要内容，其研究内容包括：具体地区人群疾病发生和流行的空间分布规律，医学昆虫动物的空间分布特征及其对人群健康的影响，以及自然地理环境、社会经济因素等对居民健康状况的影响等。军事地理与医学地理具有内在联系，它反映自然地理环境、医疗卫生状况、军队部署、卫生机构配置等的军事意义。自然地理和经济地理是军事医学地理的基础，是掌握目标区域的基本状况，如地形地貌、气候条件、土壤土质、水文特征、植被类型等，经济地理又称人文地理，是人群在该地区长期活动形成的社会概况，包括行政区划、居民情况、人口情况、工农业生产、交通运输、政治等。

研究方法 军事医学地理调查是开展军事医学地理研究和编写的基础，调查主要通过军内外有关业务部门搜集资料，同时辅以对重点地域和专题进行实地考察。调查的目的是获取目标区域的相关信息，编写则是对调查获取的信息进行加工、整理和分析，侧重分析所获取的信息与国防建设和军事行动的关系。地图、图表是军事医学地理最主要的表达方式，随着遥感、地理信息系统和计算机技术等现代信息技术的发展，应用地理信息系统、空间分析等技术集成、管理军事医学地理信息，探讨与军队成员的健康、卫生状况及卫生勤务保障相关的地理环境，建立军队防控疾病、促进健康的军事医学地理信息库和决策评价辅助系统、卫勤组织指挥系统等对于国家的经济建设、国防建设具有重要的现实意义和实用价值。

与邻近学科的关系 军事医学地理是军事医学的一个分支学科，是军事医学与军事地理学等学科相互融合相互交叉而形成的一门新兴学科。自然地理环境是指地形、地貌、气候、水文、土壤、植被、自然灾害等，针对社会经济因素，医学地理学注重经济地理方面的有关资料（如居民点、交通线、土地利用、产业结构、人均收入等）和医疗卫生方面的资料（如医疗卫生体系、医疗卫生资源、次生灾害因素等）。军事医学地理的基础理论是由军事医学科学、军事后勤科学、军事地理科学、现代信息科学等有关学科知识互相移植与渗透、经再创新形成的一门交叉学科。在地理科学领域它属于人文地理科学范畴，在军事医学科学领域它属于军事预防医学科学范畴。

功能与作用 通过研究部队驻地及周边各种地理环境和社会经济因素对部队驻地卫勤保障的影响，掌握部队驻地的卫勤条件，保证军队的正常活动；掌握部队驻地的生物情况，了解当地主要的疾病种类、医学动植物的危害及其影响因素，避免和减少其对军队人员健康的影响；调查驻地的水土条件，以避免和减少军队因不习水土而引起的疾病的流行；研究战区、任务目标区域的疾病流行情况、医学动植物的危害及其影响因素，以避免或减少其对军队人员健康的影响。

(方立群)

jūnshì yīxué dìlǐ liúxíngbìngxué

军事医学地理流行病学（geographic epidemiology in military medicine）

研究部队人群疾病和健康状况的空间分布及其与地理环境之间关系的学科。其主要任务是研究自然地理环境和社会经济条件对部队人群疾病和健康的影响，阐明部队人群疾病的地理分布规律，明确影响疾病或健康的主要地理环境因素，探索保护和改善环境质量、促进健康的对策与措施，并评价这些对策和措施的效果。军事医学地理流行病学是军队流行病学与地理学、环境科学、气象学、地质学等多学科互相联系、互相渗透发展起来的军队流行病学分支学科。

简史 地理流行病学的发展始于18、19世纪传染病的防控过程中。1854年英国内科医生约翰·斯诺（John Snow）绘制霍乱死亡标点地图，发现了霍乱的传播途径和污染源的线索。德国柏林大学希尔施（Hirsch）教授于1860年出版的《历史及地理病理手册》是早期地理流行病学的权威著作。19世纪细菌学、免疫学的发展使研究在"人－病原体－地理环境"之间建立关联，促进了地理流行病学的发展。地理流行病学作为一门学科系统地发展与20世纪50年代美国学者梅（May）提出的"疾病生态学说"及其开展的研究工作密切相关，他的研究打破了疾病唯病原体论的束缚，认为疾病的生态学需研究环境、文化与人类疾病之间的相互作用，提出疾病的发生是多因素共同作用的结果，描述了环境因素和致病因子之间的关系，促进了疾病多因素影响模式的发展，为疾病与地理环境关系的多学科合作研究提供了理论基础。

军事医学地理流行病学是以服务军事为目的产生和发展起来的地理流行病学。第二次世界大战期间，德国吸取历史上传染病使部队大量减员的教训，纷纷绘制医学地理图集。美军一直非常重视军事医学地理流行病学的研究，在部队执行任务前往往对任务区开展系统的流行病学侦察，并对官兵进行卫生防疫教育，为了提高部队战斗力，美军还出版了《全球传染病流行病学》一书，为其部队预防可能遇到的传染病提供了重要的科学资料。苏联也非常重视军事医学地理流行病学的研究，其特点是与国家各项建设事业相结合，尤其强调军事医学地理的调查研究，对全苏各战略要地均开展了自然疫源地调查，出版了大量的研究论文集。中国人民解放军根据部队野营、训练和战备需要，在 20 世纪 50 ~ 60 年代开展了自然疫源性疾病如鼠疫、森林脑炎、流行性出血热、钩端螺旋体病、布鲁菌病、恙虫病等的调查和卫生流行病学资料的收集工作，出版了各省、自治区、直辖市的流行病与医学动物分布的资料汇编，并在应用中对资料进行扩充和修订。20 世纪 90 年代随着现代空间信息技术的迅速发展，相关研究工作克服了传统的流行病学调查资料仅以书面文字形式表达、检索查询和数据更新维护困难等不足，在地图制作、数据管理、数据更新、监测预警、应急管理等方面取得了重要的进步，不仅提高了军队的卫生防病水平，还促进了军事医学地理流行病学学科的发展。

研究范围 军事医学地理流行病学的基本任务是研究部队人群疾病或健康状况的空间分布及其与地理环境之间关系，发现和分析疾病（健康）状况空间分布的区域差异及时空发展动态，研究产生空间区域差异的环境影响因素及其对疾病（健康）状况作用的机制与效应，并从保护环境与发展、促进健康的角度提出保健和疾病预防控制措施。其研究内容主要包括以下几方面。

疾病和健康的地理分布 通过绘制医学地图或应用空间统计分析技术，描述和分析部队人群疾病（健康）及其相关的地理环境或环境卫生等因素的空间分布模式，分析或比较其"时间""空间"或"人群"等的分布特征及动态趋势，不仅使人们对疾病（健康）及其相关地理环境或环境卫生因素等的地理分布一目了然，还可提供环境影响因素、流行病学病因的线索，并作为进一步流行病学调查、分析性研究的依据，为建立地理流行病学数学模型奠定基础。

疾病和健康与地理环境的关系 部队人群疾病和健康状况的分布因地区不同时间变迁而异，开展疾病（健康）与地理环境因素关系的研究，是军事医学地理流行病学的重要研究内容，不但能为环境危险因素的研究提供必要的信息，而且能进一步促进流行病学病因的研究。与疾病（健康）的时空分布相关的地理环境主要包括：①气象气候，如温度、湿度、降水、风速等。②地形地貌，如海拔、坡度、坡向、地理景观等。③土壤，如土壤的类型、湿度等。④水文地理，如水体类型、水质、水污染等。⑤地球化学因素，如土壤、水、食物等微量元素的含量等。⑥生物因素，如作为某些疾病动物宿主或传播媒介的动物（昆虫）的种群与数量，或作为其食物的植物的分布及寄生虫的分布。⑦人文社会因素，如人口的分布特征、人口密度、生活条件、交通、饮食习惯等。⑧电离辐射等物理因素。

疾病和健康与社会经济发展的关系 社会经济发展是改善人类生活的过程，促进了人类生存环境、经济环境和医疗卫生环境的改善，但如果发展不当，则容易导致资源枯竭、生态破坏和环境污染，从而对人类健康产生直接或间接的不利影响。随着全球环境变化和经济全球化的进程，"环境－健康－发展"的整体观越来越受到重视。地理流行病学除研究疾病（健康）与地理环境的关系外，还要注重研究疾病（健康）与发展之间的关系，以"环境－健康－发展"的整体观为指导，研究社会经济发展对健康的影响，是地理流行病学的重要研究内容之一。

疾病和健康与地理生态系统的关系 "人地关系"的研究也是地理流行病学的重要任务之一。人类生存于特定的生态环境中，人与其生存的环境组成复杂的人类生态系统，即地理生态系统。不同的地理生态系统其物质能量、生命元素的迁移转换、人类的活动特点、病原微生物、动物宿主和媒介的依存关系各不相同，导致不同地理生态系统对人类健康的影响也不同。社会经济发展水平也决定不同地理生态系统的健康状态和疾病的构成。

研究方法 作为军队流行病学的分支学科，军事医学地理流行病学研究思路基本与传统流行病学相一致，但研究过程中要求研究者更加注重应用"空间思维"的方式来观察事物、分析事实，最后大都以地图的形式来表达结果。研究方法主要是利用描述流行病学、分析流行病学研究方法，结合应用医学地理学调查、医学地图学、医学地理区划、医学地理模拟、空间统计学等方法。

医学地理学调查 根据研究目的侧重于两个方面，即流行病学调查与地理学调查。

流行病学调查 包括：①从疾病发病率或死亡率的区域差异入手，开展病因或发病影响因素的调查研究。②从不同的人群对比入手，研究发病率或死亡率与地理气候、土壤、食物等的关系。③从不同的时期发病率或死亡率的变化入手，研究发病率或死亡率的动态变化与环境因素的关系。④国际移民或区域间移居人口疾病的发病率及死亡率变化与环境因素关系的研究。

地理学调查　包括：①自然环境要素与地理景观调查，用地理学调查方法可以揭示疾病或健康与地理环境因素的联系，如自然疫源性疾病或虫媒病主要调查气象、植被、土地利用、动物、昆虫或其动物宿主、传播媒介滋生（栖息）的地理景观，对生物地球化学性疾病侧重于水土、营养等因素的调查。②微小地理环境调查，该方法较适用于病因或传播机制不明疾病的调查，是弄清环境致病或影响因素的好方法，并能为改良环境、预防控制疾病提供科学依据。③水文地理调查，应用描述流行病学和分析流行病学方法，研究某地理环境内特定疾病的发病强度和水文地理因素的关系，对探明特定疾病的病因具有重要意义。④人文社会调查，主要研究某特定地理环境内人文社会因素与某疾病的关系，如经济、民族、宗教、生活饮食习惯等与疾病的关系，也是地理流行病学常用方法。

医学地图学方法　医学地图作为地图学的一个分支，是地图学中一个非常活跃的部分，它描述疾病或健康状况、地理环境或环境卫生因素等的地理分布。通过医学地图人们可对疾病及其相关的地理环境或环境卫生因素的地理分布一目了然。医学地图的重点是疾病地图，绘制疾病地图是地理流行病学最主要的任务之一。疾病地图作为专题地图的一

个分支，它使疾病的空间分布图像化，绘制疾病地图，可以展示疾病的时空、人群分布特点，为流行病学病因及影响因素提供进一步分析的依据。常用的疾病地图包括疾病标点地图、疾病分级统计地图、疾病扩散地图和疾病叠置地图等。

医学地理区划　根据疾病的聚集性分布特征及其与各类环境因素的相关程度，将大的特定地理环境区域划分成若干既独立又存在一定联系的医学地理区。在一个医学地理区内部，生态景观类似，而不同地理区之间，疾病或健康状况的分布、生态景观、环境影响因素或宿主媒介等可能存在很大差别。例如，将中国主要流行于亚热带地区的血吸虫病划分为平原水网型、平原湖沼型及山丘型流行地理区，将中国森林脑炎划分为 3 大疫区 6 类自然疫源地、鼠疫划分为 12 大类自然疫源地。医学地理区划是在气候、自然地理区划结合医学地理调查的基础上进行的，特定地理区域中代表性疾病的种类、发病率、病死率、死亡率，以及相关的生境特征、媒介宿主种类等是医学地理区划的常用指标。医学地理区划可阐明一定地理区域内特有的或较严重的疾病及其暴发流行的可能性，用于探索和预测疾病，医学地理区划不仅对了解疾病传播的风险及其防控工作有益，还在临床诊断中具有参考意义。

医学地理模拟　通过对某种疾病生态地理条件的模拟来观察疾病或健康状况的变化，以利于完整理解环境因素导致疾病复杂的病理过程，可用于探索疾病环境影响因素及疾病干预试验。例如，为了探讨海拔高度对人体健康的影响，通过模拟气压降低及

含氧量较少的环境来观察人体的适应性，对于宇航医学来说就是一种模拟；在克山病发病地区进行人群补硒的试验，以及针对缺碘地区开展大规模的食盐加碘来预防地方性甲状腺肿的干预试验。医学地理模拟不仅适用于地理流行病学科学研究，还可为疾病的预防控制提供科学依据。

空间统计学　计算机科学、数理统计学、地理信息科学等学科的发展，尤其是地理信息系统、遥感、全球定位系统技术的发展，大大促进了地理流行病学空间数据统计分析理论和技术的发展。空间统计学的发展使地理流行病学的研究逐步由定性分析向定量分析转型，形成了疾病或健康状况的空间自相关分析、空间自相关的尺度效应分析、疾病分布的时空聚集性分析、疾病分布的空间平滑技术、疾病空间分布估计的克里金模型（或空间插值模型）、疾病空间扩散的趋势面模型、疾病传播风险的空间估计模型、空间自回归统计模型等一系列的数据分析方法，不仅促进了疾病（健康）的时空分布模式的研究，还为疾病时空动态分布的前瞻性分析和传播风险的预测预警提供了技术方法。

与邻近学科的关系　军事医学地理流行病学与许多学科都有密切联系，如地理信息科学、遥感科学、计算机科学、生态学、数理统计学、计量经济学、空间流行病学、景观流行病学、军事医学地理、移民流行病学、灾害医学地理等，这些学科不仅与地理流行学相互交叉，许多研究技术与方法也是相互通用的。军事医学地理流行病学在借鉴相关学科研究设计、技术方法的过程中，更加注重对位置信息的应用与分

析。作为军队流行病学的分支学科，军事医学地理流行病学与医学地理学、地理病理学的发展紧密联系，它们在研究方法、研究内容上不仅有交叉，还较难区分，反映了学科发展不同阶段的研究侧重点及其分支学科的建立与发展，如医学地理学侧重于研究与医学相关的地理学问题，是地理学的一个分支；地理病理学则侧重于研究与地理因素相关的个体疾病的发生、发展过程与结局，是病理学的分支；军事医学地理流行病学的研究内容不局限于疾病，还包括与部队人群健康有关的地理环境因素，是军事预防医学的重要组成部分。

意义　部队人群分布范围广、驻扎或出入区域地理环境复杂、生活相对集中、流动性大、任务特殊（如守土戍边、抢险救灾、作战维和、演习训练等），使军队人群容易受传染病、地方病、虫媒病和自然疫源性疾病的影响，且疾病往往呈现区域性、聚集性分布的特点。在军队人群中开展军事医学地理流行病学研究，明确部队人群疾病和健康状况的区域分布特征及其相关的环境影响因素，掌握任务区域疾病及相关因素的地理分布，探索环境管理、促进健康的对策与措施的研究，是军队卫生防病工作的重点内容之一，对于保障官兵健康、保持部队战斗力具有重要的意义。

（方立群）

jǐngguān liúxíngbìngxué

景观流行病学（landscape epidemiology）　研究疾病与其所处景观生态系统关系的学科。景观（landscape）一词在这里并非从某地自然景色、可供观赏的景物等风景景观的美学词汇上加以理解，而是从生物学与地理学角度出发，

强调的是地理空间上不同生态系统的聚合体，是地球表面气候、土壤、地形、地貌、植被及各种生物群落的综合体。景观流行病学研究疾病的空间分布格局及其与景观生态因素之间的关系，并根据景观生态因素判断疾病发生或传播风险。景观流行病学涉及的景观生态因素不仅包括影响病原微生物存活、繁殖、活性和寿命的环境因素，还包括影响传播媒介、动物宿主的种群与感染及其与人群接触的环境因素，主要包括海拔、地形、地貌、坡度、坡向、土壤类型、植被类型与分布、土地使用类型、气象因素（如温度、湿度、降雨）等。

简史　苏联生理学家巴甫洛夫斯基（Pavlovsky）在1939年创立自然疫源地学说时首次提出地理景观的概念，认为病原体的分布与特定的地理景观有关，疾病自然疫源地学说与景观生态学相结合形成了景观流行病学这一学科，其基本思想是认为疾病分布与适于传播媒介、动物宿主及病原微生物生存（滋生）的气候条件和地理景观或生境相关。自然疫源性疾病的不同宿主在特定的地理景观中生存，因地理景观不同而异，病原体的类型、分布和感染情况随动物宿主分布而异，自然疫源性疾病传播流行相关的宿主、传播媒介和病原体三者均受地理景观因素的影响。因此，自然疫源地本身就是地理景观内不可分割的部分，景观流行病学的发展很大程度上是在对自然疫源性疾病的相关研究中不断前进的。

20世纪60~70年代随着地理信息系统科学、遥感、空间分析技术、计算机技术等现代信息技术的快速发展，景观流行病学研

究进入飞速发展阶段，尤其是20世纪70年代开始的一系列遥感卫星的发射以及遥感数据在地理景观、生境监测方面的优点，为识别影响疾病发生、维持或传播的景观生态因素，判断疾病风险的空间分布研究提供便利，推动了景观流行病学的发展，为疟疾、登革热、鼠疫、血吸虫病、病毒性出血热、流行性乙型脑炎、莱姆病、西尼罗热等危害严重的自然疫源性疾病和虫媒病的防控发挥了重要作用。中国在鼠疫、血吸虫病等的研究中确立了不同类型疫源地的景观流行病区划，制作了自然疫源地地理景观图集，并对中国重要自然疫源地和自然疫源性疾病的分布情况进行了景观流行病学调查。景观流行病学方法已被越来越多的研究者应用于开展相关的研究工作，成为自然疫源性疾病防控研究的重要组成部分，并逐步应用于非传染性疾病（如肿瘤、地方病、出生缺陷等）的流行病学研究。

研究内容　主要包括以下几个方面。①地理景观要素对特定疾病的综合影响与评价：通过对特定疾病传播流行区的地理景观进行调查，分析影响疾病发生、维持或传播的景观生态因素及影响过程，评价景观因素对宿主、媒介或病原体的影响。②不同地理景观中特定疾病的分布特征及流行规律：研究不同地理景观中特定疾病的时间、空间和人群分布特征，明确疾病的宿主、传播媒介的时空分布特征及其对人群传播流行的影响。③识别特定疾病风险在时间和空间上的分布：综合应用多学科的技术方法，基于地理景观或生态因素建立疾病风险预测模型，判断疾病风险在时间和空间上的分布动态。④景

观流行病区划与制图：根据特定疾病地理景观、宿主和媒介及其时空分布、流行特征的不同，划分自然疫源性疾病不同的疫源地景观类型，如基于"地名＋地貌名＋植被类型名/宿主名称等"来命名疾病的疫源地景观名称。

研究方法 景观流行病学的分析除了常规的流行病学研究方法，常涉及动物昆虫学、病原学、生态学、环境学、景观生态学、地理信息系统（geographic information system，GIS）、遥感（remote sensing）、全球定位系统（global positioning system，GPS）及空间分析等多学科及分析技术。

与邻近学科的关系 景观流行病学是一门新兴的流行病学分支学科，以流行病学、景观生态学原理为基础，利用整体分析方法，分析不同地理景观中各种疾病的发生、流行特点及其分布规律。景观生态学是研究景观单元的类型组成、空间配置及其与生态学过程相互作用的综合性学科，强调空间格局、生态学过程与尺度之间的相互作用。景观生态学是景观流行病学的核心。常规的流行病学的原理与方法在景观流行病学中同样适用。景观流行病学在继承流行病学原理与方法的同时，结合景观生态学、医学地理学、空间统计学、地理信息科学、遥感科学、计算机、计量经济学等多学科领域，从多角度多学科交叉研究特定疾病与所处地理位置、空间属性及地理景观或生境因素之间的关系。

功能与作用 中国幅员辽阔，跨寒带、温带、热带，自然地理条件复杂、环境多样，动植物区系丰富，为许多重要传染病自然疫源地的形成和持续存在提供了必要条件，而且，这些疾病对在野外从事国防建设、执行军事任务、进行军事训练的广大官兵威胁极大。通过开展重要自然疫源性疾病的景观流行病学研究，摸清调查地区自然疫源地的分布、媒介、动物宿主的种类和分布状况，影响自然疫源性疾病和地方病的发生、维持或传播的景观生态因素，并根据景观因素来判断疾病风险在时间和空间上的分布动态，不但能为部队平战时防病工作和地方经济发展提供重要的资料，而且为有效防控自然疫源性疾病的发生和流行，保障任务部队官兵的健康，减少非战斗减员，提高部队的战斗力提供科学依据。

(方立群)

jūnduì chuánrǎnbìng liúxíngbìngxué
军队传染病流行病学（military infectious disease epidemiology）
对军队人群中传染病的发生、发展、传播规律和流行影响因素，以及军队传染病流行防控措施和策略的流行病学研究。是流行病学的基本理论与方法在军队传染病防控中的实际应用。

传染病是影响部队官兵健康和战斗力最常见的疾病种类之一。由于军队的特殊性，传染病在生活高度集中、流动性大、任务特殊（如守土戍边、抢险救灾、作战等）的军队人群中容易发生和传播，甚至发生规模不等的暴发和流行，其危害和对军队战斗力的影响往往较其他疾病更为严重。战时，传染病常伴随着战争大规模的发生和流行。一方面，军队平时常见传染病战时可能更为高发；另一方面，军队平时没有或少见的传染病在战时可能出现或较多地发生。因此，传染病预防控制一直是军队卫生防病工作的重点，也是军队流行病学的研究

热点。此外，随着国际和国内形势的深刻变化，军队遂行反恐、处突、维和、远航及远海护航、大型活动安全保卫、大型军事演习、抗洪抢险和抗震救灾等非战争军事任务日趋频繁，甚至呈现常态化，非战争军事行动已成为国家军事力量运用的重要方式。非战争军事行动卫生防疫保障作为军队后勤对非战争军事行动的支援保障之一，也成为军队传染病流行病学的重要工作内容，既有与战争行动相同的特点，又有鲜明的不同点。

流行状况及危害 按照传播途径及防治体系，传染病分为呼吸道传染病、消化道传染病、虫媒传染病、自然疫源性传染病、经血传播疾病、性传播疾病等。各类传染病在军队平战时都可能发生，但常见的传染病种类则因时因地而异，不同国家不同地区的军队常见传染病种类可能有很大的不同，而且随着时代的发展，同一个国家的军队其常见的种类也可能发生很大的变化。

呼吸道传染病 主要包括肺结核、流感、麻疹、流行性腮腺炎、腺病毒感染等疾病。是军队的常见病、多发病之一。部队人群来源广泛，居住集中，尤其是新兵入营后的集中训练期，容易发生呼吸道传染病的流行甚至暴发。战时则往往由于居住饮食条件差、紧张疲劳、机体抵抗力下降、气温和环境变化等原因，呼吸道传染病可能会更大量的发生。另外，战时敌方可能会利用呼吸道传染病易于传播的特点，人为地造成该类传染病的传播，来达到战争的目的（见军队呼吸道传染病流行病学）。

消化道传染病 主要包括霍乱、痢疾、伤寒和副伤寒、甲型

病毒性肝炎（简称甲肝）、戊型病毒性肝炎（简称戊肝）、其他感染性腹泻等疾病。消化道传染病是部队平时最常见的传染病，且易发生暴发疫情。尤其在战时，由于环境条件恶劣，饮食饮水卫生极难保障，消化道传染病更易发生和流行，发病率会大大增加，从而造成大量非战斗减员和死亡，历史上由消化道传染病暴发流行导致战争受挫的事例屡见不鲜，故有"战争传染病"之称（见军队消化道传染病流行病学）。

虫媒与自然疫源性疾病　此类传染病甚多，常见的有疟疾、流行性出血热、钩端螺旋体病、血吸虫病、斑疹伤寒、鼠疫、登革热、流行性乙型脑炎、狂犬病、恙虫病、莱姆病等。该类传染病在新中国成立以前和 20 世纪 50 年代是危害中国军队最严重的传染病之一，在军队的传染病发病中曾占到 40% 以上。后经大力防治，此类疾病的发病已大幅度减少。中国幅员辽阔，地形复杂，宿主动物和媒介昆虫种类繁多，有些疾病虽已多年未发病，但疫源地仍存在，人类进入后仍有可能受染发病，且该类疾病病情大多较重，有的病死率较高，对官兵健康的危害甚大。战时，由于环境恶劣，各种昆虫会大量滋生，军队进入自然疫源地机会增多，会促进虫媒与自然疫源性疾病大量发生。战争史上，鼠疫、疟疾、斑疹伤寒等都曾发生过大规模流行，对军队战斗力产生了巨大影响。另外，绝大多数生物战剂是该类传染病，如鼠疫、炭疽、黄热病、马脑炎、类鼻疽、Q 热、斑疹伤寒、兔热病等。因此，该类传染病在军事上尤为重要（见军队虫媒与自然疫源性疾病流行病学）。

经血及性传播疾病　主要包括病毒性肝炎、淋病、梅毒、艾滋病等疾病。中国人民解放军在 20 世纪 50 年代无此类疾病发病的报告。其原因一是此类疾病中的某些病在当时军队中确无发生如淋病、梅毒等性病，二是当时医学水平尚不能识别此类疾病中的某些病，如乙型肝炎、丙型肝炎等。此类传染病最常见的病种是乙型肝炎，占此类传染病报告数的 95% 以上，其次为淋病、梅毒。有些国家的军队中（如英军、美军），其发病率常超过腹泻病（见军队经血及性传播疾病流行病学）。

影响因素　由于军队的特殊性，传染病流行病学有其特殊的影响因素。

国家和地区　一般居民传染病本底状况对军队传染病发生与流行有影响。军队成员来自于社会人群，并与社会人群有着密切的联系。影响一般社会人群传染病发生流行的因素会同样作用于军队，社会人群中的传染病也会波及军队。因此军队传染病的疾病谱及发病状况与国家和地区传染病本底状况密切相关，如肝炎在中国军队传染病疫情中占有举足轻重的地位。21 世纪以来，艾滋病在中国地方人群和部队人群中的发病率均呈现上升趋势。

军队人群的特殊性　传染病的传播特性使其对军队具有更大的危害性。军队人员来自全国各地，免疫力各异，生活高度集中，有利于传染病在人群中扩散，发生规模不等的暴发和流行。战时传染病暴发流行的事例在中外军队更是举不胜举。另外，由于传染病的传播特性，一旦军营里发生传染病流行，往往引起人们的心理恐慌，给指战员带来很大的心理负担，影响军队的正常生活及工作秩序。

战争的影响　战争极易引起传染病的流行及暴发，主要原因为：①战争破坏了军队的正常生活环境和秩序，使生活卫生水平明显降低，如饮水与食品卫生保障困难，环境卫生差，蚊蝇较易滋生；个人卫生不易保持，卫生制度难以执行，加之战时战士体力消耗大，抵抗力降低，有利于传染病的发生与流行。②战时人员流动性大，军民接触频繁，增加了传染病传播机会。③大量新兵入伍，兵员补充频繁：在战时部队需要不断地大量补充兵员、招收大批新兵入伍，由于行动急迫，对新兵的体检与检疫不如平时严格，易将传染病带入部队；加之新兵不习惯部队生活和战斗环境，也易发生传染病。④战时，部队因战斗需要常进入多种地理环境中，如山岳、丛林、草地、沼泽、海岛等，这些地方常为许多疾病的自然疫源地，与宿主动物和病媒昆虫接触机会增多，很容易发生自然疫源性疾病。⑤战时，卫生防疫措施常难以跟上或实施难度大，如限于条件，有些传染病不能及时发现和隔离；平时的个人防护措施在战时难以实施；伤病员后送前不能正确进行分类，致使传染病与其他伤病员一起后送等，均可增加传染病的蔓延。⑥敌方可能使用生物武器，人为造成传染病流行。

传染病是军队最为常见的疾病种类之一。例如，美海军陆战队在越南战争期间，1966 年 7 月至 1970 年 12 月单因疟疾就丧失了 284 413 人，平均每天有 173 例疟疾患者因病丧失战斗能力。苏联在阿富汗战争期间共发生病员 404 464 人次，其中肝炎、阿米巴痢疾、伤寒、疟疾和白喉等传染病有 278 022 人次，占病员总人数的 68.7%。1990 年中东沙漠战争中，美军感染性腹泻多次流行，每周发病率达 50%~100%，严重影响了军队任务的执行。美军战时发病最多的 10 种传染病为急性呼吸道传染病、急性腹泻、疟疾、肝炎、性传播疾病、节肢动物传播疾病、立克次体病、钩端螺旋体病、黑热病、血吸虫病。中国解放战争时期，一些部队疟疾发病十分严重，直接影响了部队的战斗力。中国人民解放军南下时，华东部队进入血吸虫疫区，曾发生过大批血吸虫病患者，传染病基本上是处于前 3 位的疾病。

防控措施 军队疾病预防遵循以现代医学模式和疾病预防理论为指导的原则，以军队为主、军地结合，平时为主、平战结合的原则，贯彻疾病的三级预防策略（见疾病预防策略），实施针对传染病流行环节的对策与措施。

管理和消除传染源 ①防止传染源进入部队：严格执行新兵体检与检疫制度；及时检出出差、探亲归队人员及家属中的传染病患者；对接触者进行医学观察；传染病患者痊愈归队后按规定进行登记、随访和管理等。②及时检出和管理好部队内部传染源：对传染病患者做到早发现、早诊断、早报告、早隔离、早治疗；对病原携带者及时检出、登记和管理；对接触者进行检疫，根据传染病病种不同采取医学观察、隔离留检等措施；对动物传染源，视动物所患病种不同及其经济价值，采取处死、焚烧、深埋或隔离、治疗、检疫等措施。

切断传播途径 加强卫生设施建设、改善卫生条件、消除外环境可能存在的病原体及其传播因子或使其无害化，是预防传染病的根本措施。其内容依传染病的传播途径而异。如对消化道传染病的预防，主要是加强饮食和饮水卫生管理，严格个人卫生制度，做好粪便、污物的卫生处理；对呼吸道传染病的预防主要是搞好营房卫生及通风、空气消毒等；对虫媒与自然疫源性传染病则主要采取搞好环境综合治理、对节肢动物进行防护及杀灭等措施。

保护易感人群 ①非特异性预防：如通过科学合理的体育锻炼、军事训练等增强官兵体质，提高其适应环境和抵御传染病的能力；实施健康教育，使广大官兵养成良好的卫生习惯和行为，掌握预防传染病的有关卫生知识，提高自我保健能力等。②特异性预防：主要包括军队检疫和军队免疫接种。军队检疫是预防和控制传染病蔓延的重要手段，根据检疫对象和方法可分为集体检疫、接触者检疫两大类。军队免疫接种是在军队人员中接种具有抗原或抗体活性的免疫制品，使军队人群产生足够的免疫水平，以抵御传染病在军队人群中的发生和流行。免疫接种是部队传染病预防和控制的重要策略和方法之一，在部队的传染病防治工作中发挥着重要作用。

(刘玮)

jūnduì hūxīdào chuánrǎnbìng liúxíngbìngxué

军队呼吸道传染病流行病学

（epidemiology of military respiratory infectious disease） 对军队人群中呼吸道传染病的分布、影响因素及防控对策和措施的流行病学研究。呼吸道传染病种类繁多，病原体多样，涉及细菌、病毒、衣原体、支原体及其他未知病原体。常见的呼吸道传染病包括流行性感冒（简称流感）、麻疹、风疹、水痘、猩红热、白喉、百日咳、传染性单核细胞增多症、传染性淋巴细胞增多症、流行性脑脊髓膜炎、流行性腮腺炎和结核病等。严重急性呼吸综合征（severe acute respiratory syndrome，SARS）、人感高致病性禽流感也属于呼吸道传染病。

呼吸道传染病主要借助 3 种类型的微粒传播，即飞沫、飞沫核和尘埃。由抵抗力较弱的病原体引发的传染病如流行性感冒、流行性腮腺炎、麻疹、流行性脑脊髓膜炎等，主要通过飞沫传播，此种传播多存在于 1.5~2m 的近距离内，不借助任何媒介物。当呼吸道传染病患者或病原携带者大声说话、咳嗽、喷嚏时，含大量病原体的飞沫经口、鼻随气流喷出体外，被易感者直接吸入而造成感染；由抵抗力较强的病原体引发的传染病如白喉、猩红热、结核病等主要通过飞沫核传播，此种传播可因飞沫核在空气中飘浮、流动使传播距离较远；耐干燥的结核杆菌和炭疽杆菌还可借助尘埃地扬起使易感者吸入而感染。呼吸道传染病传播途径极易实现，疫情可在短期内迅速传播，可导致暴发流行，乃至大流行等，危害严重。

流行状况及危害 由于部队人群的高度聚集，在军事任务中经常大规模流动和集结，呼吸道传染病的暴发和流行一直是军队人群健康及战斗力维持的重要威胁之一。

早在 1918 年，当第一次世界大战的烽火不断蔓延，加入协约国方面作战的大批美国士兵被运输船从大西洋彼岸运到欧洲。由于当时美国南部的一个军营里发生流感疫情，该部队的迁移，使流感在美军人群中迅速传播，成千上万的美国士兵死在被称为

"死亡之船"的运兵船上。之后，伴随着部队西渡，流感传到了欧洲，在西班牙形成暴发，并进一步传到世界各国。这一次流感大流行导致在欧洲、美洲、亚洲约有4000万人死亡，给疫区各国的政治和经济带来了严重冲击。

呼吸道传染病是中国人民解放军疾病监测和流行病学侦察的重要内容。监测数据显示，不同时期，军队人群中呼吸道传染病所占比例发生着重大变化。解放初期，部队呼吸道传染病在各类传染病中占比例很小。20世纪50年代，部队呼吸道传染病仅占2.1%，到90年代所占比例接近20%，20世纪末和21世纪初比例迅速上升，在2003首次超过肠道传染病。

部队人群中，肺结核、麻疹、流行性腮腺炎、水痘和风疹是主要的呼吸道传染病，这5种传染病报告发病数占呼吸道传染病报告发病总数的90%以上。肺结核发病率一直位于部队传染病发病的前3位，呈波动上升；随着普通人群中麻疹、流行性腮腺炎、水痘、风疹等整体发病年龄后移，20~50岁的成人成为重要易感人群，这几种传染病在军队人群中发病迅速攀升，暴发疫情也时有发生，成为危害官兵健康的重要传染病。

平时，部队人群中呼吸道传染病疫情与普通人群基本相似。在时间分布上有明显周期性季节波动。一般在12月开始发病率上升，次年3、4月达到高峰，以后逐渐下降，8~10月发病数最低。随着年度的延伸，发病率变化循环往复。

影响因素 呼吸道传染病疫情的影响因素很多，但综合起来包括自然因素和社会因素。

自然因素 在呼吸道传染病疫情中，气候因素是重要的影响因素。气温、气湿、光照等可以影响病原体在外界存活状态，还间接影响人们暴露于病原体的机会。如高温、干燥和光照等可加速空气和物体表面病原体的灭活；寒冷时人们多停留在室内活动，并关闭门窗，使空气的自然净化力下降，增加了受染机会。此外，冷空气可引起上呼吸道黏膜血管收缩，使局部缺血，降低抵抗力。这些均增加了易感者对疾病的易感性，促使疾病发生。

社会因素 包括人类生产、生活条件，医疗卫生状况，经济、文化、宗教信仰、风俗习惯、生活方式、人口密度、人口移动、职业、社会动荡和社会制度等。社会因素不仅直接影响传染病流行过程，还可作用于自然因素间接影响流行过程。社会因素是一种主动的作用因素，对传染病的作用效应最明显。军队人群高度集中、交往密切，加之军事任务和作业的特殊环境，极易促使呼吸道感染的发生和传播。美军的调查数据显示，2004~2005年派往伊拉克和阿富汗的部队中，上呼吸道疾病位居第1位，是普通人群的3倍，病原体涉及腺病毒、流感病毒、冠状病毒、鼻病毒、链球菌、葡萄球菌及不明原因病原体等。1998年，中国发生严重洪涝灾难，部队在抗洪抢险的军事任务中，疾病发病率增加，住院病例构成中呼吸系统疾病位居第1位。

防控措施 主要包括疫情及病原学监测、针对流行环节的措施两方面。

疫情及病原学监测 早期发现疫情对预防和控制呼吸道传染病有重要意义。掌握疫情是制定防疫措施的基础，各级医疗单位应切实做好疫情报告。相关卫生机构要对部队门诊发热、上呼吸道感染患者的流量进行定期或实时监测，同时，还应重视各级防疫机构发布的疫情信息，并经常向驻地地方卫生机构了解相关疫情。对国际监测传染病流感和地域性特殊呼吸道传染病的病原体要进行监测。经常分离、确定型别、分析抗原变异和人群免疫状况，以便对疫情作出估计，预报或提前作出防治准备。

针对流行环节的措施 呼吸道传染病的防制措施与传染病预防措施一致，包括管理传染源、切断传播途径和保护易感人群等综合措施。在有呼吸道传染病流行或疫情风险时，要及时采取以下具体措施：①加强部队封闭式管理。严格管控人员外出，停止大型集会，严格控制外来人员进入营区。②对患者及时隔离、治疗。③对患者的密切接触者进行医学观察。定期监测体温和身体状况，如有发热等症状出现必须及时处理；观察期限根据疾病的潜伏期决定。④根据病原体特点对疫源地进行消毒处理。对可能被污染的物品、场所、环境等进行消毒及卫生学处理，疫区内重点部位如营房、食堂等要开展经常性消毒，保持空气畅通。⑤加强易感者的保护。对具有有效疫苗和药物的疾病，要及时采取疫苗免疫接种、药物预防的措施。⑥对官兵开展健康教育。普及传染病防治知识，避免过度疲劳，保持良好心态，建立良好的卫生习惯。

（熊鸿燕）

jūnduì shuǐdòu liúxíngbìngxué

军队水痘流行病学（military varicella epidemiology） 对军队人群中水痘的分布、影响因素及

防控对策与措施的流行病学研究。水痘是由水痘带状疱疹病毒初次感染引起的急性传染病。其传染力强，主要通过呼吸道飞沫和密切接触传播。病例以婴幼儿为主。易感儿发病率可达95%以上。冬春季多发。症状特征为发热及成批出现全身性红色斑丘疹、疱疹、痂疹，同时伴有头痛、咽痛、恶心、眼结膜充血、耳后和颈部淋巴结肿大等症状。该病为自限性疾病，病后可获得终身免疫，也可在多年后感染复发而出现带状疱疹。

流行状况及危害 根据中国人民解放军疾病预防与控制中心的监测数据，进入21世纪以来部队人群水痘的发病病例有逐年增多的趋势，位居呼吸道传染病的前5位。病例以散发和暴发形式呈现，但暴发疫情的病例占总数的60%以上，各军种均有发生。病例在冬春季为高峰，战士为主，新兵群体发生暴发疫情事件较多。疫情暴发时，局部区域人群发病率可达到4%左右。

影响因素 水痘发生和流行因素与麻疹和腮腺炎相似。①训练因素：水痘高发的冬春季正是新兵新训入伍的时间，士兵在新环境中进行高强度的军事训练，容易出现高度紧张和劳累，从而导致免疫力下降。②环境因素：部队地理环境多样，边防线长，不少部队驻扎在自然环境恶劣或经济落后的地区，受各方面条件限制，卫生情况不容乐观；此外，军营中生活训练聚集性很强，冬春季温度较低时，很多人会将门窗密闭以保温，造成通风不良，暴露病原体的机会增加。③免疫因素：现阶段水痘疫苗未列入中国计划免疫疫苗规划中，属于自愿、自费的二类疫苗。随着年龄

的增长，人群水痘抗体水平也在不断下降，从而造成了水痘发病年龄的后移。

防控措施 根据部队水痘发病特点及流行规律，结合部队具体情况，水痘的防控措施包括：①重视新兵检疫，特别加强新兵训练单位的检疫力度，及时发现病例，以有效控制传染源。②新兵入营时在流行病学调查的基础上补种或复种水痘疫苗。③搞好营区室内外卫生，勤晒被褥，开窗通风。④开展健康教育，使官兵养成良好的卫生习惯。军队人群中发现水痘病例后采取的措施包括：①隔离、治疗患者，对其个人物品进行消毒处理。②对患者的密切接触者进行医学观察（一般为21天），做好体温监测，避免参加集体活动，单独就餐。③营区室内要求开窗通风，暴晒被褥、衣物，对公共场所的物体表面进行消毒处理。④疫情期间停止或减少人群聚集活动。

(熊鸿燕 李亚斐 张 耀)

jūnduì fēngzhěn liúxíngbìngxué
军队风疹流行病学 (military rubella epidemiology)
对军队人群中风疹的分布、影响因素及防控对策与措施的流行病学研究。风疹是由风疹病毒引起的一种急性呼吸道传染病，属于发热出疹性传染病，为中国国家法定的丙类传染病之一。潜伏期2～3周，临床症状较轻，主要包括上呼吸道轻度炎症，发热，全身红色斑丘疹，以及耳后、枕后及颈部淋巴结肿大。一般情况下预后良好，但在妊娠早期感染风疹，易引起胎儿先天性畸形。少数病例可导致严重并发症，包括脑炎、心肌炎、关节炎和出血倾向等。患者、无症状带毒者是本病的传染源，病原体可通过密切接触和呼吸道

飞沫传播。风疹病例多见于学龄前及学龄儿童。因感染或患病后能形成稳定的免疫力，成人病例一般少，但感染率达80%～90%。风疹以冬春季节发病较多，多为散发，也可发生区域性流行。

流行状况及危害 军队人群以青壮年为主，血清学监测显示风疹病毒IgG抗体一般维持在96%左右，表明人群具有高水平的特异性抗体，有较好的免疫屏障。但是，由于军队人群人口密集，流动性大，风疹暴发疫情仍时有发生。军队人群发病时间集中在1～6月，患者一般为30岁以下青年，男性占98%以上，战士为主。

影响因素 风疹病例多发于冬春季节。寒冷、潮湿的环境一方面有利于风疹病毒的活性保存，另一方面使人的上呼吸道抵抗力下降，促进感染、发病。此外，寒冷季节居室较为密闭，空气流通不够，增加了暴露危险。新兵入伍、新学员入校期间，由于人员来自不同地区，免疫水平不同，集体生活增加了感染机会，且训练强度较大，免疫力降低，这些因素均易引起风疹的暴发、流行。此外，风疹患者的不典型症状，使其不能及时被诊断、隔离治疗，是导致暴发的重要原因之一。个别来自边远地区的新兵自然感染风疹的机会较少，而又未接受正规疫苗接种，对风疹易感程度高，进入部队后成为部队风疹暴发疫情的促进因素。

防控措施 预防接种是有效的控制风疹暴发、流行的措施之一。风疹减毒活疫苗或用麻疹、风疹、腮腺炎三联疫苗是主动免疫的方法，已证明安全、有效，接种后抗体阳性率可达95%以上，抗体可维持有效7年以上。风疹

临床症状轻微，很多病例症状不典型，常规疾病监测中存在漏诊和误诊的可能，因此要针对发热出疹性疾病做好监测工作。部队在春季训练及新兵入伍期间要注意加强风疹疫情的防控措施。基层医务人员要有风疹的防范意识，及时发现患者，早隔离。疫情期间要杜绝在通风不良区域进行集体活动。

（熊鸿燕 李亚斐 张 耀）

jūnduì liúxíngxìng gǎnmào
liúxíngbìngxué

军队流行性感冒流行病学

（military influenza epidemiology）
对军队人群中流行性感冒的分布、影响因素及防控对策与措施的流行病学研究。流行性感冒（influenza）简称流感，是由流感病毒引起的急性呼吸道传染病。其典型的临床特点是急起高热、乏力、全身肌肉酸痛，同时伴有鼻塞、流涕和喷嚏等上呼吸道卡他症状。在婴幼儿、老年人和存在心肺基础疾病的患者人群容易引发肺炎、心脏及神经系统损害等严重并发症而导致死亡。流感病毒属于 RNA 病毒，直径 80～120nm，呈球形或丝状。根据流感病毒核蛋白（NP）和基质蛋白（M1）抗原性差异，可将其分为甲（A）、乙（B）、丙（C）3 型。甲型流感病毒最容易发生变异，可感染人和多种动物，为人类流感的主要病原，常引起大流行和中小流行。乙型流感病毒主要引起散发性病例和局限性流行。丙型流感病毒主要侵袭婴幼儿，病例以散发性、轻型形式出现。根据甲型流感病毒血凝素（hemagglutinin，HA）和神经氨酸酶（neuraminidase，NA）抗原结构和基因特性的不同，可将其分为若干亚型，HA 可分为 15 个亚型（H1～H15），NA 可分为 9 个亚型（N1～N9）。

由于流感病毒的变异性，流感容易形成流行和大流行。20 世纪以来发生过 4 次世界性的流感大流行，每一次大流行都给人类生命财产和经济发展带来灾难性打击，而且现在仍无法完全控制流感的传播和流行。患者是流感的主要传染源，潜伏期数小时至 72 小时，一般 24～48 小时。潜伏期末即有传染性，发病初期传染性最强，体温正常后其传染性大大降低。个别患者退热后 3 天仍可排出病毒。传染期一般 5～7 天。隐性感染者见于有部分免疫力的人群中，虽无临床症状，但能短期排毒。病毒抗原漂移时，人群对流感的免疫不完全，隐性感染者数量较大，不易被发现，活动范围不受限制，此时传染源作用不容忽视。流感主要通过空气飞沫传播。病毒存在于传染源的呼吸道分泌物中，通过说话、咳嗽、喷嚏等方式喷出飞沫，易感者吸入含病毒的飞沫后受染。也可通过患者污染的食具、茶杯和玩具等传播。人对流感病毒普遍易感，病后有一定的免疫力，但 3 型流感之间、甲型流感不同亚型之间均无交叉免疫，可反复发病。同一地区、同一时间可有多次不同类型流感病毒引起流行。流感在世界各地均可发生，但各地的发病率差异较大。地区分布的差异可能与病毒抗原的变异、人群密集程度、传染源数量、人群免疫状况及防控措施有关。流感流行具有明显的季节性和周期性。中国北方地区的流行一般均发生在冬季，南方四季都有病例发生，发病高峰在夏季和冬季。男女两性的发病率无大差别，各年龄组的发病率有一定差别，一般以儿童和青少年发病率较高。

在职业分布上，以学生、工人、干部、服务行业人员发病率较高。

流行状况及危害 1918 年的"西班牙流感"大流行与战争中军队人群的集结和迁徙相关，疫情在不到一年时间席卷全球。这次流感所造成的灾难是流感流行史上最严重的一次，也是历史上死亡人数最多的一次，估计发病率在 20%～40%，死亡人数约 4000 万。部队人群的高度聚集，加之一些军事作业环境相对密闭，使流感疫情易于发生。在流行季节，发病率在 3%～20%，其中部队经常外出人员、军队院校、舰艇等部队人群的发病率较高。

影响因素 低温、高湿的自然环境可使病毒在外界的存活期延长，使其感染人的机会增加。在寒冷的气候中，人的上呼吸道黏膜抵抗力下降，有利于疾病流行。另外，自然灾害发生时，生活条件恶化，机体抵抗力下降，也可促进疫情的发展。人口密度和居住环境对流感流行影响也较大。部队人群集体生活，训练强度大，流动性强，野外作业多，加之低温、高湿的环境，使流感的传播易于实现。战争条件下，兵员的调动和集结也是导致流感迅速流行的因素。

防控措施 流感是第一个实行全球性监测的传染病。中国是全球流感监测的重要哨点，1957 年成立了中国国家流感中心（Chinese National Influenza Center，CNIC），开始在全国范围内开展流感监测和防控指导工作，卫生部与世界卫生组织开展合作，分 3 批在 23 个省区设立流感监测点。流感也是中国军队各级疾病预防控制中心的重点监测疾病。

在流感流行期，为预防和控制流感疫情在部队发生，部队要做好检疫工作，经常向驻地卫生防疫机构了解疫情，当地或周围地区居民有流感流行时，积极协助地方控制疫情，部队人员尽量减少外出。对外出归队与临时来部队人员要进行医学观察。对来自流感流行区的新兵严格执行检疫措施。部队离开营房执行任务时，做好卫生流行病学侦察，采取措施防止流感传入部队。对流感患者做到早发现、早诊断、早报告。当门诊上呼吸道感染患者连续3天持续增加，并有直线上升趋势，或连续出现临床典型流感病例时要及时上报疫情，早期就地隔离，采集急性期患者标本进行病毒分离和抗原检测，以早期确诊和早期治疗，减少传播，降低发病率，控制流行。接种流感疫苗是预防和控制流感的主要措施之一。流感流行季节之前对人群进行流感疫苗预防接种，可减少接种者感染流感的机会或减轻流感症状，降低因流感流行引起的人群超额住院率和超额死亡率，减少流感流行造成的危害，减轻流感的疾病负担。

（熊鸿燕 李亚斐 张耀）

jūnduì jiéhébìng liúxíngbìngxué
军队结核病流行病学（military tuberculosis epidemiology） 对军队人群中结核病的分布、影响因素及防控对策与措施的流行病学研究。结核病是由结核分枝杆菌（*Mycobacterium tuberculosis*）引起的慢性感染性疾病。结核杆菌可累及肺、肝、肾、脑、肠道、皮肤、淋巴结等全身多器官系统，最常见的患病部位是肺，占各器官结核病总数的80%～90%。典型肺结核一般起病缓慢，病程长，有低热（尤其午后潮热）、盗汗、疲倦、食欲缺乏等全身症状，以及咳嗽、咯血等呼吸道症状。

结核病的主要传染源是活动期肺结核患者（尤其是痰涂片阳性者）。肺外结核患者如淋巴结结核、肾结核、肠结核、皮肤结核、生殖系统结核等，主要是通过分泌物向外排菌，使易感者接触受染。患结核病的动物也可成为传染源，主要是患结核的牛，通过牛奶及其制品传染给人。结核病的传播途径包括呼吸道、消化道和皮肤，但主要为呼吸道。传染源咳嗽、喷嚏、大声说话，可喷出大量带有结核杆菌的飞沫滴。直径$1～5\mu m$的飞沫滴可深入肺泡或微小支气管末梢，并在该处停留增殖，造成感染；较大飞沫干燥后形成飞沫核，较长时间悬浮在空气中，逐渐沉降在物体表面和地面上，当空气流动时，重新飘浮于空气中，使健康人吸入而感染。人对结核杆菌普遍易感，但感染后发病与否与细菌毒力、数量及人体抵抗力等其他条件有关。90%以上受染者终生处于"潜伏状态"，仅少数人直接发展为临床结核病。

结核病曾严重危害人类健康与生命，在20世纪中期前后一段时间内疫情得到较好的控制。但20世纪80年代中期后，由于多种因素的影响，结核病疫情大幅回升，成为严重危害人类健康的主要传染病之一。世界卫生组织于1993年宣布"结核病全球紧急状态"。据世界卫生组织估计，目前，全球约1/3的人感染了结核菌，每年新发结核病患者约880万例，其中约390万为传染性结核病病例，每年约有200万人死于结核病。95%的结核病患者及98%的结核病死亡发生在发展中国家（地区）。

流行状况及危害 军队是一特殊群体，人员高度聚集，劳动强度大，军队成员多为结核病高发年龄。一旦有结核病的传染源存在，易引发感染和流行。例如，中国人民志愿军在抗美援朝战争中，3年期间因结核病而入院的人数占住院总人数的6.7%，居疾病住院人数的第3位，成为非战斗减员的一重要原因。20世纪90年代以来，部队肺结核报告发病率呈波动上升趋势，结核病发病率居高不下，占传染病发病总数的第3位，占平均住院天数的第1位。

影响因素 自然因素和社会因素对结核病的发生和流行有重要影响，一般冬春季节发病较多，环境潮湿、居室通风不良等有利于结核杆菌的传播；生活水平、居住条件、人口流动和卫生服务对结核病的流行也有重要影响。

影响结核病疫情回升的主要因素如下。①控制结核病在全球公共卫生政策中曾经被忽视：在20世纪80年代初至90年代末，世界卫生组织和各国政府忽略了对结核病防治工作的领导，削弱了结核病防治机构的能力建设，以控制经费的投入大幅度减少。造成大量结核病患者得不到充分和有效的治疗，结核病患者大量的积聚。②人类免疫缺陷病毒（human immunodeficiency virus，HIV）感染和艾滋病的蔓延和流行：在全球范围（特别是非洲及亚洲的部分地区）艾滋病疫情呈上升趋势，导致相关人群免疫功能下降，结核病易感性升高，或促使潜在的结核菌感染后成为临床结核。结核杆菌与HIV的双重感染是使结核病的发病率、病死率回升的原因之一。③发展中国家和地区人口的迅速增长和加速流动：发展中国家和地区人口发展很快，人口构成以青壮年为主，他们是结核病的高发人群。另外，人口的流动使传播加速和范围扩大。④大量耐（多）药结核菌株的迅速蔓延：很多国家、地区在过去的20多年来，对结核病治疗、管理工作的不善，致使耐（多）药结核菌株的产生和蔓延。人群中该类菌株的积累和传播这大大增加了结核病控制的困难。⑤部队结核病易感人群聚集，具有集体生活、高强度训练和生活艰苦等许多有利结核病发生和传播的因素。

防控措施 结核病是病因明确、防有措施、治有方法的慢性传染病。但由于结核病流行具有广泛性、顽固性和长期性的特点，世界卫生组织要求各国政府制定和推行国家结核病规划，并提出结核病控制的基本策略，其内容是：发现和治疗患者，采用督导短程化疗、新生儿卡介苗接种。强调控制措施的核心是对患者实施直接面视下的短程督导化疗。

部队肺结核病防治要在发现、报告、防治管理等方面采取综合措施。加强健康教育和生活卫生管理，养成良好的卫生习惯，不随地吐痰，居住和工作环境空气流通；对结核菌素试验阴性者接种卡介苗；加强新兵检疫；定期进行流行病学调查，主动发现和报告病例，降低漏报率；加强治疗管理，保证治疗效果。军队中如有开放性肺结核患者或结核中毒症状的患者，而且该部队结核菌素试验阳性率及强阳性率显著增高，应加强防治，以防结核病暴发。

(熊鸿燕 李亚斐 张耀)

jūnduì mázhěn liúxíngbìngxué

军队麻疹流行病学（military measles epidemiology） 对军队人群中麻疹的分布、影响因素及防控对策与措施的流行病学研究。麻疹是由麻疹病毒引起的急性呼吸道传染病。属于发热出疹性传染病，为中国国家法定的丙类传染病之一。潜伏期3~4周，临床症状有发热、咳嗽、流涕、眼结膜充血、口腔黏膜出现周围有红晕的灰白色小点（科氏斑）。单纯麻疹预后良好。重型麻疹多见于全身情况差，免疫力低下，或继发严重感染者，病死率较高。患者是唯一的传染源，自发病前2日（潜伏期末）至出疹后5日内，眼结膜分泌物以及鼻、口咽、气管的分泌物中都含有病毒，具有传染性。飞沫传播是麻疹的主要传播途径。人群普遍易感。易感者接触患者后90%以上发病。病后有持久的免疫力。因长期疫苗免疫的结果，麻疹流行强度减弱，平均发病年龄后移，成人麻疹呈现增长趋势。麻疹在全年均可发病，但以冬春季节发病较多。

流行状况及危害 麻疹在部队中一般呈散发水平，但在一定条件下可发生暴发。21世纪以来，中国部队人群麻疹和风疹的发病率有所上升，且以新入伍战士为主。由于部队经常举行大型聚集性军事活动，参加人群来自全国不同地区，在生活节奏快、训练强度大的环境中，麻疹等传染病疫情威胁着部队人群。

影响因素 其促进因素包括：①新兵体能消耗大，心理及对环境气候的适应性不够，机体抵抗力下降。②冬春季节居住、集结环境通风较差，极易受到感染。③以往的麻疹疫苗接种不规范或接种疫苗抗体滴度下降，使机体易感度增加。④成人麻疹症状重但不典型，尤其早期仅有发热和上呼吸道症状，容易造成误诊。

防控措施 加强对基层部队尤其是新兵训练期间的传染病疫情监测工作，对麻疹病例做到"早发现、早隔离、早治疗"，并做好疫情报告。确诊者应隔离到出疹后5日，并发肺炎或喉炎应延长到出疹后10日。易感者接触麻疹后应隔离检疫3周，已被动免疫者隔离4周。检疫期每日进行晨间检查，及早发现患者，及时隔离治疗。加强居住和工作环境通风换气，充分利用日光或紫外线照射。在疫情期间杜绝在通风不良区域进行集体活动。

预防接种是有效控制麻疹暴发、流行的重要措施之一。中国计划免疫定于8月龄初种麻疹活疫苗，7岁时复种。应急接种时，最好在麻疹流行季节前1个月。接种12日后产生抗体。易感者接触麻疹患者后2日内接种麻疹减毒活疫苗，可预防麻疹发病。若在接触2日后接种，则防止发病的可能性极少，但可减轻症状并减少并发症。因此，在麻疹流行时及时为易感者广泛接种麻疹减毒活疫苗，可控制麻疹流行。部队可在新兵入伍和大规模集结军事活动时，根据疾病监测情况开展麻疹疫苗的复种和补种。在特殊情况下，可注射丙种球蛋白进行被动免疫。接触患者后5日内注射可有保护作用，6日后注射后可减轻症状，有效期3~8周。

(熊鸿燕 李亚斐 张耀)

jūnduì liúxíngxìng sāixiànyán liúxíngbìngxué

军队流行性腮腺炎流行病学（military mumps epidemiology） 对军队人群中流行性腮腺炎的分布、影响因素及防控对策与措施的流行病学研究。流行性腮腺炎是由腮腺炎病毒引起的急性呼吸道传染病。潜伏期2~3周，起病大多较急。主要表现为一侧或

两侧腮腺非化脓性炎症，耳垂下肿大，肿大的腮腺常呈半球形，以耳垂为中心边缘不清，表面发热有角痛，张口或咀嚼时局部感到疼痛。其他症状还包括发热、畏寒、头痛、咽痛、食欲缺乏、恶心、呕吐等。流行性腮腺炎多见于4～15岁的儿童和青少年，亦可见于成人，好发于冬春季，在学校、军营等易感人群较集中、环境拥挤的场所可出现暴发。

腮腺炎在部队中一般呈散发水平，但一定条件下可发生暴发。腮腺炎病例一般位居呼吸道传染病的前5位。暴发疫情的病例数占腮腺炎全部病例的60%以上。病例分布特征表现为：1~6月为主，有聚集性，新兵为主，战士为主。流行性腮腺炎在儿童通常发病较轻，但在成人大多数患者有全身反应，包括高热、寒战、头痛、背痛等，并且有可能导致并发症，如脑膜炎、睾丸炎、卵巢炎。

腮腺炎发生和流行因素与麻疹和风疹相似。冬春季节寒冷的天气可降低呼吸道抵抗病原体的能力，此外，寒冷时人们习惯于密闭居室，使环境通风不良，暴露病原体的机会增加；军队人群军事训练强度大，心理压力大，使非特异免疫功能降低；以往的疫苗接种不规范或接种疫苗抗体滴度下降，使机体易感度增加；军队人群高度聚集，一旦有传染源进入，易形成暴发、流行。

防控措施包括：加强基层部队尤其是新兵训练期间的传染病疫情监测工作；加强新兵检疫，新兵下连前应对新兵进行常见传染病的筛检；对进入部队探亲访友的人员要进行医学观察；对病例做到"早发现、早隔离、早治疗"，并做好疫情报告。预防接种是控制腮腺炎流行的有效手段，部

队可在新兵入伍和大规模集结军事活动时，根据疾病监测情况开展麻疹、风疹、腮腺炎三联疫苗的复种和补种。积极开展健康教育，讲解预防方法，提高官兵预防传染病的知识水平，保持良好个人卫生习惯，部队人员活动场所要开窗通风，保持室内空气新鲜。

（熊鸿燕　李亚斐　张　耀）

jūnduì liúxíngxìng yǐxíng nǎoyán liúxíngbìngxué

军队流行性乙型脑炎流行病学

（military epidemic encephalitis type B epidemiology）　对乙型脑炎病毒引发的疾病在军队人群中发生、发展、分布规律和影响分布的因素、防控措施等的流行病学研究。流行性乙型脑炎（简称乙脑）是由乙型脑炎病毒引起、由蚊传播的一种急性传染病。乙脑的病死率和致残率高，是威胁人群特别是儿童健康的主要传染病之一。夏秋季为发病高峰季节，流行地区分布与媒介蚊虫分布密切相关。中国是乙脑高流行区，20世纪60年代和70年代初期全国曾发生大流行，70年代以后随着大范围接种乙脑疫苗，乙脑发病率已逐年下降，并维持在较低的发病水平。但某些气温高、雨量充足、适于蚊虫滋生繁殖的驻地，是乙型脑炎的高发区。加强部队人群乙型脑炎的监测与监控力度，对于指导防控该传染病和保障部队战斗力具有重要意义。

流行状况　流行性乙型脑炎在部队中一般呈散发水平，一定条件下可发生暴发，且具有明显的地域性。该病为自然疫源性疾病，流行性乙型脑炎自然疫源地带，大致分布在南纬8°至北纬46°和东经87°～145°，包括热带、亚热带和温带。对中国人民解放军某部进行乙脑的监测结果表明，

人群总体抗体水平不高。接种乙脑疫苗前，人群抗体阳性率为0.62%～1.02%，接种后连续观察2年，仅升至4.10%～4.40%，说明人群免疫力低，一旦有传染源传入很容易引起暴发性流行。蚊虫监测数据显示，中国部队驻地多为白纹伊蚊、致倦库蚊及三带喙库蚊，这些蚊类都是乙脑的传播媒介，当上述媒介蚊类密度高于历年平均水平时，应采取综合防治措施控制蚊媒密度，尤其在人群免疫力低下时进行。

影响因素　乙脑主要通过蚊虫叮咬而传播，其中三带喙库蚊是主要传播媒介。蚊虫可携带病毒越冬，并可经卵传代，所以蚊虫不仅为传播媒介，也是长期储存宿主。人群对乙脑病毒普遍易感，多数呈隐性感染，感染后可获得持久免疫力。病例主要集中在10岁以下儿童，2～6岁儿童发病率最高，大多数成人因隐性感染而获得持久免疫力，婴儿可从母体获得抗体而具有免疫力。

防控措施　乙脑的预防主要采取灭蚊防蚊和预防接种两方面的措施。三带喙库蚊是一种野生蚊种，主要滋生于稻田和其他浅地面积水中。成蚊活动范围较广，在野外栖息，偏嗜畜血。因此，灭蚊时应根据蚊的生态学特点采取相应的措施。例如，结合农业生产，可采取稻田养鱼或洒药等措施，重点控制稻田蚊虫滋生；畜圈内喷洒杀虫剂等。预防药物蚊虫控制措施难以全面落实的情况下，疫苗接种成为控制乙脑流行最有效的方法。应用的乙脑疫苗主要有灭活疫苗和减毒活疫苗两种。疫苗注射在流行前1个月开始，首次皮下注射，间隔7～10天复种1次，以后每年加强注射1次。预防接种后2～3周体内产

生保护性抗体，一般能维持 4~6 个月。

（熊鸿燕 李亚斐 张 耀）

jūnduì liúxíngxìng nǎojǐsuǐmóyán liúxíngbìngxué

军队流行性脑脊髓膜炎流行病学（military epidemic cerebrospinal meningitis epidemiology）

对军队人群中流行性脑脊髓膜炎的分布、影响因素、防控对策与措施的流行病学研究。流行性脑脊髓膜炎简称流脑，是由脑膜炎球菌引起的化脓性脑膜炎，属于乙类传染病。潜伏期为 1~7 天（平均 2~3 天），起病急，典型的临床表现为寒战、高热、头痛、全身痛、呕吐、皮肤黏膜瘀点、瘀斑及颈项强直等脑膜刺激征。有些病例可迅速发展为重症，成为暴发休克型和暴发脑膜脑炎型。兼有暴发休克型和暴发脑膜脑炎型的病例称为混合型，病死率极高。流脑幸存者中，10%~15% 伴有长期的后遗症，如神经性聋（小儿可形成聋哑）、失明、动眼神经麻痹、四肢瘫痪、智力和情志改变、精神异常等。

脑膜炎球菌（*Neisseria meningitidis*，Nm），又称脑膜炎奈瑟菌，是一种革兰阴性菌。根据菌荚膜多糖抗原的不同，该菌可分为至少 13 个血清群。在人群中，一般引起发病的菌株是 A、B、C 群，占 90% 以上。带菌者和流脑患者是本病的传染源。患者在潜伏期和发病后 10 天左右均有传染性。主要经咳嗽、喷嚏等借飞沫直接传播。人群普遍易感，但多为隐性感染。发病者以 5 岁以下儿童为主，但有向大年龄组移位的趋势。流脑疫情多见于温带和热带地区，好发于冬春季节，2~4 月为高峰。在偏僻山村，在人群聚集的学校和军营，一旦传染源进入，则可能导致疫情的暴发或流行。疫情中，受染人群 70%~80% 表现为隐性感染，部分表现为不典型的上呼吸道感染或出血点型，仅约 1% 出现典型脑膜炎临床表现。

流行状况及危害　流脑在军队人群中一般呈散发水平，病例主要来源于新兵群体。由于军队人群的高度聚集特点，散发病例的出现给部队造成了一定的健康威胁，现场处置耗费了大量的人力、物力。随着病原体新的亚型株的流行，发病人群的年龄后移，部队人群易感性增加，其防控工作面临新的挑战。

影响因素　军队人群脑膜炎球菌 A 群、B 群、C 群带菌率；多见于温带和热带地区，好发于冬春季节，2~4 月为高峰；流脑流行期流脑疫苗接种率和人群抗体平均滴度等。

防控措施　①加强流脑监测。监测内容包括病例、疫苗接种率、血清群、型与亚型分布、抗生素耐药性、人群抗体水平、健康人群带菌率等。按照时空序列分析，积极探测流脑聚集性病例，防止出现流脑暴发或流行。②开展流行病学调查，对流脑高发地区的驻军（特别是新兵）开展多价疫苗接种，提高部队人群的免疫水平。③做到早发现、早诊断、早隔离治疗所有病例以及疑似病例。④对患者所在部队宿舍、食堂、会议室、学习室等场所进行消毒处理，并开窗通风。按照健康教育要求做好环境卫生和个人卫生。

（熊鸿燕 李亚斐 张 耀）

jūnduì xiāohuàdào chuánrǎnbìng liúxíngbìngxué

军队消化道传染病流行病学（military gastrointestinal tract infectious disease epidemiology）

对军队人群中消化道传染病的分布、影响因素、防控策略与措施等的流行病学研究。消化道传染病是由细菌、病毒等多种病原体感染引起的以消化道症状为主的传染性疾病，又称肠道传染病。主要传染源是患者和病原携带者，通过水、食物、日常生活接触和蝇等媒介进行传播，人群普遍易感，夏季是肠道传染病的高发季节。消化道传染病是军队常见和多发传染病，部队人口密集且高度集中，接触频繁，易发生消化道传染病的暴发流行，是造成部队非战斗减员的主要原因之一。

流行状况　消化道传染病是部队最常见的传染病，主要包括霍乱、痢疾、伤寒和副伤寒、甲型病毒性肝炎（甲肝）、戊型病毒性肝炎（戊肝）、其他感染性腹泻等。1951~2003 年消化道传染病在中国人民解放军传染病序位中排第 1 位，2003 年以来为第 2 位。1992~2005 年军队传染病流行趋势分析显示，2005 年消化道传染病发病率较 1992 年下降近 60%，其构成比也由 65.3% 降至 35.3%，但痢疾、感染性腹泻、伤寒和副伤寒一直是报告前 10 位的传染病，其中痢疾居第 2 位。由于消化道传染病传播途径简单，部队人口高度集中，接触频繁，易于暴发或流行。消化道传染病全年均可发生，并有明显的季节性，夏季是高发季节。战时，卫生条件恶劣，消化道传染病更易暴发，造成大量非战斗减员和死亡，有"战争传染病"之称。1990 年美军在海湾沙漠盾牌行动中，有 20% 的人因感染性腹泻就医。1979 年中国人民解放军对越自卫反击作战中，细菌性痢疾发病率达 11.76%。战后、抗震救灾、抗洪抢险等非战争军事行动中，由于卫生条件有限，也较易发生。

影响因素 军队消化道传染病的发病和流行是众多因素综合作用的结果。①部队驻地自然状况如气温、降雨量、相对湿度、水旱灾害等。②部队生活居住条件、卫生设施、官兵风俗习惯、部队调防、演习、野外驻训、战争或非战争军事行动等。③部队驻地传入新型病原体。④其他因素如官兵卫生习惯、免疫水平，可直接或间接影响消化道传染病的发病率及发病强度。

防控措施 预防消化道传染病的主要措施：①确保部队安全供水，搞好驻地环境卫生。②加强食品卫生监督和管理。③军队医院设立和健全腹泻门诊。④开展健康教育，宣传讲究卫生，减少疾病。⑤开展部队卫生防疫、医务人员防病知识培训，提高业务水平。⑥部队成立防控小组，配备防治药品和器械。⑦加强新兵的卫生管理，严格落实新兵检疫制度。一旦有消化道疫情发生，要立即采取的控制措施，隔离治疗患者；对厕所和患者呕吐物、地面、衣物等进行严格消毒；在疫点和疫区开展卫生宣教；禁止各种聚餐活动；饮食从业人员一旦发病，立即调离岗位，并进行严格管理。

(褚宸一)

jūnduì wùxíng bìngdúxìng gānyán liúxíngbìngxué

军队戊型病毒性肝炎流行病学

(military viral hepatitis type E epidemiology) 对军队人群中戊型病毒性肝炎的分布、影响因素及防控对策与措施的流行病学研究。戊型病毒性肝炎 (hepatitis E, HE) 简称戊肝，由戊型肝炎病毒 (*hepatitis E virus*，HEV) 引起，曾称经肠道传播的非甲非乙型肝炎。1989 年正式命名为戊型病毒

性肝炎。根据同源性可将 HEV 分为至少 4 个基因型，基因 1 型和 2 型只感染人，基因 3 型和 4 型既可感染人又可感染多种动物。中国戊肝的基因型主要为 1 型和 4 型，其中基因 4 型占主导地位。自 2004 年后，HEV 已经完成基因 1 型向基因 4 型变迁。基因 4 型戊肝是一种人兽共患病，其中猪是 HEV 最重要的动物宿主。戊肝的传染源主要为潜伏期末和急性期患者，平均潜伏期 40 天。戊肝的传播途径主要经粪 - 口途径传播 (即经饮水和食物传播)，也可通过日常生活接触传播，还可经血传播，但母婴传播尚无直接证据。戊肝一般呈自限性，大多数患者预后良好。人群对 HEV 普遍易感，青壮年高发。戊肝病后有一定的免疫力，1～2 年内不易再感染。阿尔及利亚、孟加拉、中国、印度、希腊、埃及、科特迪瓦、阿塞尔比亚、伊朗、印度尼西亚、缅甸、尼泊尔、墨西哥等国都有戊肝暴发的报道。

流行状况及危害 戊肝是军队一种常见的消化道传染病。戊肝高发于青壮年，尤其是男性戊肝发病人数明显高于女性，因此军队人群成为戊肝发病的高发人群。另外，戊肝的传播途径主要以粪 - 口途径传播，军人在野外驻训、执行抗洪抢险等各种任务及作业时卫生状况较差，增大了感染的风险，甚至可导致军队戊肝的暴发或流行，严重威胁军队人群生命健康安全，也是军队非战斗性减员的主要因素。国内外军队均有戊肝暴发和流行的报道。一项执行联合国多国部队任务的泰国士兵感染戊肝情况的调查结果显示，其分布在东帝汶、阿富汗和伊朗地区的士兵戊肝感染率分别为 1.9%、4.6% 和 4.6%。

对戊肝发病情况的监测资料分析结果表明，中国人民解放军戊肝发病趋势呈波动性变化，1997～2001 年呈逐年上升之势，后逐年下降，自 2004 后发病水平逐步趋于平稳。加强军队戊肝的防控力度对增加军队战斗力具有重要军事意义。

影响因素 自然因素如气温和降雨，尤其是洪灾后对军队戊肝的流行起一定的作用，但社会因素的影响可能更为重要。军队人群执行任务面临恶劣的环境条件，饮用水被粪便污染和食用生熟未分的食品是影响军队戊肝发病强度的主要因素。其他个人因素包括文化程度和卫生习惯也对戊肝的发病有一定影响。

防控措施 ①加强新兵入伍时的体检和入伍的新兵检疫。为了防止肝炎患者进入军队，从而引起戊肝在新兵和部队人群中的传播，造成严重后果，军队对入伍前的新兵进行严格的体检。②加强军队卫生基础设施建设。戊肝是一种消化道传染病，与军队卫生基础设施建设状况有绝大关系。因此大力改进军队饮水卫生条件，尤其是军队在卫生条件较为恶劣的情况下执行军事作业，加强饮水、饮食卫生的监测和检测，可大大减少部队消化道传染病的发生。③加强军队饮食卫生管理，减少军队人员外出就餐。④健康教育对戊肝等消化道传染病的控制非常重要。生食不洁食物、餐前便后不洗手、饮生水等不良卫生习惯是发生消化道传染病的主要危险因素。自觉纠正这些不良习惯，是减少消化道传染病发生的重要途径。⑤开展戊肝的疫苗接种。疫苗对降低军队戊肝发病率具有重要意义。

(徐元勇)

jūnduì jiǎxíng bìngdúxìng gānyán liúxíngbìngxué

军队甲型病毒性肝炎流行病学

（military viral hepatitis type A epidemiology） 对军队人群中甲型病毒性肝炎的分布、影响因素及防控策略和措施的流行病学研究。甲型病毒性肝炎（hepatitis A, HA）简称甲肝，是由甲型肝炎病毒（*hepatitis A virus*，HAV）引起的以肝损害为主的急性肠道传染病。传染源为急性期患者和亚临床感染者。传播途径以粪－口途径为主，易造成暴发流行。人群普遍易感，感染后可获得持久的免疫力。潜伏期为 15～45 天，平均 30 天。

流行状况 甲肝是军队中常见的消化道传染病之一。由于军队人群的构成、生活及任务的特殊性等原因，甲肝的发生也有特殊性，发达国家和发展中国家军队的甲肝情况也有所不同。20 世纪 90 年代美军的一项调查研究显示，甲肝的发病率在病毒性肝炎中位于第 3 位，前 2 位分别为乙型病毒性肝炎和丙型病毒性肝炎；而中国军队中甲肝的发病率在病毒性肝炎报告发病中居第 1 位，常以暴发流行为主。进入 21 世纪以来，中国人民解放军甲肝报告发病呈明显下降趋势。甲肝在病毒性肝炎报告中的构成比也明显下降。由于军队人群构成的特殊性，中国人民解放军甲肝的发病人群主要以男性、战士为主，且年龄较低。这与韩国军队中甲肝暴发的人群特征类似。甲肝全年均可发生，但存在一定的季节性，以春季高发、冬季发病较低为主要特征。

影响因素 在世界范围内，甲肝流行与各国的经济和卫生条件等密切相关。经济发达地区甲肝的发病率较低，经济水平和卫生条件较差的地区甲肝的发病率较高。自然因素也与甲肝的发生密切相关，例如，气温升高、洪水、地震等自然灾害发生后，军人在执行抢险救灾任务时，若饮用水或食物受到污染，极易造成甲肝的暴发流行。军人个人的文化程度和卫生习惯等也对甲肝的发生存在一定的影响。此外，计划免疫接种也影响甲肝在部队人群中的发生情况。

防控措施 ①加强新兵入伍时的体检和入伍的新兵检疫。为防止肝炎患者进入军队从而造成甲肝在新兵和军队人群中的传播，要对入伍前的新兵进行严格的体检，防止肝炎患者进入部队造成严重后果。另外，为预防处于潜伏期的甲肝患者在进入军队后发病从而造成疫情暴发，新兵入伍后还要进行一定时期的医学检疫。②加强军队卫生基础设施建设。甲肝是一种消化道传染病，与军队卫生基础设施建设状况有绝大关系。大力进行部队饮水卫生条件的改善，对营区卫生条件恶劣的边远和贫困地区的单位改用清洁的地下水。改善食品卫生条件，如建设标准化食堂，改造旧食堂，引进炊具、食具消毒柜等。另外，疾病监测系统的建立也非常有意义，例如中国人民解放军全军疾病监测系统自运行以来，为各级卫生机关和机构提供了报告传染病的大量基础信息，为甲肝等疾病的控制和暴发疫情的及时处理发挥了重要作用。③加强军队饮食卫生管理，减少军队人员外出就餐。针对甲肝的传播特点，军队一方面要加强各种相关的硬件建设，另一方面要相应制定一系列法规制度，加强饮食卫生管理，提高甲肝防控水平。④健康教育。生食不洁食物、餐前便后不洗手、饮生水等是发生消化道传染病的几个主要危险因素。实施健康教育，使军人认识到这些不良卫生习惯的危害性，自觉纠正这些不良习惯，是减少消化道传染病发生的重要途径。军队各级医疗卫生机构应通过多种形式的健康教育活动将防病知识传播给军人。⑤疫苗接种。对执行特殊任务的人员和重点岗位的人员进行疫苗接种，防止环境和条件变化造成感染而发病以及发病后的疾病传播。⑥军队一旦发现甲肝病例，要及时进行隔离，对患者衣物、用品、排泄物及环境进行消毒处理。

（刘丽娟）

jūnduì xìjūnxìng lìjí liúxíngbìngxué

军队细菌性痢疾流行病学

（military bacillary dysentery epidemiology） 对军队人群中细菌性痢疾的分布、影响因素及防控策略和措施的流行病学研究。细菌性痢疾（简称菌痢）是由痢疾杆菌引起的消化道传染病，主要是通过粪－口途径传播，传播途径主要有 4 种：食物型传播、水型传播、日常生活接触型传播和蝇类传播。潜伏期一般为 1～3 天，传染源主要为患者和带菌者，患者中以急性非典型菌痢与慢性隐匿型菌痢为重要传染源。人群对痢疾杆菌普遍易感，患同型菌痢后无巩固免疫力，而且不同菌群间及不同血清型痢疾杆菌之间无交叉免疫，故容易造成重复感染或反复多次发病。

流行病状况及危害 军队中细菌性痢疾是一种高发、常见的消化道传染病，严重危害军队人群的健康。进入 21 世纪以来，细菌性痢疾疫情整体呈现下降趋势，军队细菌性痢疾以散发为主，偶有暴发出现。军队细菌性痢疾全年都可发生，夏秋季是高发季节，在北半球国家发病高峰期为每年的 6~9 月。军队细菌性痢疾虽然在任何年龄均可发病，但高发于青壮年。在军队中，细菌性痢疾发病地区分布差异较大，可能与各兵种执行任务、所处自然地理环境及生活条件不同有关。历史上，细菌性痢疾经常伴随战争而暴发。第一次世界大战期间，仅德国军队就报告了 15.5 万余例痢疾病例，成为战场上仅次于流行性感冒的传染病。

影响因素 细菌性痢疾的发病率受经济水平、卫生状况、生活习惯、气候等因素的影响，一般呈散发，但在军队、学校、幼托机构、工地等集体用餐单位，易引起食源性及水源性暴发流行。在发达国家或地区，社会经济水平高、卫生状况好、居民防病意识强，细菌性痢疾的发病率很低。经济水平欠发达、卫生条件较差的国家和地区，细菌性痢疾的发病率相对较高。军队经常参加抗洪抢险、抗震救灾、野外驻训等非战争军事行动，灾害后供水系统、排水系统、城市卫生设施等都受到严重破坏，使粪便、垃圾等污物冲流至河道等水源，致使水源受到污染，经常会出现水源型痢疾暴发。同时军队有些单位食品生产、加工、保存、运输等受到当地条件限制，或者生产、加工方式不当，有时会引起食物变质，食用后可能会引起军营食源型痢疾暴发。细菌性痢疾全年均可发生，有明显的季节性高峰期。中国地域辽阔，南北气候条件相差较大，痢疾流行高峰也有差别。同时，个人的卫生习惯、防病意识、认知水平等也会影响到细菌性痢疾的发病。

防控措施 ①严格控制传染源，早期发现患者和带菌者，及时隔离和彻底治疗，做到"五早一就"，即早发现、早诊断、早报告、早隔离、早治疗和就地卫生处理。加强对疫情的监测，在常规监测的同时，开展主动人群监测，尤其对从事饮食业的工作人员，更需较长期的追查，必要时暂调离工作岗位。在流行季节前或流行时加强对有关环境，尤其是水体、水产品等进行病原体监测。②加强军人的个人卫生，改善军人饮食条件和饮食、饮水卫生状况，做到"三管一灭"，即管理水源、管理粪便、管理饮食以及消灭苍蝇。③对执行特殊任务的人员和重点岗位的人员进行疫苗接种，防止由于环境和条件变化造成感染而发病以及发病后的疾病传播。

（张文义）

jūnduì huòluàn liúxíngbìngxué

军队霍乱流行病学（military cholera epidemiology）

对军队人群中霍乱的分布、影响因素、防控措施等的流行病学研究。霍乱（cholera）是由霍乱弧菌（O_1群和 O_{139}群）引起的急性消化道传染病，主要临床表现是腹泻（水样便）、呕吐，如不及时治疗，患者可死于低血容量性休克、代谢性酸中毒及肾衰竭等。霍乱最短潜伏期为 3~6 小时，最长为数天，一般为 12~72 小时。霍乱属国际检疫传染病，在中国霍乱属于甲类传染病。霍乱已发生了 7 次世界性大流行，前 6 次都是由古典型霍乱弧菌引起的，1961 年开始的由埃尔托生物型霍乱弧菌引起的霍乱第 7 次世界大流行，已波及世界五大洲的 140 多个国家和地区，以亚洲、非洲、拉丁美洲流行较为严重。中国从 1820 年第一次霍乱世界大流行以来，每次世界大流行都受到波及，并且有时非常严重。

流行状况及危害 中外历史资料表明，霍乱等烈性传染病是造成军队人员非战斗减员的重要原因，甚至导致战争格局的变化，兵溃于疫。第一次世界大战期间，霍乱等传染病在奥匈帝国士兵中流行，严重影响了奥匈帝国战斗力，最终导致战争的失利。第二次世界大战期间，侵华日军利用细菌战把霍乱弧菌撒进卫河，带有大量霍乱弧菌的河水流到的地方就成了疫区，在没有被河水淹没的地方，日军就用飞机投放装有霍乱弧菌的罐头炸弹，致使霍乱弧菌迅速、猛烈地向未受水灾的地区蔓延，使更多无辜的中国人民染上霍乱死亡，有的村庄一天死数十上百人，尸横遍野。2010 年海地发生霍乱大流行，最终导致 50 多万人发病，7000 多人死亡。对造成本次霍乱大流行的起源一直有争议，最新研究显示本次霍乱流行的来源是联合国维和部队一名军人，疫情迅速蔓延也非气候因素。

进入 21 世纪以来，由霍乱引起的疫情已有所下降，军队霍乱报告病例较少。尽管近 10 余年内军队报告的霍乱病例较少，但该病具有发病急、传染性强的特点，可能在短时间内引起暴发或流行，对军队人群的健康危害依然严重。因此，军队霍乱的防控工作仍不可掉以轻心。

影响因素 霍乱的流行具有一定的季节性和自然疫源性。气候和环境因素在霍乱的流行和大流行中起到驱动作用。霍乱的时间序列分析和数学模型显示，气候因素和人群的免疫水平是影响霍乱流行的重要因素。另外在影响霍乱流行的社会因素中，疫情报告制度及卫生机构是否健全,官兵的自我保健意识和卫生知识的认知程度也对霍乱的流行产生重大影响。

防控措施 ①在军队范围内坚持开展卫生基本建设。要做好"三管一灭",即管好饮食:不食腐败变质食物;管好水源:自来水按规定消毒,不饮生水,不到被污染的河塘取水;管好粪便:粪便要进行无害化处理;消灭苍蝇:保持室内外环境卫生,消除和控制苍蝇滋生地。尤其做好水源的管理和消毒是预防霍乱的重要措施。②建立健全各级各类肠道专科门诊,做到逢泻必登、逢疑必检。早期发现和处理传染源,减少交叉感染。对患者采取隔离措施,对首例患者要诊断准确,并进行认真的流行病学调查,主动追踪感染来源和密切接触者,扩大收集病例。③对疫点的处理要坚持"早、小、严、实"的精神,即时间要早、范围要小、措施要严、落在实处。④大力开展卫生健康教育,不断提高广大官兵的卫生知识水平和自我保健意识,形成人人讲卫生并积极参与卫生防病活动的军队环境氛围。

(徐元勇)

jūnduì gǎnrǎnxìng fùxiè liúxíngbìngxué
军队感染性腹泻流行病学
(military infectious diarrhea epidemiology) 对军队人群中感染性腹泻的分布、影响因素及防控策略与措施的流行病学研究。感染性腹泻(infectious diarrhea)指由病原生物(包括细菌、病毒、寄生虫等)引起的,以腹泻为主要临床特征的一组消化道传染病,又称腹泻病(diarrhea disease)。腹泻是指每日 3 次或以上的稀便或水样便。感染性腹泻主要通过水源和食物传播,其传染源为患

者、病原携带者及受感染的动物。传播途径总的来说是粪-口传播,但各病原体的具体传播方式又不完全相同。人群对感染性腹泻病原体普遍易感,感染后可获得一定程度的特异性免疫力,但对于不同的病原体,人体获得的免疫力持续时间不同,一般较短,几个月到数年。

流行状况 感染性腹泻在军队人群是一种高发和常见的传染病。感染性腹泻报告发病流行趋势呈波动性变化。军队感染性腹泻主要呈散发态势,但仍有局部暴发风险。军队感染性腹泻全年都可发生,但具有明显的季节高峰。军队感染性腹泻发病的高峰时间为每年的 9 月下旬,发病高峰期为每年的 7~11 月。该病地区分布差异较大,可能与各兵种执行任务的不同及所处地理区域不同有关。一项针对美国与埃及军队的"Operation Bright Star"联合军事演练的军队人群感染性腹泻的研究结果显示,1989 年高达 40% 的军队人员罹患感染性腹泻。2001 年开展监测活动后有 9.3% 的部队报告该病,至 2005 年感染性腹泻流行率约为 35 例/100 人月。有资料显示,2003 年和 2004 年伊朗和阿富汗驻军中 78.6% 伊朗驻军和 54.4% 阿富汗驻军有感染性腹泻。门诊监测资料显示,美军在拉丁美洲执行军事任务的军人感染性腹泻的总罹患率超过 20%。

防控措施 ①加强军队人群健康教育,改善环境和饮食卫生状况:要利用各种宣传媒体和多种宣传形式,在军队开展预防肠道传染病防治知识的正面宣传,教育广大官兵养成良好的卫生习惯,把好"病从口入"关。②做好流行病学侦察和观察:经常了

解部队驻地和将进入地区的疫情动态。部队离开营区进行野外驻训、野营和演习等军事活动时,对其活动的地区、路线实施卫生流行病学侦察。重点查明现阶段消化道传染病的发生情况、水源卫生、食品供应和当地卫生情况。③对易感人员进行疫苗接种:很多感染性腹泻病原体有相应的疫苗,在感染性腹泻流行的夏秋季节可根据部队执行任务情况,对易感人群进行疫苗接种。④建立和完善疾病监测体系:感染性腹泻预防控制的一项重要工作是传染病患者监测和病原监测,必须建立和完善军队和国家的疾病监测体系,并有效地开展工作。

(徐元勇)

jūnduì shānghán yǔ fùshānghán
liúxíngbìngxué
军队伤寒与副伤寒流行病学
(military typhoid fever & paratyphoid fever epidemiology) 对军队人群中伤寒与副伤寒的分布、影响因素、防控策略和措施的流行病学研究。伤寒和副伤寒分别是由伤寒杆菌和甲、乙、丙型副伤寒杆菌引起的急性消化道传染病。典型病例以持续发热、相对缓脉、神情淡漠、脾大、玫瑰疹和白细胞减少等为特征,主要并发症为肠出血和肠穿孔。伤寒与副伤寒主要以粪-口途径传播为主,接触传播为辅,可造成暴发流行,主要累及青壮年。伤寒的潜伏期为 3~42 天,常见 12~14 天;副伤寒潜伏期为 2~15 天,常见 6~8 天。带菌者或患者是伤寒和副伤寒的唯一传染源,尤其慢性带菌者是伤寒和副伤寒不断传播甚至流行的主要传染源。人对伤寒与副伤寒普遍易感,患病后可获得持久性免疫,再次患病者极少。

流行状况及危害 伤寒与副

伤寒是军队中常见的消化道传染病之一，疫情整体呈现下降趋势。军队伤寒与副伤寒全年都可发生，夏秋季是高发季节，在北半球国家其发病高峰期为每年的 6～10 月，病例每年从 6 月开始增多，8 月达高峰，10 月后明显减少。在军队中，伤寒与副伤寒在各年龄组均有病例发生，以青壮年发病为主；男性发病明显多于女性，这种差异与军队人群构成比例有关。历史上伤寒经常伴随战争而暴发。在 19 世纪 50 年代克里米亚战争爆发时，因伤寒而死亡的士兵是因战伤而死亡的 10 倍。在 1899 年爆发的布尔战争期间，士兵死于伤寒者是因战伤而死亡者的 5 倍。

影响因素　伤寒与副伤寒的发生与社会经济和自然因素密切相关。在发达国家或地区由于有良好的经济和社会条件，提供清洁生活用水和改进市政污水处理系统，伤寒和副伤寒的发病率很低。经济欠发达、卫生条件较差的国家和地区，伤寒和副伤寒的发病率较高。在发病率较高的地区，伤寒与副伤寒的主要影响因素有：不安全饮水、不卫生饮食、与患者或带菌者接触、幽门螺旋杆菌感染、多耐药菌株流行、气候因素和低龄化等风险因素。气候因素可通过气温变化、降水量增加和减少及改变沙门菌的生态环境等作用间接影响到伤寒、副伤寒沙门菌的传播媒介，增加水和食物污染的概率而引起伤寒、副伤寒发病率的变化。其他个人因素如文化程度、卫生习惯等也对伤寒与副伤寒的发病有一定影响。

防控措施　主要包括：①进入疫区的部队要普遍接种伤寒、副伤寒三联灭活疫苗。②加强带菌者的发现和管理，特别是餐厅、食堂等工作人员上岗前要进行粪、尿细菌学培养。③患者应尽早隔离治疗，选择疗效高、不良反应小、复发率低的抗生素。④进行个案调查，查清每个病例的传染来源及其密切接触者或同源暴露者，查找未报告的病例、带菌者或被污染的食物、水等。⑤发生暴发流行时，除积极隔离治疗患者外，要及时进行流行病学调查，加强对供水及食品的消毒和卫生监督，对密切接触者可进行应急预防接种和药物预防。

（张文义）

jūnduì chóngméi yǔ zìrán yìyuánxìng jíbìng liúxíngbìngxué

军队虫媒与自然疫源性疾病流行病学（military insect-borne and natural focus diseases epidemiology）

对军队人群中虫媒传染病与自然疫源性疾病发生、发展、分布规律和影响分布的因素，以及防控措施等的流行病学研究。虫媒传染病是由媒介生物传播的传染病。主要包括蚊、蝇、虱、蚤、白蛉、蠓、蜱、螨等传播的疾病，如疟疾、登革热、莱姆病、恙虫病、鼠疫、黑热病、丝虫病等。可分为专性虫媒传染病与兼性虫媒传染病，前者传播完全依赖吸血节肢动物为媒介，如恙螨传播恙虫病、蚊虫传播流行性乙型脑炎。后者既可由昆虫为媒介，又可通过其他途径传播，如鼠疫、兔热病（土拉菌病）等。大部分细菌性自然疫源性疾病属于后者。自然疫源性疾病中有很多不是虫媒传染病，即不经过虫媒传播，而是通过其他不同方式传播，例如，直接通过皮肤（如日本血吸虫病）、黏膜（如鹦鹉热）形成感染，或通过食物、水（如布鲁菌病）感染人体。反过来，绝大多数虫媒传染病都是自然疫源性疾病，只有少数在自然界环境及宿主动物没有存在自然疫源地的虫媒传染病不是自然疫源性疾病，如疟疾。

流行状况　军队驻地点多、线长、面广，分布在全国各地，比较分散，各地区的虫媒与自然疫源性疾病流行情况差别很大，虫媒与自然疫源性疾病的威胁不容忽视。另外，部队人员流动性大，兵源补充频繁，新兵可将各地虫媒与自然疫源性疾病带到驻地部队。由于部队长距离跨越行动频繁，不断变化的、当地高发的自然疫源性疾病给官兵健康带来了较大影响。在流行区，部队在杂草丛生的地方坐卧休息、训练、执行非战争军事任务、潜伏、设营、自然灾害时执行任务等防护不当均易被感染。不能排除某些行动地域就处于疫源地之中，有的阵地还可能位于未知的自然疫源地，这些自然疫源性疾病的传播媒介一旦侵袭人群，将会造成部队人员大量受染。部队执行演习、拉练等任务时，大多住帐篷，演习场所一般虫媒、鼠等预防控制困难。虫媒与自然疫源性疾病的危害较大。除了军事行动之外，当前执行反恐维稳、抗震救灾等非战争军事任务时，部队官兵经常处于一些虫媒与自然疫源性疾病的疫区，加之处于高度紧张状态，体力消耗大，生活条件艰苦，抵御虫媒及自然疫源性疾病的能力降低，往往均导致发病率增加。此外，随着国际和国内形势的深刻变化，中国军队遂行国际维和任务日趋频繁。国际维和地区大多位于非洲及南美地区，通常局势动荡，自然、社会环境极差，湿度大，雨水充足，有害昆虫及动物多，蚊蝇密度高，虫媒传染病与自然疫源性疾病流行严重。具体说来，该类传染病在新中国成立以前和20世纪50年代是危害中国人民解放军最严重的传染病之一，在中国军队的传染病发病中曾占到40%以上，可见危害之重。后经大力防治，此类疾病的发病已大幅度减少。主要为疟疾、流行性出血热、斑疹伤寒、血吸虫病，此外尚有流行性乙型脑炎、钩端螺旋体病、丝虫病、布鲁菌病、登革热、黑热病、斑疹伤寒、回归热、森林脑炎、新疆出血热、莱姆病、斑点热及恙虫病等的发生。蚊媒疟疾主要流行于中国东南沿海和西南边疆地区，具有夏秋多发、传播迅速、易于流行的特点。丝虫病历史上曾在中国中部和南部造成巨大危害，目前中国丝虫病已进入全面消除阶段。流行性乙型脑炎在中国流行分布很广，除青海、新疆外，各省、直辖市、自治区都有本病的发生和流行。登革热随着全球气候变暖及经贸交流频繁，流行范围逐渐扩大，流行频率不断上升，已成为世界上分布广、发病人数多、危害大的重要虫媒病毒病之一。中国台湾、福建、广东、上海发生流行，海南岛曾经发生大流行，2014年在广东发生暴发。黑热病目前仅在中国西部山区和荒漠地区局部流行。地方性斑疹伤寒在中国的分布相当广泛，通过鼠、蚤传播。流行性斑疹伤寒是通过人虱为媒介传播的急性传染病，呈世界性分布，在第一、第二次世界大战中曾大流行，中国仅有少数散发病例。虱传回归热在中国已基本消灭，但国际上列为监测传染病。蜱传回归热在新疆存在自然疫源地。蜱传森林脑炎在中国主要流行于东北地区（长白山和小兴安岭），云南、新疆等地也有报道。新疆出血热发现于克里米亚–刚果地区，中国仅新疆有本病流行。莱姆病最早发现于美国莱姆镇，北美地区广泛流行，中国于1986年在黑龙江发现莱姆病，目前全国大部分地区有发生和流行。Q热在中国有21个省、直辖市、自治区证实存在。北亚蜱传斑点热在中国分布较广。自1962年在中国黑龙江首次证实蜱传斑点热疫源地以来，已证实在全国大部分地区存在疫源地。恙虫病在中国主要流行于南方，特别是东南沿海和西南边疆地区。由于中国幅员辽阔，地形复杂，宿主动物和媒介昆虫种类繁多，有些疾病虽然已多年未发病，但疫源地仍然存在，人类一旦进入后仍有可能受染发病，且该类疾病病情大多较重，有的病死率较高，对官兵健康的危害甚大。战时，由于环境恶劣，各种昆虫会大量滋生，军队进入自然疫源地机会大增，会促使虫媒及自然疫源性疾病在军队大量发生。战争史上，鼠疫、疟疾、斑疹伤寒等都曾发生过大规模流行，对军队战斗力产生巨大影响。另外，绝大多数生物战剂均是该类传染病，如鼠疫、炭疽、黄热病、马脑炎、类鼻疽、Q热、斑疹伤寒、兔热病等。因此该类传染病的军事重要性显得尤为突出。

影响因素 主要包括自然因素和社会因素。自然因素主要包括气象、地理、土壤、植物等，其中影响最明显的是气候因素与地理因素。气候因素（温度、湿度、降雨量等）不仅对媒介生物的滋生繁殖、动物宿主有明显影响，而且对环境中的游离的病原体（如土拉弗菌）存活时间也有作用。地理因素（如影响日照量和紫外线暴露的海拔和纬度）也有影响。虫媒与自然疫源性疾病地理分布差异明显。社会因素中，不同生产环境和生产方式对虫媒与自然疫源性疾病有明显影响。例如，中国东北地区伐木工人在林区劳动而感染森林脑炎；生活方式、风俗习惯、宗教信仰、文化素养、医疗卫生条件同样也有影响。例如，森林被砍伐破坏后，植被、土壤等一系列自然因素将产生很大变化，继而导致啮齿动物和蜱媒数量上的改变，结果森林脑炎的发病也就随之减少，甚至消灭。但有时亦可使疫源地扩大，形成"经济疫源地"。例如，美国森林保护和野生动物保护规划的实施，使莱姆病媒介蜱类的动物宿主野鹿大量繁殖，并将媒介蜱带到人类活动区域，造成自然疫源地的扩大和莱姆病在人间的广泛流行。自然灾害、经济贫困、战争或内乱、人口过剩或人口大规模迁移、城市衰败等因素均可导致虫媒与自然疫源性疾病疫情变化和流行。

防控措施 针对虫媒与自然疫源性疾病，病媒生物控制在疾病防控过程中具有十分重要的作用。虫媒传染病的控制要注意各方面共同努力，包括医疗服务、驻扎地选择及规划和卫生工作（供水、粪便处理、固体垃圾处理及排水系统）。虽然媒介传播疾病特征复杂，但是只要弄清疾病、传播媒介与被感染者之间的相互作用，便可找到简便有效的控制措施。为防止通过医学媒介传播疾病，要大力控制军队营区医学昆虫滋生和蔓延。控制"四害"（老鼠、蚊子、苍蝇、蟑螂）密度是军队控制自然疫源性疾病的经典措施，对营区蚊、鼠密度和滋生环境进行调查监测，消除蚊、蝇等滋生场所，适时进行广泛性灭鼠和消杀工作，并贮备足够的灭蚊蝇药械。穿越林区、草原等可能的疫区时，做好个人防护措施。使用防护服、防护帽，使用驱避涂抹剂涂抹面、颈及双手，居住帐篷营地使用滞留喷洒、睡觉使用氯菊酯处理的蚊帐等。防控应以综合治理为策略，从媒介与生态环境和社会条件的整体观点出发，标本兼治以治本为主，以及安全、有效、经济和简便的原则，因地因时适宜地对防制对象采取各种合理手段和有效方法，组成一套系统的防制措施，把目标媒介昆虫的种群数量降低到不足为害的水平。综合治理包括环境治理、化学防制、物理防制、生物防制、遗传防制、法规防制等。应以环境治理为基础，化学防制为主要手段，因时因地采用相应的有效措施。根据对象生活史与习性的薄弱环节，在综合措施中选择起主导作用的关键措施，集中力量予以解决，可取得事半功倍的效果。同时根据不同媒介的季节消长，有针对地选择杀灭时机，做好监测工作，始终将媒介昆虫密度控制在规定的密度指标以下，持之以恒反复进行，把经常性与突击性结合起来，不断巩固防制成果，确保营区不发生虫媒与自然疫源性疾病疫情。

（江佳富）

军队疟疾流行病学（military malaria epidemiology） 对军队人群中疟疾的分布、影响因素及防控对策与措施等的流行病学研究。疟疾是由疟原虫引起的、经按蚊叮咬传播的一种寄生虫病。临床上以周期性发冷、发热、出汗以及反复发作后出现贫血、脾大为特征，重症患者可并发脑、肝、肾等脏器损害，并可能导致呼吸系统、循环系统等多系统的功能衰竭。引起人类疟疾的疟原虫有4种，即恶性疟原虫（Plasmodium falciparum）、间日疟原虫（Plasmodium vivax）、三日疟原虫（Plasmodium malariae）和卵形疟原虫（Plasmodium ovale），不同疟原虫引起的疟疾表现出不同的临床特征，其中恶性疟原虫导致的恶性疟病情最为严重。疟疾患者及带虫者是疟疾的传染源，疟疾主要经按蚊叮咬皮肤传播，少数可经输血或母婴传播。按蚊是疟疾的自然传播媒介，也是疟原虫完成有性生殖的终宿主。在中国，平原地区间日疟主要由中华按蚊传播，山区和丘陵地区疟疾主要由微小按蚊、嗜人按蚊或大劣按蚊传播。人类对疟疾普遍易感，各型疟疾间无交叉免疫性，多次发作或重复感染后，再发症状轻微或无症状，表明疟疾感染后可产生一定的免疫力，但免疫力不持久。人群发病率因流行程度及机体状况而不同。在高疟区，成人发病率较低，儿童和外来人口发病率较高。

疟疾是世界上最常见和危害最严重的热带病之一，全球100余个国家或地区有疟疾流行。1949年以前，中国疟疾年发病人数曾达3000万例以上。目前，除云南、海南外，中国其他地区基本消灭了恶性疟，全国疟疾报告发病率已下降到1/10万以内，预期到2020年在全国实现消除疟疾的目标。

流行状况 疟疾是部队多发传染病之一，尤其当部队大规模集结、移动，自非疟区进入疟区，或从低疟区进入高疟区，如未注意预防，无论平时还是战时都可能造成疟疾的流行，对部队官兵的健康产生严重危害。另外，由于疟疾发病率高、病程长，卫勤保障占用较多医疗卫生资源，使部队减员占很大的比例，常超过与敌方战斗的伤亡人员，并使整个部队失去实际战斗能力。第一次世界大战期间，仅在东非的英军因疟疾丧生者多达10万人；1944年日军出兵印缅边境，在因帕尔战役尚未全面展开时，10万军队就有60%的人员患病，结果不战自溃。第二次世界大战期间，在北非和南太平洋岛屿上作战的美军受到疟疾的沉重打击，导致约50万人发病；越南战争期间，战争双方因疟疾造成较大减员，美国政府曾报告1965年在山谷作战的美军疟疾感染率高达60%，部分驻扎在南越山区的美军作战部队在2个月内几乎100%的人员感染疟疾，因疟疾造成的非战斗减员比战伤减员高出4～5倍，疟疾曾是驻越美军最感头痛的头号军事医学问题。中国人民解放军也同样面临疟疾的威胁，新中国成立初期，进驻云南南部的部队由于当时任务艰巨，防疟条件较差，有的连队发病率高达90%以上；同期，疟疾在解放军各种传染病发病排序中居第1位，疟疾的传播流行严重影响广大官兵的身体健康和部队战斗力。在中华人民共和国的统一部署下，全国范围内广泛开展了爱国卫生运动，卫生防疫人员深入部队，积极防疟，对野外行军作战部队采取以药物预防为主、防蚊灭蚊为辅，对进驻营房的部队采取以控制传染源和防蚊灭蚊为主、药物预防为辅的策略，取得了很好的效果。以海军为例：新中国成立初期，疟疾发病率居各种传染病之首。经过多年的综合防治，发病率逐年下降，年均发病率已小于1/10

万，疟疾主要发生于5～9月，患者大多在驻扎的营区周边或野外作训时感染。

影响因素 疟疾的传播流行除了受自然因素和社会经济因素的影响外，与疟原虫本身的特征（如疟原虫种类及耐药性等）也密切相关。影响其传播流行的自然因素主要包括气象条件和地形地貌因素。①温度：不仅影响按蚊的生存、繁殖及活动，而且影响疟原虫在按蚊体内的发育。通常蚊媒繁殖的适宜温度在20～30℃，在此范围内温度上升，蚊媒发育的时间缩短，因而蚊媒密度增高，且蚊媒活动的最适宜温度为20～25℃，温度的微小变化可引起吸血频率的较大差异，随温度升高，两次吸血间隔缩短。环境温度过高和过低都不利于按蚊的生存与活动。平均温度低于16℃，则疟原虫在按蚊体内不能发育，高于32℃，对疟原虫发育不利。因此，温度对疟疾的传播季节的起止、流行区域及流行强度具有决定性的作用。随着全球气候变化，疟区的范围及流行强度也发生变化。②湿度：对疟疾传播流行的影响主要体现在对按蚊生活习性和寿命的影响，平均相对湿度60%以上适宜疟疾的传播，低于52%时，按蚊停止吸血活动。③降雨量：降雨对疟疾传播的影响比较复杂，存在显著的区域差异，其对疟疾传播的作用主要体现在对按蚊种群数量及寿命的影响。降雨量的增加可使静水滋生型媒介（如中华按蚊）的滋生地增加，但也可冲刷流水滋生型媒介（如微小按蚊）的滋生地而使其密度暂时降低，而且，多雨带来的高湿度有利于延长按蚊的寿命。但过多的降雨或干旱，可能减少疟疾的传播。④地形地貌：地形、地貌及水体的面积直接影响按蚊的滋生及活动范围。社会经济因素对疟疾的传播流行也有重要影响，主要体现在对"人－蚊"接触机会和患者是否能获得及时治疗的影响，如经济状况、生活水平、住房条件、职业、文化程度、环境卫生情况、医疗保健设施和居民生活习惯等。战争、社会动荡、大规模的人口流动、自然灾害等也是导致疟疾暴发流行和蔓延的重要因素。军队人群由于经常从事野外训练或执行任务，如防护不严，容易引起疟疾的发生或流行，其主要影响因素包括：①从非疟区进入疟区，或从低疟区进入高疟区。②部队离开营房进入疟区执行训练、施工、执勤和作战任务等。③驻扎疟区部队未采取有力的防疟措施，尤其在疟疾流行季节或当地居民发生疟疾暴发流行时。④新兵入伍、归队人员中带虫者可能引发的输入性疟疾的威胁。

防控措施 疟疾流行因素复杂，涉及的影响因素多，而且部队人群特殊，具有防控难度大、流行易反复的特点。因此，军队人群疟疾的防控需贯彻"预防为主、因地制宜、分类指导、突出重点"的抗疟策略，采取防蚊灭蚊，彻底治疗患者及带虫者，并根据需要预防服药等综合防控措施。主要包括：①流行病学侦察与调查。对驻地及任务区开展流行病学侦察与调查，进驻前要了解当地疟疾的流行情况、流行强度和影响因素等，驻扎疟区应开展更深入的流行病学调查，如儿童的脾虫和疟原虫感染调查、按蚊及滋生地调查等，为制定合理的防疟措施提供科学依据。②群体性综合防控措施。针对不同疟区的特点和抗疟的不同阶段，选择有针对性的综合防控措施。例如，针对高疟区采取媒介控制和传染源管理为主的措施，在流行季节可根据条件和部队任务等进行集体预防服药；针对中、低疟区采取传染源监测和及时治疗现症患者为主的措施，在发病率和原虫率较高的情况下可考虑集体预防服药；在暴发性流行区按照突发疫情应急处置要求进行处置，重点是查清流行范围和原因，及时救治患者和应急服药。③个人防护措施。针对驻扎疟区或赴疟区执行任务（包括维和任务）官兵的个人防疟措施，采取防蚊措施，如使用蚊帐、蚊香，穿防蚊服，涂搽驱蚊剂等；根据当地疟疾传播季节考虑采取预防服药措施。④卫勤保障措施。针对存在疟疾流行的任务区域合理配置相关的医疗卫生资源，确保官兵能采取有效的防护措施；建立处置突发疫情的应急反应能力，积极开展防疟的健康教育。

（方立群）

jūnduì liúxíngxìng chūxuèrè liúxíngbìngxué

军队流行性出血热流行病学

（military epidemic hemorrhagic fever epidemiology） 对军队人群中流行性出血热的分布、流行特征、影响因素及防控策略和措施的流行病学研究。流行性出血热是由汉坦病毒引起的一种自然疫源性疾病，病情危急，并发症多，病死率高，传染源主要是以鼠类为主的啮齿动物，人类主要通过接触宿主动物的血及唾液、尿、便等分泌物或气溶胶，经呼吸道、皮肤（黏膜）伤口及消化道而感染汉坦病毒。螨媒在一些地区也起着一定的传播作用；在宿主动物体内，还可经胎盘垂直传播。人群普遍易感，二次感染发病比较罕见。军队人群驻地较偏僻、时常野外作业等，与鼠类接触机会较多，更容易引起流行性出血热暴发流行。中国1931年在驻扎东北的侵华日军中发现流行性出血热，1934年在入侵北欧芬兰、瑞典及挪威三国的德军中发生流行，1951年在朝鲜战场的美军等外国军队中发现类似疾病。中国军队流行性出血热全年都可发生，但具有明显的季节高峰，其发病高峰期为每年的4~7月，病例每年从4月开始增多，7月达高峰，8月后明显减少，10月后又逐渐升高形成次高峰。在军队中，流行性出血热在各年龄组均有病例发生，以青壮年发病为主；男性发病远远多于女性。

军队人群执行任务面临恶劣的环境条件，演习、野营、国防施工、非战争军事行动时，往往通过接触疫区鼠类等啮齿类宿主动物的血及唾液、尿、便等分泌物而感染汉坦病毒，军队人群很多来自远距离的疫区之外，自身免疫水平低，加之自然环境变化等，都是影响军队流行性出血热发病强度的一些主要因素。

防控措施主要包括：①进入疫区的部队普遍接种流行性出血热疫苗。②灭鼠是防止本病流行的关键，灭鼠时机选择在本病流行高峰期前进行。同时还要做好防鼠工作，防止鼠类进入室内。③注意灭螨防螨，保持室内清洁、通风、干燥，用湿式清扫，必要时采用过氧乙酸或福尔马林等消毒灭螨。④做好食具消毒、食物保藏等工作，防止鼠类排泄物污染食品和食具，不直接用手接触鼠类及其排泄物等；在野外训练时防止皮肤破损，破损后应及时消毒包扎伤口。⑤对鼠类动物的尸体及排泄物应严格消毒处理，防止污染环境；患者及早接受隔离治疗，对其流出的血、分泌物、排泄物等做好消毒处理。

（江佳富）

军队钩端螺旋体病流行病学

jūnduì gōuduānluóxuántǐbìng liúxíngbìngxué

军队钩端螺旋体病流行病学（military leptospirosis epidemiology） 对军队人群中钩端螺旋体病的流行特征、影响因素及防控策略和措施的流行病学研究。钩端螺旋体病是由有致病力的钩端螺旋体引起的一种急性自然疫源性疾病。简称钩体病。为全身性感染疾病，病程常呈自限性，由于个体免疫水平的差别及菌株的不同，临床表现可以轻重不一。

中国已从67种动物分离出钩端螺旋体，鼠类和猪是重要宿主，它们可通过尿液长期排菌成为本病的主要传染源。钩端螺旋体病患者及恢复期患者都可从尿中排菌。钩端螺旋体通过皮肤、黏膜侵入人体，是本病的主要传播途径。该病在中国分布非常广泛，原始沼泽地、水稻田、水洼地、水沟、池塘等是病原体主要贮存地，人接触被染有钩端螺旋体的疫水也是传染本病的重要方式。流行分为稻田型、雨水型、洪水型3种。以四川、广东、广西、云南、福建、浙江为严重。军队人群经常参加抗洪抢险等野外作业，与鼠类、疫水接触机会也较多，容易发生钩端螺旋体病暴发流行，而且多为洪水型，特点为流行期短，猪为主要传染源，波摩那群为主要菌群，其他菌群也占一定比例，临床上流感伤寒型为主，病死率低。部队钩端螺旋体病具有明显的季节高峰，其发病高峰期为每年的8~9月，高峰期间发病占总发病数的78%左右。在军队中，钩端螺旋体病发病以男性青壮年为主。

军队人群执行抗洪抢险等野外任务多，大大增加了其接触被染有钩端螺旋体的疫水机会，容易发生钩端螺旋体病暴发流行。这是影响军队发病强度的主要因素。同时，气温、降雨等自然环境的变化以及军队人群自身免疫水平等也是影响钩端螺旋体病发病强度的因素。

预防措施包括：①消灭动物宿主重点开展灭鼠工作。②加强对疫水的消毒及管理工作，对流行区的水稻田、池塘、沟溪、积水坑及准备开发的荒地进行摸底排查，因地制宜地对疫源地进行改造。③加强对部队人群的卫生教育，提高其对钩端螺旋体病的认识，避免与可能受染的污水接触。④对确诊的患者集中治疗，注意隔离、消毒，同时做好疫情报告工作，在流行区开展综合的防制措施以控制流行。⑤部队根据具体情况进行钩端螺旋体疫苗常规接种。

（江佳富）

军队血吸虫病流行病学

jūnduì xuèxīchóngbìng liúxíngbingxué

军队血吸虫病流行病学（military schistosomiasis epidemiology） 对军队人群中血吸虫病的发生、发展、分布规律和影响因素，以及防控措施等的流行病学研究。血吸虫病（schistosomiasis）是由血吸虫的成虫寄生于人体引起的地方性疾病，主要流行于亚洲、非洲、拉美洲的73个国家。人类血吸虫分为日本血吸虫（S. japonicum）、埃及血吸虫（S. haematobium）、曼氏血吸虫（S. mansoni）、间插血吸虫（S. intercalatum）、湄公血吸虫（S. mekongi）等。日本血吸虫分布于中国、日本、菲律宾、印度尼西亚、泰国等亚洲国家；埃及血吸虫主要分布于非洲和中东；曼氏血吸虫分布于亚洲、中东、印度等地区或国家；间插血吸虫分布于中非西部、扎伊尔、喀麦隆等国家或地区；湄公血吸虫分布于柬埔寨和老挝。中国流行的只有日本血吸虫病（简称血吸虫病）。血吸虫病流行于热带和亚热带地区，尤其是无法获得安全饮用水和缺乏适当卫生设施的地区。人们在从事日常农业、家务、职业和娱乐活动时会因接触含尾蚴的疫水而获得感染。当人接触疫水时，如在河水中洗衣、洗脚、捕鱼、游泳、洗澡和生产等，来自于淡水钉螺的寄生虫尾蚴穿透宿主皮肤或黏膜而发生感染。此外，饮用生水、用生水漱口和赤足在有钉螺的露水草地上行走也可感染。全球患病人数约2亿，严重危害人类健康和生命安全，影响疫区经济社会发展。

流行状况　部队在血吸虫病流行区进行抗洪、施工、开荒、生产、游泳等活动时，常有急性血吸虫病发生，如未采取预防措施，常易发生大批感染，严重影响官兵健康与战备训练任务的完成。例如，美军1944年在菲律宾莱特岛上从事桥梁和道路建设工程时，1000多名军人遭到血吸虫病的侵袭。又如，解放战争期间，中国人民解放军在渡江战役中不少士兵感染了血吸虫病，有的部队感染率高达30%以上。

影响因素　血吸虫病的地理分布与地形、地貌、钉螺生态及流行特点密切相关，如中国血吸虫病流行区可分为湖沼、水网和山丘等类型，疫情以湖沼区最为严重。血吸虫病的流行受传染源、传播途径、易感人群的影响。日本血吸虫是人兽共患病，传染源是患者和保虫宿主，保虫宿主种类较多，主要有牛、猪、犬、羊、马、猫、鼠类等。血吸虫病的传播必须具备3个条件：带虫卵的粪便如水；钉螺的存在、滋生；人、畜接触疫水。人群普遍易感，患者的年龄、性别、职业分布随接触疫水的机会而异，以男性青壮年农民或渔民感染率最高，夏秋季感染机会最多。

防控措施　主要包括以下几方面。

全球遏制血吸虫病目标对策　针对危险人群开展大规模治疗，获得安全饮用水、灭螺、改善环境卫生、开展个人卫生教育是控制血吸虫病的基础。世界卫生组织控制血吸虫病战略的重点是，使用吡喹酮进行阶段性、有针对性治疗来遏制血吸虫病。遏制疾病目标是对危险人群的阶段性治疗可治愈轻微病症，防止受感染的个人发展为严重的晚期慢性病。但吡喹酮的可及性有限是影响血吸虫病控制工作的一项重大限制因素。2012年的数据显示，在需要治疗的患者中，仅有14.4%得到了治疗。

针对性治疗对象群体　对所有高危人群进行定期治疗。有针对性的治疗对象群体是：流行区的学龄儿童；流行区中被认为有危险的成人，如从事与受侵染水接触的职业人群（如渔民、农民、灌溉工人），以及在从事家务劳动中与受侵染水接触的妇女；生活在高流行区的所有居民。治疗频次根据学龄儿童中的感染流行率确定。在高传播区，每年重复进行的治疗要多达数年。监测工作对于确定控制干预措施的影响至关重要。

部队军事行动血吸虫病预防措施　军队血吸虫病预防是一项系统工程。血吸虫病的流行病学侦察、监测和调查开始于防治工作之前，贯穿于防治工作全过程。①部队进驻新地区前，进行卫生流行病学侦察和部署卫勤准备。搜集将进驻地区的卫生流行病学资料，组织卫生流行病学侦察，了解该地区是否有血吸虫病的存在。如当地为血吸虫病疫区，进一步了解：疫区分布，疫情动态，流行季节，主要感染方式，疫源地类型，畜类感染情况，以及防治经验；钉螺分布情况、密度及阳性率，尽量避开在有螺地区驻营及活动；对部队进行有关预防血吸虫病的宣传教育；筹备防治药物。②部队进驻疫区期间，及时掌握当地疫情动态；经常进行预防本病的宣传教育，加强行政管理；做好水源管理，保证安全用水；做好粪便管理和灭螺工作；必须接触疫水人员，做好个人防护和预防服药工作；定期对在疫区训练的部队或来自疫区的新兵，进行普查普治。③部队离开疫区回营后，需进行医学观察和预防服药效果考核；如有感染，应予治疗，并定期复查。④疫情的监测与部队病例发现报告。常规监测包括日常疫情报告和急性血吸虫病个案调查。各级各类医疗卫生机构及其执行职务的医务人员发现血吸虫病病例，应在明确诊断后24小时内填写传染病报告卡进行网络直报或向相应单位送（寄）出传染病报告卡；发现血吸虫病暴发疫情时，应在2小时内尽快向所在卫生部门报告，同时网络直报。

（李申龙）

jūnduì yàngchóngbìng liúxíngbìngxué

军队恙虫病流行病学（military tsutsugamushi disease epidemiology）　对军队人群中恙虫病的发生、发展、分布规律和影响分布的因素，以及防控措施等的流行病学研究。恙虫病又称丛林斑疹伤寒（scrub typhus），是一种由恙螨传播的自然疫源性疾病，其病原体是恙虫病东方体。潜伏期4～21天（一般10～14天）。多急性起病，主要临床特征为发热、特异性焦痂或溃疡、局部或全身淋巴结肿大、皮疹（充血性斑疹或斑丘疹）。发热多呈弛张热或稽留热，体温可达38.5～41℃。发病初期叮咬处出现红色丘疹，继而成为水疱，以后形成黑褐色焦痂。可出现全身浅表淋巴结肿大，以焦痂邻近的局部淋巴结最为明显。皮疹先于躯干散在性出现，后蔓延至四肢，轻症患者可无皮疹，重症患者皮疹可密集融合，甚至为出血性。恙虫病造成全身的小血管广泛受损，可累及多系统、多脏器，以呼吸、消化、神经系统和肾脏损害较多见。

鼠类是恙虫病最重要的储存宿主，中国已在啮齿目的18种动物中发现恙虫病东方体的自然感染，如黄毛鼠、黑线姬鼠、黄胸鼠等；其次为食虫目动物，如臭鼩鼱、四川短尾鼩。此外，兔、猪、猫和禽类也能感染。恙虫病通过携带恙虫病东方体的恙螨幼虫叮咬传播。能成为恙虫病传播媒介的恙螨有数十种，中国已证实的媒介有地里纤恙螨、小盾纤恙螨、微红纤恙螨、高湖纤恙螨、海岛纤恙螨和吉首纤恙螨等。恙螨一生经历卵、次卵、幼虫、若蛹、若虫、成蛹和成虫7个时期，仅幼虫时期营寄生生活，能够传播疾病，其他阶段都生存于地面浅表层。恙螨幼虫孵出后，在地面草丛中活动，遇到宿主动物或人时即附着其体表叮咬吸取组织液，3～5天吸饱后落于地面。恙螨一生一般只在幼虫期叮咬宿主

动物，获得东方体后经卵垂直传播，当子代恙螨叮咬人时传播本病。人与人之间不传染，尚未查到接触危重患者或带菌动物的血液等体液导致传播的报道。

中国北方和南方恙虫病的流行季节有显著差异。长江以南地区以6～8月为流行高峰，属于"夏季型"，宿主动物以黄毛鼠、黄胸鼠、褐家鼠和黑线姬鼠为主，主要媒介为地里纤恙螨；长江以北地区以10～11月为流行高峰，属于"秋季型"，宿主动物以黑线姬鼠、社鼠和褐家鼠为主，主要媒介为小盾纤恙螨；此外，福建1～2月也曾出现流行高峰，以小盾纤恙螨为主要媒介生物。人群对恙虫病普遍易感，病后可获得较稳固的免疫力。流行地区居民多经感染而获得免疫，通常表现为散发，外来人群进入疫区常易发生流行。田间劳作的农民、野外作业人员（伐木工人、筑路工人、地质勘探人员等）、野外训练部队和野外旅游者等受恙螨侵袭机会较多，容易发生感染。

流行状况及危害　恙虫病对军队战斗力的影响力很大。第二次世界大战期间，在东南亚和西南太平洋作战的同盟国部队中发生暴发性流行，成为一种"军事灾害"，如美军1942～1945年在东南亚患恙虫病者6685例，死亡243例。因此，第二次世界大战以后，美军在其有海外驻军的日本、泰国、马来西亚和中国台湾投入大量人力、物力对恙虫病进行了较多的研究。中国人民解放军在解放战争时期进驻东南沿海岛屿时亦有暴发流行的报告。

人对恙虫病东方体普遍易感，病愈后可获得较稳固的免疫力，流行地区居民多经感染而获得免疫，通常表现为散发，外来人群

进入疫区常容易发生流行。恙虫病主要流行于热带和亚热带，东亚各国流行较为广泛，日本、韩国、泰国和澳大利亚等国报道发病较多。在亚洲，恙虫病已是一个重要的公共卫生问题。每年约有100万人发病。此外，到亚洲旅行的人群中恙虫病发病也呈加的趋势。中国自1952年始即有该病疫情报告，在1985年以前，中国恙虫仅在北纬31°以南的广大地区流行，东至台湾、福建，西至云南、四川和西藏南部，南至海南、广东和广西，北至浙江和湖南诸地，陕西亦有少数病例报告。自1986年以来，在中国北方不断有秋冬型恙虫病的流行或暴发报道，恙虫病疫源地北移现象已被许多调查研究证实。2006年中国开始通过网络系统报告恙虫病，病例报告数呈上升趋势，北方地区流行范围不断扩大，有些地区出现局部暴发疫情。2008年，中国有18个省报告有恙虫病病例。2009年，中国有22个省报告有恙虫病病例。

影响因素　人类的生活环境、生产、活动方式与恙虫病发病密切相关。恙虫病与军队关系很大，当军队进入流行区未做好预防工作时，可在短期内大批发病。中国的研究显示，居住在村庄边缘、居住环境潮湿、有田间草丛坐卧史、屋前后有杂草丛林、家中喂养猫狗等宠物、在杂草丛林中玩耍、与猫狗等宠物玩耍、劳动后回家不及时洗澡、收割黄豆等为患恙虫病的危险因素，而秋收时穿长袖衣服为保护因素。在亚洲其他国家进行的恙虫病危险因素调查发现，居住地卫生条件差、多人居住在一起、从事田间作业、生活在草丛和灌木附近、家中发现鼠类、家中饲养动物、田边休

息、种植水果、收获栗子、在草地工作、穿短袖作业、蹲地大小便是恙虫病发病的危险因素，而工作后洗澡、及时换衣服、穿长袖工作、野外在垫子上休息，工作时衣服不放在草地上是保护因素。

防控措施 在对恙虫病尚无有效疫苗的情况下，预防本病应采取包括灭鼠、灭恙螨和个体防护的综合措施，可结合具体任务而有所侧重。

开展卫生流行病学调查 在进入恙虫病流行区或可能存在本病的地区垦荒、生产、施工、行军、野营训练等时，做好流行病学调查。主要内容和方法有：①查阅将进驻地区的流行病学资料，向当地卫生机关了解以往有无疑似病例发生，历年来的发病数、发病率和发病季节，可能受染地点和防治经验等。②实地观察当地的环境，特别是活动地区、休息场所、宿营地，判断有无可能存在微小疫源地的场所，有条件时可做恙螨与野鼠调查。根据观察结果，如进驻地区为流行区，宿营地应选择干燥、向阳的地区，尽量避开低洼、潮湿、遮荫、多鼠、多草的地点。

控制宿主动物与媒介 降低环境中鼠类和恙螨密度是控制本病的重要措施，驻流行地区的部队要持续开展爱国卫生运动，清除居住地、作业场所及道路两侧的杂草，填平坑洼，以增加日照，降低湿度，破坏恙螨的生长繁殖环境。对不能除草的区域可用化学杀螨剂喷洒。同时采取以环境治理为基础，药物毒杀为重要手段的综合措施控制鼠密度。

注意个人防护 恙螨主要栖息在草丛或灌木，避免在此类环境中坐卧休息或晾晒衣被。如需进入此类地区，尤其是已发现过患者的地区，注意做好个人防护，扎紧袖口、裤管口，衬衣扎入裤腰内，减少恙螨的附着或叮咬。也可在暴露的皮肤和裤脚、领口或袖口上喷涂含邻苯二甲酸二甲酯或避蚊胺等成分的驱避剂进行防护。野外作业后，及时拍打衣物，抖落附着的恙螨；换衣洗澡，重点擦洗腋下、腰部、会阴等皮肤柔软部位，减少被恙螨叮咬的机会。

做好部队官兵健康教育 健康教育的要点是指导部队官兵、特别是高危人群减少或避免恙螨的暴露，以降低感染风险。有恙螨叮咬史或野外活动史者，一旦出现疑似症状或体征，及早就医，并告知医生相关暴露史。

（刘运喜）

jūnduì shǔyì liúxíngbìngxué

军队鼠疫流行病学（military plague epidemiology）

对军队人群中鼠疫的分布和影响因素，以及军队进入疫源地感染的风险、防控对策与措施等的流行病学研究。鼠疫是由鼠疫耶尔森菌（*Yersinia pestis*，俗称鼠疫杆菌）引起的主要在啮齿动物及其寄生蚤体内循环的自然疫源性疾病。人主要通过接触患病的啮齿动物或蚤的叮咬而感染发病，存在动物间鼠疫流行的地区即为鼠疫自然疫源地。该病发病初期往往表现为流感样症状，如突发高热、寒战、头痛等，有时出现呕吐、呼吸促迫、心动过速、血压下降等症状，临床上将鼠疫患者分为腺鼠疫、肺鼠疫和败血型鼠疫3种主要类型。腺鼠疫是最常见的类型，以受侵部位所属淋巴结肿大、疼痛剧烈和周围组织充血、出血为主要特点。肺鼠疫传播能力强，多为吸入含有鼠疫耶尔森菌的飞沫感染或经腺鼠疫继发，以咳出稀薄泡沫痰（痰中混血或纯血痰）为典型症状，若治疗不当或治疗不及时，患者多于发病2～3天后死于中毒性休克、呼吸衰竭和心力衰竭；鼠疫耶尔森菌直接进入血液循环可引发败血型鼠疫，在腺鼠疫的后期可继发败血型鼠疫。败血型鼠疫表现出极严重的鼠疫一般症状，并出现广泛出血，如皮下及黏膜出血、腔道出血等，若不及时抢救常于1～3天内死亡。人类对鼠疫耶尔森菌普遍易感，感染后传播快、病死率高，鼠疫耶尔森菌被公认为是标准生物战剂。该菌的气溶胶颗粒加入稳定剂后可在空气中存活数日，既可通过气溶胶方式攻击人群，也可通过播撒染菌的鼠类和蚤类，造成人群多种途径的感染。

流行状况及危害 鼠疫的流行曾给人类带来巨大的灾难。据记载，人类历史上至少发生过3次鼠疫大流行：第一次发生于公元6世纪，50年间估计造成约1亿人死亡，导致了东罗马帝国的衰退；第二次发生于14世纪，被称为"黑死病"，疫情席卷欧亚大陆和北非，导致欧洲死亡2500万人，亚洲死亡4000万人；第三次发生于19世纪末，持续到20世纪中叶，共波及亚洲、欧洲、美洲和非洲的60多个国家，至少造成1200万人死亡。鼠疫对中国人民的危害也是严重的，据不完全统计，从19世纪末至1949年，中国共发生6次较大的流行，死亡约240万人；新中国成立以来，中国鼠疫源地疫情逐步减弱，鼠疫疫情一直维持在较低水平。

鼠疫耶尔森菌是军队需重点防范的生物战标准战剂，已被应用于生物战。第二次世界大战期间，侵华日军在中国各地至少成立了 18 支细菌战支队，秘密进行细菌战活动。为了隐蔽细菌战活动，这些部队均以数字命名，如位于哈尔滨平房地区的"731 部队"、位于长春的"第 100 部队"、位于南京的"第 1644 部队"等。日军曾在中国多地进行鼠疫战，使吉林、晋冀鲁豫边区、浙赣线、湖南及广东廉江和湛江一带不断发生鼠疫暴发流行，甚至在当地形成自然疫源地。如 1940 年 10 月侵华日军利用飞机在衢县城西一带、宁波市市区上空空投染菌蚤，致当地居民暴发鼠疫，并向周边地区扩散，先后导致千余人死亡。1941 年 11 月 4 日清晨日军在常德市城内关庙街、鸡鸭巷与东门一带空投谷、麦、棉絮及其他不明物质，7 天后相继出现鼠疫患者，造成百余人死亡，并导致当地家鼠和鼠蚤感染鼠疫耶尔森菌，形成疫源地。1945 年日本投降前几天，"731 部队"为了毁灭罪证，炸毁集中营、实验室等建筑物，导致动物房和实验室里的蚤和鼠向周边地区逃逸，造成哈尔滨平房地区每年秋季暴发鼠疫疫情，并蔓延到部分哈尔滨市区，至 1948 年，大规模的鼠疫疫情暴发，最终扩散到东北的大部分地区，导致 3 万多人死亡。此外，日军细菌战部队在东南亚一带也有鼠疫战的活动，并经滇西传入中国云南造成鼠疫流行。1951～1952 年，朝鲜战争期间中朝领空多次受到染疫鼠和染疫蚤的空投袭击，导致袭击区域人群发病和死亡，并被国际科学委员会专家的细菌学检验所证实。自 20 世纪 60 年代，美国和苏联对鼠疫耶尔森菌作为生物战剂的大量生产、多种施放方式、细菌的存活力、感染力及杀伤性能等进行了系统的研究，甚至对其遗传重组进行了大量研究，如尝试将大肠埃希菌的抗性（R 因子）传给鼠疫耶尔森菌。美国"9·11"事件之后的炭疽邮件袭击事件提示，与炭疽粉末相类似，鼠疫耶尔森菌用于生物恐怖同样具有现实可能性。

影响因素　影响军队鼠疫发生与传播因素主要包括自然因素和社会因素。①自然因素：军队驻扎、训练或执行任务进入鼠疫疫源地，发生疫情的风险往往与动物间鼠疫流行有关。鼠疫作为一种虫媒与自然疫源性疾病，其动物间疫情的活跃情况及疫源地的分布往往与动物宿主（啮齿动物）种群分布和密度、媒介昆虫（蚤类）指数以及鼠疫耶尔森菌毒力有关。自然因素对鼠疫传播流行的影响主要通过对鼠疫流行过程中各个环节的影响而发挥作用，以地形、地貌、植被类型、土壤类型、气候等自然因素的作用最为明显。②社会因素：影响军队鼠疫发生与传播的社会因素包括环境卫生状况、居住生活方式、鼠疫防治策略与措施、社会安定状态、风俗习惯等。社会因素对鼠疫流行的影响较为复杂，既可能减弱其流行强度，也可能促进其流行。随着社会的发展和进步，生活水平的提高和环境卫生状况的改善，以及适当的鼠疫防控策略与措施，将导致对周围自然环境的改造，进而影响动物宿主栖息的生态环境，可降低鼠疫发生与流行的风险。另外，战争状态、生物袭击、疫源地内的狩猎活动、交通运输、宗教习俗、鼠疫患者偶然传入等社会因素亦可能引起和促进人间鼠疫病例的发生，甚至导致暴发流行。

防控措施　在鼠疫疫区驻防、活动或拟进入疫源地的军队，应采取如下预防控制对策。①流行病学侦察：部队对拟进驻地区须提前进行鼠疫流行病学侦察，包括该地区疫源地的有无、分布范围、疫源地类型及其景观特征，动物和人间鼠疫流行状况等，制定、落实相应的防治措施。②疫情和敌情监测：在鼠疫疫区内活动的部队应通过卫生防疫部门或实地调查，掌握当地鼠疫的流行动态，动物宿主和传播媒介的种群和密度的变化动态。战时须从多种渠道收集敌情，分析、判断敌方使用鼠疫耶尔森菌战剂的可能性，制定、落实相应对策和措施。③鼠疫防治知识的宣传教育：军队在可能受到鼠疫威胁时，须及时进行鼠疫基本知识和防治方法的宣传教育。④预防接种和预防服药：在驻地发生鼠疫流行或须在活动性鼠疫疫源地作训时，部队应至少在暴露前 1 周普遍接种鼠疫疫苗；紧急情况下来不及接种时可服预防药物进行预防。⑤采取防鼠灭鼠措施：平时以防鼠为主，主要是搞好环境治理，藏好食物，清除和减少鼠的栖息场所和食物来源。军队野外宿营，应选择地势较高、向阳、较干燥、杂草和鼠类较少的地方宿营；在驻地周围挖防鼠沟、架高床铺；条件许可时，可于进驻前，采取毒杀等方法灭鼠。常驻流行区的部队应灭鼠与防鼠相结合，灭鼠以毒杀为主，每年可进行 2～3 次，将鼠密度保持在 3% 以下。驻地发生鼠疫疫情时，可采用毒饵毒杀，使鼠密度迅速降至 3% 以下。⑥采取防蚤灭蚤措施：发现跳蚤时，及时喷洒杀虫药物杀灭。⑦暴露者检疫：对来自疫区的人员留验 10 天，暴露史明确的应服用药物进行治疗性预防。

当军队发生鼠疫疫情时，须

采取如下控制措施。①隔离治疗患者：鼠疫患者须立即就地选择孤立房屋予以隔离治疗，并按规定进行疫情报告。肺鼠疫患者须单独隔离，防止交叉感染。隔离时间，腺鼠疫患者至淋巴结肿痊愈，肺鼠疫患者至症状消失，痰菌检 3 次阴性。②开展流行病学调查：卫生防疫部门接到鼠疫疫情或疑似疫情报告后，须立即组织专业技术人员赶赴现场进行流行病学调查，对疫情性质和疫区范围进行正确评判。③封锁疫区：鼠疫确诊后，须报请师以上领导批准，立即封锁疫区。根据患者的发病地点，将疫区划分为大隔离圈、小隔离圈和警戒区 3 个部分。小隔离圈：以发生患者的住宅为中心的一个院落或一栋房子，非医疗防疫人员不得进出。大隔离圈：以小隔离圈为中心的部分营房。圈内人员可进行作训，但不得离开。大、小隔离圈内人员均须逐个登记核对，普服预防药。每天早晚巡诊，及早发现患者。所需生活生产物资，由圈外送至圈缘，由圈内人员接入。圈内需运出的物资，须经消毒杀虫，圈内人员送至圈缘，圈外人员接出。因此，进出大、小隔离圈的通道口均应设立岗哨和消毒、杀虫站。警戒区：大、小隔离圈外 2.5 ~ 5km 范围内的营房、居民点，或城镇街道，其内人员应急接种鼠疫疫苗，并加强疾病监测。④追踪暴露者：首例发病前 10 天内及疫情发生后离开或涉足大、小隔离圈的人员要予以追踪，并就地检疫，防止疫情扩散。⑤强化防鼠灭鼠、健康教育等措施。⑥开展疫源地消毒工作：患者排泄物、分泌物、咳痰等及其污染物品须随时消毒，患者隔离、转院、病愈出院或病故后，须对其住宅和接触过的所有物品进行终末消毒，肺鼠疫患者住宅须每天进行空气消毒。病故者和动物尸体应予火化，不具备火化条件时，经严格消毒后远离营区、居民点和水源处深埋 2m 以下。⑦做好医护、防疫人员的个人防护：凡接触鼠疫患者或进入小隔离圈者均须穿着全套防护装备，在大隔离圈和警戒区内活动者须穿工作服、戴口罩。从小隔离圈到大隔离圈，从大隔离圈到警戒区，均须全身喷雾消毒、杀虫，有条件时应全身洗消。用过的防护装备须集中杀虫、消毒。半年内未接种过鼠疫疫苗者，进入疫区前开始服预防药直至离开后 1 周。⑧解除封锁：当处置措施全部落实，未发现病死鼠，经严格消毒、灭蚤，最后一例患者隔离 10 天后再无新病例发生时，方可解除封锁。

（方立群）

jūnduì jīng xuè jí xìngchuánbō jíbìng liúxíngbìngxué

军队经血及性传播疾病流行病学 (epidemiology of military blood-borne and sexually transmitted diseases)

对军队人群中经血及性传播疾病的分布、影响因素及防控策略和措施等的流行病学研究。经血传播疾病指通过血液、体液途径传播的一类传染性疾病。其病原体包括埃博拉病毒、人类免疫缺陷病毒 (human immuno-deficiency virus, HIV)、乙型肝炎病毒 (hepatitis B virus, HBV)、丙型肝炎病毒 (hepatitis C virus, HCV)、出血热病毒、人嗜 T 细胞病毒、EB 病毒、巨细胞病毒、微小病毒、朊病毒、布鲁菌、梅毒螺旋体、疟原虫、锥虫、利什曼原虫等，其中艾滋病、乙型病毒性肝炎 (简称乙肝) 和丙型病毒性肝炎 (简称丙肝) 是被广泛研究的经血传播疾病。性传播疾病指通过各种性接触、性行为而传染的一类疾病，包括梅毒、淋病、艾滋病、非淋菌性尿道炎、尖锐湿疣、生殖器疱疹、软下疳、性病性淋巴肉芽肿等疾病。有些妇科疾病 (如念珠菌性外阴阴道炎、滴虫性阴道炎等)、皮肤病 (如疥疮、阴虱等) 也可通过性生活或性接触的方式传染，世界卫生组织把这些病也归为性传播疾病，有 20 余种。很多经血传播疾病也可经性传播，如艾滋病、乙肝、丙肝等。

流行状况及危害 军队由于其职能特殊，平时训练和战时行动都会发生损伤或重大伤害，造成经血传播疾病感染。有研究显示，美国老兵感染经血传播疾病的明显高于美国普通民众。美军针对经血传播疾病，特别是丙肝，进行了深入研究。在流行率方面，美军普遍低于普通民众，但其流行率会随着服役年限的增长而增加。35 岁以下现役士兵抗 - HCV 阳性比例为 0.1%，35 ~ 39 岁现役士兵阳性比例为 1.1%。在族裔分布方面，美军非洲裔士兵的抗 - HCV 阳性比例高于亚裔和白种人。在地域分布方面，HCV 在美国军队与普通民众中基本相同，提示驻扎地 HCV 的流行状况可能会影响军队流行。

军队人员以年轻男性为主，性行为活跃，容易造成经性传播疾病的流行。有研究显示，美军在和平时期感染性病 (包括 HIV) 的可能性比普通民众高 2 ~ 5 倍，而在军事冲突期间，特别是军事行动之前和之后，军队中性病的发生率则更高。经血和性传播疾病很多都是慢性疾病，而且很多感染者无症状或症状较轻，在传播率较低时通常不会影响部队战斗力，但这些感染者的存在有利于疾病在军内外的传播，并对患者产生长期影响，对军民健康产生长远影响。例如，很多乙肝和丙肝患者最终会发展为肝硬化和肝癌，直接影响患者的健康和寿命。

中国军队由于采取了严格的入伍筛查，经血及性传播疾病的流行率低于普通人群。但随着军队对外交流增多，经血及性传播疾病呈逐渐增多趋势。有研究显示，20世纪90年代以前，经血及性传播疾病在军队中发病较少，到90年代初期，军队经血及性传播疾病为军队传染病的3.4%，随后快速上升，2008年所占比例约为20%。所有病种中，乙肝所占比例最大，为83.27%，随后为丙肝、梅毒、淋病、尖锐湿疣，分别占经血及性传播疾病发病总数的5.99%、3.54%、3.40%、2.31%。性传播疾病的报告显著增多，病种也有所增多。以前报告病种主要为淋病，目前除淋病基本保持不变外，梅毒和尖锐湿疣等疾病发病逐年增加。经血及性传播疾病全年均有发病，无明显季节高峰。

影响因素 导致经血及性传播疾病感染的因素是血液接触和高危性行为。军队人群居住环境集中，人间接触密切，人员流动频繁，容易造成此类传染病流行。由于军队职能具有特殊性，军人平时训练和战时行动都会发生损伤或重大伤害，经常需要紧急输血，造成经血传播疾病的感染。有研究显示，军人在战时接触血液、静脉吸毒、性行为、文身、使用预防甲型病毒性肝炎的免疫球蛋白等可能会增加感染丙肝的风险。驻扎地点经血传播疾病流行状况也会显著影响军队人群的流行率。军队人员以青壮年男性

为主，平时训练和战时任务中往往承受巨大的思想压力，容易产生高危性行为，导致性传播疾病流行，可能影响士兵高危性行为的因素包括驻扎地域差异、酗酒情况、心理压力大小等。

防控措施 军队经血及性传播疾病的防控要根据军队人群特点，着眼于影响疾病传播的关键因素，切实减少传染源，阻断传播途径，保护易感人群。具体措施包括：①建立并严格执行经血及性传播疾病入伍筛查制度，从源头上控制军队此类传染病数量。②加强军人家属、部队职工及后勤服务人员传染病筛查和监测。③有针对性地开展军队人群经血及性传播疾病定期筛查制度，及时发现和治疗传染源。④完善医源性感染控制管理制度，加强医疗器械消毒监测，杜绝医源性感染，减少经血传播疾病的发生。⑤加强经血及性传播疾病防治教育，开展道德、性教育等健康教育活动，提高官兵自我保护意识，自觉抵制不良性行为。⑥发生意外伤害或战伤需要输血时尽量使用经检验合格的血液及其制品。⑦对于已具有成熟疫苗的传染病，如乙型病毒性肝炎等，应强化疫苗预防免疫接种，提高人群对传染病的整体免疫水平，有效减少疾病在军队人群中的发生。⑧在军营建立积极向上的文化氛围，及时对官兵进行心理疏导，缓解压力，释放情感，防止酗酒，从而减少性传播疾病的流行。

(李 林)

jūnduì yǐxíng bìngdúxìng gānyán liúxíngbìngxué

军队乙型病毒性肝炎流行病学

(military viral hepatitis B epidemiology) 对军队人群中乙型肝炎病毒感染与健康状况的分布特点、

影响因素及防控措施的流行病学研究。侧重从群体角度研究疾病分布，揭示影响和决定疾病分布的因素。乙型病毒性肝炎（virus hepatitis B）简称乙肝，是由乙型肝炎病毒（*hepatitis B virus*，HBV）引起的肝脏疾病。HBV 是嗜肝脏的 DNA 病毒，主要经过输血、医源、母婴、生活接触和性等方式进行传播。HBV 感染机体后引起的肝炎临床上分急性和慢性两种。急性乙肝需长达数月的治疗才能恢复健康状态，其中少部分会演变为暴发性肝炎，于数日内死亡。慢性乙肝终生携带病毒，不能彻底治愈，多数病例会发展为肝硬化，少数病例可发展为原发性肝癌。因此，乙肝是严重危害人类健康的传染病之一。

流行状况及危害 乙肝为全球性传染病，估计全世界有 3 亿以上的病毒携带者。中国乙型肝炎表面抗原（HBsAg）携带者约 1.2 亿，HBV 感染人数超过 7 亿。感染率在自然人群分布受年龄、居住地等因素的影响。乙肝是部队人群常见的传染病之一。军队是以来自全国各地的男性青壮年为主体的特殊群体，具有人员高度集中、接触密切和流动性大等特点。其特殊性决定了乙肝的发生与流行的规律与社会上的一般人群不同。19 世纪 50 年代，以色列军队临床传染性肝炎年发病率远高于当地居民。中国人民解放军招收新兵前，往往进行体检筛选，HBsAg 阳性的检出率一般低于全国水平。军队是一个特殊的集体，承担着保卫国家的特殊职能，乙肝如果在军队发生和传播，不仅会给广大官兵带来身体危害和经济负担，还会给部队官兵的心理和士气造成严重影响，威胁到部队的稳定和战斗力的形成。

如果发生在战时，极可能导致作战失败，最终威胁到国家的安全利益。

影响因素 乙肝流行因素比较复杂，时序变化无固定的趋势性，漏报率高，国内外文献对其预测的研究报道较少。环境因素和行为因素是 HBV 发生传播的两大因素。行为因素促进 HBV 传播研究有：德国军队常见的是非法自注射毒品；韩国军队的性行为；多名性伴侣史和吸毒史等行为是美军 HBV 感染的危险因素；肝炎接触、共用卫生用品是美军 HBV 感染的危险环境因素。血源感染 HBV 是军队乙肝流行的一个重要原因。这是因为战时和平时灾害时期伤亡严重，需要迅速大量输血。在紧急状态下，很少有时间或条件对大量献血者进行筛检。有研究表明，居住地、年龄、本人谷丙转氨酶异常史、家庭内肝病患者接触史、乙肝疫苗接种史等因素影响 HBV 在人群中的分布。还有研究表明，HBV 感染与职别、部别有关，如与社会人接触较多的武警和部队，医务人员和医院往往较多，而相对封闭的部队感染较少。

防控措施 部队是一个特殊的集体，人员高度集中、日常接触频繁、训练强度大、训练伤多发、后勤保障社会化，这些因素增加了乙肝在部队发生及传播的机会，也增加了军队乙肝防控工作的难度。对部队人群，要严格准入制度，加强传染病监测，落实预防与控制措施，尤其是对 HBV 易感者的预防，从而减少乙肝在部队发生并传播的概率，降低乙肝对部队人群健康的威胁。①严格执行入伍体检筛查制度：部队征兵、军队院校招生、部队单位招聘地方人员时，必须进行乙肝五项检查，不得接收 HBsAg 阳性者。②建立军人家属、部队职工及后勤服务人员的流行病学监测系统：加强对军人家属、部队职工及后勤服务人员的管理，建立这些人员的流行病学检测系统，对 HBsAg 阳性者，应立即报告并对其采取隔离治疗措施，酌情清退，尤其是从事饮食保障和保育工作的人员，必须调离原岗位。③贯彻落实乙肝疫苗预防接种制度：加强主动免疫预防，对 HBsAg 阴性且 HBsAb 阴性的军队各类人员应进行乙肝疫苗接种和强化，保护易感人群。另外，提供迅速的、特异性的被动免疫预防，乙肝免疫球蛋白主要用于暴露后的应急预防，必要时也可用于暴露前预防。④加强部队官兵健康教育工作：加强对部队官兵的卫生宣传教育工作，举办常见传染病知识讲座，使其充分认识乙肝的各种传播方式、危险因素、临床表现和预防措施，提高官兵的自我保护能力。

(周育森 李军锋 张 伟)

jūnduì bǐngxíng bìngdúxìng gānyán liúxíngbìngxué

军队丙型病毒性肝炎流行病学

(military viral hepatitis C epidemiology) 对军队人群中丙型肝炎病毒感染与健康状况的分布特点、影响因素及防控措施的流行病学研究。丙型病毒性肝炎 (virus hepatitis C) 简称丙肝，是一种由丙型肝炎病毒 (hepatitis C virus, HCV) 感染引起的病毒性肝炎。HCV 是一种 RNA 病毒，分为 6 个不同的基因型及亚型。基因 1 型呈全球性分布，占所有 HCV 感染的 70% 以上。丙肝主要经输血、针刺、吸毒等传播。丙肝在临床上可分为不同类型：急性丙肝；慢性丙肝；丙肝肝硬化。HCV 对肝的破坏是持续的、隐匿的、不可逆转的，超过 70% 的感染者将发展成慢性肝炎，更为严重的是，丙肝最终将发展成肝硬化、肝癌、肝衰竭的比例也远远高于其他肝炎。HCV 极易变异，还没有研制出丙肝疫苗，使得丙肝的危害从某种意义上说比乙肝更为严重。

流行状况 以美军为例，对 21000 名美国军队现役、预备役士兵及新兵进行的 HCV 感染血清学调查结果显示，其中 10 000 名现役士兵的抗 - HCV 阳性比例为 0.48%，35 岁以下现役士兵抗 - HCV 阳性比例为 0.1%，35～39 岁现役士兵阳性比例为 1.1%。与其他族裔相比，非洲裔美国士兵抗 - HCV 阳性比例为 0.8%，高于亚裔和白种人。多项研究显示，美军老兵感染 HCV 比例明显高于美国普通民众。中国人民解放军人群中抗 - HCV 阳性率明显低于国内普通人群。

影响因素 血源感染 HCV 是军队丙型肝炎流行的一种重要原因。因为军队职能的特殊性，在平时训练和战时都会发生损伤或重大伤害，需要紧急输血。在这种情况下，很少条件对献血者进行筛检。HCV 感染率与军队人员职业类别存在一定相关性。

防控策略 感染 HCV 的途径非常广，包括输血或血制品、静脉或肌内注射、手术操作、血液透析、医务人员被注射针头或手术刀剪意外刺破、性行为传播、母婴传播、器官移植、公共场所共用剃须刀及修脚等，其预防更是复杂、困难。HCV 感染者和患者大多数临床表现隐匿，难以自查或被检查发现，给传染源的管理带来很多困难。目前尚缺乏有效的疫苗来保护易感人群。切断传播途径主要是针对各种经血途径传播的方式。对于部队官兵的预防，主要包括：①讲究个人卫生，避免共用剃须刀和牙刷等卫生用品。②加强全体官兵的宣传教育，使其能够充分了解HCV传播的方式及易感染人群，认识不洁注射的危害，避免与他人进行任何方式的血液接触。③在发生意外伤害或战伤需要输血时要使用经检验合格的血液及其制品。

（周育森　赵光宇　周小军）

jūnduì àizībìng liúxíngbìngxué
军队艾滋病流行病学（epidemiology of military acquired immunodeficiency syndrome）

对军队人群中艾滋病的分布、影响因素及防控策略和措施的流行病学研究。艾滋病是由人类免疫缺陷病毒（human immunodeficiency virus，HIV）感染引起的一种危害性极大的传染病。又称获得性免疫缺陷综合征（acquired immunodeficiency syndrome，AIDS）。机体感染HIV后，CD4$^+$细胞进行性死亡和功能紊乱，导致机体免疫系统破坏，最终引发机会性感染和肿瘤。AIDS是一种致死性传染病，传播方式包括性传播、血液传播和母婴传播。

流行状况及危害　联合国艾滋病规划署的统计显示，战争期间艾滋病携带者和（或）艾滋病的发生率比和平时期要高约50倍。军队作为社会群体的一部分，是一个以男性青壮年为主的特殊群体，艾滋病传播的危险高。军人多数远离家庭和配偶，而且通常受孤独、恐惧、紧张、焦虑等不良情绪的困扰，容易通过性行为释放压力，使得军人具有HIV感染的特殊高风险。在非洲部分国家，军队艾滋病的患病率明显高于普通人群，有的国家军队艾滋病患病率达到40%～60%，已

经严重影响了部队的战斗力。与非洲军队不同，美军艾滋病的传播得到了很好的控制，其患病率明显低于非洲国家，一直在0.02%左右，明显低于普通人群。其发生率为0.15人/1000人年，传播方式以性传播为主。由于采取了定期检测、行为干预和暴露后预防等有效的防控措施，美军艾滋病感染率呈下降趋势。但是，美军不同兵种和人群的艾滋病感染率明显不同，海军艾滋病的患病率高于海军陆战队，而非洲裔美国人艾滋病的发生率明显高于白人。

军队艾滋病的流行会产生很多危害，包括：①直接影响军队的战备状态。在一些艾滋病高度流行的国家，随着受感染士兵的不断增加，艾滋病的感染导致很多经过良好训练、经验丰富的士兵无法派遣，直接影响了部队的战斗力。②影响部队的日常训练和管理。艾滋病感染除直接导致感染者发病和死亡外，还会影响感染者的事业前途和社会生活。很多国家很难避免对艾滋病感染者的歧视，这妨碍了感染者及其周围人群的日常训练，也会直接影响军队的管理。③影响非军队人群的艾滋病流行。有研究显示，军队驻地和营区的建立通常会刺激当地的卖淫业的发展，因此军队艾滋病的流行会直接向驻地社会普通人口播散。而且，各国军队通常具有一定的服役年限，服役期满后士兵将返回普通群众生活，艾滋病感染者会将病毒传播给其配偶或性伴侣，引起社会人群的艾滋病传播。

影响因素　①军队驻扎地区艾滋病的流行状况直接影响部队艾滋病的流行。有研究显示，驻扎部队的士兵经常会与性工作者

（妓女）及当地人发生性接触，比如，荷兰海军在一次到津巴布韦执行为期5个月的维和任务中，有45%的人跟性工作者或当地的其他人发生性接触，而且常不使用安全套。针对联合国维和部队的研究显示，当驻扎地区HIV患病率超过5%时，维和部队人员感染HIV的概率会大大增加。驻塞拉利昂维和部队的HIV患病率高达32%，驻埃塞俄比亚和厄立特里亚维和部队的患病率为17%，驻刚果共和国维和部队的HIV患病率为8%。②部队管理水平直接影响军队艾滋病流行。很多军队通过教育引导培养士兵积极向上的精神状态，通过适当的心理疏导缓解士兵的感情和压力，通过一定的娱乐活动增进士兵的身心健康，这些措施都可以降低危险性行为的发生，从而减少艾滋病的传播。③军队外派执行任务会影响军队艾滋病的流行。在针对法国军人的感染研究中发现，当他们在执行海外派遣任务的时候，HIV感染的危险会增加5倍。而针对外派至阿富汗和伊拉克执行任务的美军的研究显示，外派前6个月中艾滋病感染者的人数要明显高于执行任务期间。因此外派前及外派期间的艾滋病防控宣传和行为干预将直接影响艾滋病的流行。④军队艾滋病检测水平也可以影响艾滋病的流行。提高艾滋病检测范围和频率可以有效地检出感染者，对于减少其导致的艾滋病传播具有重要意义。针对欧美国家和非洲军队的研究显示，军队中很大一部分艾滋病感染者是由于与驻地人员发生同性或异性性行为而获得的。⑤其他疾病，特别是性病的流行也会直接影响军队艾滋病的流行。性病的感染通常会引起黏膜和皮肤的破损，

有利于艾滋病的性传播。

防控措施 军队各级部门应高度重视平战时艾滋病的防治。根据驻地情况、军兵种特点、军队人员组成等采取预防措施，降低艾滋病感染率，保障官兵健康，提高部队战斗力。艾滋病作为传染病，其防控也要遵循隔离传染源、切断传播途径和保护易感人群的原则，具体措施包括以下几方面。①加大艾滋病预防的宣传教育和行为干预力度。虽然从整体上来说，军队人员很容易受到HIV感染，但军队具有严明的组织和纪律，这有利于艾滋病预防教育和行为干预。军队应着力解决官兵对艾滋病的知、信、行问题，提高官兵预防艾滋病知识水平，督导官兵养成健康的生活方式，增强官兵的防范意识，提高自我保护能力。很多国家的军队，包括泰国、智利、菲律宾等，都开展了艾滋病知识培训，配发安全套并反复宣讲其在艾滋病预防中的作用，效果显著。②加强军队艾滋病检测和监测能力。对入伍人员进行HIV感染状况检测，可以控制HIV感染者/AIDS患者进入部队。对外出执行任务的人员在派出和归队后进行艾滋病检测，也可以防止艾滋病传播。美军要求士兵在派出执行任务之前和之后必须进行艾滋病检测，感染了HIV的士兵将不允许派驻到海外执行任务，以保证在紧急状况下应急献血时血液及其制品的安全性，也使士兵长时间执行任务时保持良好的身体状态。这些措施有效地降低了美军艾滋病传播的风险。③杜绝医源性感染的发生。加强医院供血人员的检测，减少医院输血感染的机会。医务人员要严格遵守医疗操作程序，加强侵入性医疗用品、器械的消毒处理，感染者及疑似感染者的血液、体液及分泌物应严格消毒，避免职业暴露和医源性传播。

（李 林）

jūnduì xìngbìng liúxíngbìngxué

军队性病流行病学（epidemiology of military sexually transmitted disease）

对军队人群中性病的分布、影响因素及防控策略和措施的流行病学研究。性病是一组通过人类性行为传播的传染性疾病，又称性传播疾病（sexually transmitted disease，STD）。其病原体包括细菌、真菌、病毒、寄生虫、衣原体、支原体等。国际上认定的STD有20多种，中国《性病防治管理办法》中所指定的性病共8种，包括艾滋病、淋病、梅毒、软下疳、性病性淋巴肉芽肿、非淋菌性尿道炎、尖锐湿疣、生殖器疱疹。

流行状况及危害 军队人员主要是由性活跃的年轻单身男性组成，在和平时期其感染STD（包括艾滋病）的可能性比普通人群要高2～5倍。对驻扎在北卡罗来纳州Frot Bragg基地的美军中衣原体感染状况的调查显示，军队人群的感染率比美国普通人群要高3～6倍。而在军事冲突期间，特别是军事行动之前和之后，军队中STD的发生率会显著增加。联合国艾滋病规划署的统计显示，战争期间艾滋病携带者和（或）艾滋病的发生率比和平时期要高约50倍。

军队STD的流行历史可以分为4个阶段。第一阶段是20世纪之前，人们已经认识到STD的存在，但没有给予足够重视；第二阶段是从20世纪初到40年代，这个时期实验室诊断技术得到快速发展，军队也开始采取一些预防STD的措施；第三阶段是从20世纪40年代到80年代，这个时期青霉素被广泛应用于梅毒和淋病的治疗，取得了很好的效果；第四阶段起始于20世纪80年代，这个时期STD的病原体呈现多样化趋势，特别是病毒和衣原体逐渐在全世界传播。

STD在世界各国军队中的发生率呈逐年增加趋势，但其对军事任务的影响并没有显著增加，这主要是由于STD诊断技术和治疗水平的提高。第一次世界大战期间，美军中STD导致超过10000名士兵无法完成任务，是美军中影响任务完成的第二大疾病。第二次世界大战期间，美军STD总体的发病率为43/1000人年。美军STD的发病率朝鲜战争期间为184/1000人年，越南战争期间为260/1000人年，是美军发病率最高的疾病，然而与第一次世界大战期间不同，感染了STD的士兵只有1%需要住院治疗。虽然军队中很多STD的症状较轻或者没有症状（如部分衣原体感染者和淋病患者），通常情况下不会影响部队战斗力，但是这些感染者易引起STD在军内外的传播，而且会对士兵，特别是女性士兵，将来的健康产生严重影响。例如，沙眼衣原体感染如果不进行及时的治疗，女性往往会导致异位妊娠、不孕和慢性骨盆炎，男性会导致尿道炎、附睾炎和直肠炎。

军队中流行的STD的种类会随着军队驻扎地区和时间的变化而变化。2004～2009年针对美军的STD调查显示，美军中衣原体、单纯疱疹病毒、淋病、梅毒、人乳头瘤病毒的感染率每100000人年分别为1056.2、879.6、230.8、34.6和2307.4。但在越南战争中，淋病是美军主要的STD，占所有STD的90%。

中国人民解放军纪律严明，STD 的流行鲜有报道。然而，有研究显示，中国军人性教育薄弱，性知识相对缺乏，对 STD 普遍缺乏认识，这些都可能有利于军队 STD 的流行。近年来，部队每年都有性病病例报告，发病率都在 0.05‰ 以下，病种以淋病为主。随着军队对外交流的日益增加，与地方人员接触的逐渐增多，特别是现代年轻人性观念的转变，军队 STD 的防控也应该受到重视。

影响因素 导致 STD 感染的最常见危险因素是高危性行为，包括与性工作者的性接触、随便与陌生人发生性关系、与多名性伴保持性接触、同性性行为、与吸毒者发生性行为、与 STD 携带者发生性关系、性行为中没有保护性措施等。任何可能影响士兵高危性行为的因素都可能影响军队 STD 的流行。

部队驻扎地区的不同会直接影响军队 STD 的流行。特别是当军队派驻到其他国家时，军队地处陌生地域，士兵与当地人群的接触失去限制，社会准则失去约束力，因此经济富裕的士兵与当地贫穷的性工作者很容易形成一种共生关系。多国军队派驻的地区，在军事驻地周围往往伴随着很多商店、酒吧和酒店，这些场所往往提供吸毒和性服务。因此，军队驻扎地区 STD 的流行状况会显著影响军队的 STD 流行。对于派驻东南亚和非洲地区军队，由于当地的性工作者中 STD 流行，军队感染 STD 的风险极高。20 世纪 90 年代以来，联合国驻柬埔寨维和官兵中 STD 是发病率最高的传染性疾病。与柬埔寨不同，派驻到中东和中亚伊斯兰国家的部队，由于当地道德和宗教的限制，士兵通常无法获得性服务，STD 对军队人员健康的影响很小。此外，军队驻扎地区的气候不同也可能影响 STD 的种类。朝鲜战争中，美军士兵软性下疳的发生率比淋病高 14～21 倍。而在越南战争中，淋病是发病率最高的 STD。随着各国军队中女性军人数量的增加，军队内部性病传播的风险日益增加。由于女性军人往往与男性军人共同执行任务，军营内异性性接触导致的 STD 也日益增多。酗酒是另一个可能影响感染 STD 的危险因素。酗酒后通常会伴随着性行为，而且经常是与性工作者的性行为，由于受战争影响的国家卫生条件有限，性工作者中性病的流行率通常很高，军人感染性病的风险就会相应增加。美军在第二次世界大战和越南战争期间，酗酒都是感染 STD 的危险因素。

防控措施 STD 作为一种流行性传染病，必须从隔离传染源、切断传播途径和保护易感人群 3 个方面进行防控。军队是性病传播的特殊群体，应从军队自身的特点出发阻断 STD 的传播。

所有 STD 病原体携带者，不论是否发病，都是传染源，有效地甄别、隔离传染源是防控 STD 的关键因素之一。军队中 STD 的传染源包括军队内和军队外可能与军队人员发生性关系的所有感染者。军队中很多 STD 感染者并不具有临床症状，这些无症状的感染者在性病传播中扮演着重要角色。对应征入伍人员进行 STD 的筛查可以有效减少进入军队的性病感染者；对现役军人进行定期的 STD 检测也可以及时发现感染者，通过治疗减少其传播；对外派人员派出前后的检测可以有效地减少军事行动期间 STD 传播的风险。对于军营外的 STD 传播源，军队的医疗机构应与驻地的公共卫生部门合作，确定营区周围 STD 的流行状况，分析影响军队 STD 流行的影响因素，以有效减少军队 STD 的流行。

高危性行为是导致 STD 感染的决定性因素，因此减少高危性行为可以有效地切断传播途径。减少高危性行为的措施：①实施性病预防健康教育，提高士兵预防性病的知识水平和自我保护能力。②进行行为干预，如适当控制饮酒，提供医学服务，发放安全套等。军队中一些人员具有感染 STD 的特殊高风险，因此有针对性地加强特定人群 STD 的检测、干预和治疗是减少军队疾病传播的有效措施。军队高危人群通常需要相应的消遣方式缓解压力，释放情感，可增加基地内的娱乐设施和方式有效地减少其与性工作者接触导致感染的风险。

(李 林)

jūnduì yīyuàn gǎnrǎn liúxíngbìngxué

军队医院感染流行病学（epidemiology of military nosocomial infection） 在军队医院中对医院感染流行规律及其影响因素开展的流行病学调查研究。研究内容包括医院感染的发生、分布、致病因素，以及病原体的来源、传播、宿主和环境等，从而为科学地制订有效的预防措施提供依据。目前全球性世界大战发生的可能性虽然很小，但区域性战争或冲突却接连不断。此外，平时创伤也是危害人类健康的重大疾患。常见战创伤包括冲击伤、燃料空气炸弹伤、特殊环境火器伤（如高原火器伤、海水浸泡伤）等。战创伤的防治研究始终是临床医学和军事医学的重要课题。战创伤救治过程中出现的各类医院感染是军队医院感染流行病学研究的重点。

现代医学的发展导致易感人群的增多，而医院感染又限制了现代医学的发展。可以说医院感染与医院的建立相依并存，同时它也随着医学科学技术的进步与发展，而不断改变着自身的特点。医院感染增多的原因复杂，例如患者年龄增大，外科手术及麻醉技术的进步使手术越来越复杂，精密仪器（呼吸器、血液透析等）的不断涌现，大量介入性诊断、治疗方法的开展，化疗、放疗及抗菌药物的广泛应用等，延长了患者的寿命。许多侵入性诊疗方法如静脉导管、内镜及活检等，破坏了患者的防御屏障，抗微生物化疗技术使感染患者继续生存，破坏正常菌群，肾上腺皮质激素、抗肿瘤药物等均可使人体抵抗力下降而成为易感的原因。

医院感染由于其所致的高感染率及高死亡率，已成为一个非常重要的公共卫生问题。不论在中国还是其他国家，医院感染问题均已受到高度重视，相关的调查结果表明，在一些发达国家医院感染的发生率在 3%～17%。2010 年中国全国医院感染监控网调查显示，中国医院感染现患率为 3.60%，按此估算，中国平均每年约有 477 万住院患者发生医院感染，造成直接经济负担数百亿元，如果加上间接经济损失，则无法估量。据 2015 年全军医院感染质量控制中心利用医院感染实时监测平台对中国 18 家军队医院的调查结果，医院感染现患率在 5%～8%。在医院的死亡患者中，直接或间接起因于医院感染的达 30%～40%。在中国发生的医院感染病例中，内源性感染约占 30%，外源性感染约占 70%。

流行病学特征　包括以下几方面。

医院感染的人群分布　调查发现患者对医院感染的抵抗力与年龄有关，婴幼儿和老年人的抵抗力明显较低；患有慢性疾病者，如恶性肿瘤、白血病、糖尿病、肾衰竭等，易于受到条件致病菌的感染；使用免疫抑制剂或者放射治疗也可以降低患者的抵抗力；人的皮肤或黏膜发生损伤而破坏了自然屏障机制以及营养不良也是发生感染的危险因素；大量、长期使用抗菌药物可造成患者正常菌群生态平衡失调，损伤正常菌群的定植抵抗力。

医院感染的地区、科室分布　不同科室的医院感染发病率有很大差异，通常认为重症监护病房（ICU）发病率最高，其次为肿瘤血液病科、烧伤科等。不同级别、性质及床位数的医院感染发病率不同。级别愈高，医院感染发病率愈高；大医院高于小医院；教学医院高于非教学医院，主要是因为前者收治的患者病情重，有较多的危险因素和侵入性操作。地区之间的医院感染发病率不同。一般认为，贫穷国家高于发展中国家，发展中国家高于发达国家，世界卫生组织 2002 年发布的数据显示，在由其资助的 14 个国家 55 所医院的现患率调查结果显示：平均 8.7% 的住院患者发生了感染。参与调查的医院代表了 4 个世界卫生组织区域（欧洲、东地中海、东南亚和西太平洋）。医院感染发病率最高地区的是东地中海和东南亚区域（分别为 11.8% 和 10.0%），欧洲和西太平洋区域分别为 7.7% 和 9.0%。

医院感染的时间分布　医院感染发病率的季节变化不明显，也有报道冬季发病率较高，夏季发病率较低。

影响因素　医院感染的流行借助于医院感染传染源、医院感染传播途径及医院感染易感人群 3 个环节同时并存、互相联系才能实现，这是针对外源性感染而言。而内源性感染或自身感染则有所不同，它的传播过程是由贮菌库、易感途径和易感生态环境构成，需从微生态角度进行描述。

防控措施　①尽一切努力避免患者的防御功能的损伤。②对高度易感患者进行早期监测与防护。③进行各种损伤性诊疗时严格遵守无菌技术操作原则，对器械进行严格灭菌与消毒。④采取预防性消毒隔离措施，切断传播途径。⑤加强医护人员的手卫生。⑥合理使用抗菌药物。⑦加强医院感染知识、培训和健康教育，使医院中所有工作人员及患者、陪住人员、探视者对医院感染问题有高度敏感性，以达到预防控制的目的。

(刘运喜)

yīyuàn gǎnrǎn jiāncè

医院感染监测（surveillance of nosocomial infection）　长期、系统、连续地观察、收集和分析医院感染在一定人群中的发生、分布及其影响因素的工作。将监测结果报送和反馈给有关单位和个人，能为医院感染的预防控制和宏观管理提供科学依据。医院感染监测的最终目的是减少医院感染和由此造成的损失。具体要求包括：①及时掌握医院感染的各种数据和信息，深入认识其特征和规律性，寻找有效的防控方法，避免防控工作的盲目性。②通过对监测资料进行定期整理分析，得到医院感染的本底数据，及时发现和鉴别医院感染暴发。③利用监测结果对全体医务人员进行宣传教育，使其遵守医院感染控制规范和指南。④通过监测发现问题，采取控制措施，而控制措施的效果再通过监测来评价，据此可以评价感染控制措施的效果。⑤利用监测所得资料，比较医院内部或医院之间的感染率。

监测内容 主要包括以下几方面。

医院感染病原学监测 对医院感染病原体及其来源等开展的监测。对临床上分离的各种病原体及时进行总结，发现有无特殊病原体、有无医院感染的聚集性发生，以指导医院感染的控制；对病原体的药敏结果及时反馈，以指导采取合理有效的控制措施和正确使用抗菌药物对医院感染患者的治疗。医院感染90%是由毒力较低的条件致病菌引起，种类繁多，呈不断增加趋势，主要是大肠埃希菌、铜绿假单胞菌、金黄色葡萄球菌、肠球菌、克雷伯菌属和凝固酶阴性葡萄球菌、白念珠菌，其中革兰阴性杆菌感染发生率超过50%。医院感染病原体的分布是经验性抗菌药物治疗的重要参考，因而成为医院感染监测的重要内容。在不同的地区和医院，医院感染常见病原菌差异很大，不同的感染部位，常见致病菌也有差异。2007年中国医院感染监测网数据显示，医院感染各部位主要病原体的构成情况：下呼吸道感染前5位的病原体为铜绿假单胞菌属、不动杆菌属、克雷伯菌属、白假丝酵母菌和金黄色葡萄球菌；泌尿道感染居前5位的病原体为大肠埃希菌、肠球菌属、白假丝酵母菌、其他真菌和克雷伯菌属；菌血症居前5位病原体为大肠埃希菌、凝固酶阴性葡萄球菌、克雷伯菌属、金黄色葡萄球菌和表皮葡萄球菌；手术表浅切口感染检出前5位的

病原体为大肠埃希菌、铜绿假单胞菌、金黄色葡萄球菌、肠球菌属和不动杆菌属；胃肠道感染居前5位的病原体为白假丝酵母菌、其他真菌、大肠埃希菌、铜绿假单胞菌和其他革兰阴性杆菌。

医院感染的病原学种类随治疗方法、药物种类和诊断技术的发展而不断变化。20世纪60年代前，医院感染的病原菌主要以革兰阳性球菌为主，进入20世纪60年代，革兰阴性杆菌取代革兰阳性球菌成为医院感染的主要病原体。随着第三代头孢和广谱抗菌药物的大量应用及侵入性操作的增多，在革兰阴性杆菌感染得到一定控制的同时，革兰阳性球菌感染呈上升趋势，同时真菌在各类病原体中所占比例越来越大，病毒、衣原体也成为医院感染的重要病原体。医院感染的耐药菌呈现如下特点：①耐甲氧西林金黄色葡萄球菌和耐甲氧西林凝固酶阴性葡萄球菌感染率升高。②耐青霉素肺炎链球菌在世界范围内传播。③耐万古霉素的肠球菌大量出现。④产超广谱 β 内酰胺酶（ESBLs）的细菌不断上升。⑤多重耐药的假单胞菌属、不动杆菌属明显上升。由于耐药菌出现和扩散速度越来越快，医院正面临一场前所未有的"抗菌药物耐药性危机"。

各个国家、地区医院感染监控水准不同、标准各异，对感染率和耐药情况报道差异很大，结果的可比性和相互的参考性较差。因此一些感染控制专家建议："打破地域界限，建立健全区域间、全国、全球的医院感染监测协作，定期报道致病菌的耐药情况；制定相应的抗菌药物使用管理制度，谨慎合理使用抗菌药物，使医院感染的监控有行之有效的法律为

保障，加强教育培训和宏观管理，进一步加强细菌抗药机制的研究以及发展快速准确的微生物诊断技术，开展新型的微生态学药物的研制等"。

医院感染的治疗与控制，离不开病原体的诊断，这时标本的正确采集与送检至关重要，否则直接影响到培养结果的准确性和敏感性，因此医务人员一定要正确采集标本。在医院感染与多重耐药菌感染控制过程中，临床微生物室起着重要作用，具体表现在：准确鉴定感染病原菌、检测病原菌对抗菌药物的耐药性及流行病学分型。

医院消毒灭菌的监督监测 在具体的消毒灭菌工作中要针对不同的消毒对象，选择适宜的消毒方法，并加强消毒灭菌工作的质控管理。消毒灭菌效果监测是评价消毒灭菌设备运转是否正常、消毒药械是否有效、消毒方法是否合理、消毒效果是否达标的唯一手段。需进行消毒效果监测的项目包括：使用中的消毒剂；紫外线辐照强度；消毒内镜，如胃镜、肠镜、喉镜、气管镜等。需进行灭菌效果监测的项目有：使用中的灭菌剂；各种灭菌设备；灭菌后物品，如灭菌内镜、内镜附件等。

医院环境卫生学监测 通过对医院环境开展的医院感染及其危险因素的监测，及时发现问题并采取控制措施。医院感染相关的环境卫生学监测主要包括以下几个方面。①物体表面卫生学监测：根据采用目的选择采样时间，如进行常规物体表面监测，选择消毒处理后进行采样；若是感染暴发流行时的环境微生物学检测，则尽可能对未处理的现场进行采样。包括细菌总数的检测和致病

菌的检测。所有环境消毒后表面均不得检出致病菌。②手卫生监测：医务人员每天坚持高质量的洗手消毒可使医院感染发生率降低，手卫生是减少医院感染最简单、最有效、最经济的方法。手卫生是预防和控制医院感染散发和暴发流行的重要措施，进行手卫生监测十分重要。一般情况下，每季度监测 1 次，当医院感染暴发时，怀疑或确定与医务人员手的污染有关时，要及时进行手卫生监测。采样方法有直接压印法、棉拭子涂抹法和洗脱法。包括细菌总数检测和致病菌检测。所有环境下，医务人员手均不得检出致病菌。③空气卫生学监测：一般的空气微生物监测可在一定时期内定期、定点进行空气采样，并注意选点的代表性。应在消毒处理后，操作前进行采样，根据采样原理分为平板暴露法、固体撞击法、液体冲击法和滤过法。日常监测中常用前两种采样方法。所有环境下，空气中均不得检出致病菌。④血液透析相关监测：主要包括透析用水、透析液和透析器的监测。

医院感染卫生经济学监测医院感染管理的相关经济学应用研究是以现代市场经济学为理论基础，以现代各类应用经济科学提供的方法和策略为工具，探讨医院感染管理领域的经济规律，研究在医院感染管理领域里的各种经济活动中，如何最优地筹集、分配和使用卫生资源以提高医院感染管理的效果、效率和效益。这些研究主要集中在医院感染经济损失的调查分析，以及医院感染中成本－效益分析两方面。

监测方法 依据医院感染监测范围不同分为全院综合性监测和目标性监测；根据调查方式不同可分为回顾性调查与前瞻性调查；根据数据收集人员的不同分为主动监测和被动监测。不同的监测方法有不同的特点，要求不同的条件，并存在一定的缺陷，医院在选择监测方法时，应根据其实际情况而定。如配备人员有限、资源不足，可选择靶位监测；如工作刚起步，可选择全院综合性监测；如资源充足，且有一定的医院感染工作基础，可开展目标性监测。

全院综合性监测（comprehensive surveillance） 连续不断地对医院所有单位（科室）、所有患者和医务人员的所有部位的医院感染及其相关危险因素等进行综合性监测。适用于新建或未开展过医院感染监测的医院，一般全院综合性监测应连续监测 2 年以上。优点：监测人群确定、收集所有数据，监测资料具有连续性、全面性，有利于普及医院感染基本知识，培养医务人员发现和报告医院感染的能力和自觉性，全面了解医院感染危险因素、高危部门、感染构成及分布等情况，为开展目标性监测和深入研究打下基础等。缺点：花费大、劳动强度大，占用专职人员大部分的精力，使之无暇顾及目标性监测和医院感染的预防控制工作；往往没有明确的管理目标，缺少系统的数据分析与利用。

目标性监测（targeted surveillance） 根据不同范围内医院感染重点，对选定的目标开展的医院感染监测。目标性监测一般为针对高危人群、高发感染部位等开展的医院感染及其危险因素的监测，如重症监护病房医院感染监测、新生儿病房医院感染监测、手术部位感染监测、抗菌药物临床应用与细菌耐药性监测等。目标性监测是在综合性监测的基础上，对高危科室、高危人群、高危因素等有目的、有重点、有计划地开展相关目标监测监控和跟踪干预，逐步形成和健全目标监控管理新模式，加强临床微生物实验室与感染监控部门的密切联系，有效地控制医院感染的发生，提高医疗质量，确保医疗安全。目标性监测是医院感染监控工作的一种发展趋势，它能集中有限的资源用于重点部门和重点环节监测，聚焦于已有控制措施的医院感染监测；能确定有效的标准，易于比较，监测中具有灵活性；能结合其他策略进行监控，增加监控效率。优点是目标明确，经济效益高；缺点是得不到未监测科室、人群和部位的医院感染及相关因素的数据，不能及时发现医院感染的聚集性发生或暴发流行。

根据关注对象不同，目标性监测可分为关注结果的目标性监测和关注过程的目标性监测。关注结果的目标性监测主要有：血管导管相关感染的监测，呼吸机相关肺炎的监测，手术部位感染的监测，Methicillin-resistant Staphylococcus aureus（MRSA）、Vancomycin-resistant enterococci（VRE）感染的监测，医务人员锐器伤监测等。关注过程的目标性监测主要有：规范执行的手卫生依从性监测，隔离执行情况监测，灭菌质量合格率的监测，抗菌药物的处方与使用管理的监测等。医院感染目标性监测是一个连续循环的过程，过程和结果的监测是不可分开的。在进行监测的过程中首先要确定进行监测的这个目标是否重要，重点解决的问题是什么？为什么要作为一个重点的问题来解决？然后对存在和影响这个问题的各种因素进行描述，提出一系列的监控措施并加以实施，在实施过程中不断地对采取的措施进行评价，并及时调整监控策略，不断循环改进以减少各种危险因素，降低感染发生率。

监测方式包括优先监测、部门监测、部位监测、轮转监测和暴发监测等。①优先监测：以医院感染的相对重要性来确定优先监测内容的方法。医院感染的相对重要性体现在医院感染的发病率和病死率、因医院感染延长的住院时间、治疗医院感染的额外费用、可预防医院感染的百分比等方面，要综合评价医院感染以上各方面的影响，决定优先监测的内容。②部门监测：对存在高危险因素的部门进行监测。这些部门如监护室、肿瘤病房等，这种方法将重点放在最危险的部门，对于医院感染控制专职人员不足的医院特别有用。③部位监测：集中力量监测某一个或某一些部位的医院感染，如外科手术部位、下呼吸道、泌尿道等。与优先监测不同，不需要评价感染的相对重要性。④轮转监测：周期性地、有组织地在一个特殊时期监测一个特殊部门，医院的所有区域在连续的周期性时间间隔内被轮流监测，医院中的每个部门 1 年应被评估 1 次。⑤暴发监测：需要留意医院工作人员报告的任何不寻常的、聚集性的医院感染病例等线索。以监测资料为评价基础时，应超过医院或部门的感染率限度之上；也可以实验室的结果为基础进行评价，如利用细菌分型的方法能较准确地了解聚集性的发生。

应用 中国开展医院感染监测工作已有 20 余年，最初的监测方式是由临床医师填写纸质报卡，专职人员到病案室回顾性调查完成；近年来，提倡专职人员前瞻性地阅读微生物学报告和到病房查看患者进行监测。随着医院信息化建设的加速，医院感染科也可以通过在网上查阅医院信息系统（hospital information system，HIS）、实验室信息系统（laboratory information management system，LIS）、影像学信息系统（radiology information system，RIS）和电子病历（electronic medical record，EMR）的方式，初筛医院感染病例。很多医院使用单机版的医院感染软件，但抄录和输入监测资料仍占用了医院感染工作者的大部分时间；也有个别医院开发或使用能与医院内其他信息系统共享的监测软件，但偏重数据收集及统计，未体现监测的主动性。随着计算机及网络技术发展，医院感染监测系统的开发与应用不断取得新突破。从单机录入辅助统计分析，到利用局域网技术进行感染数据采集与分析的监测系统，大大提高了监测的效率和效果。英国医院感染实时监控系统（ICNet）在实时监测方面有较好的实现，可自动加载数据，实时报告检验结果，对用户定义的紧急事件做出报警反应，全程追踪患者位置等，但也存在一些不足之处，例如报警方式不适合 1000 张床位以上的医院，辅助诊断的功能不足，无目标性监测和在线干预的功能。中国人民解放军总医院研发了医院感染实时监控系统，最大程度地解决了感染病例智能化识别、预警和实时监测和在线干预、沟通等问题，成为医院数字化管理的重要组成部分，开创了医院感染监测与防控工作新模式。

(刘运喜)

yīyuàn gǎnrǎn pínlǜ zhǐbiāo

医院感染频率指标（frequency index of nosocomial infection） 描述医院感染发病和预防控制水平的指标。

主要指标 主要包括以下几个指标。

医院感染发病率 在一定时期内处于一定危险人群中新发医院感染病例的频率。医院感染常有一例患者发生多次或多种感染，此时可用医院感染例次发病率表示，即指一定时间内处于一定危险人群中新发医院感染部位（包括同一部位不同病原体）的频率。计算公式为：医院感染（例次）发病率 = 同期新发医院感染病例（例次）数/观察期间危险人群人数×100%。观察期间危险人群人数：一般以月为单位计算，为了便于统计，一般以出院人数或入院人数代替。如果是以出院人数（入院人数）作为分母计算感染率，各部门各科室都必须报告出院人数（入院人数）。中国全国医院感染监测网的资料统计是以出院人数作为观察期间危险人群数来计算医院感染发病率。用出院人数作为观察期间危险人群数对综合医院大多数科室是合理的，但对康复病区、ICU 不适合。

患者日医院感染发病率 单位住院时间内住院患者新发医院感染的频率。通常用1000例患者住院日表示单位住院时间。是一种累计暴露时间内的发病密度，常用于感染率与患者暴露于某种危险因素的时间长短呈线性关系，或观察时间长短影响感染率的预算。计算公式为：患者日医院感染（例次）发病率 = 观察期内医院感染新发病例（例次）数/同期住院患者住院日总数×1000‰。

医院感染现患率 现患率调

查是指收集一个特定的时间内，即在某一时点或时间内，有关实际处于医院感染状态的病例资料，从而描述医院感染及其影响因素的关系。现患率调查主要计算现患率，可以此估计发病率，由于包括新、老病例，现患率总是大于同期发病率。实查率（某病房实际调查患者数占某病房住院患者数的百分比）应不低于90%。计算公式为：医院感染现患率 ＝ 同期存在的新旧医院感染病例数/观察期间危险人群人数×100%。

现患率调查是横断面调查，医院感染专职人员、兼职人员和由经过调查培训的医务人员组成各病区调查人员，首先得到该病区住院总人数及名单，在确定调查时间、调查范围、调查人群后，统一培训调查员在指定时间段内巡视病房，查阅病历和护理记录，床旁访视患者，与临床医务人员交流，调查日全部住院患者均需填写调查表，处于医院感染状态的患者，均计入医院感染，收集危险因素资料。调查前7天应完善各项与感染性疾病有关的检查，住院时间长、病情严重、免疫力下降和接受侵入性操作的患者应重点关注。

现患率调查适用于需要进行大范围人群感染监测又无条件开展全面综合性监测时、开展医院感染监测工作之前均可采用。虽然工作量较大，但容易做到，同时很快就能得出结果。因其省时、省力，获得结果快，在医院感染调查中应用广泛。横断面调查只对调查当时存在的感染病例进行登记，调查前发生并已经治愈的及调查后发生的感染病例都被遗漏，所以调查结果不能完全代表感染病例发生情况。尽管如此，高质量的现患率调查仍能反映医院感染患病情况、危险因素、主要存在的问题等情况；定期现患率调查可代替医院感染发病率调查，有助于发现医院感染危险因素，可用于评价控制措施效果，可作为实施目标性监测时重要的补充手段了解医院感染的全面情况。

现患率调查表内容不宜过多过细，一般包括关于感染部位、抗菌药物使用情况、侵入性操作、入院诊断、基础疾病、实验室（尤其病原学）报告、病理学检查结果等。在规模比较小的医院或病房，患者人数太少不能计算可靠的感染率，也不能进行有意义的统计学分析，则可延长观察时间段，增加观察患者数，否则调查意义不大。

医院感染漏报率 医院感染病例的调查，由于调查方法及人员配备常受到各种条件的影响，所登记的病例常低于实际医院感染发生情况，即产生漏报现象，不能真实反映医院感染发生的情况。计算公式为：漏报率 ＝ 漏报病例数/（已报病例数 + 漏报病例数）×100%。根据漏报率，可估计实际发病率，计算公式为：实际发病率 ＝ 报告发病例/（1 − 漏报率）×100%。

调查方法：包括漏报调查表的设计、临床漏报的调查和专职人员漏报的调查等。①漏报调查表可用发病调查表代替，只是在填表时注明漏报调查，便于统计和核对区分漏报病例，也可为漏报调查设计专门的调查表。②临床漏报的调查：专职人员对某一病区医院感染病例进行调查时，对临床医生报告的感染病例进行核实，对所调查的感染病例根据医院感染诊断标准进行诊断和登记，以1个月为单位，专职人员登记的病例减去临床医生报告的病例即为临床漏报病例数。目的是提高临床医生的医院感染监控意识及医院感染的诊断水平，提高医院感染控制质量。③专职人员漏报的调查：根据医院感染诊断标准，对确定调查月份的所有出院病历逐份进行回顾性调查。对所有医院感染病例进行登记，将登记的病例与调查月上报的病例进行核对，调查月上报中没有的病例为漏报病例。

调查注意事项：调查月的出院患者是指上月最后1日的住院患者加上本月第1日到最后1日每日新入院的患者。

漏报病例的登记：只登记在调查月时间段内发生的医院感染病例。对于在上月住院发生的一样感染病例，在调查月仍未治愈的感染病例或调查月住院在调查月以后发生的医院感染病例均不登记。

漏报率调查常见现象：专职人员在进行前瞻性调查已发现登记的医院感染病例，出院病历中找不到相关记录，在进行漏报病例核对时发现有多余的感染病例；或在出院病历查询中所得的感染诊断与前瞻性调查登记的诊断不相符。对于出院病历中找不到相关记录的感染病例仍应计算为医院感染病例，同时将相关情况反馈给临床医生，督促其如实客观记录患者情况，以提高病案记录质量。对于与原来诊断不符的感染病例，应根据相关的临床体征和实验室检查结果予以修正。为了适时调整监测方法、提高监测质量、更改不实之处，定期或不定期开展医院感染漏报率调查是有必要的。

应用 主要用于医院感染监测和预防控制效果评价，通过统计分析医院感染发生情况，评价预防控制措施的效果，为制定医院感染的持续改进措施提供数据支持。

(刘运喜)

yīyuàn gǎnrǎn bàofā

医院感染暴发 (outbreak of nosocomial infection) 医疗机构或其科室的患者中，短时间内发生 3 例以上同种同源感染病例的现象。医疗机构应及时发现医院感染病例和医院感染暴发，分析感染源、感染途径，采取有效的处理和控制措施，积极控制感染。同时应依据卫生法规及时向所在地的卫生行政部门和疾病预防控制机构报告。所报告的卫生部门应协助调查感染源、感染途径和感染因素，采取控制措施，防止感染源的传播和感染范围的扩大。

医院感染暴发的早期发现，对及时采取控制措施控制其传播、降低罹患率具有重要意义。早期发现的方法主要有：医院感染监测；临床医师、护士的日常报告；临床微生物实验室的检验报告。

医院感染暴发调查步骤一般包括：①核实诊断。对怀疑患有医院感染的病例进行确诊，依据主要是临床资料、实验室检查和流行病学信息，应综合分析这些资料，作出正确的判断。②证实暴发。根据确诊病例，在流行范围内计算医院感染的罹患率，若医院感染的罹患率显著高于该科室、病房或医院历年医院感染一般发病率水平（$P < 0.05$），则证实有医院感染暴发。③提出初步假设。在收集和初步分析首批暴发病例原始资料的同时，查阅和参考有关文献资料，并提出引起本次感染暴发的感染源和感染途径的假设。建立假设是进一步调查的基础，对整个调查过程具有指导作用，因此假设是否正确对调查影响很大。④确定调查目标。暴发调查的目标是查明感染的性质、发生范围、程度和可能的原因。⑤现场调查。主要包括调查病例、查明感染源及感染途径、采集标本、采取应急的治疗与控制措施等。⑥边调查边采取有效的控制措施。发生医院感染暴发时，应根据所掌握和推测可能的原因，在调查的同时采取有针对性的措施，越早采取控制措施越好。医院感染暴发的控制措施包括加强感染源的管理、切断传播途径、保护易感人群等。⑦调查分析与总结报告。对医院感染暴发调查工作中获得的所有资料，及时进行整理分析，为判定暴发的性质提供科学依据。调查分析的最终目的是发现引起暴发的因素，因此应认真进行总结分析并写出调查报告。报告的内容包括感染暴发的程度、范围和结果，调查的进展和感染控制的情况，采取重大临时措施，暴发控制措施的效果与事件的结局，经验教训，以及薄弱环节和不足等。

(刘运喜)

yīyuàn gǎnrǎn yùfáng kòngzhì

医院感染预防控制 (prevention and control of nosocomial infection) 采取有效措施，主要包括管理传染源、切断传播途径和保护易感人群，以预防控制医院感染的传播和暴发流行。医院感染感染源的多样性、感染途径的复杂性和感染人群的特殊性，使得医院感染的预防和控制要比传染病难度大、复杂。

基本方法 要达到预防与控制医院感染的目的，必须做好以下几个方面的工作。

加强医院感染管理 医院感染管理是搞好医院感染工作的三大支柱（管理、监测、控制）之一，是医院感染监测和医院感染控制组织上的保证。

加强感染源的管理 医院应设立规范合格的传染病房，专门收容传染病患者，避免传染病与非传染性疾病患者收容于同一病房。一旦发现传染病患者或耐药菌感染的患者应及时进行隔离治疗。

开展医院感染监测 医院感染监测能及时发现医院感染病例及相关因素，以及医院感染的聚集性或暴发流行，为医院感染的预防和控制提供可靠信息和科学依据。同时应及时反馈监测结果，以利于总结经验、发现问题和采取控制措施。

加强抗菌药物的合理应用 抗菌药物的大量广泛应用甚至滥用，使医院感染病原体产生耐药性，同时也易导致患者机体发生微生态失调，发生内源性感染。因此，必须加强临床医生抗菌药物合理应用的培训学习，严格掌握适应证，及时进行病原学检验和按照药敏试验结果选用有效抗菌药物。

加强医务人员手卫生 医院各种诊疗和护理活动都离不开医务人员的双手，手卫生是预防和控制医院感染散发和暴发流行非常重要的因素。提高医务人员手卫生的依从性，是具有很高成本效益与成本效果的感染控制措施。改善手卫生状况主要是完善医院手卫生设施和提高医务人员手卫生意识。

加强医源性传播因素的监测与管理 对医院中各种介入性诊疗操作应限制使用，并注意其清洗、消毒与灭菌，以减少感染机会。对血液制品应进行严格的病原学检查，尤其应注意各型病毒性肝炎及人类免疫缺陷病毒的检测。

加强临床使用一次性无菌医疗用品的管理 加强对一次性医疗用品购入及质量的监测监督，防止不合格产品进入临床，预防患者发生感染。

加强重点部门、重点环节的医院感染管理 重点部门如监护室、手术室、母婴同室、消毒供应室等；重点环节如各种纤维内窥镜、牙钻、接触血及血制品的医疗器械等；高危人群如恶性肿瘤、烧伤、使用免疫抑制药及各种介入性诊疗操作的患者等；重点部位如下呼吸道感染和手术部位感染等。应加强以上重点部门、重点环节、高危人群及重点部位的医院感染监测与消毒隔离工作，降低医院感染的发生。

严格探视与陪护制度 对住院患者探视时应避免探视者将病原体从外界带入，尤其对传染病患者及免疫力低下患者探视时，应严格探视及陪护制度。

对易感人群实行保护性隔离 对一些具有高危感染因素的患者，如器官移植、粒细胞减少症及大面积烧伤患者，可采取保护性隔离措施，以保护其不受来自其他患者、医务人员、探视者及病房环境中各种条件致病微生物的感染。

开展医院感染的健康教育 普及医院感染的预防控制知识，提高医务人员对医院感染问题的认识，自觉采取控制行动以减少医源性传播。

应用 主要用于日常医院感染管理工作中。通过采取医院感染预防控制措施，切实降低医院感染发生率，提高医疗质量，保障患者安全。

(刘运喜)

yīwù rényuán zhíyè fánghù

医务人员职业防护（occupational protection of health-care personnel）

医务人员在进行有可能接触患者血液、体液、分泌物和排泄物的诊疗和护理等操作时，为了防止发生职业暴露与医院感染必须采取的防护措施。包括戴手套、口罩、护目镜，手消毒等。医务人员职业具有特殊性，长期工作在医院或其他医疗机构，直接或间接与患者接触，时刻面临着职业暴露与医院感染的危险，因此做好医务人员的职业防护具有重要意义。

职业暴露危害 主要包括生物性、化学性、物理性的职业暴露危害。①生物性职业暴露危害：医务人员在工作过程中因针刺伤、锐器伤、黏膜或破损的皮肤接触了患者具有传染性的血液、分泌物、排泄物等容易引起生物性职业感染。其中危害较大的病原体包括人类免疫缺陷病毒、乙型肝炎病毒、丙型肝炎病毒、梅毒螺旋体等。②化学性职业暴露危害：医务人员在消毒、治疗、换药等操作过程中频繁接触消毒剂、清洁剂、药物及有害物质等容易引起各种各样的疾病。常见的有抗肿瘤药物、消毒剂、麻醉剂和粉尘等。抗肿瘤药物具有致突变、致癌和致畸性。经常接触清洁剂及消毒剂可引起接触性皮炎、鼻炎和哮喘。③物理性职业暴露危害：医务人员在工作中接触放射线、激光和锐器等各种物理因素引起的疾病。常见的有辐射、锐器伤等。

职业防护方法 加强医务人员医院感染预防与控制教育，不断提高医务人员的职业安全意识，强化对新发传染病的认识、重视和研究，强化标准预防，建立针刺伤、锐器伤和血液、体液接触后及时报告制度，建立健全医院感染监控系统，有效地降低医务人员的医院感染。职业防护的基本原则有：①标准预防。将所有患者的血液、体液、分泌物和排泄物均视为有传染性，需进行隔离预防。强调防止疾病从患者传染至医务人员，也强调防止疾病从医务人员传染至患者和从患者传至医务人员再传至患者的双向防护，从而有效降低医务人员与患者、患者与患者之间交叉感染的危险性。②基于传播途径的预防。包括经空气传播疾病的预防、经飞沫传播疾病的预防和经接触传播疾病的预防。经空气传播的疾病包括肺结核、水痘、麻疹等，医务人员对经空气传播疾病的预防在实施标准预防的基础上，还应使用呼吸道保护装置，同时实施空气隔离与预防。经飞沫传播的疾病包括百日咳、白喉、流行性感冒、病毒性腮腺炎、流行性脑脊髓膜炎等。飞沫传播多发生于医务人员与被感染的患者近距离接触（谈话、咳嗽、打喷嚏）或进行雾化吸入、吸痰等操作时。经接触传播的疾病包括肠道感染、多重耐药菌感染、皮肤感染等。接触传播是医院感染主要而常见的传播途径，一般包括直接接触传播和间接接触传播。预防措施除实施标准预防外，还应实施接触隔离预防。③预防接种。医务人员因工作的特殊性，如常因注射被针头刺伤皮肤、吸入具有感染性的气溶胶或直接接触传染物质等而被感染。增强医务人员的免疫力，进行免疫接种预防是解决这一问题的重要手段之一。医务人员免疫接种包括应接种和特殊情况下的免疫接种方案。应接种的疫苗包括：乙型肝炎重组型疫苗、流感疫苗、麻疹活病毒疫苗、流行性腮腺炎活疫苗、风疹病毒活疫苗和水痘－带状疱疹活疫苗。

(刘运喜)

shēngwù wǔqì sǔnshāng liúxíngbìngxué

生物武器损伤流行病学（bio-weapon attack epidemiology）

对生物武器袭击发生后造成的传染病流行的分布、影响因素及防控策略和措施的流行病学研究。生物武器损伤的流行病学问题，本质上是传染病流行病学问题。生物袭击引发的"人为瘟疫"与自然发生的传染病有某些共同的特点，但同时又有其独特的流行病学规律和表现形式。

流行病学特征 生物武器损伤多表现为不明原因的传染病流行或暴发，主要流行病学特点如下。

疾病的分布异常 ①地区分布异常：通常情况下，一些传染病，尤其是自然疫源性疾病和地方病，由于受病原、宿主和环境等生态条件的制约，有严格的地区分布界限。例如，落基山斑点热局限于美洲的一些地区；黄热病存在于南美、西非和中非等热带地区；东方马脑炎、委内瑞拉马脑炎等一般见于中美洲、南美洲；埃博拉出血热、马尔堡出血热只在非洲国家发现。这些疾病在异地发生而又无合理的解释、无法确定传染源时，可以考虑查证是否受到生物袭击。②流行季节异常：虫媒传染病通常发生在昆虫和宿主动物密度高、活动频繁的季节，肠道传染病一般多发于夏秋季节。如发现传染病与自然状况发生季节明显不同，应特别警惕是否是因生物袭击引起。例如，1952年朝鲜战争期间，美

国实施生物战，中国沈阳在3~4月没有任何媒介昆虫活动可能性的季节，发生了病毒性脑炎流行，朝鲜则在5月出现了霍乱病例。③人群分布异常：自然状况下，某些传染病由于不同人群暴露于病原体的机会不同，发病率存在职业性差异。例如，炭疽和布鲁菌病是人兽共患病，皮毛厂工人和畜牧业人员较容易感染，其他职业的人群则少见。但在受到生物袭击的情况下，任何接触到病原体的人都可能感染，没有职业性差异。例如，1952年中国辽宁遭受美国生物武器袭击，没有职业暴露的教师、家庭妇女、铁路工人等死于炭疽，后来证实是由于接触了美军飞机投下的携带病原体的家蝇和羽毛等感染而发病。

流行环节异常 ①传染源难以追查：生物袭击引起的传染病多通过释放气溶胶、污染水源和食品、由媒介生物传播引起，由于攻击点具有不确定性和分散性，对于这种突发性的传染病流行，很难确定最初的传染源。②传播途径异常：在自然状况下，每种传染病都有其特定的传播途径，如肉毒杆菌毒素经消化道感染、落基山斑点热经蜱传播，这是病原与宿主在长期进化过程中互相适应而形成的特征。但在生物袭击中，若采取气溶胶方式袭击，使本应经肠道或皮肤黏膜感染的疾病经呼吸道而感染，这种反常的传播途径可为判断是否人为施放生物剂提供重要证据。

流行形式异常 通常情况下，除了通过食物和水源污染造成的传染病流行曲线呈陡然上升而缓慢下降的特点外，一般传染病的病例数都是逐渐增多，最后达到流行曲线高峰。而在生物袭击后，受袭区域的人群可同时发生大批

感染，出现暴发流行，发病例数在短期内迅速达到高峰。这种流行形式的异常现象可为判断生物袭击提供依据。

影响因素 ①战剂种类和投递方式：生物武器损伤种类按照传播途径主要分为通过气溶胶经呼吸道作用、通过消化道作用和通过接触或媒介叮咬作用。通过气溶胶经呼吸道作用是生物袭击的主要方式。其危害特点为：面积效应大、危害性大，易感性高、临床表现复杂，难以诊断和治疗；危害时间长，侵袭性强，难以防护。通过消化道作用的生物战剂多为毒素类战剂，经水源、食物等介质投放，其作用方式类似食物中毒。通过媒介释放类战剂是指生物战剂感染传播媒介，通过媒介携带病原体投放，表现形式与流行特征与虫媒传染病相似。②人群免疫力水平：敌人往往会选择目标人群缺乏免疫力的病原体或经过加工提高致病性或毒力的生物因子，以最大限度地提高攻击效能。例如，裂谷热病毒、马尔堡病毒、拉沙热病毒、胡宁病毒等在中国从未发现，人群对于这些病原的基础免疫力水平极低，易感性极高。另外，随着生物技术的发展，一些经典的病原经过核酸修饰或抗原改构，可逃避现有的免疫手段，增加毒力、提高人群易感性和疾病的严重性。

防控措施 主要包括生物武器损伤的流行病学调查和疫情处置。

生物武器损伤流行病学调查包括本底资料调查、可疑迹象调查、确定生物袭击发生。

本底资料调查 对国内各地，特别是重点地区内疾病的种类、分布、流行动态以及有关的自然地理、医学地理和社会情况进行

本底调查。只有平时掌握本底资料，在发生异常的传染病流行时，才能判断是本地原有，还是生物袭击引起。本底资料调查主要有：①烈性传染病、自然疫源性疾病、虫媒传染病、呼吸道传染病、消化道传染病等主要疾病流行概况。②与疾病有关的蚊、蝇、蚤、蜱、螨、啮齿动物、食虫动物等医学动物的种类、分布、季节消长等资料。③地形、地貌、气候、水文、土壤、植被及动物等自然地理资料。④地方行政机构、居民情况、工农业生产、交通运输等经济地理资料。⑤卫生行政组织、医疗卫生实力、医学教育、药材供应及卫生状况等医学地理资料。

可疑迹象调查　生物袭击具有潜伏性、隐蔽性、突发性、多样性、协同性、散发性等特点，其袭击途径和防范对象不确定，决定了生物袭击很难在第一时间进行预防和控制。为了及早发现可疑迹象，需加强可疑迹象调查，及时发现、处理，使危害降到最低限度。①空情：了解飞机及其他飞行器在该地领空飞行的情况，以及有无投掷物和烟雾带等情况。②地情：调查地面上的各种可疑投掷物，如特殊的炸弹、弹片、气溶胶发生器、特殊容器以及来源不明的动物、昆虫、食品、衣物和其他杂物等。③虫情：对于地面上突然出现大量的来源不明的媒介昆虫或其他节肢动物，根据出现的季节、场所、种属和密度等反常情况，进行深入调查和全面分析。

确定生物袭击发生　经调查有以下流行病学线索，通过综合分析，可以辅助判别是否发生了生物恐怖袭击。①短期内突然出现来源不明或者当地从未发生过的传染病。②在人群中（特别是在稀疏的人群中）出现传染病大流行，病例数大大超过预期人数。③病情严重，传播途径异常。④在非流行季节出现了某种传染病的暴发。⑤在无特定媒介昆虫活动的季节或地域发生了虫媒传染病。⑥在短期内有人员、大批家畜或野生动物因某种人兽共患病死亡。⑦在同一地区发生多种病原体混合感染的传染病，或同时出现多种传染病的流行。⑧某种病原体所致疾病比通常状态下更严重或者常规治疗无效。⑨出现异常的致病菌株或变异株，或出现异常的耐药菌株。⑩在特定地域暴露的人群发病率明显增高，如在室内实施生物袭击，则建筑物内的人群发病率明显较高；若袭击发生在室外，则密闭建筑物内人群的发病率明显较低。⑪已获得了有关生物袭击的情报，或有可靠的生物袭击证据。

生物武器损伤疫情处置　基本原则与普通传染病疫情控制相似，边调查、边分析、边采取控制措施，以免延误时机。针对不同的损伤种类和流行环节采取相应的措施。①管理传染源：患者早发现、早报告、早治疗；按规定隔离患者；检疫接触者；按规定妥善处理动物传染源、患者尸体等。②切断传播途径：呼吸道传染病紧急疫情应加强室内通风、停止集体活动，限制人员流动；肠道传染病疫情时，加强公共饮食卫生管理、执行饮食卫生制度、加强个人卫生、加强环境消毒等；虫媒传染病疫情应突击性杀虫，搞好环境卫生，消除媒介昆虫滋生场所。③保护易感人群：主要是针对不同的传染病采取相应的预防接种或药物预防措施。当发生重大紧急疫情时，可采取封锁疫区、停训停工等措施。对非传染性疾病疫情应根据疾病发生的原因采取不同的措施，如尽快脱离发病现场、消除或减少环境中的有害物质，减少毒物的吸收，加快毒物在体内的代谢和排放等。

（刘　玮）

xīnfā chuánrǎnbìng
新发传染病（emerging infectious diseases）

相对于以往人们已经认知传染病而言，自20世纪70年代以来，人们新认识到的或新发现的能造成地域性或国际性公共卫生问题的传染病。新发传染病不断出现，以每年1~2种的速度递增。"新发传染病"一词则变得家喻户晓。世界卫生组织告诫："我们正处于一场传染病全球危机的边缘，没有哪一个国家可以免受其害，也没有哪一个国家可以对此高枕无忧"。

分类　自20世纪70年代中期，特别是80年代以来，在世界范围内发现和确认的新传染病已达50余种。按新发现病原体的种类，可将新发传染病分为新发病毒性传染病、新发细菌性传染病及新发寄生虫病。还有一种不能分类的传染病是由朊粒体引起的克雅病（俗称"疯牛病"）。表按病原体发现时间顺序列出了这些疾病的有关情况。

特点　①病原体种类多，宿主谱广。②动物源性传染病明显上升，一些野生动物成为新发传染病病原体的主要宿主或传染源，人兽共患病占新发传染病75%以上。③病毒性新发传染病占比例最大，传播途径多样，人类普遍缺少免疫力。④疾病传播迅速，出现频次高，且呈全球性暴发；病原体变异较快，导致疾病的发现、诊断及防控都较困难。⑤全球一体化的进程加速，给病原体远距离传播提供了可能性。

表　1975 年以来新发现的病原体及其所致疾病

发现时间（年）	病原体名称	所致疾病或主要症状	传播方式
1975	细小病毒 B19	面部、躯干红斑，再生障碍性贫血	接触患者呼吸道分泌物，垂直感染
1976	隐孢子虫	隐孢子虫病（急慢性腹泻）	粪－口途径传播，饮用水污染可致暴发
1977	埃博拉病毒	埃博拉出血热	直接与患者的血液、分泌物接触
1977	汉坦病毒	流行性出血热	呼吸道传播、恙螨叮咬等
1977	嗜肺军团菌	军团病	空调系统污染、吸入病原体
1977	空肠弯曲杆菌	空肠弯曲菌肠炎	粪－口途径传播
1977	丁型肝炎病毒	丁型病毒性肝炎	经血传播，或经生活密切接触、围生期传播
1980	人嗜 T 淋巴细胞病毒 I 型	T 细胞淋巴瘤白血病	经血及性传播，垂直感染
1981	金黄色葡萄球菌产毒株	中毒性休克综合征	接触感染
1982	人嗜 T 淋巴细胞病毒 II 型	毛细胞白血病	经血及性传播，垂直感染
1982	大肠埃希菌 O_{157}：H7	出血性结肠炎	食用被污染的食物
1982	伯氏疏螺旋体	莱姆病	媒介蜱叮咬
1983	人类免疫缺陷病毒	艾滋病（获得性免疫缺陷综合征）	经血及性传播，垂直感染
1983	幽门螺杆菌	消化性溃疡	消化道传播，食用受污染的食物或水
1983	肺炎衣原体	肺炎	呼吸道传播
1984	日本斑点热立克次体	东方斑点热	蜱媒传播
1985	比氏肠胞虫	顽固性腹泻	消化道传播
1986	卡曼环孢子球虫	顽固性腹泻	消化道传播
1988	人疱疹病毒 6 型	突发性玫瑰疹	可能为呼吸道传播
1988	丙型肝炎病毒	丙型病毒性肝炎	主要经血和经皮传播
1989	戊型肝炎病毒	戊型病毒性肝炎	粪－口途径传播
1989	查菲埃立克体	单核细胞埃立克体病	蜱媒传播
1990	人疱疹病毒 –7	发热、皮疹	呼吸道传播
1991	瓜纳里通病毒	委内瑞拉出血热	接触野生啮齿动物
1991	脑包内原虫	结膜炎，弥漫性疾病	消化道感染传播
1991	巴贝西虫新种	非典型巴贝西虫病	蜱媒传播
1992	O_{139} 霍乱弧菌	O_{139} 霍乱	消化道传播
1992	巴尔通体	猫抓病，杆菌性血管瘤病	被感染猫抓、咬
1993	辛诺柏病毒	汉坦病毒肺综合征	呼吸道传播
1993	家兔脑包内原虫	弥漫性疾病	消化道传播
1994	人粒细胞埃立克体	人粒细胞埃立克体病	蜱媒传播
1994	Sabia 病毒	巴西出血热	接触野生啮齿动物
1994	马麻疹病毒	间质性肺炎、无菌脑膜炎	与感染动物的粪便、尿接触
1995	人疱疹病毒 –8	与 AIDS 卡波济肉瘤有关	
1995	庚型肝炎病毒	庚型病毒性肝炎	主要经血传播
1995	亨德拉病毒	脑炎、脑膜炎	与感染的蝙蝠等动物及其粪便等接触
1996	朊粒（朊毒体）	牛海绵样脑病，克雅病	食用感染动物内脏等
1997	TT 病毒	TTV 肝炎	经血传播
1997	高致病性禽流感病毒（H5N1）	流行性感冒（流感）	与禽、鸟接触
1999	尼帕病毒	病毒性脑炎	与感染的猪等动物的粪便、尿接触
1999	SEN 病毒	SEN 病毒性肝炎	输血传播
2003	SARS 冠状病毒	SARS	呼吸道传播、接触传播
2003	高致病性禽流感病毒（H9N2）	流感	与禽、鸟接触
2005	人博卡病毒	呼吸系统传染病及胃肠道传染病	呼吸道传播、消化道传播
2009	甲型 H1N1 流感病毒	流感	呼吸道传播、接触传播
2010	新布尼亚病毒	发热伴血小板减少综合征	蜱媒传播，接触患者血液、分泌物等
2011	肠出血性大肠埃希菌 O_{104}：H4	出血性肠炎	接触传播
2012	MERS 冠状病毒	中东呼吸系统综合征	与骆驼接触
2013	禽流感病毒（H7N9）	流感	与禽、鸟接触
2013	禽流感病毒（H10N8）	流感	与禽、鸟接触

危害 不同种类的新发传染病对人类健康和生命的危害和威胁程度各不相同，有些新发传染病的危害还未完全显露或未被认识，但许多新发传染病的危害众所周知。例如，SARS 暴发导致的病死率达 14%～15%。2009 年暴发的甲型 H1N1 流感在世界范围内造成 18 000 多人死亡。艾滋病（AIDS）已成为人类头号杀手；高致病性禽流感、埃博拉出血热等虽仅在少数国家局部地区发生，但其极高的病死率和危害性却令世界惊恐；大肠埃希菌 O_{157}：H7 感染、O_{139} 型霍乱、戊型病毒性肝炎、军团病等曾在不少国家和地区造成规模大小不等的暴发和流行；丙型病毒性肝炎、莱姆病等以分布广且易慢性化，后果严重而令人生畏，莱姆病被发现遍及五大洲几十个国家，在美国甚至有"第二艾滋病"之称。

新发传染病不仅严重危害人类健康，而且引起社会恐慌、干扰经济发展、威胁国家安全。例如，2002 年英国因疯牛病共屠宰病牛 1 100 多万头，经济损失达数百亿英镑。在 2001 年 9 月至 2002 年 1 月期间，日本因疯牛病影响造成的农业和食品工业的损失高达 15 亿美元。1997～2001 年，中国香港因 H5Nl 流感暴发，宰杀鸡共赔偿近 4 亿港元，逾 3 000 名从业人员受影响。2003 年 SARS 在中国的流行迅速波及数十个省、市和地区，数万密切接触者被隔离，中国与世界其他国家间的人员往来几乎停止，严重冲击了国家的正常秩序，给国家的社会稳定、经济发展和国际形象带来巨大影响。

发生与流行的影响因素 主要包括生物学因素、自然因素和社会因素。

生物学因素 新发传染病的病原体主要包括：新出（发）现的病原体，如人类免疫缺陷病毒等；变异导致宿主范围改变的病原体，如 SARS 病毒等；变异导致其致病性增强或产生新的病理学特征的病原体，如致病性大肠埃希菌 O_{157} 等；变异导致耐药性增强的病原体，如超耐药结核杆菌（XDR-TB）等；在特定条件下引起人类感染的病原体，如 H5N1 高致病性禽流感病毒等；因流行病学特征发生变化的病原体，如 C 群脑膜炎奈瑟球菌等。潜藏病原体的发现，如人们很熟悉的溃疡病，1983 年后才被认识到幽门螺杆菌是能在酸性极强的胃中生存，且引起胃黏膜溃疡的头号杀手。

自然因素 动物性传染病在自然界自然循环，气候条件发生改变可能影响传染病的进化和传播。例如，蚊媒传播疾病的发生对气候变化敏感，气候改变常常会导致媒介地理分布和数量的改变，影响病原体繁殖和传播，从而影响疾病的发生及播散。许多重要传染病的发生主要取决于媒介对外部温度和湿度的敏感性，如厄尔尼诺现象产生的气候变化可能是登革热扩散的主要因素。气候变化引起的海水温度和海平面升高可能使水源性传染病发生率升高。气候变化所致的人口迁移和对卫生设施破坏能间接影响疾病传播。恶劣气候对农业影响所致的营养不良，以及紫外线辐射增加对人体免疫系统的潜在改变，可能使人体对传染病的易感性进一步增加。

社会因素 随着人类社会发展，如人口快速增长、城市化、大规模移民、战争和地区冲突、抗生素滥用等，人类的很多行为大大促进了新病原体出现和传播的速度。①人口快速流动：人口增长和日益加快的城市化进程致使数亿人居住环境卫生恶化，疾病随着人口的增长以及人们向拥挤的城市迁移而肆虐。容易在人群中传播的疾病，如流感都容易在城市中流行。②药物滥用：抗生素等药物的滥用导致病菌很容易产生抗药性，病原微生物的生命周期短，发育迅速，容易通过交换或突变产生新的基因，抗药性通过遗传不断累积，而大量产生具有抗药性的新耐药菌株。耐药谱越来越广，具有抗药性的病菌很容易蔓延，也增加了疾病控制的难度。新中国成立初期，结核病曾得到有效控制，近年来发病率显著上升的主要原因是出现了耐药菌株。③科技飞速发展：人口快速增长导致人口密度增加、结构变化、大量流动和城市化，加剧了传染病发生、传播和蔓延。科学技术的进步、医疗手段的提高，新的医疗设备、动物器官移植、免疫抑制剂等广泛使用，也加速了病毒、细菌等病原体的扩散、变异和进化，出现一系列新的致命新病原体感染传播。④经济活动频繁：人类所从事的各种经济活动，如农业开发、伐木造林和工业化生产，会增加与野生动物接触的机会，也带来气候、洪水、干旱等环境的改变，对新发传染病的发生产生重要影响。⑤生活方式改变：影响新发传染病发生的复杂因素中，人类本身生活方式的改变，如生活电器化、性乱行为、吸毒、猎食野生动物、个人卫生习惯、国际旅行、户外探险等行为，在传染病向新的人群传播中扮演着重要角色。

发现与确认新发传染病的原则 依据传染病的基本特征，结合人们认识传染病的历史经验，确认新发传染病遵循的基本原则包括：①确认为新疾病。②确认为传染病。③发现病原体。④对已知的非传染性疾病，当发现其由特异病原体所致并证明其有传染性时，也应认为是新发传染病。⑤在发现一种新微生物后，如能阐明其致病性及其与人类疾病的相关性和传播途径，则该病原体所致疾病为新发传染病。

防控措施 新发传染病的防控策略：①防止新发传染病在本国首先出现，一旦出现，应及早识别，采取得力措施防止其进一步传播和扩展。②防止新传染病由其他国家传入。对那些在其他国家已经发现而在本国尚未发现或可能并不存在的新发传染病，在全球经济一体化、国际航空旅行发达的今天，应特别加强国境卫生检疫，防止这些新发传染病的传入。一旦传入应将其消灭在萌芽状态。③对那些在其他国家已经发现，在本国可能存在或已证实存在的新发传染病，积极开展调查研究，阐明其影响因素，努力进行预防，以减轻其危害。应对措施：①保持人类与自然界的和谐。②加强疾病监测，提高应急反应能力。③强化对传染病的认识。④强化病原学基础研究。⑤加强国际合作。

（刘玮 魏茂提）

jūnduì fēichuánrǎnxìng jíbìng liúxíngbìngxué

军队非传染性疾病流行病学

（epidemiology of military chronic noncommunicable diseases） 对军队人群中慢性非传染性疾病的分布、影响因素及防控策略和措施的流行病学研究。慢性非传染性疾病（chronic noncommunicable diseases）是一类起病隐匿、病程长且病情迁延不愈、缺乏明确的传染性生物病因证据、病因复杂或病因尚未完全确认的疾病的总称，简称慢性病。包括心脑血管疾病、恶性肿瘤、慢性呼吸系统疾病、精神疾病等。受吸烟、酗酒、饮食结构改变、体育锻炼缺乏等不良生活方式的影响，以及军事应激、训练难度强度加大、训练环境改变等因素的作用，肿瘤、心血管病、心理异常和精神疾病、伤害、消化系统疾病等慢性非传染性疾病对军队人群健康的危害越来越引起部队的重视，慢性非传染性疾病的预防和控制已成为部队卫生防病工作的重要内容之一。

发病状况及危害 世界卫生组织在 2011 年的一份报告中称，非传染性疾病是世界上最大的死因，2008 年全球共有3 600多万人因此失去生命。在中国，非传染性疾病导致的死亡占总死亡的 85% 以上。慢性非传染性疾病病程长，发病率、致残率和病死率较高，已成为人类健康的头号威胁。军队人群中，非传染性疾病的发病状况和危害也不容忽视。中国人民解放军某战区 2005 年非传染性疾病患病情况的调查结果显示，该区军队人员非传染性疾病患病率为 9.06%，其中现役军队人员患病率为 8.56%，居前 3 位的疾病是慢性胃肠炎、颈腰椎疾病和慢性鼻炎。2004 年一项军人血压状况的流行病学调查结果显示，高血压Ⅰ级、Ⅱ级以上的患病率分别为 6.9% 和 0.3%；军队院校科技干部高血压的患病率可达 16.52%。青年官兵中，慢性胃炎、消化道溃疡等消化系统疾病较常见，官兵中消化道溃疡临床内镜的检出率为8.2%～23.3%，在战时检出率还会更高。军队离退休干部慢性非传染性疾病患病率远高于其他年龄段的军人。某院住院资料显示，军队离退休干部前 10 位慢性非传染性疾病依次为高血压、慢性支气管炎、冠心病、脂肪肝、糖尿病、慢性阻塞性肺疾病、脑梗死、恶性肿瘤、痛风、急性心肌梗死，住院死亡的前 5 位疾病为恶性肿瘤、呼吸系统疾病、冠心病、脑梗死、糖尿病。恶性肿瘤主要为肺癌、消化系统肿瘤。美国空军对 284 850 名现役军人调查显示，患病居前 4 位的慢性非传染性疾病是高血压、高脂血症、哮喘和糖尿病，患病率分别为 5.3%、4.6%、0.9% 和 0.3%。

影响因素 慢性非传染性疾病的发生是多种因素综合作用的结果，不同的因素之间具有交互和协同作用。主要的影响因素如下。

吸烟 吸烟与多种慢性非传染性疾病的发生和死亡有关，如冠心病、高血压、慢性阻塞性肺疾病、肿瘤等。烟草中含有烟焦油、一氧化碳、尼古丁等多种致癌物质，中国每年死于烟草相关疾病的人数约 100 万人。吸烟者肺癌死亡率比不吸烟者高 10～13 倍，心血管疾病死亡人数中的 30%～40% 由吸烟引起，死亡率的增长与吸烟量成正比。吸烟是慢性支气管炎、肺气肿和慢性呼吸道阻塞的主要诱因之一。

饮酒 适量饮酒一般对健康没有明显影响，但过量饮酒可导致肝硬化、肝癌、高血压、冠心病等慢性病。世界卫生组织推荐的安全饮用标准是男性每天摄入酒精量不超过 20g，女性不超过 10g。有资料显示，至少 60 种疾病与酒精有直接关系，超过半数的饮酒人群身体健康状况处于亚健康及以下水平。酒精进入消化道后，不仅会对食管黏膜、胃肠黏膜产生化学性烧伤，导致肠功能紊乱、胃出血、胃炎等问题，还会增加肝癌、胰腺癌、食管癌等的患病风险。饮酒是 2 型糖尿病的重要致病因素，糖尿病患者饮酒还会增加并发症发生的风险。在大量饮酒的人群中，肝癌的死亡率可增加 50%；在中度严重饮酒者中，高血压的患病率远高于正常人群；酗酒可以增加脑出血的危险性。

不合理膳食 饮食习惯与慢性非传染性疾病的发生有很大关系。高脂饮食可以引起结肠癌、直肠癌、乳腺癌、冠心病、高血压等。高盐饮食可以导致高血压、冠心病等心脑血管疾病。饮食中维生素、纤维素缺乏，可引起胃癌、结肠癌、直肠癌等消化道肿瘤的发生。

缺乏体育锻炼 由于生活方式的改变，身体活动减少、进食量相对增加，中国超重和肥胖的发生率逐年增加。这是心血管疾病、糖尿病和某些肿瘤发病率增加的主要原因之一。生命在于运动，缺少体育锻炼，可造成心肺功能下降，脂肪堆积，增加心脑血管疾病、糖尿病、肥胖等发生的风险。

病原体感染 病毒感染与一些肿瘤的发生有关，如幽门螺杆菌感染与胃癌、乙型肝炎病毒与原发性肝细胞癌，人乳头瘤状病毒与宫颈癌，EB 病毒与 B 淋巴细胞恶性肿瘤、鼻咽癌等。

遗传因素 遗传因素是慢性非传染性疾病发生的重要因素之一。有心脑血管疾病、肿瘤、糖尿病、慢性阻塞性肺疾病、精神疾病家族史的人更容易发生这些疾病。

心理社会因素 焦虑、紧张、抑郁、压抑等不良的心理因素，容易导致高血压、肿瘤等疾病。随着部队军事训练强度的加强，遂行多样化军事任务的增多，应激和心理压力的来源不断增多，更容易引起循环系统、消化系统和神经系统的一些疾病。

其他因素 不同军兵种由于训练任务、军事环境等不同，慢性非传染性疾病的发病率也存在明显差异。有调查发现，特种兵、边防兵消化性溃疡的症状发生率高于其他兵种。此外，军龄、驻扎地域、军事训练等因素也与一些非传染性疾病的发生有关。

防控措施 慢性非传染性疾病的预防可采取三级预防措施，即根据疾病自然史的不同阶段采取相应的措施，以阻止疾病的发生、发展或恶化。"合理膳食、适量运动、戒烟限酒、心理平衡"是世界卫生组织推荐的慢性病预防的基本原则。实际工作中可采取以下措施开展慢性非传染性疾病的预防。

加强健康教育 健康教育是通过信息传播和行为干预来提高人们的健康知识水平和自我保健能力，促使人们采取有益于健康的行为和生活方式，消除或减轻危险因素，从而达到增进健康目标的教育活动。军队各级卫生部门可因地制宜地采取健康讲座、板报、广播、短信、网络等多种形式，对部队常见慢性非传染性疾病的病因、临床症状和体征、预防措施等进行宣传教育，提高官兵慢性病"知识 – 信念 – 行为"水平。

培养良好的健康行为和生活方式 高度重视军人中吸烟、饮酒等行为和心理问题。吸烟作为一个严重的公共卫生问题，需要

多个部队司政后各部门齐抓共管，完善管理措施，形成部队控烟工作的长效机制。卫生部门在官兵中应加强戒烟限酒宣传力度，教育官兵充分认识吸烟的危害。在营区内宿舍、会堂等处粘贴禁止吸烟的标识，积极创建"无烟营区"，以提高控烟和戒烟的意识和自觉性。官兵应养成良好的膳食习惯，多食新鲜水果和蔬菜，避免暴饮暴食，不空腹食用生、冷食品；保持饮食营养的合理搭配，摄入足够的维生素，多食用低盐、低脂、低糖、低热量的食物，不要摄食过多的动物性食物和油炸、烟熏、腌制食物，每人每天食盐摄入量不超过 6g。尽量做到生活规律，保证充足的睡眠时间。

积极参加体育锻炼 运动有助于保持健康体重、调节心理平衡、消除压力、缓解抑郁和焦虑症状和改善睡眠，能降低患高血压、卒中、冠心病、2 型糖尿病、肿瘤等慢性病的风险。部队在完成军事训练任务外，合理安排各项体育活动，以增强官兵体质，提高机体抵抗力。对于缺乏体育锻炼的官兵，尤其是专业技术单位的军人，应改变久坐少动的习惯，每天抽出一定时间参加跑步、游泳、球类、快走等体育锻炼，养成天天运动的习惯。

开展心理咨询和辅导工作 充分发挥部队思想政治工作的优势，开展多种文体活动，丰富战士的业余生活；利用心理门诊，多途径开展官兵的心理卫生工作，做好战士心理调适和适应性训练，避免或减少紧张、焦虑等负面情绪的发生，增强官兵的心理素质和适应能力。

做好慢性病的筛检工作 定期对部队官兵进行体检，开展循环系统、消化系统、呼吸系统等

慢性病的筛检，做到早发现、早诊断和早治疗。对确诊的患者积极进行治疗，合理休息。对慢性病（如高血压、高血糖、高血脂、肥胖等）高危人群做好健康教育和管理随访工作。

规范慢性病的诊治和康复对于慢性病患者，各级医院要严格遵照诊疗技术规范和指南，提供规范化诊断、治疗和康复服务，控制病情、缓解症状，促使患者早日康复，预防或延缓并发症，避免和减少伤残的发生。

（王 波）

jūnduì hūxīxìtǒng jíbìng liúxíngbìngxué
军队呼吸系统疾病流行病学
（epidemiology of military respiratory diseases） 对军队人群中平战时呼吸系统疾病的分布、影响因素及防控策略和措施的流行病学研究。呼吸系统疾病是常见病、多发病，病变部位在气管、支气管、肺部及胸腔，患者可表现为咳嗽、咳痰、咯血、胸痛、胸闷、呼吸困难等，严重者可因呼吸衰竭而死亡。常见的呼吸系统疾病包括上呼吸道感染、哮喘、肺炎、支气管扩张、慢性支气管炎、肺气肿、肺源性心脏病（肺心病）等。呼吸系统疾病在军队人群、住院治疗患者中的发病率均占有较大比重。有研究显示，军队人群在参与日常训练以及抗震救灾、抗洪抢险等非军事行动中均会发生呼吸道疾病。呼吸道疾病也是美军门诊的主要疾病。

发病状况 呼吸系统疾病是各国军队的常见病。美国海军上呼吸道感染一般占门诊患者的 10%~50%，参与沙漠盾牌行动的美军 34.4% 的有咽痛，43.1% 的有咳嗽，15.4% 有流涕症状，其中有 1.8% 的因上呼吸道疾病而不能完成日常任务。美军在埃及执行任务期间，呼吸道感染事件发生频率为 75 次/100 人月。新加坡现役军人发热性呼吸道疾病患者有 53% 有流感样症状，其中有 52% 的患者检出至少一种病毒。韩国士兵上呼吸道感染以腺病毒为主（占 61%）。

中国人民解放军呼吸系统疾病占所有发病的构成比第 1 位（24.34%），门诊构成比第 1 位（29.16%），住院人数构成比占第 3 位（10.44%）。中国武警军人住院病种中呼吸系统疾病占总构成比的 10.5%。中国军队在高原参加驻训期间发生呼吸系统疾病占所有发病的 41.5%。中国海军呼吸系统疾病占据疾病发生谱的首位，且呼吸系统发病的构成比由 20 世纪 50 年代 11.29% 上升到 20 世纪 90 年代的 38.45%。中国海军海训期间呼吸系统疾病发病居首位，占所有发病的 45.91%，呼吸道疾病的发生集中在海训前 10 天内（占海训期间全部呼吸道疾病的 53.8%）。中国武警部队参与抗洪抢险、抗震救灾期间呼吸系统疾病占所有发病构成比的 21.8%~23.20%。

影响因素 主要包括宿主因素与环境因素。

宿主因素 机体免疫力的状况，表现为针对流感病毒或其他病原体是否具有免疫力。此外，受凉、过度疲劳、营养缺乏，吸烟、饮酒等个人不良生活习惯，呼吸道受损，使用免疫抑制剂，感染人类免疫缺陷病毒（human immunodeficiency virus，HIV）等均可使机体抵抗力下降或致使呼吸道局部免疫力下降，增加致病因子感染机体的机会。

环境因素 主要包括理化因素、气候因素、环境因素。特殊条件下暴露于粉尘、烟雾、有害气体及某些化学毒剂是导致气管炎、支气管炎的原因。军队人群在寒冷天气中，如雨雪冰冻灾害天气时，野外参与抗雨雪冰冻灾害时呼吸道疾病发生增加。此外，突然受凉，由高温环境进入低温环境等可诱发感冒。居住条件受限、单位面积内居住人口密度大、室内通风不良，均能造成致病微生物经呼吸道途径传播的风险。此外，在高原缺氧的环境训练易发生肺水肿，沙漠地区吸入细沙微粒也可导致吸入性肺炎。

防控措施 开展以第一级预防为主的三级预防策略，具体措施包括：①实施健康教育是预防军队呼吸道疾病经济有效的方式。结合部队的特点及实施任务的特点，有针对性地开展呼吸道疾病的防治方法，提高广大官兵对疾病的认识，自觉做好个人卫生习惯养成，增强预防呼吸道疾病的意识。②增强身体素质。针对部队人群可采取训练计划、耐寒锻炼、体育活动合理安排好，通过科学方法加强身体锻炼，提高机体抵抗力。③加强非军事行动过程中的行军、劳动强度，防止疲劳过度；在粉尘、有害气体等环境下作业时需要准备好个人防护与集体防护措施。寒冷天气时注意防寒保暖。注意营地卫生，部队居住的营房、训练的场馆要有防雨、防寒保暖等措施，并经常通风换气。④积极治疗呼吸系统疾病患者。对呼吸系统疾病患者要做到早发现、早诊断、早治疗。对确诊的患者建议休息，避免带病坚持工作，加重病情。对发生呼吸系统疾病患者的住处随时进行消毒。⑤保护易感人群。如在流行性感冒季节来临前，给易感人群注射流感疫苗，预防季节性流行性感冒流行，在流行性感冒流行季节减少大型集会活动次数。若呼吸系统疾病系特殊环境致病因子引起，应做好个人防护或暂时离开该特殊致病环境。

（王安辉）

jūnduì xiāohuàxìtǒng jíbìng liúxíngbìngxué

军队消化系统疾病流行病学

（epidemiology of military digestive diseases）　对军队人群中消化系统疾病的分布、影响因素及防控策略和措施的流行病学研究。消化系统疾病包括食管、胃、肠、肝、胆、胰等消化器官的疾病。消化系统疾病是一种常见病，常见的消化系统疾病包括胃炎、消化性溃疡、慢性结肠炎、肠结核、炎症性肠炎、功能性胃肠病、酒精性肝病、消化道出血、肝炎等。

发病状况　消化系统疾病是部队平战时门诊及住院患者中常见的疾病，以胃肠炎、消化性溃疡、单纯性腹泻、阑尾炎等为主。消化系统疾病占部队门诊患者的12%～15%，仅次于呼吸系统疾病；消化系统疾病占中国军人全部住院的18%～20%。军队人群中慢性胃炎和消化道溃疡最为常见，慢性胃炎的患病率在70%～80%，消化道溃疡约占10%。中国军队在训练前浅表性胃炎检出率为57.5%，胆汁反流性胃炎42.5%。中国军人在军事训练期间7.32%的人发生急性腹泻。日本自卫队士兵胃溃疡和十二指肠溃疡的年检出率为2.3%～3.1%和1.9%～4.4%。美军在沙漠盾牌（Operation Desert Shield）军事行动过程中约57%士兵曾发生过腹泻，在伊拉克及阿富汗战场76%士兵有过至少一次的腹泻，50%以上曾有过多次腹泻，45%的腹泻患者会影响其任务执行能力达3天。英国士兵在伊拉克战

争期间，发生胃肠炎的暴发，在执行任务的第一个月1340人患胃肠炎，其中73%需要住院治疗。

消化系统疾病在军队人群的发病显著高于普通人群。战时生存条件恶劣，生活极度不规律，精神高度紧张，参战部队胃肠道疾病发病率急剧升高。部队的作训紧张、战时应激常导致消化性溃疡发病增加，美军平时消化性溃疡的减员率为每年1.70‰，但在第二次世界大战期间上升到2.74‰。苏联军人第二次世界大战前因消化性溃疡住院的占3%～4%，第二次世界大战期间则上升至8%。

中国滇南驻军医院，在战争期间住院前5位的疾病是传染病和寄生虫疾病、消化系统疾病、损伤和中毒、呼吸系统疾病、感觉器官疾病；平时住院前5位的系统疾病是呼吸系统疾病、消化系统疾病、泌尿系统疾病、损伤和中毒、循环系统疾病。中国陆军装甲兵演习期间消化系统疾病主要为急性肠炎和胃炎。中国海军海训期间消化系统疾病占7.54%，居第4位。中国空军住院军人中消化系统疾病位于疾病构成的前列，疾病构成比占前2位的是消化系统疾病、呼吸系统疾病。消化性溃疡、阑尾炎、细菌性痢疾、病毒性肝炎等是中国空军中的常见病、多发病。中国武警军人的消化系统疾病的发病构成比和住院构成比，均高于呼吸系统疾病。中国武警部队参与1998年抗洪抢险以及参与1998年张家口地震抗震救灾部队人群的消化系统疾病的发生均居首位。军队老年人群中消化系统疾病所占的比例会有所下降，某武警部队老年住院患者中心血管系统疾病占64.4%，消化系统疾病

占42.4%。

影响因素　消化系统疾病的发生主要与以下因素有关。

感染因素　胃肠道炎症及致病微生物感染可导致消化道疾病，如幽门螺杆菌感染与消化性溃疡、慢性胃炎有关；肝炎病毒持续感染可导致肝纤维化、肝硬化、肝癌。

饮食因素　饮食不当可导致胃黏膜损伤，包括食物对胃黏膜的物理性和化学性损伤。如进食生、冷、热、硬的食物容易伤害胃黏膜；暴饮暴食、不规律饮食可破坏胃液分泌的规律性；对胃黏膜刺激性强的食物，如浓茶、浓咖啡、辛辣食物、烈性酒等是消化性溃疡的诱因。过度饮酒、暴饮暴食影响肝、胰的功能，易诱发肝炎、胰腺炎等。在特殊生活环境下执行任务或参加非战争军事行动期间，饮食、饮水卫生条件差，个人饮食卫生习惯不良时也可能发生消化道疾病，如发生甲型病毒性肝炎、戊型病毒性肝炎、感染性腹泻、伤寒、细菌性痢疾（简称菌痢）等。此外，食用霉变食物可增加消化系统肿瘤的发生概率。

精神因素　胃液分泌受精神因素的影响，战士平时训练或执行任务期间的精神紧张、焦虑、抑郁等情绪状态可诱发消化性溃疡。战时或其他应急反应时精神高度紧张，导致消化性溃疡的发生风险增加。

遗传因素　消化性溃疡、消化道肿瘤、溃疡性结肠炎等消化道疾病的发生有家庭聚集现象，提示家族遗传因素影响着这些疾病的发生。

其他因素　吸烟是慢性胃炎的危险因素，吸烟可以增加消化性溃疡的发病率。此外，吸烟可

以增加口腔癌、食管癌等消化系统肿瘤的发病风险。某些解热镇痛药以及抗肿瘤药物可以刺激胃黏膜,甚至引起黏膜损伤,例如长期服用阿司匹林可以引起胃黏膜慢性炎症,增加消化性溃疡发生的风险。

防控措施 消化系统疾病的预防控制需要军队各级军政主官充分重视、各级军队医疗卫生机构积极参与,各级卫生防疫机构认真履行消化系统疾病防控原则可以实现减少和预防部队平战时消化系统疾病的发生。开展以第一级预防为主的三级预防,具体措施包括:①在部队开展健康教育普及卫生防病知识。需依据不同军兵种、不同训练科目、不同训练环境下消化系统疾病发病的特点,有针对性开展健康教育,提高个人卫生防病水平,培养官兵良好的饮食行为和生活习惯,宣传戒烟限酒,避免暴饮暴食。②加强军事训练期间或执行非战争军事任务期间的饮食卫生、饮水卫生的监督,并合理安排膳食,定时进餐,保障食品的营养;搞好环境、饮水和饮食卫生,严防"病从口入"。③减轻官兵的精神负担,因地制宜开展各种文体活动,倡导健康活跃的文化生活;及时调查官兵的精神心理变化,减轻战士思想负担及时掌握战士心理动态,必要时通过开设心理咨询或心理辅导帮助战士通过自我心理调节消除紧张情绪,克服焦虑、抑郁等。④加强部队基层医务人员对消化系统疾病的早期发现及早期治疗。结合部队的门诊、巡诊及官兵的定期体检,尽可能早发现高危人群及患者。对高危人群要给出针对性的预防措施,针对患者要及时救治。

(王安辉)

jūnduì xīnnǎoxuèguǎn jíbìng liúxíngbìngxué

军队心脑血管疾病流行病学

(epidemiology of military cardiovascular and cerebrovascular diseases) 对军队人群中心脑血管疾病的分布、影响因素及防控对策的流行病学研究。心脑血管疾病是一组以心脏和血管异常为主的循环系统的疾病,主要包括心脏和血管疾病、肺循环疾病及脑血管疾病。最常见的心脑血管疾病包括高血压、脑卒中和冠心病。高血压是一种以动脉血压升高为特征的心血管疾病,患病率在10%~20%。脑卒中又称脑血管意外或中风,是脑血管异常造成的突发性神经功能损害,包括脑出血、蛛网膜下腔出血、脑血栓形成、脑栓塞。冠心病是冠状动脉功能性或器质性改变而引起的冠状动脉血流和心肌需求不平衡所导致的心肌缺血性心脏病。世界卫生组织资料显示,全球每年大致有5 600万人死亡,心血管疾病以超过30%的比例排在各种死因的第1位,其中760万人死于心脏病,570万人死于脑卒中。

发病状况 美国39~45岁服役的军人冠状动脉硬化患病率为17.6%。美国1996~1999年现役军人35~58岁组冠状动脉硬化导致的死亡占第1位。美军2001~2008年163 627名军人及退伍军人中15%患有缺血性心脏病,3.4%患有脑血管疾病。

《中国心血管病报告2013》显示,2012年心血管病死亡率为255/10万。心血管病在中国城市居民疾病死因构成中占41.1%,在农村居民中为38.7%。2012年中国有心血管病患者2.9亿,其中高血压患者2.7亿,脑卒中患者700万以上,心肌梗死患者250

万。关于中国军队人群心血管疾病的资料多来自针对离退休军队干部的调查,中国军队离退休干部高血压患病率在61.4%~70.3%,脑卒中患病率在20%~26%,冠心病患病率在51.2%~64.9%。中国北京、西安60~81岁的部分军队离退休干部的高血压患病率为61.4%。北京地区军队离退休老干部脑卒中总患病率为19.59%,其中缺血性脑卒中患病率为17.95%,出血性脑卒中为1.64%。成都地区60岁以上军队退休干部冠心病总患病率为51.2%,其中80岁以上人群患病率为70.3%。北京地区军队离退休干部中慢性病患病构成及顺位依次为:高血压65.6%,冠心病64.9%,高脂血症36.5%,糖尿病28.4%,脑卒中26.7%。

心血管疾病的危害不仅在于疾病本身造成的死亡或经济负担,其继发的并发症也会带来沉重的疾病负担。中国石家庄市军队干休所60岁及以上的军队离退休干部前2位死因构成依次为恶性肿瘤(35.8%)、心血管疾病(24.4%)。导致中国军队离退休干部死亡的心血管疾病前3位死因构成依次为猝死(53.2%)、心肌梗死(26.6%)、心力衰竭(13.3%)。

中国士兵整体高血压患病率在1.7%~6.9%,相对普通人群的高血压患病率要低。中国军人男性高血压患病率显著高于女性。在年龄分布上,男性35~39岁年龄段患病率相对较低,45岁以后患病率开始增加,60岁以后患病率进一步增加,而女性49岁以前患病率较低,50岁以后开始增加,到65岁时接近男性患病水平。中国新入伍士兵及服役1~3年士兵高血压患病率为3.1%~5.8%。中国军队院校科技干部高血压总患病率为16.5%~20.1%。

中国青年军人高血压Ⅰ级、Ⅱ级以上现患率分别为6.9%和0.3%。中国西北五省男性军队干部高血压患病率为20.1%，女性军队干部为14.1%。中国海军人群高血压总患病率为5.94%，其中确诊高血压患病率为1.72%，临界高血压为4.22%。

影响因素 美国现役军人及退伍军人心血管疾病的危险因素与美国基于弗雷明汉（Framingham）队列研究的危险因素一致，年龄大于60岁、高脂血症、高血压是美军心血管疾病的主要危险因素。美军退伍老兵发生心脏疾病的风险较非退伍老兵高。此外，美军参加过第二次世界大战、朝鲜战争、越南战争的男性退伍老兵较未参加过战斗的退伍老兵发生心血管疾病的风险增加。美军女性退伍老兵中黑人女性较非黑人女性退伍老兵发生心血管疾病的风险增加。患有创伤后应激障碍（post-traumatic stress disorder，PTSD）退伍老兵发生高脂血症、高血压、肥胖及心血管疾病的风险增加。美军参加过越战的退伍老兵有PTSD的死于心血管疾病的风险增加。芬兰军人在战争中有受伤经历的人员较没有受伤经历人员死于心血管疾病的风险增加。

高血压的危险因素有超重和肥胖、大量饮酒、高盐饮食，以及遗传因素等。肥胖的程度常用体质指数（body mass index，BMI），即体重（kg）/身高^2（m^2）来衡量。有研究证实，肥胖或超重是高血压的重要危险因素，高血压患者中有60%以上有肥胖或超重。长期大量饮酒是高血压的重要危险因素。高盐饮食导致钠盐的摄入量增加也是高血压发病的重要

危险因素。此外，有高血压家族史的个体发生原发性高血压的风险增加。脑卒中是高血压患者最常见的并发症，无论是舒张压高或是收缩压高，都是脑卒中的独立的危险因素。血压高于160/95mmHg（1mmHg = 0.133kPa）者发生脑卒中的风险是血压正常者的7倍。此外，心脏病、糖尿病、吸烟、饮酒等均是脑卒中的危险因素。基线血压水平、体质指数、既往冠心病病史和高脂血症病史是中国部队干休所离退休干部脑卒中发病和死亡的主要危险因素。冠心病常见的危险因素包括高血压、高胆固醇血症、吸烟、糖尿病、肥胖、A型性格及遗传因素等。高血压是冠心病最重要的独立危险因素。

防控措施 军队心血管疾病的预防可以实施以第一级预防为主的三级预防策略。①第一级预防：实施健康教育，普及心血管疾病的基本知识，提高部队官兵对心血管疾病的认识及对常见的危险因素的了解水平，使官兵通过合理膳食、倡导戒烟戒酒等健康的行为方式，控制每日食盐的摄入量、适当运动，控制体重、保持积极健康的心态有利于减少高血压、冠心病等心血管疾病的发生。建立部队人群的健康档案，针对高危人群定期开展宣教和提供针对性预防心血管疾病发生的建议。②第二级预防：包括针对军队官兵已发生的各类心血管疾病进行早期检出、早期诊断及早期治疗。通过普查、筛检、定期体检等方式实现军队心血管疾病的早期发现、早期诊断、早期治疗。早期诊断是提高心血管疾病疗效减少心血管疾病带来危害的关键，因此针对部队基层医疗机构，需要有经济、有效的筛检心

血管疾病的工具，包括心电图仪、血压测量仪、心血管疾病危险评估表及评估方法等。③第三级预防：包括针对心血管疾病患者发病后期进行康复治疗措施、防止病情恶化，预防严重并发症及伤残的发生，尽量延长有健康质量的期望寿命。对已发生严重并发症或伤残的患者，通过健康促进，提高生活质量等。

（王安辉）

jūnduì èxìng zhǒngliú liúxíngbìngxué

军队恶性肿瘤流行病学（epidemiology of military malignant tumors）

对军队人群中恶性肿瘤的分布、影响因素及防控策略和措施的流行病学研究。恶性肿瘤是严重威胁生命健康的一类疾病，世界卫生组织资料显示，2012年全球约820万人因恶性肿瘤而死亡，而2008年因恶性肿瘤死亡的人数为720万，占全部死因的13%。从世界范围看各类恶性肿瘤（宫颈癌、食管癌除外）的发病率和死亡率呈上升趋势。肺癌、胃癌、肝癌、肠癌、乳腺癌等是最常见的恶性肿瘤。2000年以来中国居民前3位的恶性肿瘤是肺癌、胃癌、肝癌。2013年发布的中国恶性肿瘤登记资料显示，2010年全人群恶性肿瘤粗死亡率为154.01/10万，其中男性粗死亡率为194.98/10万；女性为111.04/10万。2011年中国城市居民恶性肿瘤的粗死亡率为172.33/10万，恶性肿瘤是首位死因，占全死因构成的27.79%。

发病状况 美军关于军队肿瘤研究数据是基于退役老兵人口学信息及疾病登记、诊断信息及死亡登记信息。美军参加越南战争的退伍老兵，在肿瘤总的病死率与未参加越南战争的人员差异无统计学意义。韩国参加越南战

争退伍老兵肿瘤发率为 455.3/10 万人年，是普通人群的 0.97 倍。美军参加海湾战争老兵肺癌的发病率较未参加海湾战争的退伍老兵高，但总的恶性肿瘤发病率在调整种族、年龄、性别之后，两组人群差异无统计学意义。荷兰前往巴尔干半岛执行任务的军人及军警较未被派往巴尔干半岛执行任务的军人，消化系统、呼吸系统、泌尿系统及血液系统恶性肿瘤的发生率差异无统计学意义，尚未证实巴尔干半岛的战争期间遗留的贫铀弹增加该区域执行任务的军人肿瘤发生的风险。在丹麦退伍军人中的研究也未能证实参加巴尔干半岛的军事任务能导致肿瘤发病率增加。英国参与化学战剂实验研究的退伍老兵与未参与化学战剂实验的退伍老兵，两组人群肿瘤总发病率差异无统计学意义。美军参加原子弹空爆试验的军人消化道肿瘤发生增加，但是整体肿瘤的发生未见显著增加。曾经暴露于芥子气的伊朗退伍老兵较未暴露的退伍老兵肿瘤的发病率显著增加。美军参加海湾战争中处理沙林的退伍老兵与未参加此次行动的退伍老兵比较，发生脑部肿瘤死亡的风险增加。瑞典男性飞行员（包括服役部队的飞行员）黑色素瘤的发病率显著增高，与其总飞行时间，超高飞行任务、长距离飞行相关。

大多数恶性肿瘤的发生随着年龄的增加而增加，军队人群因为年龄结构的特殊性，现役人群中恶性肿瘤的发病较低，相关的研究很少。因此，恶性肿瘤在中国军队现役人员中的资料少见，另一方面中国缺少退伍老兵的信息登记及管理资料，只有军队离退休干部的信息及管理资料，相关的肿瘤研究限于军队离退休干

部的较多，而且中国军人离退休人群的数据中缺少全国性的大样本量统计分析资料。在中国军队离退休人群恶性肿瘤的发病和死亡构成中，肺癌高居首位。中国成都和昆明驻军部队男性在职和离退休干部肺癌平均患病率为 670/10 万，其中 40～59 岁患病率为 50/10 万，60 岁以上患病率为 980/10 万。中国军队医院体检及住院男性离退休老干部肺癌占新发病例的 23.0%。中国男性青年军人恶性肿瘤肺癌占 41.1%，肠癌占 31.4%，白血病占 11.8%，非霍奇金淋巴瘤占 9.8%。恶性肿瘤是威胁中国军队离退休干部健康，导致死亡的主要疾病。中国西安市年龄大于 60 岁的军队离退休干部第 1 位死因是恶性肿瘤（33.0%），在恶性肿瘤导致的死亡中，肺癌位居首位。中国成都军队离退休人员死因构成前 4 位疾病依次为恶性肿瘤、心脏病、呼吸系统疾病和脑血管病。中国石家庄市 60 岁及以上的军队离退休干部前 2 位死因构成顺位依次为恶性肿瘤（35.8%）、心血管疾病（24.4%），导致死亡的恶性肿瘤前 5 位依次为肺癌（36.0%）、肝癌（17.1%）、胃癌（13.5%）、肠癌（5.8%）、食管癌（5.5%）。海军与空军的恶性肿瘤发生可能因其特殊的环境因素，白血病的发生较其他肿瘤的发生要多。中国海军医院住院死亡的军人中恶性肿瘤是首位死因，白血病、肝癌、肺癌和胃癌占住院死亡恶性肿瘤的 63.47%。中国某部飞行人员的病伤死因构成前 6 位是白血病、再生障碍性贫血、鼻咽癌、肺癌、恶性淋巴瘤、胃癌。

整体而言，军队人群的恶性肿瘤发病率较未有军队服役经历人群的恶性肿瘤整体发病率差异

无统计学意义；经历特殊环境暴露如核辐射、化学毒剂等的军人发生消化道肿瘤、脑部肿瘤的风险增加。已有的研究尚未证实，参战期间军人的饮食、生活习惯、精神状态、战争经历对其总的恶性肿瘤发病率有显著增加。

影响因素　恶性肿瘤的发生受宿主因素（机体遗传因素、个体免疫水平）、环境危险因素的影响。恶性肿瘤的发病潜伏期较长，是多因素、多阶段的过程，据估计 70%～80% 的人类恶性肿瘤与环境致癌因素有关。与军队特殊职业相关的是来自环境的致癌物，如电离辐射、放射性物质、化学毒剂等致癌物。

宿主因素　包括年龄、性别、遗传易感性、精神状况、机体免疫力水平等。恶性肿瘤可以发生在各个年龄阶段，每个年龄阶段常见的恶性肿瘤种类不同，如儿童、青少年期常见的恶性肿瘤是白血病、脑瘤等；在青壮年阶段，职业性的肿瘤如肝癌、肺癌、膀胱癌和白血病高发；青壮年及老年期常见的肿瘤有肺癌、肝癌、胃癌、直结肠癌等。

环境因素　主要包括物理因素和化学因素。物理因素中以电离辐射（X 射线、γ 射线）为主，可以引起肺癌、乳腺癌、白血病、恶性淋巴瘤等。化学因素中化学致癌物可来自烟草、食品、药物、饮用水，以及来自工业、生物污染等。军队人群参加战争经历或军事行动过程中可能受暴露环境致癌因素的作用，导致恶性肿瘤的发病风险增加。

膳食因素　饮食中缺乏叶酸和维生素可导致胃癌、食管癌的发生风险增加。食物的制作及烹调过程中可产生亚硝胺、杂环胺类等致癌物质，可增加肺癌、胃

癌、肝癌、乳腺癌的发病风险。膳食中长期缺乏维生素、硒等微量元素的地区胃癌、食管癌的发病率高。饮用水中可检测出的致癌物主要是砷和砷盐，砷可导致皮肤、肺、消化道等多个部位肿瘤，长期饮用被藻类污染的塘沟水，会增加肝癌的发生。

药物因素 长期使用免疫抑制剂可增加肾移植患者发生恶性肿瘤的概率，己烯雌酚、非甾体雌激素增加乳腺癌、子宫癌、睾丸癌及阴道癌的发病风险。

生活方式和习惯 吸烟、酗酒是恶性肿瘤发生的重要危险因素。吸烟是肺癌最重要的危险因素，吸烟还可导致口腔癌、食管癌、胃癌等恶性肿瘤发生。军队人群的吸烟、饮酒是影响部队人群健康的重要公共卫生问题，长期大量饮酒可增加口腔癌、食管癌、胃癌等恶性肿瘤的发生。

职业暴露、空气污染 常见的职业化学致癌因子有20多种，常见的职业肿瘤有肺癌、皮肤癌、膀胱癌、白血病等。特殊职业环境暴露增加恶性肿瘤发生的风险，已经被证实的特殊环境暴露与特定的恶性肿瘤发生密切相关的有：石棉与肺癌；联苯胺与膀胱癌；苯与白血病；氯甲醚与肺癌；砷与肺癌、皮肤癌。

生物因素 病毒感染与恶性肿瘤的发生密切相关。乙型肝炎病毒（HBV）和丙型肝炎病毒（HCV）感染增加原发性肝癌发生；人乳头状瘤病毒（HPV）16和18感染是宫颈癌危险因素；EB病毒感染增加鼻咽癌发病风险等。

防控措施 军队恶性肿瘤的预防宜采取以第一级预防为主的三级预防策略。①第一级预防：实施健康教育，使军队人群熟悉对肿瘤的常见病因，改变不良生活方式，如戒烟吸烟、减少饮酒、倡导健康活跃的文体活动等；改善膳食营养，接种疫苗预防控制HBV感染等。实施相关卫生标准，加强相关防护措施，减少工作环境中致癌物质的暴露。②第二级预防：即恶性肿瘤的早发现、早诊断、早治疗。应用简便可靠的筛检和诊断方法，对高危人群进行预防性筛查，积极治疗确诊患者。早期发现恶性肿瘤、及早治疗可以显著提高某些恶性肿瘤的生存率。③第三级预防：包括针对恶性肿瘤患者进行康复治疗、防止发生严重的并发症，对已发生并发症的患者，通过健康促进措施，提高生活质量等。

（王安辉）

jūnduì pífūbìng liúxíngbìngxué

军队皮肤病流行病学（epidemiology of military dermatosis）

对军队人群中皮肤病的分布、影响因素及防控策略和措施的流行病学研究。皮肤病是皮肤（包括毛发和甲）受到内外因素的影响后，其形态、结构和功能发生变化，产生病理过程，并出现相应的各种临床表现。皮肤病是一类常见疾病，种类繁多，病因复杂，发病率高，其伴随的瘙痒、疼痛等症状常影响官兵正常的工作、生活和训练。皮肤病种类有1000多种，常见的类型有真菌性皮肤病（如手足癣、体股癣等）、细菌性皮肤病（如麻风等）、病毒性皮肤病（如水痘、扁平疣等）、过敏性皮肤病（如接触性皮炎、荨麻疹等）、物理性皮肤病（如日光性皮炎等）、神经功能障碍性皮肤病（如瘙痒症、神经性皮炎等）、结缔组织疾病（如红斑狼疮、硬皮病等）、色素障碍性皮肤病（如黄褐斑、白癜风等）、皮脂及汗腺皮肤病（如痤疮等）、性传播疾病（如梅毒、淋病等）。

发病状况 皮肤病是平战时影响部队官兵健康的常见病、多发病之一。第二次世界大战中，美军因皮肤病减员人数居呼吸系统疾病、传染病、消化系统疾病之后，排第4位。驻西南太平洋部队中皮肤病患者占就诊人数的75%，其中15%需送回美国本土治疗。苏联军队中皮肤病占内科疾病减员的10.1%。越南战争中，美军皮肤病占门诊人数的12.2%，居第1位；占住院人数的7.4%，居第3位；英军20%的战士患皮肤疾病。波斯湾美军沙漠风暴军事行动中，皮肤病的发生率达13.2%，主要是湿疹皮炎类疾病。波黑战争中，英军的皮肤病患者占就诊人数的12%左右，主要为湿疹皮炎类疾病和细菌感染性皮肤病。中国在西南边境作战中，军队参战官兵皮肤病占门诊总数的77.7%。自第二次世界大战后皮肤病导致的非战斗减员已引起各国军事部门的高度关注。

部队皮肤病的发生及种类受不同军兵种军事作业环境及驻地的影响很大。不同地区由于气候、海拔高度不同，军事地理环境的差异，皮肤病的发生和流行有很大差异。北方冬季气候干燥、寒冷，训练中手和面部暴露时间过长，易导致面、手、足的冻疮；冬季手足皮肤汗腺分泌少，角质层内含水量减少，新鲜蔬菜、水果等供应受限，缺乏维生素，导致手足皲裂发病明显增加。中国人民解放军某部边防战士皮肤病13年统计资料显示，居前5位病种的依次为冻疮、手足皲裂、虫咬性皮炎、手足癣、疥疮。南方高温、潮湿，日照强烈，加之蚊虫叮咬，日晒伤、虫咬性皮炎、浅部真菌病等皮肤病发病率明显增加。海军部队官兵海训时，较易发生海蜇皮炎、水母皮炎、礁石划伤、浸渍皮炎、日光性皮炎和瘙痒症等。野营拉练、丛林训练时常见皮肤病为荆棘划伤、虫咬性皮炎、足底起疱（水疱或血疱）、继发感染等。舰艇部队艇内人员居住密集、环境密闭、温度高，湿度大，供水困难，汗液长期浸渍皮肤，易引起各种致病性真菌生长，体癣、湿疹、足癣、阴囊皮肤湿疹等发病率居高不下。

在参加抗洪抢险、抗震救灾等非军事行动任务中，应重视皮肤病对官兵健康的影响。洪灾一般多发生在夏季，此时气温较高、湿度较大，部队驻地卫生条件较差，劳动强度大，抗洪部队官兵中皮肤病的发病率可达 30%～45%。由于出汗量多，不能及时洗澡和换洗衣服、鞋袜等，频繁接触洪水，真菌及其他病原体极易侵袭皮肤，手足癣、体癣、股癣等真菌性皮肤病多见，其次为湿疹、接触性皮炎、虫咬性皮炎等。中国参加抗震救灾部队中，受居住、卫生条件、疲劳、气候及心理神经性等因素影响，皮肤病发病居各类疾病首位，虫咬性皮炎以及真菌性、细菌性、变态反应性、病毒性、精神神经性皮肤病等发病率显著上升。

影响因素　皮肤病的发生与致病因子、宿主因素和环境因素等有关。

致病因子　包括生物性、物理性、化学性致病因子。细菌、病毒、真菌、寄生虫等病原体均可引起不同种类的感染性皮肤病，如细菌可引起单纯性毛囊炎、丹毒、痤疮、甲沟炎、汗疱疹、疖等；病毒可引起疣、水痘、带状疱疹等；真菌可引起头癣、手足癣、体癣、花斑癣等；蚊、蚤、

蜱、毒蛾、隐翅虫等有害昆虫叮咬人体后皮肤会出现红斑、丘疹、水疱等炎症损害而发展为虫咬性皮炎，螨虫寄生皮肤后，可引起酒渣鼻、瘙痒症、疥疮、皮炎等。长时间暴露于热、冷、光、紫外线、放射线等物理因子可引起皮肤损伤，发生日晒伤、冻疮、手足皲裂的机会增加。部队徒步训练时，足部长时间剧烈运动和持久负荷，由于足与鞋子的摩擦和挤压，大量出汗浸泡，若鞋的通透性不好，容易引起水疱、鸡眼、胼胝、足癣等。

宿主因素　与皮肤病相关的宿主因素主要包括机体免疫状态、性别、遗传因素、精神心理因素、军兵种等。在高强度的军事训练或作业后，如果得不到充分休息，疲劳导致机体免疫力下降，容易引起感染性皮肤病。过敏体质者容易发生药疹、荨麻疹等。男女之间由于生理特征和接触致病因子机会不同，皮肤病的发病率存在差异，如男性易发痤疮，而红斑狼疮等在女性的发病率较高。心理压力大、情绪不稳定、紧张、焦虑等精神心理因素容易诱发一些心身性皮肤病。遗传因素与疾病的易感性有关，银屑病等好发于有家庭遗传史者。不同军兵种由于训练任务不同，所处环境差别较大，发生皮肤病的种类亦不同，表现出不同的疾病谱。

环境因素　部队驻地分布广，环境条件各异，在不同地域进行训练、军事作业，受气温、湿度、日照、植被、动植物等环境因素影响，发生皮肤病的机会增加。生活劳动条件、风俗习惯、社会经济、文化与卫生水平、医疗卫生设施等社会环境也与皮肤病发生、流行有关。在卫生条件差、医疗卫生保障不健全的单位，容

易发生疖疮等感染性皮肤病。野外训练时，出汗多，衣物、鞋袜不能及时换洗，洗澡困难，很容易发生真菌性皮肤病。

防控措施　各级卫勤部门应高度重视部队平战时皮肤病的防治，探索不同军兵种、不同训练阶段皮肤病的预防措施，达到降低发病率、保障官兵健康、提升部队战斗力的目的。针对军队人群，可从以下几方面开展皮肤病的防控工作。①加强部队官兵皮肤病防治知识教育，提高基层军医常见皮肤病诊治水平。各级医疗卫生部门应结合驻地和执行任务地区的特点，采取健康讲座、板报、广播、短信、网络等多种形式，向官兵讲解常见皮肤病的病因、临床表现和防治方法，提高常见皮肤病预防和治疗知识的知晓率，从而增强官兵的个人防护意识，养成良好的卫生、生活习惯，减少皮肤病的发生。重视师（旅）医院、团卫生队等基层军医皮肤病诊疗知识的培训和继续教育，提高部队各级医务人员皮肤病的诊疗水平，根据当地皮肤病疾病谱的情况配备皮肤病的治疗药品，对皮肤病患者及时治疗。②改善营区环境卫生，做好个人防护。虫咬性皮炎与驻地周围环境中的蛾、蚊、螨、臭虫、蚤、蜂、隐翅虫等媒介昆虫叮咬有关，尤其是在野外驻训和参加各种非战争军事行动中，因此部队在选择驻地和搭建帐篷时，要铲除周围杂草，喷洒杀虫剂，并在营区内外定期进行消毒和杀虫处理。训练和外出作业时，扎紧裤口、袖口和领口，在暴露皮肤部位涂抹蚊虫趋避剂等，从而有效减少虫咬性皮炎的发生。在阳光和紫外线照射较强的地区，应涂防晒霜以预防日光性皮炎的发

生。③改善居住、生活条件，养成良好的卫生习惯。教育参训人员养成良好的卫生习惯，保持室内清洁和通风换气。勤洗澡，勤换衣，经常在日光下暴晒被褥衣物；注意面部清洁，防止皮肤破损，保持鞋袜和足部的清洁，定期修剪趾甲和祛除甲沟内的污垢。不共用脸盆、毛巾、拖鞋等物品。合理调整膳食结构，供应富含能量和维生素的食品，保障官兵的营养摄入，增强机体的抗病能力。④积极开展心理咨询和辅导，保障官兵心理健康。心身性皮肤病如湿疹、痤疮、神经性皮炎、荨麻疹、银屑病、慢性单纯性苔藓等，其发生和病情进展受紧张、焦虑、抑郁等精神和心理因素影响较大。官兵患皮肤病后，又可能产生恐惧、自卑等心理问题，进而影响了疾病的治疗效果。因此，在健康知识教育的同时，积极开展必要的心理咨询和心理辅导，减轻心理上的压力，提高官兵的心理素质，培养积极、乐观的精神状态，加快疾病的康复。⑤合理使用治疗药物。皮肤病的治疗药物多为外用药，包括溶液、粉剂、霜剂、洗剂、软膏、酊剂和乳剂等，同一种药物可有不同的剂型，剂型不同其药理作用和适应证亦不尽相同，因此要在医生指导下，根据不同病期的临床症状和皮损特点正确选用不同剂型的外用药。药物选择或使用得当，才能起到治疗效果，利于早期康复。

（王　波）

jūnduì jīngshén jíbìng liúxíngbìngxué
军队精神疾病流行病学（epidemiology of military mental disorder）　对军队人群中精神疾病的分布、影响因素及防控策略和措施的流行病学研究。精神疾病指在各种生物、心理和社会环境等不良因素的影响下，大脑功能失调，导致人的认知、情感和意志行为等精神生活出现不同程度障碍为临床表现的疾病，又称精神障碍（mental disorder）。中国参照国际精神疾病分类方案，结合中国国情和临床实践，于2001年出版了《中国精神疾病分类方案与诊断标准》第3版（CCMD-3），将精神障碍分为十大类。此外，常用的诊断分类标准还有《国际疾病分类》第10版（ICD-10）和美国的《精神疾病诊断与统计手册》第5版（Diagnostic and Statistical Manual of Mental Disorders：DSM-V）。

发病状况　精神疾病是一类严重危害人民和广大官兵身心健康的疾病。中国人民解放军全军精神卫生中心在1994年对军队精神疾病进行的流行病学调查结果显示，精神分裂症患病率为1.62‰，情感障碍为0.23‰，创伤后应激障碍（post-traumatic stress disorder，PTSD）为4.86‰，神经症为18.4‰。在精神和心理疾病构成中，居前3位的分别为神经症、创伤后应激障碍和精神分裂症。中国人民武装警察部队采用同样方法和诊断标准，1998年对武警官兵进行了抽样调查，精神疾病的时点患病率为5.76‰，神经症时点患病率为18.23‰。美军对14万包括海军、陆军、空军在内的现役军人调查显示，精神障碍的总患病率为18.3%，其中酒精依赖最高12.6%，抑郁症为3.2%，神经症为2.0%，创伤后应激障碍为2.4%。英军对现役军人的流行病学抽样调查结果显示，20%的官兵存在精神问题，其中创伤后应激障碍为2.4%。

战争环境下精神疾病的患病率显著升高。有文献报道，第一次世界大战中战争精神障碍仅占伤员总数的3.4%，第二次世界大战则上升到7.0%~9.6%。随着局部战争的加剧和高新技术武器的应用，战时各种自然环境、社会环境和军事环境有害因素的影响，都可以增加参战官兵的心理应激反应，从而出现心理障碍甚至发生各类精神疾病，给部队的战斗力造成重大影响。美军对越南战争退役官兵研究结果提示，参战官兵与同时期未参战官兵比较各类精神障碍明显升高，抑郁症患病率分别为4.5%和2.3%，神经症分别为4.9%和3.2%，物质依赖（酒精依赖和药物依赖）分别为13.7%和9.2%。在参加伊拉克和阿富汗战争的美军士兵中，19.5%的参战官兵诊断有精神障碍，其中创伤后应激障碍的患病率在阿富汗战场为11%，在伊拉克战场为18%。中国人民解放军某医院1979年、1984年两次西南边境作战中收治参战部队因精神疾病住院患者521例，分别占该院同期全院收治伤员总数的14.5%和15.5%，以精神分裂症和神经症居多。

精神疾病不仅影响官兵的身心健康和部队战斗力，也是造成缺勤和退役的一类重要疾病。美国现役军人中每年有6%的官兵因为精神障碍需要门诊治疗，其中25%因为精神问题退役。

影响因素　精神疾病的发生是宿主因素和环境因素综合作用的结果，不同因素在不同疾病的发生中所起的作用不同。

宿主因素　主要包括遗传因素和人格特征。①家系研究资料表明，多数精神疾病有家族聚集性，具有精神病家族史的人更容易发生精神分裂症、阿尔茨海默病、神经症等。国外精神分裂症的遗传度为 80% 左右，中国为 45.8%～82.9%。很多双生子研究报告均显示，精神分裂症、强迫症、人格障碍、精神发育迟滞、阿尔茨海默病等精神障碍在同卵双生子中的同病率明显高于异卵双生子。例如，同卵双生子精神分裂症的同病率是异卵双生子的 4～6 倍。随着分子遗传学技术的飞速发展，一些与精神疾病发生的相关基因位点被逐渐发现，如阿尔茨海默病的 4 种相关基因分别位于第 1、14、19 和 21 号染色体上。精神分裂症与 5-HT2A 受体基因以及多巴胺受体 D2、D3 亚型多态性有关。②人格特征与精神疾病的发生也有一定关系。人格一般具有相对的稳定性，若明显偏离正常而出现适应不良或异常时，则形成人格障碍。如具有分裂样人格特征的人较正常人易患精神分裂症，具有强迫性人格特征者易患强迫性神经症等。部队神经症的患者有明显的精神病质倾向和情绪不稳定，性格内向，掩饰较少，有求助的心态。神经质、精神质与内倾型的个性类型易患神经症，而外倾型个性不易患该病。在部队创伤后应激障碍患者中，情绪不稳定和倾向不稳定的比例显著高于健康对照者。

环境因素　包括生活事件、母亲妊娠期及围生期因素、战场环境及其他因素。①人一生中可能会遇到来自家庭、社会、婚姻、工作和人际关系等方面的应激性生活事件，如亲人重病或死亡、婚变，工作和学习压力紧张、训练强度大、人际关系不协调，遭受交通事故、自然灾害等，这些应激性事件如果刺激过强，持续时间长，不能得到及时调整，可导致人们心理失衡，从而引起或诱发心理或精神障碍。中国几项有关军人精神分裂症危险因素的研究发现，未婚或离婚、与上级或同事关系差、遭遇精神创伤事件等是精神分裂症的危险因素。精神分裂症患者病前 1 年内所遭遇的生活事件和负性事件总分明显高于对照组，且存在剂量－效应关系。负性事件集中体现在家庭、工作或学习及社交等 3 方面。有研究发现，神经症患者发病前负性生活事件的发生率远高于对照组，而 92% 的抑郁症患者发病前有促发事件。②母亲妊娠期和围生期的一些躯体并发症或影响因素与精神障碍的发生有关。这些影响因素包括产科并发症（包括妊娠期并发症、分娩并发症和新生儿并发症）、妊娠期病毒感染、育龄与胎次、妊娠期营养、放射线和电磁波、药物、神经发育缺陷等。妊娠期、围生期的一些因素对儿童的中枢神经系统、内分泌和代谢系统可造成一定影响，使儿童的心理发育受到阻碍。先兆流产、产伤、宫内窒息等妊娠期、围生期并发症与精神发育迟滞、品行障碍等儿童少年期精神障碍的发生有一定关系。③战时精神疾病的发生多与战场环境有关。战时物资保障困难，生活条件艰苦、环境恶劣，官兵容易出现过度疲劳、饥饿、睡眠不足等现象。面对战争的残酷血腥场面和战友的流血牺牲，易诱发紧张、焦虑、恐怖等症状，若不及时加以心理疏导和治疗，很容易导致战时精神疾病的发生。④军队精神疾病的发生还与性别、军龄、军兵种、家庭和婚姻问题、社会支持系统等因素有关。新兵和 4 年以上军龄官兵的精神分裂症的患病率明显高于 2 年、3 年和 4 年军龄组。其原因可能是新兵在征兵体检时，个别有精神疾病史的人被漏检；同时，新兵入伍后对部队严格的纪律、管理和军事训练不适应，容易引起心理和精神障碍。4 年以上军龄的官兵服役年限长，遇到的问题多，竞争更加激烈，也易引起精神疾病。由于所处的自然环境、军事训练强度、入伍时体检要求不同等原因，不同军兵种之间某些精神疾病的患病率有一定差别。中国人民解放军全军精神疾病流行病学调查发现，神经症在军校患病率最高。创伤后应激障碍时点患病率空军高于陆军和海军，空勤高于其他兵种，其原因可能与空勤人员受到应激事件的频度和强度较大有关。

防控措施　防止和降低精神疾病的发生，对于促进广大官兵身心健康和提高部队战斗力具有重要意义。精神疾病的防治可采取"预防为主，防治结合，重点干预，广泛覆盖，依法管理"的工作原则和以第一级预防为主的三级预防策略。①第一级预防：是预防疾病发生的根本措施，主要针对病因采取一系列措施以达到防止或减少精神和心理疾病发生的目的。部队卫生、宣传等部门可以通过报纸、电视、网络等媒体及开设心理咨询中心等途径向官兵宣传和普及精神卫生知识，提高精神疾病预防知识知晓率。各级军医应掌握一定的心理卫生和精神卫生知识，通过心理咨询门诊积极进行心理咨询和心理疏导。在平时军事训练中，增加心理素质训练内容，逐步提高心理承受和适应能力，维持心理平衡，保持心理健康。教育官兵改变酗酒、烟草依赖等不良行为，建立和谐的人际关系，加强体育锻炼、减少精神紧张。对于女军人，应加强妊娠期与围生期的医疗保健。

加强妊娠期营养，改善分娩医疗措施和产科护理。对于育龄期官兵，加强遗传咨询，提倡优生优育，防止近亲及精神病患者之间结婚。征兵体检时，应重视心理评估和精神检查，防止潜在的精神疾病患者进入部队。②第二级预防：做到早发现、早诊断、早治疗，控制精神疾病的进一步发展，防止复发。对于周围人群中的精神异常者，劝导和帮助他们及时到医院进行就诊。在有条件的中心医院开设心理咨询门诊和精神科门诊，早期发现和早期治疗精神疾病患者。对于精神病患者不应歧视，应给予他们更多的爱心和关怀，消除患者及其家属的顾虑，配合医生治疗，争取病情早日缓解。③第三级预防：重点是做好康复治疗，降低精神疾病的致残率，减轻致残程度。对精神疾病患者可以建立档案，开展定期随访、心理咨询、常规康复等工作，采取药物治疗、心理疏导、康复训练和社会服务等综合防治措施，使患者在康复期能够维持合理治疗，促进早日康复。

（王 波）

jūnduì shānghài liúxíngbìngxué
军队伤害流行病学（epidemiology of military injury）

对军队人群中伤害的分布、影响因素及防控策略和措施的流行病学研究。凡因能量（机械能、热能、化学能等）的传递或干扰超过人体的耐受性造成组织损伤，或窒息导致缺氧，影响了正常活动，需要医治或看护，称为伤害。界定标准是经医疗单位诊断为某一类损伤或因损伤请假（休工、休学、休息）1日以上。伤害的种类较多，包括交通事故、跌倒、窒息、溺水、烧烫伤、触电、自杀、中毒、暴力等。

发病状况 伤害作为一个世界性的公共卫生问题，严重威胁着人们的健康。2007年中华人民共和国卫生部公布的《中国伤害预防报告》显示，中国每年发生各类伤害约2亿人次，因伤害死亡人数70万~75万人，占死亡总人数的9%左右，居死因顺位第5位。估算每年需要就医的伤害约为6200万人次，占全年居民患病需要就诊总人次数的4.0%，每年因伤害引起的直接医疗费达650亿元，因伤害休工而产生的经济损失达60多亿元。比较常见的类型包括交通运输伤害、自杀、溺水、中毒、跌落等。据世界卫生组织统计，全球每年有500多万人因伤害而导致死亡，伤害导致的伤残调整寿命年。占各类疾病负担的12.4%。

军人作为一个特殊的群体，伤害主要来自于战争、军事训练和非军事训练环境下。战争条件下，伤害主要来自武器伤害。随着高技术常规武器、新概念武器的不断发展和应用，其强大的杀伤作用使军人面临的伤害形势十分严峻。核化生武器不仅可以带来直接伤害，还可以发生核、化设施泄漏等次生伤害。部队平时伤害主要来自军事训练、非战争军事行动和非军事训练所致伤害。军事训练所致伤害主要包括骨折、关节扭伤、软组织伤等。非训练性伤害主要包括：高原、寒区、海洋等特殊环境造成的伤害；噪声、电磁波、潜水等特殊作业引发的伤害；地震、水灾、火灾、爆炸等突发事件引发的伤害；交通事故、中毒、坠落、溺水、烧烫伤等无意伤害；自杀、他杀、打架斗殴等有意伤害；有害动植物伤害等。

随着各种高新技术武器陆续装备部队，中国人民解放军军事训练任务的难度和强度逐年增加，执行抗震救灾、抗洪抢险非战争军事行动任务的逐年增多，加之特殊环境作业的影响，部队官兵面临的伤害来源范围广，种类多，伤害已成为致残和死亡的主要原因之一，严重影响了部队的军事训练和战斗力。中国人民解放军军队医院军人住院疾病谱显示，伤害和中毒居住院疾病种类的第3、4位，伤害病例占军队住院总人次的8.31%~18.88%。80%以上的伤害病例年龄集中在18~30岁，而该年龄段是中国人民解放军的主体，因此对部队的战斗力有明显影响。伤害病例人均住院6.2~20.5天，消耗医药费用巨大。执行任务不同其伤害的发生也不尽相同。中国军队抗洪抢险时伤害的发生率可达21%左右，跳伞训练时伤害的发生率在25%左右，多发生于着陆过程。伤害的高发生率不仅影响了官兵的身心健康，也影响了军事和非军事行动任务的顺利完成。

影响因素 伤害的发生是多因素作用的结果，包括致伤因子、宿主因素和环境因素。

致伤因子 能够导致能量的异常交换或在短时间内暴露于超出机体生理耐受阈值的能量都可以引起伤害，常见的有物理能、化学能和生物能。物理能包括热能、电能、辐射能等。热能过量可引起中暑，过度缺乏则会导致冻伤。电能是导致触电或电烧伤的重要原因。弹药爆炸、坦克、飞机运转过程中产生的噪声可引起听觉系统损伤；装甲车、舰船等行驶中产生的振动可导致振动病；接触微波、激光等武器装备时可引起眼、皮肤、神经系统等伤害；核辐射可引起造血系统损伤。化学能包括各种有毒有害气体及重金属等，如炸药爆破、导弹推进剂、地下工事及坑道内产生的有害气体可引起中毒或呼吸系统损伤，沙林、芥子气等化学战剂引起的中毒等。生物因子包括各种病原微生物及有毒动植物的咬伤、刺伤等，如蚊、蠓、蜱、螨、蜈蚣、毒蜂等直接叮咬皮肤造成机体损伤；食用腐败变质食物引起的中毒等。

宿主因素　包括年龄、性别、军兵种、行为方式、心理状态等。年龄是与伤害发生密切相关的一个宿主因素，不同年龄发生伤害的种类不同，如青壮年易发生交通事故，老年易发生跌落。潜艇、坦克、炮兵、雷达、通信、飞行等兵种由于所处环境不同、接触的职业暴露不同，产生伤害的概率和类型亦有所差异。不良的行为方式也易引起伤害，如酗酒、物质滥用是车祸发生的主要原因，加之酒后自控力、综合定向能力下降，也容易造成意外跌落、烧伤等其他伤害及打架斗殴引起的伤害等。军事作业时不遵守安全制度，如不系安全带、不戴安全帽、疲劳驾驶、带伤带病训练都是引起伤害的危险因素。心理因素与伤害的关系逐渐引起人们的重视，如具有轻率、任性、强迫、偏执性和攻击性等"事故倾向个性"特点的人，容易发生车祸等交通事故伤害，而厌恶训练、心理适应不良者容易发生军训伤，抑郁者易自杀等。

环境因素　影响军队伤害发生的环境因素包括社会环境和自然环境。常见的社会环境如训练安排、训练管理、安全管理的法规制度等。缺乏科学训练意识，不遵守循序渐进、先易后难等规律，军事训练时组织不严，管理松懈，指挥不当，缺乏安全保护

措施等都易发生伤害。在军事作业环境中有无安全防护设施、作业时间、强度、操作规范、部队领导的管理水平、有无健全的伤害预防控制、安全管理的法规制度及其执行情况，这些因素都与伤害的发生有关。自然环境也对伤害的发生产生重要影响，如雨雪天、大雾天易发生跌倒、车祸等；在山地等不平整的场地训练易发生足踝关节扭伤；跳伞训练时着陆地面不平坦、风速过高、地面有障碍物等地理与气象因素是发生伤害的主要危险因素；海训时如果防护措施不到位可发生溺水，以及礁石、海洋动物等刺伤。

防控措施　为了减少部队官兵伤害的发生、死亡和伤残，减轻伤害所致的健康、经济和社会负担，更好地保障广大官兵的身心健康，各级部门应高度重视伤害的预防与控制。伤害的预防可采取三级预防的模式。第一级预防是在伤害发生前采取一系列措施使伤害不发生或少发生，如提高官兵安全意识、做好伤害防治常识宣传教育和自我保护等。第二级预防则要求做到伤害病例的早发现、早诊断和早治疗，以降低伤害的死亡率和致残率。第三级预防是使受伤者早日康复，防止伤残和病残，使残疾人得到良好的照顾和医治。

军队人群中预防伤害可以采取以下措施。①建立军队伤害监测系统，加强监测力度。伤害监测是获得伤害发生信息的有效途径。持续、系统地收集军人的伤害信息，内容包括伤害患者的一般人口学信息、伤害事件的基本情况（如伤害发生的时间、地点、原因、意图等）、临床信息（如伤害的严重程度、结局、临床诊断、

部位等）。根据监测数据分析不同军兵种、不同训练阶段伤害的分布特征及变化趋势、疾病负担，及时总结伤害发生的影响因素，提出并评估伤害预防措施的效果，以有效降低部队伤害的发生率。②建立伤害防治网络，提高防治水平。应尽快制定军队伤害预防与控制方案，各级疾病预防控制机构负责监督实施，并对医疗卫生机构人员进行技术培训，负责伤害信息的收集及安全促进等，定期向辖区部队发布伤害资料信息，让官兵知晓、关心、参与伤害的预防控制，做好伤害的群防、群控工作。辖区医院在完成救治伤员任务的同时，对官兵积极开展伤害的相关预防知识和紧急情况下自救技巧的培训等。③科学安排训练计划，加强军事训练的医学监督。制订训练计划时，组织作训、宣传、卫生、军需等多个部门参与，牢固树立以人为本和增强爱兵观念，提高科学练兵水平。做好训练时的安全防护与医学监督，定期进行伤害防治知识教育，做好伤害的三级预防；作训部门应对训练使用的器械、装备、场地进行维护，确保训练安全。④强化安全管理，做好非训练环境下伤害的预防。非训练环境下伤害的发生原因比较复杂，需要多个部门齐抓共管，全体官兵共同参与以预防伤害的发生。管理部门应贯彻落实部队各项规章制度，强化安全管理，排除各种安全隐患。加强外出人员管理，强化负责枪支、弹药、汽车驾驶等特殊岗位、特殊人员的安全意识教育，完善伤害预防的各项措施。⑤伤害预防的五项"E"干预措施。工程干预（engineering intervention），通过干预措施影响媒介及物理环境对发生伤害的作

用；经济干预（economic intervention），通过经济鼓励手段或罚款影响人们的行为；强制干预（enforcement intervention），通过法律及法规措施来影响人们的行为；教育干预（educational intervention），通过健康教育来影响人们的行为；即时的紧急救护（emergency care and first aid）。这五项干预措施可贯穿于伤害预防的不同阶段。

（王　波）

jūnduì xùnliànshāng liúxíngbìngxué

军队训练伤流行病学（epidemiology of military training injury）

对军队人群中军事训练伤的分布、影响因素及防控策略和措施的流行病学研究。军事训练伤（military training injury，MTI）指军事训练直接导致的参训人员的组织器官功能障碍或病理改变，简称军训伤。军训伤是军队训练过程中常见的一类伤病，是影响参训官兵健康和降低军队战斗力的重要因素之一。常见的军训伤包括骨关节损伤、软组织伤、下腰部损伤、炎症和非特指类（指因训练所致的非运动系统损伤）等。

发病状况　军训伤多见于新兵人群，从损伤部位来看多集中于下肢，一年四季均有发生，可因训练内容与训练强度的不同而出现季节性高峰，如新兵基础训练期间发生高峰在第7~8周。特种作战军队军训伤发生率一般高于常规作战军队。中国人民解放军一项调查结果显示，军训伤发生率为10.5%，骨关节损伤、软组织损伤、器官损伤的构成比分别为47.6%、42.5%和9.9%，新兵占全年度军训伤人数的57.7%。特种作战军队军训伤发生率（21.1%）与陆军常规作战军队（5.2%）差异显著。器官损

伤中以中暑所致的单个或多个器官功能障碍或病理改变最为多见，其余依次为头部及颅脑、耳部、口腔、鼻部等。

不同军兵种由于训练方式、内容、强度不同，训练伤也各有特点。坦克兵常见于腰部、肌肉、软组织损伤；步兵、通信兵以脚部和关节、软组织伤为主；汽车驾驶员和后勤人员以关节、软组织和下肢、腰部多发；炮兵脚部、膝部、腰部、下肢训练伤发生较高；工兵训练伤以手部和膝部为主。美陆军的调查表明，基础训练中女性军训伤发生率高达51%，男性达27%，步兵训练伤达46%。美军调查数据显示，参训士兵中脚踝部的损伤达16%。

军训伤是导致残疾的主要原因之一。伤残战士留队期间不能正常参训执勤，并增加了军队医疗费用的支出，甚至提前退役。

影响因素　影响军训伤发生的因素主要包括个体因素和训练因素。

个体因素　包括军龄、性别、身高、体重、解剖特征、心理因素等。一般而言，入伍的新兵更容易发生军训伤，随着军龄增长，身体素质不断提高和对动作要领日渐熟练，发生军训伤的概率逐渐下降。有文献报道，女兵下肢伤、应力性骨折等发生率高于男兵，军训伤的性别差异可能与生理、解剖特点有关。人体某些解剖特征也与军训伤发生相关。胫骨宽度较小、髋外旋角大于65度、膝外翻角度较大的士兵容易发生应力性骨折，具有扁平足、足内翻或外翻者亦增加发生军训伤的风险。澳大利亚军医报告在开训前对士兵进行矫形外科筛查，可预测其军训伤发生可能性。新兵入伍后对紧张的军事训练和严

格的军队纪律有一个适应过程，在此期间会影响心理情绪的变化，表现为焦虑、恐惧、紧张、厌恶训练等，不能保持充沛的精力和热情投入训练，于是训练中就易失误而发生训练伤。中国人民解放军中发生军训伤者更容易出现躯体化、抑郁、恐怖等问题，有心理问题者发生军训伤的风险明显高于无心理问题者。

训练因素　训练内容、训练管理、训练环境等因素都与军训伤的发生有关。不同的训练内容由于其科目不同，要求的技术动作及对身体各部位的负荷量亦不同，可造成不同的军训伤。短跑、5公里跑等田径类科目易发生肌肉拉伤、跟腱拉伤、踝关节扭伤、胫腓骨的应力性骨折等；投弹等科目若投掷要领不得当，易发生肩部和肘部的肌肉、韧带拉伤，甚至骨折。单双杠、木马等器械体操类科目由于技术动作复杂，对动作的协调性要求较高，技术掌握较困难，也是发生军训伤较多的科目之一。训练管理主要包括训练计划的科学性、教官和军队管理等方面。训练计划的安排不科学，缺乏准备活动或准备活动不充分，训练中随意增加强度、时间及额外训练等都容易引起军训伤。有些教官讲解动作要领和示范动作不标准，只重视训练而忽视军训伤的预防也容易导致军训伤发生。军事训练时组织不严，管理松懈，指挥不当，着装不合适、缺乏安全保护措施，不按程序训练等也易发生军训伤。训练场地凹凸不平，地面过硬易引起应力性骨折，过软则易致踝关节扭伤等。训练器械安装不牢固或年久失修、沙坑过硬或沙太少也是导致军训伤的因素之一。夏天受训战士衣着单薄容易发生擦伤，

气温过高引起中暑等，夜间光线不足易发生扭伤等。

防控措施 军训伤的发生是多种因素综合作用的结果，因此预防时应采取综合措施。只要措施合理有效，就会减少或避免军训伤的发生。中国人民解放军总后勤部于 2001 年 8 月 1 日颁发了《军事训练伤诊断标准及防治原则》，该标准规定了军事训练伤的诊断标准与防治原则，并适用于军事训练伤的诊断、预防及治疗。

在军队中开展军训伤的预防，可采取下列措施。①制订科学的训练计划。在制订训练大纲时，由作训、卫生各部门共同参与，按照军事训练条例和大纲要求，遵循科学训练的原则，对训练的内容、科目、达标的标准等制订科学合理的方案。训练内容安排，训练的强度、难度、进度等都应遵循由易到难，循序渐进原则，使训练科学化、合理化，有效减少训练损伤，提高训练成绩。上肢运动和下肢运动、室外与室内授课相结合，轻重负荷结合，不同科目穿插进行，避免单一科目长时间机械重复训练。对于高强度、高危致伤训练科目，要严格控制频率与强度。由于军人身体素质存在个体差异，在坚持按大纲施训的前提下，对少数机体素质较弱、技术要领掌握较慢的军人，可采取专门编队训练或个别辅导，既可提高训练质量，又可预防军训伤。②加强训练中的卫生监督，抓好安全防护。军事训练中严格贯彻军事训练健康保护规定。军队医务人员在训练前、训练中积极向参训军人讲授军训伤的基本常识和预防措施，增强在训练中的自我保护意识。经常深入训练现场，做好场地设施安全检查，进行训练前体能评估和医学检查，出现异常情况应及时处理。有研究发现，训练中出现肢体疼痛或关节周围肿胀是应力性骨折或其他训练伤的重要先兆，当其发生率分别 20% 和 10% 时，及时调整训练内容、时间及强度。训练中加强心理卫生监督，通过系统评价参训军人的心理健康状况，及时进行心理咨询和疏导，使官兵以饱满的情绪和稳定的心态投入到训练中。③做好军队生活保障。军事训练过程中，遵守作息制度，保证足够的睡眠和休息，每天保证 6 小时以上的睡眠时间，以利于疲劳的恢复。军事训练中消耗较大体力和能量，因此要注意饮食和营养的合理性，主、副食物的种类要多样化，确保营养的平衡及满足体能的消耗。④抓好特殊训练阶段的预防措施。特殊训练阶段包括新兵基础训练、伞降训练、海上训练阶段、演习等。另外，还应针对不同阶段训练科目的特殊性，采取一些有针对性的特殊措施，确保在不影响训练质量的前提下，有效减少军训伤的发生。⑤军训伤伤员的处理。对已发生的军训伤，及时实施救治，给予必要的休息或降低训练强度。轻伤者对症处理，以改善疼痛、肿胀、炎症等症状，减轻痛苦，防止加重或再伤；重伤者应住院治疗。对已形成伤残者可转入军队或地方康复机构继续进行康复治疗，以增强战胜伤残和增强劳动就业的能力。

(王 波)

jūnshì huánjìng liúxíngbìngxué

军事环境流行病学（military environmental epidemiology） 研究军事作业中各种环境因素所致军人疾病的发生、分布规律及防控措施的流行病学分支学科。军事作业环境指部队官兵进行各种军事作业所处的环境，包括军事作业自然环境和军事作业人工环境。广义上，军事作业自然环境包括高原、寒区和热区等特殊自然环境，以及海岛、边防等自然环境等；军事作业人工环境包括陆上移动战斗舱室、密闭阵地（如坑道）、舰艇舱室、航空舱室和航天器舱室等。高原、寒区和热区等环境条件十分恶劣，对进驻部队军人健康影响严重，因此，狭义上讲，军事作业自然环境专指高原、寒区和热区等特殊自然环境，即高原环境、冷环境和热环境。高原环境指使人体产生明显生物学效应的海拔 3 000 米以上的环境。冷环境指气温、湿度、热辐射、风速等物理因素综合作用促进人体散热，导致人发生冷应激反应，气温 < 10℃ 的环境。热环境指气温、湿度、热辐射、风速等物理因素综合作用阻碍人体散热，导致人发生生理热紧张，气温 > 29℃ 的环境。军事作业人工环境因素主要包括军事噪声、振动、微波、激光、有害气体等。军事噪声指武器及军事装备在试验和使用过程中产生的脉动噪声、间歇噪声与稳态噪声的总称。军事振动指使用军事武器装备时装备系统产生的机械震荡现象。军事微波指使用军事武器装备时发生频率为 300MHz ～ 300GHz 相应波长为 1mm ～1m 的电磁波。军事激光指由受控受激发射产生的波长为 180nm ～ 1mm 的电磁辐射。军事有害气体指军人在军训、演习、行军、战斗、施工和生产等军事作业中接触到各种烟气、导弹化学推进剂、内燃机废气，各类舰艇、无机气体或挥发性有机物等。

研究对象及内容 主要包括 4 个方面。

自然环境因素和人工环境因素研究　分为两个层次。一个是军事作业自然环境流行病学研究，研究自然环境因素对军人健康的影响，主要涉及高原低氧、寒区低温和热区高温等；另一个层次是移动战斗舱室和密闭阵地等进行军事作业产生的有害因素对军人健康的影响，如噪声、振动、有害气体及高新技术武器产生的微波、激光和强声等。研究这些军事环境因素暴露－效应关系，为制定军事作业的卫生标准提供依据；开展军人军事作业环境因素暴露安全剂量和作业耐受时限标准的研究，建立军事作业环境因素健康危害评估技术指标体系和风险评估关键技术，制定军事作业环境因素的暴露安全剂量和作业耐受时限标准。

军事环境损伤和流行病在部队军事行动中发生与分布规律的研究　部队急进特殊环境地区开展军事作业，由于环境因素导致官兵损伤与疾病的发生，可表现为散发和暴发流行等不同的形式和强度，即产生一定的人群现象，是由个人的身体素质、自然环境和社会心理等诸多因素相互作用的结果。因此，研究军事环境因素损伤与疾病发生的分布规律，就是要具体分析某时、某地、某部队的发病情况，对比分析、从中找出致病的原因；同时，还要研究轻型病例和轻微损伤者的情况，使发病和损伤的过程完整地呈现出来，为部队能更好地预防与控制疾病的发生、发展服务。

军事环境因素对军人健康危害的防控研究　针对军事作业环境因素的特征，开展环境因素健康危害的预测、模拟与危害预警技术的研究，建立军事作业环境健康危害预测、模拟和预警技术

体系，建立环境军事作业卫勤保障相关规范和标准体系。军事环境流行病学对上述问题的研究与探索，根本目的在于为制定疾病的预防控制措施提供科学依据，疾病预防措施制订后要及时付诸实施，并在实践中检验是否行之有效，不断修正与完善。一项正确的预防对策或措施是经过不断实践与修订逐渐完善的。因此，加强预防策略与措施的研究，并考核措施的效果，是流行病学研究的主要内容之一。

军事环境流行病发生的生物学基础与影响因素　军事环境流行病的发生与其他社会群体发生的流行病有明显不同的特征，常是因训练、作战、完成军事斗争、抵御外敌的入侵，或者完成非战争军事任务、处置应急突发事件、反恐维稳、抢险救灾等任务而急进特殊环境地区，因为对环境不适应而引发疾病，其疾病发生的生物学基础，也与其他社会群体的流行病有明显的不同。因此，研究与部队军事作业密切相关的环境因素致病的生物学基础和影响因素，并予以阐明，以便采取有效的针对性对策与预防措施，是军事环境流行病学研究的重要内容。

研究方法　军事环境流行病学的研究方法可以完全采纳流行病学和军事环境医学、军队卫生学的所有研究方法。从19世纪中叶以来，流行病学已逐渐形成并不断完善成一套严谨、科学、规范的研究体系，在医学领域作为一门方法学被广泛应用。流行病学的原理和研究方法是流行病学的精髓和特色所在，是流行病学不断发展的根基，流行病学的具体研究方法同军队流行病学。军事环境医学和军队卫生学的研究

方法，主要是现场调查与实验研究的方法，对各种环境因素和人群健康效应进行调查，分析评价环境因素与人群接触反应的关系；模拟研究某一种特异因素或几种复合因素对机体的作用，探讨作用机制与预防措施，通过实验研究确定环境因素作用于机体的安全阈值与最高容许剂量，为制订卫生标准和防疫措施提供科学依据。

与邻近学科关系　军事环境流行病学研究涉及多学科的交叉，涉及的主要学科包括生物学、军队卫生学、临床医学与药学、环境科学、心理学等。①与环境科学的关系：应用环境科学的研究方法和技术，研究不同季节、不同植被、不同天气状况（如风雪天气与晴朗天气）等因素对在特殊环境条件下进行军事作业人员的影响。②与军队卫生学的关系：军事环境流行病学的病因研究和疾病防疫措施等都要应用军队卫生学的研究技术和方法。比如，进入高原、寒区、热区的部队应根据环境的变化，合理调配营养和膳食供应，以适应进驻不同环境条件下机体消化功能的变化，减少环境变化对机体的影响。③与军事心理学的关系：部队进入高原、寒区、热区等特殊自然环境，易引起初入这些地区人员的心理问题，要加强心理干预和相应的健康教育，消除紧张、恐惧的心理，增加特殊环境地区特发病的防治知识和环境习服方法的宣传，正确认识环境因素对人体的影响，保持乐观、积极的态度对抗环境变化对人体的影响。④与临床医学的关系：军事环境流行病学与临床医学的关系十分密切，很多疾病的治疗和预防完全来自于临床医学的实践。比如，中暑是一

种环境相关的临床特发病，已成为一些地区在特定季节从事军事作业常规预防的疾病；再比如，冻伤也是一种环境相关的临床特发病，也成为一些地区在特定季节从事军事作业常规预防的疾病。⑤与药学的关系：某些特殊环境诱发的疾病可进行适当的药物预防。比如，高原病的发生存在个体差异和个体易感性，因此对易感人群进行药物预防是十分必要的。某些药物和保健品可增强机体对环境的耐受性，促进机体对环境的习服，在预防或减轻特殊自然环境应激反应方面有明显的效果。⑥与生物学的关系：特殊环境因素对人体军事作业影响的代谢机制和预防措施研究，均有赖于生物学研究技术和方法的应用。

应用 高技术条件下的局部战争极有可能在高原低氧、高寒、高温等特殊自然环境地区，同时这些特殊环境地区也是地震、洪灾、泥石流等灾害多发地区，在这样的特殊军事作业环境情况下，部队的大规模的集结，除要完成军事斗争、抵御外敌入侵、保卫经济建设成果，或完成非战争军事任务，处置应急突发事件、反恐维稳、抢险救灾，保持国家的稳定、打击各种恐怖主义势力，抢救国家和人民的生命财产，还要与自然环境斗争，抵御高原低氧、空气稀薄、低温、低湿、大风和强辐射等恶劣自然环境的影响。如何使部队急进上述的这些特殊环境战略地区能尽快适应当地环境、加快形成战斗力，保证军事作业任务的顺利完成是特殊环境医学科学研究的重要课题。因此，研究部队在特殊环境军事作业过程中，各种环境因素对军人健康与疾病的发生、传播、流

行规律及防控措施，以预防、控制和消除影响军事作业能力的各种疾病是军事环境流行病学亟待解决的课题。①军事环境流行病学仍将部队在特殊环境军事作业过程中，各种环境因素对军人健康与疾病的发生、传播、流行规律及防控措施的研究放在首位。②将生物工程、分子生物学、系统生物学、免疫学、计算机技术、各种传感器技术等高新技术引入军事环境流行病研究，使研究方法和手段更加丰富与完善，引进范围不断拓宽。③疾病的防治决策与对策评价研究将受到高度重视，为决策提供参考。④军事环境流行病的侦检技术将全面更新。⑤军事环境流行病的监测与调查将以相互结合的方式进行研究。

(金　宏　裴著革)

gāowēn jūnshì zuòyè huánjìng liúxíngbìngxué

高温军事作业环境流行病学

(military epidemiology in hot environment) 对部队在高温环境进行军事作业过程中，高温环境因素引起的疾病发生、分布规律、影响因素及防护措施的流行病学研究。中暑、热带传染病、皮肤病等是高温军事作业环境常见和主要的疾病，不仅能降低作战能力，甚至影响部队的战斗力。了解并掌握高温军事作业环境流行病学特点，对于军队人群健康和卫勤保障均具有重要的意义。

发生状况及危害 高温军事作业环境常见的疾病包括中暑、热带传染病、皮肤病等。

中暑 以赤道为中线，在赤道南、北两侧23°27′之间的热带地区，以及毗邻热带地区至南、北纬35°的亚热带地区，夏季高温天气相对较多，持续时间较长，夏季作业人员热暴露时，会受到

热损伤的威胁。中暑是热区部队的常见病、多发病。和平时期，中暑主要见于热环境（气温、湿度、热辐射、风速等物理因素综合作用阻碍人体散热，导致人发生生理热紧张，气温 >29℃的环境）下的户外作业人员（如室外训练官兵、室外执勤人员等）、室内高温作业人员或密闭环境作业人员等。战时，特别是在现代战争条件下，部队空降和穿戴防护服及面罩等，发生中暑的减员率可为其他疾病的 2 倍。未进行热习服的部队（尤其来自寒区）调到热区立即参战，中暑减员率可达 50% 以上。发生中暑的危险性随着环境的炎热程度而增加，当气温超过 29℃时，人体就需要出汗蒸发来帮助散热以维持体热平衡。当相对湿度在 30% 时，气温达 32.2℃，极易发生中暑。

热带传染病 热区特殊的自然地理学特点，适于很多特定致病病原体的滋生繁殖。部队在作战、行军、演习过程中经常受到热带传染病，如疟疾、血吸虫病、恙虫病、登革热、丝虫病和钩端螺旋体病等的威胁，严重危害部队官兵的身体健康与生命安全，降低部队的作业、作战能力。第二次世界大战期间，1944 年在东南亚作战的英军因疟疾住院达 17 万人以上，而战伤住院只有 2 万人；新中国成立初期，中国人民解放军入滇部队进入疟疾高发区，大批指战员染上疟疾，严重影响了部队战斗力；越南战争中，1965 年在德浪河流域作战的美军疟疾发病率高达 60%。第二次世界大战期间，驻热带和亚热带的美军有 8 万人患登革热；在所罗门群岛和新几内亚作战的日本军队也有许多人患登革热。在太平洋地区作战的英、美军队恙虫病

发病人数在 2 万例以上。1942～1945 年，在东南亚作战的美军患恙虫病的达 6 000 多人，死亡近 300 人。英军一个师在锡兰某区进行的丛林演习，4 天就有 756 人恙虫病发病。

皮肤病　在热带和亚热带地区，夏季温度高、湿热多雨、气候温暖潮湿，适于病原微生物滋生。部队进行户外作业劳动时，皮肤暴露部位较多，容易产生各种皮肤疾患，如足癣、体股癣、阴囊湿疹、下腿溃疡、晒斑、日光性皮炎、痱子等，严重影响官兵的身体健康。足癣是热区部队的常见病和多发病，作业人员长时间穿着不透气的胶鞋、长筒靴等，会使足汗蒸发不畅、局部温暖潮湿而形成真菌繁殖的良好环境。执行任务期间，军人作业强度大、机体抵抗力降低，如果不能及时洗脚、换袜，极易罹患足癣，在某些特殊军兵种中足癣的发病率可达 60% 以上。足癣也是自身体股癣、手癣、甲癣的传染源。股癣是指腹股沟、会阴和肛周皮肤的癣菌感染。腹股沟、会阴和肛周皮肤薄嫩，温暖湿润且经常摩擦，加之热区高温潮湿气候下，真菌极易繁殖，因此股癣在热区部队中发病率极高，其致病菌主要为红色毛癣菌、石膏样毛癣菌和絮状表皮癣菌，其中红色毛癣菌最为多见，约占 60%。另外，日光性皮炎也是热区部队常见的皮肤病，常发生于热区初夏浅肤色的作业人员中，尤其是长期在室内工作的人员，突然参加短期室外作业或野外长途行军后容易发生。

影响因素　在热环境中，气温、气湿、地形、地貌等环境气象因素是影响机体热平衡和生理功能，并可能超出其代偿范围的主要评价指标。各种气象因素对人体散热的影响不是孤立的，而是相互联系并综合作用于人体的。同时，热损伤的发生与作业人员的劳动强度、作业方式、机体功能状态、热习服程度等情况有关。加强热环境气象因素评价指标的监测和预警，及时调整作业方案，做好充分的防控工作，是有效保护热区部队指战员身体健康、提高军事作业效率的有力保证。

环境（气温，气湿）　气温是影响人体热交换的重要气象因素，也是引发热损伤的主要因素。中暑的发生与气温有密切关系，气温越高中暑人数越多，且高温持续时间越长中暑发病人数也会相应升高。很多资料显示，当日最高气温超过 31℃ 时便有中暑发生，中暑发生率与日最高气温或高温曲线的峰值密切相关。因此气温是热环境监测的重要指标之一，地面气温一般指距地面 1.25～2.0m 处的大气温度，国际上使用较多的温标有摄氏温标、华氏温标、热力学温标和国际实用温标。气湿是表示大气干燥程度的物理量，表示环境空气潮湿的程度。在一定温度下，一定体积的空气里含有的水汽越少，则空气越干燥；水汽越多，则空气越潮湿。空气的干湿程度称为"湿度"。湿度常用绝对湿度、相对湿度、比较湿度、混合比、饱和差及露点等物理量来表示。空气湿度与呼吸之间的关系非常紧密。在一定的湿度下，氧气比较容易通过肺泡进入血液。湿度过高影响人体调节体温的排汗功能，人会感到闷热。当气温和湿度达到某一极限时，人体的热量很难散发，使体温升高，以致超过人体的耐热极限而致人死亡。

作业强度　部队热环境下影响作业的因素包括工作类型、劳动强度、作业持续时间、服装及装备等。在进行高强度、长时间的军事作业时，有可能发生中暑，造成非战斗性减员。体力劳动强度评价指标和分级标准是劳动保护管理科学化的重要依据。军事体力劳动强度分级是指军人在军事活动中的体力消耗及体力劳动紧张的程度，适用于以体力活动为主的军事作业。通常按照劳动的能量代谢率（kJ/min）划分为轻、中、重、很重、极重 5 级。因此，应根据不同环境热强度，及时调整作业强度和作业时间，积极采取有效防暑措施，预防中暑的发生，维护指战员的身体健康和部队的战斗力。军事体力劳动强度分级标准，对于评价和划分军事训练和作业强度、科学安排作业时间、加强劳动保护和预防疲劳、保障广大指战员的健康及提高劳动效率具有重要意义。

防控措施　①做好健康教育。做好防控高温环境军事作业流行病的健康教育，使广大指战员了解中暑等主要高温作业损伤的原因、临床表现、预防措施和简易急救方法，各级领导应将宣传贯彻执行相关卫生法规工作列入议事日程，军事、后勤及卫生部门密切协作，落实防暑、防病措施。②部队进驻热区前，应及时做好流行病学侦察，针对热带传染病流行的 3 个基本环节，通过管理传染源、切断传播途径等采取综合性防治措施；组织部队在平时和战前进行耐热训练，提高部队的耐热能力。③衣着宜宽松、透气，注意个人卫生，勤清洗，尤其在运动大量出汗之后。有皮肤病要积极治疗，勿过度搔抓和烫洗，尤其是勿用肥皂水烫洗；饮食上，多食新鲜的蔬菜和水果，不食或少食辛辣食物。④合理补充水和盐。在热气候与劳动负荷下，出汗是保持身体热平衡的重要途径之一。热环境军事作业时，排汗可丧失大量水分，需水量应随之增加。饮水量可根据环境气温与作业强度确定，随着气温升高和作业强度增加，每小时饮水量需逐渐增加。不同作业强度的日需水量，以 3.3～3.6L 为基数，加上作业过程的饮水量，即为全日需水量。⑤合理安排作息制度。合理的作息制度是预防中暑的重要措施。长时间连续作业时，应尽可能利用作业间隙安排足够睡眠，以缓解疲劳、保持充足的体能。平时，在一天中最热的时间安排午休，保证每天足够的睡眠时间。⑥做好生活管理。在高温环境中进行军事作业时，体力消耗大，食欲和消化功能减退。应适当改善伙食，调整膳食结构，以提高食欲，保证摄取充分的热能和营养素，尤其是蛋白质、维生素和无机元素。⑦积极开展心理疏导，提高高温环境军事作业者的心理应激适应能力。

（赵小玲 袭著革）

gāohán jūnshì zuòyè huánjìng liúxíngbìngxué

高寒军事作业环境流行病学

（military epidemiology in cold environment） 对部队在寒冷环境进行军事作业过程中，寒冷环境因素及其他诱因共同引起冷损伤疾病的发生、分布规律及防护措施的流行病学研究。冷暴露超过生理耐受限度可引起冷损伤。在生理耐受的限度内，人体长时间（2～4 周）反复接受冷刺激，可获得冷习服。冷习服后，人体的耐寒能力增强，可在一定程度上预防或减轻冷损伤。冷损伤是寒冷军事作业环境常见和主要的疾

病，不仅会降低作业能力，甚至影响部队的战斗力。冷损伤包括全身性和局部性冷损伤。全身性冷损伤主要指低体温又称冻僵；局部性冷损伤又分为冻伤、冻疮、战壕足和浸渍足。了解并掌握寒冷军事作业环境流行病学特点，对于维护部队官兵健康和卫勤保障均具有重要的意义。

发生状况及危害 主要包括冻伤、非冻结性冷损伤和低体温。

冻伤 人体裸露皮肤暴露于冰点以下温度时组织急性冻结的一种损伤，损伤的严重程度与皮肤表面温度梯度和暴露持续时间有关，为冻结性冷损伤。冻伤是寒区冬季的常见病，部队紧急进驻寒区或集结作战时常大批集中发生，甚至造成大量非战斗减员。大部分冻伤发生在冷（零下 20℃）暴露后的 30～120 分钟。但在伴有大风时，即使冷暴露温度高于 0℃ 也有发生冻伤的现象。下肢末端往往是冻伤的好发部位，其次为手与颜面冻伤。患有外周血管与神经疾患（如雷诺病）、吸烟、嗜酒、疲劳、精神疾患、身体消瘦、不良卫生习惯等均使冻伤危险性增大。从冻伤的伤度来看，一般 Ⅰ 度、Ⅱ 度冻伤多见，Ⅲ 度、Ⅳ 度冻伤较少。大部分颜面冻伤为 Ⅰ 度冻伤，鼻部最易发生 Ⅱ 度冻伤。1/8～1/3 的冻伤伤员合并伤口感染，少数伤员甚至合并全身感染，最多见的致病菌是金黄色葡萄球菌和链球菌。约 1/3 的冻伤伤员入院时还合并低体温。重度冻伤伤员可有组织丢失、肌萎缩或关节运动受限等不良后果。

战时，部队因在严寒气候条件下作战、发生大批冻伤造成严重减员的事例，在军史上是很多的。1709 年，瑞典国王查尔斯十

二世率领军队进军俄国时，在充满死亡和筋疲力尽的长途跋涉中度过了俄国的严冬，士气遭到重创。在"大北方战争"期间，强大的瑞典部队所遭遇的这场冬季耗损给士兵的心理带来极大波动，最后以失败而告终。1812 年，拿破仑聚集了欧洲有史以来规模最大的一支超过 60 万军队向俄国发动大规模进攻。随着气温降至零下 40℃ 以下，60 万大军不断减员，只剩下了 10 万多人。当撤退的拿破仑大军被第聂伯河拦住去路，而此时库图佐夫的追兵逐渐逼近。由于桥梁已被俄军破坏，拿破仑强迫士兵下水架设简易桥，由于天气寒冷，所有下水建造浮桥的人都被冻死，在短短 24 小时内，就有 5 万匹马死于严寒，最后只剩下 1 万多名士兵跟随拿破仑狼狈逃回国内。1941 年 9 月，德军的一场代号为"台风"的战役席卷苏联全境，德国军队信心十足，他们确信自己绝对能够迅速击败斯大林的军队。11 月 16 日道路冰冻之后，德军发动新的"秋季攻势"时，气温已跌到了零下 40℃。大部分德军身无御寒之衣，数以千计的人员被冻伤死亡。希特勒的机械化部队失去了威力，没有携带过冬的衣服的德军在莫斯科和斯大林格勒遭到惨败，成为第二次世界大战的转折点。据不完全统计，两次世界大战中冻伤人数超过 100 万。第一次世界大战法军冻伤约 15 万人，英军冻伤 8.5 万人，意军冻伤近 30 万人，德军冻伤 1.3 万人。第二次世界大战期间，德军冻伤 11.2 万人，美军冻伤 9 万人。1939 年苏芬战争中，苏军冻伤人数占卫生减员的 8.13%。1962 年，印度侵犯中国边境时，印军冻伤发病率为 2.22%。朝鲜战争中，美军后送

的 5 万名伤员中约一半是冻伤。中国人民志愿军在抗美援朝期间，据东北军区统计资料，1951 年冻伤伤员占全部收容数的 15.2%（其中下肢冻伤占 90.8%，上肢占 9.2%），根据在入朝参战的第二次战役中（1950 年 11 月 25 日至 12 月 24 日），3 个军发生的 4.4 万余名伤员中，冻伤近 3 万名（占 68%）。在现代战争中尽管寒冷损伤防护大为改善和加强，但以冻伤为主的冷损伤相关疾病仍是寒冷军事作业环境中的首要威胁，如在 2008 年冬季美军攻打阿富汗战争期间，美军仍有 90 名冻伤伤员需截肢和 750 人死于冻伤或其他冷损伤。

非冻结性冷损伤　肢体长时间（数小时）停留在寒冷（0~10℃）、潮湿的环境中，如末梢部位不能保持温暖和干燥，可引起非冻结性冷损伤，常见的有冻疮、战壕足和浸渍足。①冻疮是最常见的一种非冻结性冷损伤，多见于初冬或早春季节，在长时间反复湿冷（0~10℃）环境暴露之后发生。中国南方地区冬季多不取暖，湿度较大，潮湿可加速体表散热，在秋末冬初及早春季节气温低于 10℃湿冷环境中暴露后常见冻疮发生，可持续至气温回暖后才痊愈。冻疮不会造成永久性损害，但入冬后往往易复发。此外，自主神经功能紊乱、肢端血液循环不良、手足多汗、缺少运动、营养不良、贫血及一些慢性病常为冻疮的发病诱因。冻疮常见于人体暴露部位，末梢处和受挤压部位特别易受影响，手、足、耳、鼻等部为好发部位，尤其是手指和足趾，其次是手足边缘处及足跟、耳垂、耳郭边缘及鼻尖等处。②战壕足是因长时间在低温（0~10℃）、潮湿地区（如战壕或防空洞）停留，站立不动或少动，肢体下垂，体位不变所引起的下肢非冻结性冷损伤。因第二次世界大战中陆军在战壕中多发此病而得名，又称"湿冷病"。部队在寒冷潮湿地区展开时，或穿胶靴在湿冷地区作业时，或靴子太紧时，汗液在靴中积聚导致足部湿冷暴露，暴露 12 小时或更长时间多面临发生战壕足的危险。战壕足主要累及足和小腿，如不及时治疗，往往导致截肢。战壕足早期无疼痛感，所以必须注意观察，以便早期发现。③浸渍足是因下肢（主要是足）长时间浸泡在 0~10℃的冷水或泥浆中静止不动、缺乏运动时，发生的非冻结性冷损伤，多见于海员、水手和海军指战员。

低体温　当环境的冷却作用大于人体的产热能力时，体中心温度（直肠温度或外耳道温度）降低，体中心温度低于 35℃引起的综合征称为低体温，又称冻僵。低体温属于全身性冷损伤，威胁生命安全，不救治可引起死亡。低体温常见于冬季作战、海战（冷水浸泡）及多种事故（登山、滑雪事故，暴风雪阻断道路）等情况下。常依据体中心温度将低体温分为轻、中、重度，合并战（创）伤时分度的体中心温度标准增高。随着体中心温度逐渐降低，患者开始表现兴奋，心率加快、血压升高、呼吸加快、通气量增加、外周血管收缩、寒战增强。体中心温度降至 35℃左右寒战最强，此后逐渐减弱，降至 33℃时寒战基本消失。随着体中心温度降低，各项生理功能逐渐抑制，体中心温度降至 31~32℃时患者进入半昏迷状态，降至 20℃可冻亡。

影响因素　中国寒冷军事作业环境主要分布在北部冬季寒冷干旱地区，包括东北气候区、黄河流域气候区和蒙新气候区等 3 个气候区。这些地区冬季受蒙古高原、西伯利亚和新疆冷气团的影响，气候严寒干燥，为典型的大陆性气候，冬季低温天气相对较多，持续时间较长，人员冬季户外作业，如防护不当，容易受到冷损伤的威胁。冷损伤的影响因素主要包括环境因素、个体因素和作业因素。这些因素分别通过影响机体热平衡，导致散热增加、产热减少；或通过引起局部血液循环障碍、凝血功能异常和内皮细胞损伤等方面引起冷损伤，而导致军事作业能力降低，对此应采取积极措施予以预防。

环境因素　主要包括气温、风速、湿度、辐射。①严寒季节环境气温低、寒冷期长，易引起冷损伤。中国寒区的冬季为 3~8 个月不等，越往北冬季越长。平均气温低于或等于 0℃的时期称为寒冷期。最冷的 1 月份，寒区的月平均气温多低于零下 10℃。一般情况下气温低于 10℃的潮湿地区易发生非冻结性冷损伤，而气温长时间低于组织冻结温度（-3.6~-2.5℃）地区可发生冻伤，如长时间的严寒暴露还可引起低体温。②风速是引起冷损伤的重要要因素。风可以破坏人体体表的空气保温层，随着风速的增大，体表暴露部位散热量急剧增加，服装保暖作用也急剧降低，人体散热增多，容易导致冷损伤发生。在乘坐敞篷车、船、雪橇，或在旋转的飞机螺旋桨附近，由于风速较大，易发生冷损伤，应加强防护。③严寒条件下，相对湿度越高人体散热越快，机体越易发生冷损伤。在冷环境作业时，由于降雨、降雪、出汗、涉水等原因，衣服潮湿，降低保暖性，机体冷感强烈；同时体表水分积聚又导致散热量增加，这些是导致冷损伤的直接原因或诱因。中国东北地区降雪量较大，年降水量比较丰沛，空气中实际含水量较高，故相对湿度较高，冬季可达70%左右，这也是导致这一地区冬季冷损伤发生较多的主要原因。④太阳辐射对大气的直接加温作用很小，主要是使地面、水面温度增高，物体吸收的热量通过辐射、对流使空气加温；太阳辐射中的红外线作用于皮肤可使皮肤温度升高，照射于服装可使服装增温，使人体感觉温暖。然而在严寒环境中，人体的体表温度比环境温度高，辐射不仅使体表散热、衣服遮盖处的皮肤温度下降，也使深层的组织散热。辐射越强，人体的寒冷感觉也越强。

个体因素　诱发冷损伤的个体因素包括：疾病、创伤和过度疲劳，既往有冷损伤史，皮下脂肪少，局部血液循环障碍，吸烟与饮酒，缺乏寒区生活经验和防护知识等。患有慢性病、营养不良、创伤，以及饥饿、疲劳的人员，因全身抵抗力低，对寒冷的反应迟钝或异常，容易引起冷损伤发生。既往有过冷损伤史者也容易发生冷损伤。皮下脂肪有很好的隔热作用，身体消瘦者发生冷损伤的危险性增大。在寒冷低温环境下，长时间静态作业导致肢体静止不动、服装不适、鞋袜狭小、负荷压迫局部、扎止血带时间过长，均可引起局部血液循环障碍，从而诱发冷损伤发生。饮酒过量是引发冻伤的重要原因，嗜酒引起的冻伤占全部冻伤病例的35%～79%。饮酒后血液中乙醇含量增加，乙醇可致外周血管扩张，加速散热，促进冻伤发生；

乙醇作用于神经系统，抑制反射，使感觉迟钝，对于所处危险不能正确判断，昏昏欲睡，甚至醉倒，长时间冷暴露后引起重度冻伤或冻亡。吸烟也是冻伤的易感因素，香烟中的尼古丁类物质具有促进血管收缩作用，减少外周皮肤血流，导致温度降低，易引发冻伤。缺少寒区生活经验和防冻知识，不了解或忽略了冷损伤的先兆症状，思想麻痹未及时采取相应的预防措施，易导致冷损伤发生。冷习服训练可促进冷习服的形成，增强机体耐寒能力；缺少户外活动及冷习服训练的人易发生冷损伤。

作业因素　诱发冷损伤的作业因素包括作业时间、状态和装备等因素。部队在严寒环境中执行连续作战、潜伏作业、静态防御时，导致机体长时间处于静止状态，或在散兵坑或车辆内运动受限，冷损伤发生的危险性明显增加。由于缺乏防寒知识，身体直接接触极冷的武器装备、过冷的燃油、石块等导热性强的物品，可使局部组织温度突然下降或冻结，引起冻伤。防寒装备的数量不足，装备保暖性差或防寒装备损坏或由于着装不当限制身体活动，均易引发冷损伤。严寒条件下，在面部及其他暴露部位由于外涂伪装色引起局部散热增加，而且伪装色掩盖了皮肤对寒冷反应的色泽变化，难以及时发现冻伤的早期改变，而导致冻伤发生。

防控措施　预防冷损伤是寒冷环境军事作业人员卫生保障的重要组成部分，其涉及部队各级组织管理、防寒教育、冷损伤的自救与呼救、冷习服训练、寒区气象监测、对易冻人员的掌握情况和根据不同军事作业特点采取针对性的防冻措施等。①加强寒

冷环境军事作业能力工作的组织管理。部队各级指挥员不仅要组织、指挥好部队的训练和作战，还要科学地组织和指挥部队抵御严寒环境，搞好防寒防冻卫勤保障工作，以降低冷损伤发病率和减少非战斗减员。②开展防寒教育。做好防治寒区环境军事作业流行病的健康教育，在寒区部队开展预防冻伤等寒冷损伤疾病防护以及野外生存知识和技能的防寒教育，树立应对严寒条件的坚定信念，能熟练掌握严寒条件下站岗、执勤、行军、巡逻、潜伏、防寒服装穿用、防寒装备使用、野外宿营睡眠、遇险生存自救、各种军事作业损伤的自我防护以及意外事故或战时伤病员的雪地紧急搜救、自救、互救和伤病员后送等多种基本生存技能。③建立冷习服可增强耐寒力，减少指战员冷损伤的发生，减轻冷损伤程度，增强指战员在寒冷环境中的作业能力。常用的冷习服训练方法有体力训练、全身冷暴露（冷水浴）和局部冷暴露（如冷水洗脸、洗脚，延长户外活动时间）等，可开展单一形式的冷习服训练或综合冷习服训练，冷暴露方式有连续性和间断性两种。各部队根据部队驻地，因地制宜地适时开展冷习服训练，循序渐进、持之以恒。④重视气象监测与预报。温度、湿度和风速是导致冷损伤发生的关键因素，充分、合理地利用当地气象台、站发布的气象资料，根据温度、湿度和风速状况合理安排部队作战和训练，充分落实各项防寒措施，减少冷损伤的发生。⑤掌握易冻人员，做好人员安排。对于既往有冷损伤史、雷诺征、外周神经疾患、未冷习服及缺少寒冷环境地区生活经历的人员为冻伤易发人

员，发生冷损伤的危险性较大，在对外出执行任务的人员进行合理安排，以减少冷损伤的发生。实施作训轮换制，做好寒冷军事作业环境地区执勤人员的组织安排。⑥根据不同军事作业特点，有针对性地采取相应防冻措施，如徒步行军时做到"两头慢、中间快"，勤休息，根据不同气象及地理环境做好防风、防雪、防晒措施。在乘车行军时避免入睡，以防受冻；昼夜兼程时组织轮换休息，按时唤醒进行活动。寒区运输人员经常面临严寒的威胁，且易因天气、道路、车辆事故等受阻于途中，因此在出发前加强监督检查，确保防寒装备完好无损，通信器材功能正常；途中受阻时，按野外遇险时的防冻原则进行处置。对于站哨值勤人员在站哨前，尽量做到身暖、衣暖、鞋袜暖，穿好全部冬装；值勤时避免在冷风中站立或坐卧不动，经常揉搓手和面部，跺脚，用力屈伸足趾，以促进血液循环。在野外潜伏时扎紧袖口、裤脚、腰带，穿高腰鞋以防灌雪，只要条件允许，应掌握静中求动、以动防冻的原则，尽可能活动肢体、手指、足趾，促进局部产热。

（杨丹凤　裘著革）

gāoyuán jūnshì zuòyè huánjìng liúxíngbìngxué

高原军事作业环境流行病学

（military epidemiology in highland environment） 对部队在高原军事作业过程中，由于高原低氧引起的官兵高原特发病的发病原因、分布、影响因素及防控措施等的流行病学研究。高原病是发生于高原低氧环境中的一种环境相关的特发病，其发病与进入高原环境者的年龄、性别以及进入高原的速度、时间长短和周围环境等

密切相关，其临床表现各不相同，治疗方法也各异。高原病的临床表现形式各不相同，国际上对高原病的命名和临床分型仍未取得完全一致。多数学者将高原病分为急性高原病和慢性高原病两大类。急性高原病一般是指抵达高原2周内发病；一般认为急性高原反应（又称急性轻型高原病）、高原肺水肿、高原脑水肿（又称高原昏迷）等属急性高原病。慢性高原病系指抵达高原后半年至数年后发病；高原心脏病、高原红细胞增多症、高原血压异常症（高原高血压、高原低血压）、慢性高原反应（MHAS高原衰退症、慢性高原适应不全症）等则被认为是慢性高原病。临床实践中往往有部分慢性高原病患者同时患有2~3种慢性高原病，有学者将其命名为"慢性高原病混合型"，即指两种或两种以上的慢性病同时存在者。

发病状况　高原病的发病率很难精确统计，这是因为急性高原病的发生与所达到的高原高度、上升速率、进入高原的季节及调查对象等因素有关。一般认为在海拔3000m高度仅有少数人发病，而在海拔4000~5000m高原，多数新来高原者将发生急性高原病。急性高原反应多发生在快速进驻高原途中和到达高原后数小时至数日内，发病高峰多是在到达高原后6~12小时，也有在到达高原1~2天后才开始发病的。急性高原反应是急性高原病中最常见的一种，一般经过3~10天的高原适应，症状逐渐消失，但重症患者要及时治疗，否则可继发高原肺水肿、高原脑水肿，并有可能危及生命（见高原军事作业环境急性高原反应流行病学）。高原肺水肿的发病率，国内外文献报

告的结果差别较大，从0.03%~15.5%（见高原军事作业环境肺水肿流行病学）。高原脑水肿发病率的报道也差别较大，为0.05%~2%（见高原军事作业环境脑水肿流行病学）。国外报告的高原红细胞增多症发生率为1%左右，中国报告的高原红细胞增多症发生率，西藏高原地区总体为1%~70%，其中女性的发生率为14.3%，明显低于男性（见高原红细胞增多症流行病学）。高原心脏病发病率亦差别较大，为0.07%~1.72%，成人发病率为0.5%。男性患此病多于女性。

影响因素　产生高原低氧特殊环境疾病的内因包括：①遗传因素。有研究者认为，所有疾病的发病均与遗传有关，差别仅在于程度不同。由于遗传原因，人体具有不同体质，受到环境因素的刺激后可发生组织损伤或生理功能紊乱。②机体防御保护能力减弱。这是疾病发生的重要原因，机体的皮肤、黏膜、毛发和纤毛均能阻挡和排除外界致病因子对机体的影响，当这些屏障受到破坏就易患病。③机体内环境紊乱。这也是疾病发生的主要原因，人体内环境的稳定包括体内正常菌群、细胞吞噬和免疫功能、营养状况、解毒、排毒或修复能力等是保持内环境平衡、稳定的重要方面，若这些功能中的某些功能失常，即可引起疾病。④精神刺激或过度紧张、焦虑、压抑、愤怒可使心率和呼吸加快，血压增高，胃肠蠕动变慢、腺体分泌减少，以致便秘和消化不良，久之可造成多种躯体器质性损伤和功能紊乱，引发精神心理因素创伤，此种生物－心理－社会医学模式越来越被重视和认同。⑤高原病的发病率和严重程度与到达的海

拔高度、到达海拔高度的速度、进入高原的季节及调查对象等因素有关。

防控措施 高原反应和高原特发病的预防和控制措施，主要以预防为主。①体检：进入高原地区的部队应对拟进入的官兵进行全面体检，凡有中枢神经系统、心、肝、肾、肺等器质性疾患以及高血压、贫血、甲状腺功能亢进、呼吸系统疾病、慢性胃肠炎及体质较弱的官兵一般不宜进入高原地区从事军事作业。②采取循序渐进、梯度进驻的原则：对初进高原的部队官兵要加强习服性训练，先在海拔3000m左右地区停留3~5天，初步习服后再进入海拔更高的地区。部队初入高原的最初几天应减少体力劳动强度较大的军事作业或其他体力活动，以后视习服情况逐步增加军事作业强度或其他体力活动量。实践经验证明，机体经3~5天的适应性训练，即可完成初步习服。③药物预防：在习服过程中有轻度症状的官兵，或需快速进入高海拔地区的官兵，可在进入高原前1~2天起服用一些预防药物，主要是补气的中药及其复方药物，如人参、黄芪、茯苓、高原安、红景天、复方党参片、西洋参含片、参麦片、丹参滴丸等，增强机体对缺氧的耐受性，促进机体对缺氧的习服，调节神经系统、心血管系统、呼吸系统的作用，提高机体在应激过程中的代偿作用，增强机体对各种有害刺激的防御能力，预防或减轻急性高原反应。④心理教育：急性高原反应患者在发病初期表现为暗自焦虑、烦躁、紧张、害怕等心理反应，因此应尽早帮助和指导患者了解该病的发生、发展、转归、预后及预防、自我护理和保健等

知识，使患者能正确认识急性高原反应，树立战胜该病的信心，保持乐观、积极、合作的态度配合治疗。⑤加强营养与饮食保障：合理调配营养，以高糖、低脂、适量蛋白质膳食为宜，进食易消化饮食，忌食生、冷、硬、辣等食物，限制饮酒、吸烟。

高原反应和高原特发病的治疗：轻症急性高原反应患者通常经5~10天可自愈，不需任何治疗措施；而对于症状明显的，可根据病情给予采取相应的治疗措施。具体的措施包括以下几方面。①休息：休息能减少氧耗量而减轻症状，进入高原初期一般休息5~7天，在海拔5000m以上高原休息时间可适当延长。②氧疗：对于初到高原或年老体弱者，发生明显的胸闷、气喘时，首先给予吸氧治疗，缓解高原反应症状，缩短急性高原反应时间和提高机体的低氧耐受性；而对于症状较重的患者，有条件时可用高压氧舱治疗，迅速改善机体的缺氧状态，加强机体对高原缺氧的适应能力，特别对重症急性高原反应伴昏迷者效果更佳，为这类患者的首选治疗措施。③对症治疗：对头痛、头晕、眩晕、恶心、呕吐、腹胀、心悸、心动过速、胸闷、气喘、血压异常等给予相应的药物治疗，如氨扑苯胶囊、氨酚待因片、舒血宁片、消呕宁、普萘洛尔、硝苯地平缓释片等。④重危患者的处理：对于经上述治疗症状持续加重，逐渐出现呼吸极度困难、咳白色或粉红色泡沫痰或意识丧失甚至昏迷的重危患者，原则上转入低海拔地区救治，要注意转入低海拔地区过程中应有专人护送、并保障患者病情稳定、配备充足氧气。

（金 宏 裘著苹）

gāoyuán jūnshì zuòyè huánjìng jíxìng gāoyuán fǎnyìng liúxíngbìngxué

高原军事作业环境急性高原反应流行病学（acute reaction epidemiology in military highland environment） 对军队高原低氧环境下急性高原反应的发生、分布规律及防控措施的流行病学研究。急性高原反应是指世居平原者进入海拔3000m以上高原地区或原在高原地区居住后到平原生活一段时间后重返高原时，机体因对高原低氧环境不适应而发生的一系列临床症候群。急性高原反应根据症状可分为轻度高原反应和重度高原反应。轻度高原反应患者常见症状包括头痛、头晕、心悸、胸闷、气促、乏力、睡眠障碍、心理障碍等；重度高原反应患者常出现恶心、呕吐、发绀、少尿或血尿等症状，常有呼吸深快、心率加快、面色苍白、肢端发凉，少数患者血压轻度异常、颜面或四肢水肿。

发病状况 急性高原反应多发生在部队快速进驻高原途中和到达高原后数小时至数日内，发病高峰多是在到达高原后6~12小时，也有在到达高原1~2天后才开始发病的。急性高原反应是急性高原病中最常见的一种，一般经过3~10天的高原适应，症状逐渐消失，但重症患者要及时治疗，否则可继发高原肺水肿、高原脑水肿，并有可能危及生命。

急性高原反应的发病率难以精确统计，一般认为在海拔2500~3000m高度仅有少数人发病，而在海拔4000~5000m高原，多数新进入高原的官兵将发生急性高原反应。据报道，在青藏高原（海拔4000~4700m），部队急进高原引起急性高原反应的发病率为59%~65%，轻度高原反应

占51%~55%，中度和重度高原反应占4%~11%和0%~3%；在喀喇昆仑高原（海拔5000~5200m），部队急进高原引起的急性高原反应发病率可高达91%，其中轻、中和重度分别为19%、42%和30%。1987~1990年，中国人民解放军对平原新兵乘飞机进驻高原后的急性高原反应发病调查表明，新兵到达海拔3700m高原后第1天的急性高原反应发病率为17%，再转乘汽车到达海拔4370m高原后的发病率为56%。国外有文献报道，在海拔4000m以上高原，急性高原反应的发病率为50%~80%。

影响因素 部队急进高原引起的急性高原反应发病率和严重程度与到达的海拔高度、到达海拔高度的速度、进入高原的季节及调查对象等因素有关。一般来说，进入高原海拔高度越高，急性高原病的发病率越高，临床症状也越严重；冬季进入高原，其发病率明显高于夏季，这可能是由于冬季高原的严寒气候是患者易患高原病的原因之一。此外，急性高原反应还与进驻高原时官兵的生活管理、劳逸情况、饮食保障状况、机体的体质状况及气象变化等因素密切相关，寒冷、疲劳、精神紧张、饥饿、体质弱和上呼吸道感染等均可诱发或加重急性高原反应。

防控措施 可采取体检的方式，筛查有慢性疾病和体质较差者等不宜进入高原的官兵进行军事作业；还可采取循序渐进、梯度进驻的原则，对初进高原的官兵进行习服性训练；亦可采用药物预防的方法（见高原军事作业环境流行病学）。疾病初期要进行心理教育，指导患者了解该病的发生、发展、转归、预后及预防、

自我护理和保健等知识，使患者能够正确认识急性高原反应，树立战胜疾病的信心，保持乐观、积极、合作的态度配合治疗。加强营养、注意饮食卫生、合理调配营养，膳食以高糖、低脂、适量蛋白质为宜，进食易消化饮食，忌食生、冷、硬、辣等食物。同时，在高原地区要降低耗氧量，必须限制饮酒、吸烟。

急性高原反应患者通常经5~10天的休息即可自愈，在海拔5000m以上的高原，休息时间可适当延长；症状明显时，根据病情给予相应的治疗，治疗最简便易行的方法是吸氧，对于初到高原或体质较差者，有明显的胸闷、气喘表现时，可给予吸氧治疗，缓解高原反应症状，缩短急性高原反应时间和提高机体的低氧耐受性。对于症状较重的患者，有条件时可用高压氧舱治疗，迅速改善机体的缺氧状态，增加机体的储氧能力，增强机体对缺氧的耐受力，迅速缓解症状。重度高原反应患者的处理，原则上转入低海拔地区的医院进行救治，防止继发高原肺水肿和高原脑水肿。

（金 宏 裘著革）

gāoyuán jūnshì zuòyè huánjìng
fèishuǐzhǒng liúxíngbìngxué

高原军事作业环境肺水肿流行病学（pulmonary edema epidemiology in military highland environment）

对高原低氧环境引起军人高原肺水肿的发生、分布规律和防护措施的流行病学研究。高原肺水肿是机体快速暴露于高原低氧环境后，因低氧导致肺循环障碍而产生的以肺间质或肺泡水肿为病理特征的一种急性高原病。高原肺水肿是急性高原病中最具代表性和最重要的一类，多发生于急进海拔4000~5000m地

区的1~7天，且发病急、病情进展快、死亡率高，对急进高原者威胁最大。本病早期为间质性肺水肿，如果不能及时治疗，会发展成为肺泡性肺水肿，严重者可产生心功能损伤，甚至引起心力衰竭，并可并发高原脑水肿。

发病状况 高原肺水肿的发病率随机体达到的海拔高度、身体状况和活动情况而有不同，国内外报道的发病率结果也差别较大，从0.03%~15.5%。国外报道，在海拔3000m以上高原，成人最高发病率为15.5%，最低为0.57%；而据报道，1962年印度军队在中印边境地区不断的挑衅和运用蚕食政策强占中国领土，印军的高原肺水肿发病率高达15.5%；国外资料多认为儿童和少年发病率高于成人，如秘鲁安第斯山资料2~12岁少年的发病率为10%，13~20岁为17%，21岁以上者为3%；北美利第维尔资料1~14岁发病率为0.9%，21岁以上为0.03%。中国国内调查的高原肺水肿发病率，以进入高原的最初3天内发病最多，发病快的在进驻高原数小时后即可发病，男性患病者多于女性，儿童、孕妇和体弱者更易患病，患病率一般为0.15%~9.9%。

高原肺水肿患病者以重体力劳动者居多。例如，在青藏公路上驾驶员患高原肺水肿的发病率较高，占乘车进藏患病人员的30%，这与他们沿途劳累有关；高原军事作业引起官兵高原肺水肿也以重体力劳动的军事作业官兵居多，在藏北高原行军或施工中，高原肺水肿患病者多系劳动强度大的重体力军事作业官兵，这符合多数人认为初到高原劳动强度愈大肺水肿发病率愈高的观点。

影响因素 高原军事作业环

境肺水肿的发病特点和诱发因素主要有：①一般在海拔3000m左右可诱发高原肺水肿，其发病率随海拔高度的升高而增高。②高原肺水肿的发病与部队从平原进入高原的速度过快、气象条件较差、食物营养状况不良、过度疲劳、体力负荷过大（特别是初进高原后立即进行过重劳动强度的军事作业）、饮酒过量、睡眠不足和精神紧张等因素有关，受凉、感冒、咽炎、扁桃体炎、肺炎、急性高原反应处置不当等均可诱发高原肺水肿，情绪激动亦可诱发此病。曾患过此病再次重返高原的官兵更易发病。③高原肺水肿常于夜间睡眠时发病，原因是高原夜间睡眠呼吸紊乱，使低氧血症进一步加重，也可能与卧位时静脉回心血量增多有关。④高原肺水肿痊愈后一般无后遗症，但高原肺水肿存在有个人易感性和家族易感性，反复发病的官兵不宜再上高原。

防控措施 高原肺水肿的预防主要是要预防高原反应的发生和高原反应发生后的进一步发展到肺功能的变化，因此预防高原肺水肿要从预防高原反应入手（见高原军事作业环境急性高原反应流行病学）。具体措施包括：体检；采取循序渐进、梯度进驻的原则；药物预防；心理教育；加强营养与饮食保障等（见高原军事作业环境流行病学）。

(金 宏 袭著苹)

gāoyuán jūnshì zuòyè huánjìng nǎoshuǐzhǒng liúxíngbìngxué

高原军事作业环境脑水肿流行病学 (cerebral adema epidemiology in military highland environment) 对高原低氧环境引起军人高原脑水肿发生、分布规律及防护措施的流行病学研究。高原

脑水肿是机体快速暴露于高原低氧环境后，因缺氧导致脑循环障碍，进而产生以脑细胞水肿为基本病理特征的一种急性高原病。多发生在海拔4000m以上高原地区，发病急，常见于初次进驻高原者，早期有剧烈头痛、心悸、气短、恶心和呕吐等严重急性高原反应症状，其特点是出现严重脑功能障碍和意识丧失，主要表现为大脑皮质功能紊乱，如表情淡漠、精神抑郁、神志模糊、嗜睡，或欣快多语、注意力不集中、烦躁不安。体征有口唇发绀、脉速、呼吸加快、行动不稳；眼底检查可见视网膜水肿或视乳头水肿等脑水肿征象，如处理不及时，患者可在数小时至几天进入昏迷期。某些病例可并发高原肺水肿。

发病状况 高原脑水肿多发生于平原人急进海拔3700~4500m的高原地区，据报道该病的发生与性别、年龄无明显关系，但男性患病率多于女性；该病一年四季均可发病，但冬春季为高发期，这可能与该季节高原气候较恶劣有关。有关高原脑水肿发病率的报道不太一致，一般为0.05%~2%，这可能与调查者的调查方式、受调查人群的数量、进入高原的方式、进入高原的海拔高度、进入高原前的身体状况和进入高原时的气候变化等因素有关；部队高原军事作业引起官兵脑水肿的发病率随着海拔的增高及军事作业劳动强度的增大而升高。

影响因素 高原脑水肿的诱发因素包括以下几方面。①急性高原反应：一般高原脑水肿发生前常有急性高原反应症状。因此，急性高原反应患者要密切注意高原脑水肿的发生。②过度劳累、剧烈运动：部队在进驻高原途中

或初到高原后，因过度疲劳、机体耗氧量增加而诱发。③上呼吸道感染：可增加机体耗氧量、降低机体抵抗力，使呼吸道充血、分泌增多，影响肺通气功能而诱发高原脑水肿。④晕车和由于高原反应而引起的呕吐、摄食量减少，能量和营养供给不足，嗜睡等。⑤饥饿、寒冷、恐惧和情绪激动等。⑥气候因素：高原脑水肿以冬春季发病最多，风雪天气较晴朗天气发病多。⑦个体差异的不同发生高原脑水肿的概率差异很大。一般心肺功能和造血系统功能较差的个体对缺氧的适应能力差，易发生高原反应，进而诱发高原脑水肿。⑧达到的海拔高度和进入高原的速度影响机体的适应能力，达到的海拔高度愈高、进入高原地区的速度愈快，愈易诱发高原脑水肿。

防控措施 高原军事作业环境脑水肿的预防，主要是要预防部队进入高原地区引起的高原反应的发生和高原反应发生后的进一步发展到脑功能的变化，因此预防高原脑水肿要从预防高原反应入手（见高原军事作业环境急性高原反应流行病学）。具体措施包括：①体检。进入高原地区的部队应对拟进入的官兵进行全面的体检，凡有中枢神经系统、心、肝、肾、肺等器质性疾患以及高血压、贫血、甲状腺功能亢进、呼吸系统疾病、慢性胃肠炎及体质较差的官兵一般不宜进入高原地区。②在进入高原之前的2~3周，要加强体育锻炼，提高机体的耐缺氧训练，如进行长跑、爬山、打球等军事训练，增强体能。③采取循序渐进、梯度进驻高原的原则。对初进高原的部队官兵要加强习服性训练，先在海拔3000m左右地区停留3~5天，初

步习服后再进入海拔更高的地区。阶梯式进入高原的方案之一是印度学者为印度军人制定的，第1周停留在2400m、第2周到达3350m、最后1周到达4270m，可保证绝大多数人安全地到达海拔5500m高度；阶梯式进入高原的方案之二是在海拔2500～3000m高度停留2～3天后，再继续登高，在到达海拔3000m以上地区之后，登高高度每上升600m停留1天。④官兵在初入高原的最初几天，应减少体力劳动强度较高的军事作业或其他体力活动，注意休息，避免劳累，禁烟酒，避免受凉感冒，以后视习服情况逐步增加劳动量或活动量，机体经3～5天的适应性训练，一般可完成初步习服。⑤加强营养、注意饮食卫生。合理调配营养，以高糖、低脂、适量蛋白质膳食为宜，进食易消化饮食，忌食生、冷、硬、辣等食物。有研究证明，在高原糖原消耗量大，在海拔4000～4300m每日补充300g糖可以显著改善能量代谢水平，减轻高原厌食反应和糖原消耗。同时，在高原地区要降低氧的消耗，必须限制饮酒、吸烟。⑥加强卫生健康教育，使进入高原的官兵增加对高原病的防治知识，消除紧张、恐惧的心理。急性高原反应患者的初期表现为暗自焦虑、烦躁、紧张、害怕、否认等，要指导患者怎样熟悉并习服高原低氧环境，了解该病的发生、发展、转归、预后及预防、自我护理和保健等知识，使患者能够正确认识急性高原反应，树立战胜该病的信心，保持乐观、积极、合作的态度配合治疗。⑦医务人员要加强对初入高原官兵的巡视，尤其要加大早晨和夜间的巡视次数，

并提醒官兵互相关心、照顾，发现有高原反应症状的患者及时报告，切实做到早发现、早诊治，避免发展为高原脑水肿。⑧适当的药物预防。虽然高原病的发病机制尚未完全阐明，但高原病的发生存在着个体差异和个体易感性。因此，对易感人群进行药物预防十分必要。在习服过程中有轻度症状的官兵，或需快速进入高海拔高原区时，可从进入高原前1～2天起用氢氯噻嗪、呋塞米预防；服用上述药物时注意补钾，一般同时给予果味钾；根据临床经验，进入高原前3～5天开始适当服用人参、黄芪、茯苓等中药或相近功效的中成药，如高原安、红景天、复方党参片、西洋参含片、参麦片、丹参滴丸等，可增强机体对缺氧的耐受性，促进机体对缺氧的习服，对神经系统、心血管系统、呼吸系统有调节作用，提高机体在应激过程中的代偿作用，增强机体对各种有害刺激的防御能力，在预防或减轻急性高原反应方面有明显的效果。

（金　宏　袭著革）

gāoyuán hóngxìbāo zēngduōzhèng liúxíngbìngxué

高原红细胞增多症流行病学

（erythrocythemia epidemiology in military highland environment）对高原低氧环境中军人高原红细胞增多症的发生、分布规律、影响因素和防护措施的流行病学研究。平原移居高原的人群，由于长期生活在低氧的环境，导致外周血红细胞、血红蛋白、血细胞比容过度增加，并伴有组织器官的充血、血液淤滞及缺氧性损害等临床症状及体征，称为高原红细胞增多症，简称高红症。绝大多数发生在海拔3000m以上的移

居人群，但高原世居者和低于3000m海拔地区的移居人群也有发生。当患者移居到低海拔地区后，其临床症状逐渐消失，如果再返回高原则病情复发。

发病状况　多发生于海拔3000m以上的高原地区，其发病率与海拔高度、性别、吸烟和饮酒状况、年龄、军事作业强度（劳动情况）、体态、睡眠状况及局部生活环境等因素有关。流行病学调查表明，在同一海拔高度移居人群的发病率明显高于世居人群，男性明显高于女性，并且还与移居时间存在明显的相关性，但具体发病率各地报告不一。国外报告的高原红细胞增多症发生率，安第斯山约为1%，科罗拉多约为1.25%。中国报告的高原红细胞增多症发生率，西藏高原地区总体为1%～70%，其中拉萨市为2.5%；青海约为4.0%；西藏军区总医院1975年在那曲对840名部队官兵和其他汉族移居者的调查显示，总体发病率为57.9%，其中女性的发生率为14.3%，明显低于男性。

影响因素　①海拔高度：海拔高度是引起高红症患病的基本因素，易发生在海拔3000m以上的地区，且患病率随海拔的升高而增高；但在海拔2000多米的地区亦偶有发生，多见于平原移居高原者。不同海拔高度高红症的患病率见表。②性别：男性的高红症患病率明显高于女性，其原因可能与男性的活动程度及劳动强度均明显大于女性有关；另一方面是男性激素刺激促红细胞生成素分泌，致使红细胞生成增多，而女性激素抑制促红素的分泌，致使红细胞生成减少。③年龄：高红症患病率是否与年龄有关，

有不同的看法，但大量资料提示，高红症患者的年龄多在 40 岁以上，儿童病例十分罕见。④军事作业强度（劳动强度）：在高原地区从事体力性的军事作业，尤其是重体力性的军事作业，易诱发此病。体力劳动时，机体需消耗大量的能量，组织器官的耗氧量增加，导致在高原低氧环境下，氧的供需不平衡，致使易发生红细胞增多症。⑤吸烟、饮酒：吸烟、饮酒对高红症的发病有一定影响。低氧时，一氧化碳与血红蛋白结合力相对较强，使血氧饱和度下降，加之长期大量吸烟引起肺功能损害，动脉血氧分压下降，加重机体缺氧，刺激红细胞过度增生。⑥体态：高红症易发生于体形高大和肥胖的人群，其原因可能是体形高大和肥胖的人群，耗氧量高，易出现低氧血症，刺激机体红细胞过度增多，导致高红症。⑦睡眠状况：易出现呼吸周期变化者，甚至有睡眠呼吸暂停综合征的个体，易患高红症。高原低氧是高红症患者发生睡眠结构（睡眠时间和有效睡眠指数减少，总觉醒时间增多）和呼吸变化（出现周期性呼吸，呼吸暂停）的主要原因，而睡眠和呼吸紊乱又进一步加重低氧血症，进而促进红细胞过度增生。

表 不同海拔高度高红症的患病率

海拔高度（m）	患病率（%）
1500 及以下	0
2260	0.2
2800	1.3
3200	4.5
3750	10.5
4100	14.5
4500	20.0
5000	29.0
5300	69.2
5450	78.9

防控措施 首先，要养成良好的生活习惯，戒烟酒，注意劳逸结合、合理休息，注意饮食、要平衡膳食、合理营养；其次，要进行呼吸功能锻炼，可采用"深呼吸法"，每天 3 ~ 5 次、每次 10 分钟，长期坚持；再次，要积极预防疾病的发生，特别注意防治心肺疾病的发生；最后，如果发生了高原红细胞增多症或有发生此症的先兆，最好脱离低氧环境或转入低海拔地区，以防病症发展为高原红细胞增多症或加重病症，大多数高原红细胞增多症预后良好，在返回平原后病情可恢复，血液学指标也可恢复正常。

（金 宏 袭著革）

gāoyuán jūnshì zuòyè huánjìng xīnlǐ zhàng'ài liúxíngbìngxué

高原军事作业环境心理障碍流行病学（psychological disorder epidemiology in military highland environment） 对高原低氧环境引起军人心理障碍的发生、分布规律、影响因素及防护措施的流行病学研究。高原心理障碍是急性高原反应的一种症状。高原环境在影响人体生理功能的同时，也会对人的心理产生一定的影响，包括影响机体的感觉能力、知觉能力和判断、操作能力等心理层面。高原心理障碍主要表现为认知障碍、情绪情感障碍、神经精神症状等。①认知障碍：高原环境暴露对人体的认知功能影响明显，会影响人的视觉、听觉、触觉、感觉等，引起人体的感觉、知觉降低，严重时可引起人们的错觉和幻觉，还可造成人们的思维障碍和记忆障碍，引起注意力降低和智力水平降低。②情绪情感障碍：高原环境暴露使人体的情感淡漠、脆弱和情绪低落、抑郁。③神经精神症状：高原低氧环境可引起官兵产生抑郁症、焦虑症、恐惧症、神经衰弱等神经精神障碍症状。

发病状况 军事作业环境影响军人心理健康。中国有关军人心理问题的研究刚刚起步，研究资料不多，并且对军人心理状况的研究可能涉及某些军事机密，因此没有确切与具体的数据或有些数据难以准确地评价军人的心理问题。

中国人民解放军有关军人心理问题的研究主要采用问卷调查的方式，一般采用症状自评量表（symptom checklist-90，SCL-90）和特质应对方式问卷（TCSQ）进行心理健康测评。有报道采用整群随机抽样调查的方法，调查了驻西藏高原的1500名官兵，结果显示，与内地平原地区人群相比，除人际敏感因子分外，他们的SCL-90 评分均有所增高；与内地平原军人相比，躯体化、焦虑、敌对因子分均增高。有研究者对驻守海拔高度3770 ~ 5390m官兵的SCL-90测评结果显示，其躯体化、焦虑、恐怖等因子得分高于内地平原军人；除人际关系外，其余各因子得分均高于内地平原地区青年人群；官兵心理健康水平下降，个别心理素质较差者甚至出现了心理障碍；表明长期驻守高原的军人心理健康水平低于内地青年和军人平均水平。

通过对驻扎高原的官兵、出入高原的新兵、驻高原的汽车兵、高原实弹演习的战士、高原快速反应部队官兵、高原驻外训练军人等，采用SCL-90进行心理状况评价，并与内地平原成人和内地平原军人的调查结果比较，均获得了一致的结论：高原军人的SCL-90总分、总均分、阳性项目数、躯体化、强迫、人际关系敏感、恐怖、抑郁和焦虑等因子分均高于内地平原军人、内地平原成人和内地平原青年的平均水平，表明高原环境对军人的心理具有明显的负面影响。

影响因素 高原环境是导致高原军人心理障碍的重要原因，但同样环境条件下同一事件在不同的人群中可引起不同程度的心理障碍及精神症状，表明心理障碍的发生与多种因素有关，如个体的文化素质、对事件的应对方式、个性特征等。具体的诱发因素包括：①环境因素。人体初入高原，对高原生活和工作需要有一个适应过程，因此在官兵进入高原的过程中，如果条件允许，宜采用阶梯适应法，逐步登高，进行低氧习服训练，从而减轻高原反应和不良情绪反应的发生；入伍前居住地较偏远的士兵能相对较好地适应高原环境；上级对下级的关心程度和战友间良好的人际交往也是影响官兵心理健康的重要因素；部队民主、科学的管理方式及适当缩短高原连续守防时间，对维护官兵心理健康有积极的作用。②应激事件。高原的自然条件恶劣，经常遇到大风沙、雪崩、塌方、路断、翻车、大雪封山等情况，工作任务强度大，任务往往急、难、险、重，给官兵带来较多的压力和考验，对人的心理和精神健康产生影响；战友患高原疾病，甚至有人因此而失去生命；战友执行任务时遇难；家庭、父母、妻子、子女的发育和教育等；这些问题都会带来官兵的心理应激，从而导致心理障碍。③个性特征。个性特征是一种稳定的心理过程，对个体的意志、情感、行为等方面都有明显影响；人的个性可影响其对生活事件的感知，甚至可以决定事件的形成；个性特征对心理健康有不可忽视的作用，情绪不稳定和有精神质个性特征易促发负性情绪；个性还与应激反应的形成和程度有关，同样的生活事件在不同个性的人身上可出现完全不同的心身反应结果。④其他因素。低年龄、低文化程度、精神疾病家族史、经历较多的负性生活事件等，是导致心理问题的危险因素，使这些个体在不能适应紧张的部队生活时，产生心理障碍或精神疾病。

防控措施 高原地区的人文环境与内地有明显的不同，高原地区人口稀少、居住分散、环境艰苦，会使移居者感到单调与孤独，产生不同的心理负荷，进而产生各种心理障碍。因此，军事作业过程中心理卫生保健工作主要应从作业者的心理活动准备和军事作业环境与条件改善两个方面入手。军事作业者应充分估计到在作业过程中可能出现的各种问题，过高估计易产生畏惧和不安心理，而过低估计又可导致松懈和不必要的失误。要充分调动每名作业者工作的积极性，努力提高劳动生产效率，又要切实关心作业者身心健康，帮助作业者克服各种不良心理状态的影响。为改善进驻高原者的心理状态，可采取如下一些措施。

提高对心理状态重要性的认识 人的心理本质是客观现实在大脑中的反映，心理现象是物质世界中真实事物在人的思想意识中形成的表象，而不同的心理状态影响着人们的行为；良好的心理状态可催人奋进，主动适应和习服高原低氧特殊环境，勇于克服高原环境对人体所造成的种种困难，完成各项工作任务，实现既定目标；恶劣的心理状态可使人萎靡不振、顾虑重重，缺乏适应高原的信心，很难胜任在高原环境所承担的各项工作任务，甚至缺乏高原生活的基本能力。

掌握心理状态变化的规律 任何心理活动都是通过一定的语言、行为和工作业绩表现出来的；要认真探索高原移居者的心理特征，力求以最优的心理保健方案影响官兵的心理活动，以利于高原移居者高山疾病的防治，促进其健康。

引导和培养人们建立良好的心理状态 进入高原后，绝大多数人会感到不适应，产生强烈的心理压力，出现不同程度的紧张和焦虑（个别人是抑郁）情绪；长期处于这种恶劣的情绪状态，可以直接损害身心健康，为了减轻和消除紧张焦虑情绪，保持心理平衡，应采取一些"心理防御机制"的应对措施，以消除烦恼和压抑，恢复心理平衡。常见的"心理防御机制"包括：①文饰作用（又称合理化）。当遇到身体不适或心情不如意时，寻找一个可以说服自己的理由，为自己解围，以恢复心理平衡。②投射作用。当人们因对高原不适应而产生焦虑时，一想到别人也会出现与自己相同的高原不适反应（甚或高原病）、且症状体征可能比自己更为严重时，心理往往也能平静许多。③诙谐幽默。在日常的相互交流中，可采用谈笑风生的方式，放松心情，这是解除紧张焦虑的妙法之一。④升华。这是一种积极的高级心理防御机制，一个心理不顺或情绪受挫折的人，一旦把自己的奋斗目标转向有益于社会的高级意向，并为此全力以赴，就会将个人的困难、愤怒、紧张和压抑等置之脑后，心理平衡达到了高思想境界的忘我水平，这往往有助于调整心态，在工作岗位上作出较大的贡献。⑤交谈宣泄。这是一种重要的心理调整机制，当一个人在远离内地的高原地区从事艰苦的作业时，高原反应加上孤独伤感常使人情绪低落，此时如能找到知心者，把自己的负面心情向其倾诉，可有效地减轻心理压力。⑥紧张转移。外界某种刺激使人体产生紧张和焦虑心态时，安排适宜的文艺活动（如轻歌曼舞、弹琴、作画、下棋、游戏等），把因紧张焦虑而使体内蓄积的异常能量释放出来，以达到消除紧张情绪的目的。⑦身心松弛法。放松全身或局部的肌肉，同时自觉地排除脑中杂念，保持意静，如太极拳（剑、扇等）、瑜伽、按摩、放松训练等，可以消除紧张和焦虑情绪。

加强宣传、消除顾虑 一般的高原移居者往往对急性高原病有不同程度的片面和不科学的认识，因此会产生不同程度的顾虑（如孤独、恐惧、渴望返回平原等）。为此，要加强宣传教育工作，用理论知识和实际事例进行深入细致地说服工作，让进入高原的官兵从思想深处消除顾虑，树立起完全可以适应高原环境的自信心。

积极防治急慢性高原疾病 良好的心态是有效防治高原疾病的前提，而及时有效地治疗高原疾病又可以促进高原移居者良好心理状态的建立，二者相辅相成，可互相影响。

（金　宏　裘著莘）

gāoyuán jūnshì zuòyè huánjìng
shuìmián zhàng'ài liúxíngbìngxué

高原军事作业环境睡眠障碍流行病学

（somnipathy epidemiology in military highland environment）　对高原低氧环境引起军人睡眠障碍的发生、分布规律、影响因素及防护措施的流行病学研究。高原睡眠障碍是急性高原反应的一种症状。高原环境可影响机体内环境的平衡，导致体内的代谢失衡和睡眠功能紊乱。高原睡眠障碍的主要表现为入睡困难、频繁觉醒、周期性呼吸、夜间呼吸窘迫、睡眠性低氧血症、睡眠时的心脏节律改变和高原困倦等，高原睡眠障碍可表现为其中的一种，也可以是几种的综合。据报道，在海拔3000m以上地区的移居者中，睡眠功能障碍者达83%；高原睡眠障碍主要影响神经系统功能，另外对消化系统功能也会产生明显的影响，可导致胃肠功能紊乱，还可明显增加心理压力，从而进一步加重睡眠障碍，造成恶性循环。

发病状况　军事作业环境影响军人的睡眠状况。中国有关睡眠状况的研究不少，但针对军人睡眠状况的研究刚刚起步，而针对高原低氧状况特殊环境影响军人睡眠状况的研究资料则更少。因此，没有确切与具体的数据或有些数据难以准确地评价高原军事作业环境对军人睡眠状况的确切影响。

有关高原军人睡眠状况的研究主要采用问卷调查的方式，一般采用匹兹堡睡眠质量指数（Pittsburgh sleep quality index，PSQI）进行问卷调查。有研究认为，初入高原的官兵约70%有失眠症状，即使习服后（进入高原3个月后）也有40%的官兵有失眠症状，失眠发生率明显高于平原军人33.6%的平均水平。中国的研究显示，在4700m高原观察到的周期性睡眠呼吸暂停的发生率占睡眠时间的43.8%；国外报道，在海拔2240m和4270m观察到的周期性睡眠呼吸暂停的发生率分别占睡眠时间的24%和40%。

影响因素　高原低氧环境影响睡眠功能，可致高原睡眠障碍，影响因素主要为：①高原低氧影响神经系统功能，导致睡眠结构改变，引起失眠、睡眠质量降低，进一步加深中枢神经系统的功能紊乱，对高原环境的适应调节能力下降，进而发生高原病、夜间睡眠呼吸暂停综合征、低氧血症等一系列变化。②高原低氧影响中枢性呼吸，引起中枢性呼吸暂停的周期性呼吸；高原周期性呼吸的特征是，潮气量逐渐增加，随后潮气量逐渐减少，如此周而复始。部队急进海拔4660～5200m高原时，夜间周期性呼吸较为普遍，其形式是快速、连续地3～4次深呼吸，接着10～18秒的呼吸暂停。周期性呼吸占睡眠时间的比例有随海拔高度升高而增多的趋势，在海拔2400m时为24%，到达海拔4270m时为40%，6300m时为72.5%，其发生原因可能是随着海拔高度升高，大气氧分压降低，呼吸加深，血中二氧化碳分压下降，呼吸运动被抑制，潮气量降低，于是，再次刺激呼吸中枢发生过度换气。在高原频繁出现周期性呼吸或伴呼吸暂停，可使肺泡的通气量降低，血氧饱和度下降，使机体缺氧加剧，造成睡眠障碍。③高原低氧影响睡眠时的血氧饱和度。血氧饱和度是反映机体供氧程度的重要指标。当血氧饱和度下降到85%时，可出现注意力不集中和精细协调能力下降；当血氧饱和度下降到75%时，可出现判断错误和情绪不稳定等；当血氧饱和度下降到60%就会出现意识丧失。健康士兵的血氧饱和度的检测结果表明，在海拔1400m为95%以上，在海拔3700m为90%左右，在海拔5380m为80%左右；在海拔5100m观察受试者睡眠时与清醒时的血氧饱和度，发现睡眠时的血氧饱和度较清醒状态下下降11.2%，平均血氧饱和度为78%，而在海拔2300m时，人体睡眠时的血氧饱和度仅比清醒状态下下降4.2%。

防控措施 ①合理安排膳食。做到平衡膳食，膳食含有的营养素符合高原移居者的生理需要，能保证人体健康，使人处于最佳的工作状态，并具备相当的应激能力。要养成良好的饮食习惯，饮食应多样化，尽量做到荤素结合，不偏食，不挑食，定时进食，三餐的食量比例适当（每日各餐进食量可安排为：早餐25%~30%、中餐40%~50%、晚餐25%~30%）；保证每天摄入的能量满足能量消耗的需要，满足每日有足够的蛋白质摄入，少食动物脂肪，多食蔬菜、水果，保证维生素和矿物质的摄入量。②有规律地安排好军事作业和日常生活。军事作业强度要适当，要减少夜生活，做到按时睡觉与按时起床，睡前不要进行剧烈的军事训练，不看剧情紧张的电视，不饮浓茶、咖啡等有兴奋性作用的饮料或饮品，不吸烟，必要时入睡前可间断性吸氧，以提高睡眠率。③注意心理调节作用。培养开朗乐观和心胸豁达的情操，放松精神，最好养成一两项放松身心的业余文体爱好，文艺活动是防治失眠的重要方法，也是消除失眠和疲劳的良方。④防治药物。醋氮酰胺（乙酰唑胺）是一种碳酸酐酶抑制剂，临床多用于治疗青光眼和脑水肿，能减少房水和脑脊液的产生，且具有一定抗自由基损伤作用。有研究显示，在高原口服醋氮酰胺可增加肺通气量，提高血氧饱和度和睡眠质量，在防治急性高原反应方面也有较好效果。醋氮酰胺已被美国食品药品监督管理局批准为针对这一适应证的唯一药物。红景天制剂可提高动脉血氧分压和血氧饱和度，改善机体组织器官供氧，减轻低氧下氧自由基损伤，因而广泛用于高原病的预防和治疗，其对高原睡眠呼吸紊乱也有较好的调节作用。

（金 宏 袭著荜）

kēngdào liúxíngbìngxué

坑道流行病学（tunnel epidemiology） 对坑道作业人员常见疾病的分布、影响因素及防控措施的流行病学研究。此方面国外情况通常保密，不易查到，这里只简单介绍中国的情况。

发病状况及危害 坑道分为战略坑道、通信坑道、指挥坑道及物资坑道等，是相关部队官兵训练作战与生活的基本场所。坑道内环境狭小，空气流通受限，常年不见日光照射，相对阴暗潮湿，加上各种仪器设备、武器装备的运行，人员的活动可产生大量理化及生物有害因素。坑道内环境特点易引发肠道传染病和呼吸道传染病等多种疾病。其他国家军队坑道流行病学相关资料较为匮乏，中国人民解放军坑道疾病年均构成前5位依次是呼吸系统疾病、消化系统疾病、神经系统及感觉器官疾病、损伤和中毒、皮肤和皮下组织疾病。中国人民解放军1996~2005年坑道内组和坑道外组共发生法定报告的传染病15种，其中乙类传染病9种，丙类传染病5种，其他传染病1种，无甲类传染病发生。坑道内组传染病年均发病率居前列的主要有急性胃肠炎、急性出血性结膜炎、流行性感冒、病毒性肝炎及细菌性痢疾等。造成作业人员健康受损，影响部队战斗力。

影响因素 坑道流行病的发生主要与环境因素、致病因子和宿主因素有关。①环境因素：坑道内空气流通受限，常年不见日光照射，坑道内设备运行、弹药发射以及人员活动产生的各种有害物质难以消除，如未能及时采取有效的消毒措施，容易造成空气中和物品表面存在大量的致病微生物，引发多种疾病。②致病因子：坑道内存在多种致病微生物，包括各种细菌、真菌和病毒等，可引起支气管炎、肺炎、腹泻等多种疾病。坑道内环境具有湿度大、温度变化范围小、通风不良等特点，容易导致微生物大量繁殖。有调查显示，坑道内细菌总数比坑道外高53.3%。③宿主因素：坑道生活环境艰苦，训练和作业强度高，饮食、饮水卫生条件较差，作业人员心理压力大、情绪不稳定、易产生紧张、焦虑等精神心理因素，人员长期在这种环境下生活导致机体免疫力、胃肠道抗病能力下降，加之有些单位卫生条件差、医疗卫生保障不健全，易造成各种疾病的发生。

防控措施 相关卫勤部门应高度重视坑道流行病的防治工作。主要措施包括：①抓好卫生管理工作，改善坑道环境卫生，做好饮食、饮水、粪便的管理，做好防蝇灭蝇、灭鼠等工作，保持环境清洁和通风换气。②加强部队官兵健康知识教育，督导官兵养成良好的个人卫生习惯。③建立健全基层卫生保障制度措施，提高基层军医诊治水平，做到及时发现病情，正确诊断，有效治疗；同时还应采取营养和药物等预防措施。采取一系列措施，达到降低发病率，保障官兵健康，提升部队战斗力的目的。

(林本成 裘著革)

hǎidǎo zhùjūn liúxíngbìngxué

海岛驻军流行病学 (island garrison epidemiology)

对海岛部队军人疾病的发生状况、分布特点、影响因素及防控措施的流行病学研究。海岛分布广泛，处于寒冷、高温、高湿、高盐、多台风及强辐射等多种特殊自然环境。驻岛部队地处偏远的海防前沿，远离大陆，条件艰苦，补给困难，生活单调，作业强度大；同时，还承受着特殊自然环境的影响，以及驻地岛屿特有的自然疫源性疾病的侵害，形成了特殊的驻岛部队海岛流行病特征。此方面国外情况通常保密，不易查到，这里只简单介绍中国的情况。

发病状况 心理疾病、自然疫源性疾病、地方传染病、皮肤病、特殊环境因素损伤等是海岛驻防部队的常见病和多发病。边防海岛地处偏远的海防前沿，远离大陆，环境闭塞，条件艰苦，驻岛部队生活单调，训练任务重，来自社会及家庭的支持较少，易使官兵产生焦虑、偏执、抑郁等心理问题或感到心理压抑，诱发心理疾病。中国南海众多海岛中，部分是恙虫病的疫源地或可能疫源地，驻岛军人多为外来人群，恙虫病发病率较高。当部队进行野营拉练、海训、驻训、野外施工等活动时，极易发生恙虫病。患者症状为发热、焦痂、皮疹、淋巴结肿大等，每年7～8月为高发期。黄毛鼠、社鼠、大麝、大林姬鼠、大仓鼠和兔为恙虫病的宿主动物。地里纤恙螨、小盾纤恙螨、高湖纤恙螨、海岛纤恙螨为恙虫病的主要媒介。地处寒区海域岛屿的气候特点是寒冷潮湿，

受特殊气候条件等因素的影响，感冒、风湿和类风湿性疾病、浅部真菌皮肤病、病毒性皮肤病、湿疹、浸渍足、消化系统疾病等是驻岛部队的流行性疾病。地处热区岛屿的气候特点是高温潮湿、雨量充沛，受气候条件的影响，驻岛部队的常见病多发病主要有上呼吸道感染、皮肤病、单纯性腹泻、关节炎等。海岛驻地条件较差的驻岛部队各种皮肤真菌病的发病率较高，其中，浅部真菌病发病率较高。

影响因素 海岛远离大陆、环境闭塞，条件艰苦、生活单调等特殊环境条件是诱发驻岛部队心理疾病高发的主要因素；海岛特殊的自然生态环境是诱发驻岛部队患自然疫源性疾病的主要因素；海岛的自然地理和气候环境，如地处远海、台风寒潮频繁、气温多变、气候潮湿、空气中盐分含量高，以及淡水供应紧张，洗澡用水盐分含量高等，是诱发上呼吸道感染、皮肤病及关节炎的主要原因。此外，地处边远海域，缺少新鲜水果蔬菜，水源水质差，气候潮湿闷热，军人长期在高温高湿环境里穿用胶鞋及化纤物，部分人员卫生习惯不良，医疗条件差及药品少，就医不方便，患病后不能及时诊治，也是导致驻岛部队各种疾病的重要影响因素。

防控措施 针对海岛部队的心理疾病，改善生活和工作条件，加强医疗保障和心理疏导，普及卫生知识，丰富业余生活，是有效的防治措施。对驻岛部队官兵有针对性地开展健康教育，增强自我保健意识，普及卫生知识，培养良好的个人卫生习惯，加强个体防护和医学保障措施，改善工作和生活条件，以降低皮肤病的患病率。中国南方地区的恙虫

病属夏季型，可通过采取灭鼠、灭螨、应用个体防护药物和健康教育等综合性预防措施，有效控制恙虫病的发病。

(马强 裘著革)

biānfáng zhùjūn liúxíngbìngxué

边防驻军流行病学 (border garrison epidemiology)

对边防军人疾病的发生状况、分布特点、影响因素及防控措施的流行病学研究。边防部队驻地的范围广、地处偏远，地理环境、气候条件、自然动植物种类、人文背景、社会经济状况、部队执勤训练情况等迥异多样，边防驻守部队受驻地自然、社会、传染病和自然疫源性疾病等诸多因素的影响，易患各种各类的疾病，呈现区域性、气候性等特点，形成不同边防驻地不同疾病的特有的边防流行病学特征。自然疫源性疾病、地方传染病、皮肤病、特殊环境因素损伤等是边防部队的常见病和多发病。此方面国外情况通常保密，不易查到，这里只简单介绍中国的情况。

发病状况及危害 中国边防驻地多处偏远地区，自然生态原始，许多地区是自然疫源性疾病的疫源地。自然疫源性疾病主要是虫媒疾病，边防军人在执勤和巡逻过程中易被媒虫叮咬，极易感染当地的自然疫源性疾病，使之呈现明显的区域性特征。中国东北边境地区大都是牧区，森林茂密、草原丰富，是森林脑炎、Q热、流行性出血热、蜱传斑点热、斑疹伤寒、鼠疫、莱姆病等自然疫源性疾病的疫源地。中国西北边境地区荒漠及半荒漠地理景观明显，是蜱传斑点热、Q热、鼠疫、土拉菌病、布鲁菌病、蜱传回归热、黑热病等自然疫源性疾病的疫源地。中国西藏的藏南边

防地区，是立克次体病的自然疫源地，并有流行性斑疹伤寒、蜱传斑点热、Q 热等流行性疾病。中国西南边境（如云南、广西）地处亚热带山岳丛林地区，疟疾是当地一种自然疫源性疾病，每年 6～10 月为高发季节。中国东南沿海边防地区，恙虫病是主要的自然疫源性疾病。此外，因边防地区经济不发达，卫生条件落后，一些传染病如结核病、流行性脑脊髓膜炎（简称流脑）、甲型病毒性肝炎（简称甲肝）、流行性感冒（简称流感）、肠道传染病等极易暴发流行。边防军人绝大多数来自内地无疫区，是无免疫人群，容易受到当地自然疫源性疾病和流行性传染病的感染，健康受到威胁。

受边防驻地自然地理和气候条件的影响，边防部队所患疾病还呈气候性特征。地处亚热带地区的边防部队，皮肤真菌病的发病率也较高。例如，中国南方边防某部队皮肤真菌病发病率可达 57.8%，占皮肤病发病率的第一位。皮肤真菌病的病原菌主要有红色毛癣菌、石膏样毛癣菌及猴毛癣菌、絮状表皮癣菌等。气温高，湿度大，雨季长，雨量大，丛林密布，驻守部队生活条件差，训练强度大，出汗多等，是皮肤真菌大量繁殖与感染的重要原因。亚热带地区皮肤真菌病发病率高，给边防军人带来一定的痛苦。此外，因气候炎热潮湿，驻守热区的边防部队还易患中暑等疾病（见高温军事作业环境流行病学）。地处寒冷地区的边防部队，因气候寒冷，冻伤是常见病和多发病（见高寒军事作业环境流行病学）。地处高原地区（如中国青藏高原）的边防部队，因高原氧气稀薄，高原病是威胁边防部队健康的主要疾病（见高原军事作业环境流行病学）。

影响因素　边防驻地的地理环境、气候条件、自然动植物种类、社会经济状况、人文背景及部队执勤训练生活情况等是影响边防流行病的主要因素。地理环境包括平原、高原、沙漠、戈壁、海岛、山地、丛林等，气候条件包括寒冷、干热、湿热、阴雨、暴晒等，自然动植物因素包括森林、草原、戈壁沙漠等，社会经济状况有经济发达、欠发达、不发达等地区，人文背景有不同宗教、种族、文化等的各种差异，不同区域边防部队的巡逻有步行、车载、骑马、巡视、站岗等不同方式；这些因素都会对边防部队的健康和疾病情况产生影响。

防控措施　根据边防部队流行病学种类多和影响因素多的特点，有效实施防控措施的基本原则是因地制宜。①针对边防部队驻地的自然疫源性疾病和传染病，要做好边防部队营区的卫生防疫工作，预防疾病的发生。同时，边防部队官兵在巡逻、执勤进入疫区时，做好个人的防护，及时清除落于身上的游离蜱等虫媒。平时，还要注意普及卫生知识，让部队官兵养成良好的卫生习惯，这也是预防自然疫源性疾病和传染病的有效措施。②针对边防部队的皮肤真菌病，配备皮肤科医生及高效抗真菌外用药物，并且做好皮肤卫生知识的宣传与学习，做到预防为主，发现病情，早诊断，早治疗。③针对自然环境地理和气候因素的损伤和边防疾病，要加强卫生防护装备的配备，积极加强边防军人身体锻炼，促进习服；同时还要采取营养和药物等预防措施。

（马　强　袭著革）

jūnshì hánghǎi liúxíngbìngxué

军事航海流行病学（military navigation epidemiology）　研究军事航海人员的疾病与健康分布及其影响因素，制定与评价预防疾病和增进健康措施的学科。是军队流行病学与航海医学的交叉边缘学科。它的产生是现代流行病学与航海医学发展的必然结果。研究目的主要是揭示军事航海人员在航海特殊环境下疾病分布、发生、传播、转归及预防控制的规律，探索和评价航海特殊环境因素对航海人员疾病与健康的影响，研究有效措施、技术、方法和装备预防航海人员疾病和健康损害的发生，控制和减轻其危害程度，保障军事航海人员战斗力。

学科形成和发展　军事航海流行病学的形成和发展与人类航海实践的兴起和快速发展密不可分，是随着各国海军的发展壮大而逐步形成和发展的。公元前 2500 年古埃及海军诞生到公元 10 世纪的古代桨船时代，古希腊、古罗马海军的舰船上就配属有海军医生，开展海上战伤救治工作，并有相关疾病描述的文字记录。公元 10～18 世纪随着造船和航海技术的进步，海军进入帆船时代，舰船开始远洋航行，船员们定居在舰船，由于舰船生活卫生条件恶劣，疾病发生开始多于战伤。海军军医逐步认识到舰船上疾病的发生流行与舰船环境和卫生条件恶劣、体力劳动繁重、营养不良、淡水供应不足等因素密切相关。远洋航行带来传染病和维生素缺乏症的严重威胁开始受到重视，伤寒、霍乱、痢疾、疟疾等传染病流行暴发和坏血病肆虐成为影响海上战争结局的重要因素。1754 年英国皇家海军医生詹姆斯·林德（James Linder）发表了

《论坏血病》，提出在舰船员中普遍出现的坏血病与船员饮食结构有关，新鲜水果的缺乏与坏血病的发生有密切联系，提出食用新鲜水果或柠檬汁可防治坏血病。1757 年和 1761 年詹姆斯·林德相继提出保护海员健康的最有效的方法、海水蒸馏以供饮用、预防斑疹伤寒的途径等建议，解决了当时存在的健康损害问题，促进了航海流行病学研究的深入开展。随着科学技术现代化变革的快速发展，军事航海技术和装备得到极大发展，军事航海人员伤病出现新的变化和预防控制需求，为更好地适应军事航海医学保障需求，各国开始兴办海军医学专业培训院校和科学研究单位，军事航海流行病学的研究进入快速发展阶段，研究内容和学科体系逐步健全和完整。20 世纪中期，以维护航海人员健康、提高航海作业能力和效率为目的的医学研究发展迅速，军事航海流行病学成为航海医学中的重要学科分支，由此确立了军事航海流行病学学科。

中国古代的造船和航海技术曾经居世界领先地位，但留下的航海医学文献极少。相关文献可以追溯到明代大航海家郑和，郑和的船队中配有医官和医士，负责治疗船队人员伤病和沿途采集药物，此外，他们对航行地域的物产、风俗习惯、气候和"瘴气"等情况进行调查，此为军事航海流行病学侦察的雏形；他们在航行中采取药物沐浴以预防疾病、重视给养和淡水的贮存和供给卫生，此做法为航海船员预防传染病的发生和传播、加强饮食饮水卫生防止食物中毒等作出了贡献，奠定了中国航海医学实践的基础。中国近代海军于 1865 年创建之后，效法西方海军卫生工作，制定了一系列预防传染病、维护海军人员健康的规章制度，并将西方国家海军舰艇常见病、多发病的预防知识传播介绍到中国。中华人民共和国成立后，现代军事航海医学体系在新中国逐步建立起来，1954 年设立了"海军流行病学"学科，在海军医学研究所组建了海军流行病学研究室，在海军后勤部卫生部组建了海军卫生防疫队，在海军各舰队和基地设立了卫生防疫检验所，开始有系统地开展军事航海流行病学的研究和实践工作，20 世纪 70 年代后海军部队传染病发生率逐年下降不再构成军事航海人员的主要疾病威胁。此外，陆续制定和颁布了一系列的军事航海卫生学标准和规章制度。1978 年在海军医学科学技术委员会中，设立海军流行病学专业委员会。至此，军事航海流行病学作为一门独立的学科专业正式成立。在此后的科学研究和实践中，军事航海流行病学紧贴海军舰艇部队任务需要，积极开展疾病谱、传染病预防与控制、常见病多发病的预防和治疗、航海医学地理、舰艇部队军训伤防治、舰艇特殊环境媒介生物防治、舰艇部队突发公共卫生事件应急处置等内容研究，使该学科得到长足发展，为海军舰艇部队官兵的健康促进和维护作出了巨大贡献。

研究内容 军事航海流行病学主要研究军事航海环境或职业对航海人员疾病与健康的影响，防治疾病增进健康的措施，研究航海人员健康状况的鉴定、预测方法及疾病诊治措施的科学化。主要包括：①航海传染病与感染症的流行病学，主要包括消化系统、呼吸系统和皮肤传染病的研究，还包括寄生虫病、自然疫源性疾病等的研究。②航海职业与环境流行病学，包括职业性疾病和与职业相关的疾病，如晕船、中耳气压伤、高压神经综合征、噪声性听阈偏移等；职业中物理因素、化学因素、生物因素各种安全阈值标准的评价；航海训练伤、外伤与事故的研究。③航海健康流行病学，包括航海人员的健康检查、标准和评价（医学鉴定）及统计报告；对军事航海人员和民用航海人员健康状况及其影响因素进行现况调查与分析性研究，了解其分布特点与规律，提出健康状况确切的评价指标与预测方法；制定保障和增进健康的具体措施。④航海临床流行病学，包括军事航海人员疾病谱、伤残预后与康复研究与评价、医学鉴定方法评价、常见病多发病诊断与治疗方法研究和评价等。⑤航海流行病学侦察，主要是对军事航海所经和停靠地域地方性疾病流行、自然疫源性疾病以及当地卫生资源、卫生状况等进行的信息收集、整理、分析和研究。⑥海上突发公共卫生事件应急，主要是对舰船内发生和流行的急性传染病（包括食物中毒等）进行应急调查、处置和干预，同时制订各项应急预案和标准。⑦舰船环境媒介生物防治，主要是针对舰船中主要有害病媒生物（如蟑螂、鼠类等）开展预防、治理、控制和杀灭等研究，并采取措施降低其侵害密度，实现无害化治理。⑧其他，与军事航海作业环境有关的伤病因果关系研究和预防控制研究等。

研究方法 军事航海流行病学的研究方法既包括传统的描述性研究，又包括现代的分析性研究；既有对疾病与健康的分布及其原因进行研究的方法，如现况研究、病例对照研究、群组研究和干预性研究，也有对疾病的诊治、预后及预测的研究方法，如诊断试验、治疗试验与预后分析；既有以人群群体为对象的现场试验，又有以患者群体为对象的临床试验，还引入检测理化因素、血清学标志、各种组织与分泌物以及病原微生物的实验室实验等。但就研究类型而言，军事航海流行病学研究方法可分为两大类：实验研究和观察性研究。军事航海流行病学研究有其特殊性，主要体现在：①样本量小，且难以找到理想的对照组。②舰船环境常是多因素复合影响，难以进行单一因素健康危害评价，疾病与影响因素的因果关系建立较为困难。③海军舰船环境差异较大、海上任务多样化，即使同型舰船相同任务情况下，由于人数不同、岗位不同、时间长短不同等因素也难以做到研究条件的一致性，具有研究对象和条件的不可重复性。④现代流行病学研究方法和技术正迅速进入军事航海流行病学研究领域，但受到航海特殊环境条件限制，很多方法无法应用到实际中，如饱和潜水条件下无法进行机体侵入性操作（抽血等）、舰船航行中某些检查设施设备受到舰船电磁环境兼容性和舰船稳定性差的影响无法开展等。因此，合理采用科学的研究方法和手段、科学运用医学统计学方法是做好军事航海流行病学研究的必要条件。

与邻近学科的关系 军事航海流行病学是流行病学与航海医学之间的交叉边缘学科，因此与基础医学、军事航海医学等其他学科关系十分密切。①基础医学：军事航海流行病学中很多分析方法是随着统计学方法的发展而建立起来的。医学统计学的随机分组、样本估计、混杂的控制、多因素分析、小样本结果处理等方法都在军事航海流行病学中得到广泛应用。微生物学、免疫学、病理学、分子生物学与生物化学的发展，使得军事航海流行病学对传染病与非传染性疾病的致病因素认识更全面，检测手段更完善，并能把军事航海流行病学研究提高到亚细胞甚至分子水平。卫生学的发展更加丰富了疾病与健康的生态学理论基础，更加明确了环境中的因素与人类疾病和健康的关系，提供了更多检测机体内外环境因素的方法，并为军事航海流行病学提出的一些措施提供理论依据。②军事航海医学：航海医学中的潜水医学、舰艇卫生学、舰载机航空医学、辐射防护学以及航海营养卫生、航海心理学等学科阐明了航海人员发生疾病与维护健康的生理学、卫生学、力学和心理学原理，有助于军事航海流行病学确定航海人员内外环境与其疾病和健康的关系。海勤人员体格检查和医学鉴定（航海临床医学范畴）也提供了航海人员常见疾病的临床医学基础与鉴定方法。海军卫生勤务学明确了海军舰艇部队的卫生管理组织及其在舰艇卫生和航海卫生保障中的主要职责。因此，军事航海医学的各个学科在军事航海流行病学的发展与运用中都起着十分重要的作用。

意义 军事航海流行病学是航海医学中重要的学科分支，不仅可为航海医学其他学科分支提供方法和工具，而且其研究成果可直接为其他学科分支所用，是其他学科分支研究的基础。研究军事航海流行病学的意义包括：①促进海军舰艇卫生保障工作。首先，军事航海流行病学能够应用规范的流行病学方法加以研究，阐明致病因素，提出病因学预防的措施，使航海医学保障工作更有针对性；其次，军事航海流行病学可促进医学鉴定的"检筛－淘汰"型的传统模式转变成"体检－筛选－控制"型的现代模式，筛选出致病危险因素和增进健康的保护因素，从而实现控制的目的。②推动航海医学其他学科的发展。③促进航海临床医学科研的发展，提高诊疗水平。④提高舰艇军医素质和水平。

（巴剑波）

jūnshì hánghǎi chuánrǎnbìng
liúxíngbìngxué

军事航海传染病流行病学（infectious disease epidemiology during military navigation）

对传染病在军事航海人群中的发生、流行过程、影响因素，以及预防、控制和消灭传染病对策与措施的流行病学研究。航海传染病流行病学是军事航海活动中疾病预防与控制的主要内容。

流行状况及危害 军事航海的特点决定了军事航海人员面临着多种传染病感染和传播风险。军事航海人员随舰船离开母港，进入某自然疫源地即为群体性、输入性、健康易感人群，其传染病感染风险主要来自于4个方面：一是军事航海人员进入某自然疫源地后通过各种传播途径的建立感染传染病；二是未经检出的传染病患者或传染源携带者进入舰船导致军事航海人员的感染；三是军事航海舰船受污染的饮用水和（或）食品导致人员的感染；四是某些致病媒介生物侵入军事航海舰船导致人员感染。传染源一旦进入舰船，由于舰船空间狭小和密闭、人员密集且接触频繁、中央集防式环境控制系统等因素，难以在舰船内有效阻断传播途径，从而可以导致舰船内传染病的快速传播和流行。

由于全球传染病自然疫源地分布复杂且广泛，军事航海的全域性特征使得人员得以频繁进入陌生的自然疫源地，作为输入性易感者群体，人员可以在这些地区通过各种传播途径感染传染病并带回舰船。这是传染病进入舰船的主要方式。其中以呼吸道传播、飞沫传播、接触传播、粪口传播等途径传播的传染病尤为重要，有文献报道过流行性感冒（简称流感）、军团病、肺结核等传染病在舰船内传播和流行。2006 年美国海军"罗纳德·里根"号核动力航母一名水手因肺结核住院治疗，776 名有过接触的人员接受体检，其中 34 名被查出感染肺结核，患病率为 4.4%。

海上灾害救助、撤离难民侨民等是军事航海任务的重要形式。通常在自然灾害、战乱、贫困和社会冲突地带的难民和侨民中传染病患病比例较高，这类患者未经检出而进入舰船，极其容易导致舰船人员的感染，主要包括上呼吸道感染、消化道感染等。

军事航海舰船上的饮用水和食品极易受到海水等污染，污染环节可能发生在港口补给、仓储等环节。舰船上饮用水和食品供给的单一渠道，一旦有污染发生，容易导致大量人员的感染和传播，常见的感染包括诸如病毒性急性胃肠炎、副溶血性弧菌性腹泻、沙门菌感染等，其中诸如病毒性急性胃肠炎是舰船上最常见的经水和食品传播的传染病，通常可以波及大多数船员和乘员，甚至影响舰船后续任务的执行。

军事航海舰船在狭水道航行、港口靠泊等期间容易受到媒介生物的侵袭，特别是蚊类、鼠类、蟑螂等可以通过多种途径侵入舰船，给舰船人员带来传染病传播风险。1991～1992 年中国海军曾发生一起舰船鼠传流行性出血热暴发疫情，105 名船员中确诊 27 例，死亡 1 例。经蚊媒传播的疾病包括黄热病、登革热、日本脑炎、基孔肯亚热等在世界范围广泛分布的重要自然疫源性疾病，给军事航海人员带来巨大的健康威胁。

影响因素　军事航海中传染病的发生、传播和流行可以受到季节气候、舰船航行靠泊地、自然疫源地、舰船任务性质，以及人员活动等因素影响。由于舰船海上航行的快捷和便利性，可以在数天内跨纬度航行经历寒暑春秋、跨海域航行经历不同气候类型、跨大洲航行经历不同的自然疫源地，舰船人员面临的传染病风险不尽相同，要求舰船人员相应做好自身防护措施和体育锻炼。军事航海舰船到访港口通常会举行甲板招待会、舰船人员外出休整、军事和文化交流、灾害救援、医疗援助、物资补给等常规性活动，这些活动涉及了人员与当地社会的交往、饮食饮水卫生、医疗服务等，可不同程度地增加传染病的暴露风险。自然疫源地分布的复杂性也增加了传染病暴露风险的不确定性。

防控措施　传染病流行与传播必须具备传染源、传播途径和易感者三大要素。由于舰船的特殊性，在舰船内切断传染病传播途径难以完全做到，有效预防和控制军事航海中传染病传播和流行的关键是阻止传染源进入舰船。此外，保护易感者和舰船内阻断传染病传播的措施也必不可少。①加强全球传染病疫情的监测与预警是做好军事航海传染病预防控制的技术基础。了解和掌握全球不同地域自然疫源性疾病分布和流行动态，监测传染病流行与暴发，做好全球传染病动态预警等均有利于军事航海人员明确传染病感染风险，提高军事航海人员自我防范的意识，并及时采取有效措施保护自身健康。②阻止传染源进入舰船是军事航海传染病预防控制的关键。通常可采取的措施包括加强舰船人员识别传染病风险能力、采取有效传染病防护措施、避免传染病传播风险、加强舰船人员自我健康检查、登船人员传染病筛查、加强舰船人员及水和食品的检验检疫、舰船靠泊做好缆绳、舷梯和货物装载的病媒生物防护等。③做好舰船突发公共卫生事件的应急处置方案和应急准备是军事航海传染病预防控制的重要工作。通常可采取的措施包括依据舰船大小、结构和功能分区特点，明确舰船突发公共卫生事件定义和标准、制定方案预案、备便必要的隔离病房和药材器材，并在平时加强应对舰船突发公共卫生事件应急演练和方案预案的完善。④保护易感者是军事航海传染病预防控制的重要保障。通常可采取的措施包括加强舰船人员的预防免疫接种、储备必要的预防和治疗药物、加强舰船人员健康教育和健康行为养成等。

军事航海活动中各种传染病风险因素较多，各地主要传染病威胁也不尽相同，因此，军事航海人员应依据实际情况调整和加强应对传染病传播风险的措施和方法，尽量减少传染病暴露机会和时间。

加强舰船人员免疫接种的方法尚存在学术争议。一方面，大多数传染病尚没有有效的疫苗（如登革热、MERS、基孔肯亚热等），有些疫苗保护效果欠佳（如结核等），免疫接种并不能完全保护舰船人员形成对传染病的免疫屏障；另一方面，针对全球复杂分布和流行的自然疫源地，如何有效组织免疫接种的方案也存在争议，如美军在伊拉克战争和阿富汗战争前曾组织奔赴前线的军人逐一接种所有可能的传染病疫苗，结果战后研究认为接种多种疫苗可能是导致创伤后应激障碍高发的主要原因。因此，应加强研究论证，做好具有明确免疫屏障作用的部分传染病疫苗的预防接种，如黄热病疫苗、口服霍乱疫苗等。多价疫苗的不断出现和使用也是未来军事航海人员预防接种可以重点考虑的。

针对舰船接受批量难民或侨民的军事任务，要制定稳妥的传染病预防控制的方案和预案，综合考虑大人群检验检疫、收容安置和医疗服务的关系，并采取固定区域收容、加大舰船卫生设施、个人防护用具的供给等措施以防止传染病在舰船内蔓延。

（巴剑波）

jūnshì hánghǎi xiāohuàdào chuánrǎnbìng liúxíngbìngxué

军事航海消化道传染病流行病学（alimentary disease epidemiology during military navigation）

对军事航海人群中消化道传染病的发生、发展、分布及影响因素、防控策略与措施等的流行病学研究。舰船海上航行期间，食物和饮用水实行单一渠道供给，且易受海水及多种污染物污染，容易导致以急性腹泻为特征的急性胃肠炎在军事航海人群中暴发和流行。急性胃肠炎是军事航海人群中发病率最高、波及范围最广、危害最大的消化道传染病。其中，诺如病毒性急性胃肠炎是军事航海人群中最常见的消化道传染病。

病原学　军事航海消化道传染病的主要病原体是病毒、细菌和寄生虫。最常见的病原体为诺如病毒，其他还包括沙门菌、肠产毒素性大肠埃希菌、痢疾志贺菌、霍乱弧菌、空肠弯曲杆菌、产气荚膜杆菌、金黄色葡萄球菌、轮状病毒、肠腺病毒、阿米巴原虫、隐孢子虫、兰氏贾第鞭毛虫、类圆线虫等。诺如病毒引起的急性胃肠道传染病在军事航海人群中最为常见。诺如病毒属人类杯状病毒科，其基因组为单股正链RNA，病毒颗粒呈 26～35nm 二十面体球形；至少有 5 个基因型，其中 GⅡ.4 型是主要的全球流行株；生存力较顽强，在 pH 值 2.7 酸性环境下可存活 3 小时，20% 乙醚 4℃可存活 18 小时，60℃ 30 分钟仍有感染性，能耐受 0.5～1.0ppm 的游离氯，但 10ppm 氯可以灭活诺如病毒，臭氧也容易将其灭活。

流行状况　舰船上，诺如病毒性急性胃肠炎全年均可发病。各年龄段人群普遍易感，由于诺如病毒各亚型毒株间缺乏完全的交叉保护，人感染后免疫力不持久，可反复感染。潜伏期为 24～48 小时。中国学者分析了 1994～2004 年 132 起船舶传染病疫情暴发情况，其中 69 起为诺如病毒性急性胃肠炎。在美国，至少有 50% 涉及航行船舶的食源性急性胃肠炎暴发事件由诺如病毒引起，而在海军舰艇上这一比例还要更高。美国海军舰艇在地中海的 6 个月海上部署期间，2000 名舰员中有 40% 报告至少发生过 1 次急性腹泻，其中 29% 的腹泻粪便标本检出诺如病毒。1996 年美军某航母上发生的一次急性胃肠炎暴发疫情，5 600 名舰员中有 1 800 名患病，其中 67% 的病例明确由诺如病毒引起。2003 年伊拉克战争中，对美国海军 129 例腹泻患者检测显示，诺如病毒是首要的病原，占 23%。2008 年，美国海军舰艇停靠利马港时暴发诺如病毒性急性胃肠炎，82% 的腹泻患者粪便标本呈阳性。

影响因素　海军舰艇由于其特殊的食品和水的供应模式，以及环境相对密闭，是诺如病毒性急性胃肠炎的高发场所。诺如病毒性急性胃肠炎患者、隐性感染者、病原携带者，以及污染的环境均可作为传染源。诺如病毒性急性胃肠炎主要以粪－口途径传播为主，通过污染的食物（包括新鲜水果、蔬菜、生蚝、冰淇淋、鸡蛋、色拉和烘烤食品）、水、物品或接触污染的环境表面和病毒气溶胶进行传播。受污染的水和食物是导致胃肠炎暴发流行的最常见原因。

防控措施　高度重视军事航海中诺如病毒性急性胃肠炎的暴发和流行，积极采取主动预防措施，阻止疫情发生或减轻疫情，防止疫情对舰船战斗力的影响。具体措施包括：①加强疫情监测和信息报告。调查首发病例及疫情传播的先后次序，暴发蔓延时应对诺如病毒进行测序，以监测毒株的进化。②管理传染源。30% 的患者在潜伏期内即排放病毒，密切接触者的二代发病率超过 30%。粪便排毒开始于感染后 15 小时，25～72 小时达到高峰，持续 7～14 天，康复 2～3 天后仍可排毒。因此应处理患者的呕吐物和排泄物，及时、足程地隔离患者和密切接触者。被污染的环境应迅速清理，并用漂白剂消毒，然后冲洗干净。禁食被污染食物，高温清洗污染衣物。③切断传播途径。严格管理食品加工者个人卫生，不允许腹泻、呕吐、喉咙痛、寒战、发热、皮肤破损的人员接触食物加工，食品加工者采用过氧乙酸消毒剂洗手。控制交叉污染，船上应有充足的洗手设施和厕所，不得使用海水冲洗和清洁厨房及食品准备间，防止海水对食物和淡水的污染。在感染暴发期间船舶应加强通风，扩大表面消毒范围。④保护易感人群。尚无可靠疫苗使用，因此应加强对船员的健康教育，提倡健康的饮食、饮水和个人卫生习惯，不食用生或半生海产品。增强自我保护意识，搞好群众性环境净化卫生工作。减少人群对患者的接触暴露，勤洗手。良好的卫生习惯与环境消毒同样重要，对预防病毒传播尤其是在疾病暴发期间十分重要。此外，一旦舰船发生诺如病毒性急性胃肠炎，需要终止本次舰船航程，由专业卫生防疫人员进行全面的卫生洁治和消毒工作。连续两个航程均发生诺如病毒性急性胃肠炎的，应暂时终止舰船的后续航程，由专业卫生防疫人员进行彻底的疫源地消毒处置，并经评估后放行。

（武文斌）

jūnshì hánghǎi hūxīdào chuánrǎnbìng liúxíngbìngxué

军事航海呼吸道传染病流行病学 （respiratory disease epidemiology during military navigation）

对军事航海人群中呼吸道传染病的发生、发展、分布及影响的因素、防控策略与措施等的流行病学研究。舰船舱室密闭、空间狭小、人员密集，容易发生呼吸道传染病在军事航海人群中暴发和流行。世界卫生组织（World Health Organization，WHO）的数据显示，航行船舶上发生的呼吸道传染病呈增高趋势。呼吸系统感染是危害航海人员健康的最常见疾病。

流行状况及危害 根据 WHO 统计，1997 年呼吸系统感染疾病死亡率（13.2%）居全球同期疾病死亡率首位。1996 年中国卫生部统计数据显示，呼吸系统感染性疾病在城市死亡疾病病因中占第 4 位（15.25%）。呼吸系统感染性疾病病原体主要有细菌、病毒、真菌、支原体和衣原体等。传播的主要方式是以气溶胶形式经空气途径传播。

美国海军的监测资料显示，海军舰船服役官兵呼吸系统感染性疾病占医院疾病构成比的 25%～30%。新服役官兵发病率为 80%，其中约 20% 官兵住院超 2 个月。美国海军健康研究中心、美国海军医学中心的研究数据显示，航海环境中常见的呼吸道感染性病原主要有流感病毒、呼吸道合胞病毒、腺病毒、肺炎链球菌、溶血性链球菌、化脓性链球菌、流感嗜血杆菌、肺炎支原体、肺炎衣原体等，长航舰船中真菌性及军团菌肺炎也有报道。传染性病原以流感病毒多见，因全民免疫计划而得到成功控制的结核杆菌、麻疹病毒和腮腺炎病毒所引致的呼吸道感染性疾病在陆军发病率较高，但在航海环境下少有发病报道，这主要与舰员执行远航任务前严格病原体体检筛查有关。美海军资料还显示，在冬季腺病毒所致肺炎约占舰员肺炎发病率的 90%，占呼吸道感染发病率的 72%。尽管美军 95% 官兵都接受了流感疫苗免疫，但由于病原体抗原漂移，流感发病率仍高居不下，航海舰员甲型流感发病率高达 48%。肺炎链球菌发病则直接与人群密度正相关，且从美海军人员分离的病原 35%～70% 对青霉素耐药，有超过 5% 的发病死亡率。航海人群中军团菌肺炎时有发病，从 1976 年该病原被发现命名以来频繁在航行船舶上群体发病。

中国人民解放军疾病谱资料显示，从 1992～2001 年官兵呼吸道感染发病率增幅达 70%，海军官兵呼吸系统感染性疾病增幅则高达 343%。海军长远航任务随航疾病谱中呼吸系统疾病一直居于首位，约占同批次统计疾病谱构成比的 30% 以上。中国海军尚未对航行舰员呼吸道感染病原进行严格的鉴别诊断。中国人民解放军海军医学研究所 2008～2012 年对 10 批次续航舰、潜艇舱室空气细菌的跟踪调查结果显示，中国海军舰船携带的常见阳性球菌为表皮葡萄球菌、金黄色葡萄球菌、溶血性葡萄球菌、溶血性链球菌和肺炎链球菌。阴性菌则以肠杆菌科、假单胞菌属等为主。长航舰船携带菌谱的另一特点是空气检出大量真菌，真菌以分枝孢子菌、黑曲霉菌、青霉菌、各种毛癣菌、黄曲霉菌、杂色曲霉菌等为主。舰船舱室滋生和携带的这些病原菌是呼吸道感染性疾病的重要病因。

影响因素 航海环境中舰船内生活、工作、休息环境单一，人员密集，人员疲劳程度高，营养因素及心因性压力都成为人群易感的主要原因。同时密切接触的公共部位很多，各种表面留存、滋生的致病性微生物可以通过多种渠道在人群中交叉流动，因此舰船感染性疾病发生、发病多无明显季节性。舰船环境高温、高湿，真菌极易生长，真菌及其代谢毒素所致的呼吸道感染性损伤亦多见，这也是航海舰员感染性疾病谱不同于普通人群的主要差别之一。有资料显示，航海舰船舱室微生物多以气溶胶形式经呼吸道传播，10μm 以下粒径的微生物颗粒可以通过支气管到达细支气管，5μm 直径以下的微生物颗粒可以通过细支气管到达肺泡，这些粒径微生物颗粒是引起人体呼吸道感染的主要生物因子，其中 2.5μm 的气溶胶浓度与呼吸系统感染疾病发生正相关。舱室环境中理化因素可加重舰员呼吸道感染发生，物理化学气溶胶常可与生物气溶胶产生叠加损害效应，使得感染更易发生。

防控措施 航行中的海军舰船类似于一个相对独立社区，因此制度建设对疾病防控成效显著，可建立和健全舰船海军舰船突发公共卫生事件应急体系，制定各类针对发生频率高、传播速度快、危害巨大的呼吸道感染病原微生物的预案、处置规范。严格体检和选拔制度，对传染性病原携带者应规避服役，对感染性病原携带者应暂时限制航行任务。例行环境卫生管理，对舰船的空调系统定期进行卫生维护，增加舱室新风量，及时清除生活垃圾，必要时对特殊部位要定期消毒灭菌。加强人群免疫接种，对常发、多发感染性疾病应提高免疫接种率，避免抗菌药物滥用。

（陈双红）

jūnshì hánghǎi jūntuánbìng

liúxíngbìngxué

军事航海军团病流行病学 （legionnaires disease epidemiology during military navigation） 对军事航海人群中军团病的发生、发展、分布及影响的因素、防控策略与措施等的流行病学研究。舰船的空调系统是军团菌滋生传播的最主要来源，滋生于空气处理模块冷凝水中的细菌以气溶胶形式经空气途径传播致呼吸道感染。含军团菌的气溶胶通过空气由人直接吸入肺泡，致使军团菌有机会侵染肺泡组织和巨噬细胞，引发炎症，导致军团菌肺炎。军团菌感染的另一个传播媒介是原虫，军团菌在阿米巴等原虫细胞内的寄生增强了其在环境中的存活能力、传播能力和致病性。水、食物或人与人之间的接触途径不会传播。

病原学 军团病来源于 1976 年 7 月发生在美国费城的一次越战退役军人聚会，参加聚会的约 2 000 名士兵中 221 名感染了肺炎，其中 34 名死亡。经过调查发现病源的起因为空调系统中滋生的一种前所未有的细菌。1978 年国际上正式将这种病命名为军团病。有研究表明，军团病病原有 39 个种，56 个血清型，可致人群感染的有 18 种之多。其中嗜肺军团菌（Legionella pneumoph illa）是最危险的一种，共有 14 个血清型，军团菌肺炎主要是由 1、2 和 4 血清型引起，血清型 6 主要引起庞提阿克热（Pontica fever）。军团病病原主要来源于冷却塔、冷凝器、蒸发器、空气处理模块。通常在环境温度 25～42℃、富氧及富铁条件下生长最为活跃，单一存在并不对人群健康构成威胁。吸入雾化细菌气溶胶浓度达 129CFU 可致感染，达 140 000CFU 可致死。感染潜伏期为 2～10 天，人群感染率可达 0.01%，未经治疗死亡率为 39%～50%。

流行状况 由于普通人群对军团菌普遍易感，军团菌肺炎在社区获得性肺炎中的地位越来越突出（占 2.2%～8.4%）。美国每年军团病病例约11000人，意大利约 150 例。中国 1982 年南京首次证实军团病出现，随后 1989 年在北京、1994 年在上海也相继出现军团病病例。之后几年内又从患者及环境中检出近 60 株军团菌，尤其在办公楼的空调系统、地表含藻水和淋浴设施中都检出了军团菌。中国疾病预防控制中心对上海地区健康人群血清抗体水平调查证明，军团菌早已对中国对象人群构成潜在的威胁，且中国最常见的感染血清型为 1、6、8 和 12。有资料显示，航海环境军团病发生频繁，从 1994～2006 年航行船舶（游船、军舰等）都有军团病群发报道。研究者报告了中国人民解放军 2000 年在北京郊区某新兵训练营地发生的一起博杰曼军团病暴发，感染率为 33.00%，患病率为 8.87%，18 例患者中，肺炎型 2 例，庞提阿克热型 16 例。中国人民解放军海军医学研究所 2010～2012 年对续航舰船进行抽检，从两艘潜艇和一艘护卫舰空调冷凝水中分离出军团菌属。军团病与其他细菌性或非典型肺炎相似、较难单独定义，因此实际航海环境中病例数可能远高于可调查数据。

影响因素 世界各地军团病的暴发几乎都与建筑物的中央空调及供水系统有关。人工水系统是引发人类军团菌感染的重要因素。海军舰船中央空调冷却塔系统采用半开放式结构，空调冷却塔中的水不断地循环、受热、冷却，并与外界相通，极易受到外界的污染。中央空调冷却塔保持的 25～45℃水温正是军团菌生长适宜的温度；如中央空调冷却塔未能及时清洗，沉积在底部的淤泥给原虫类生物提供大量繁殖机会的同时，也为军团菌的生长提供了条件；中央空调冷却塔极易生锈的铁质材料为军团菌的生长提供充足的铁离子来源，为军团菌大量繁殖与增生创造了良好的条件。

防控措施 尚无有效的军团菌菌苗预防军团病的发生，亦无人－人传播的证据，空气传播的特性使切断传播途径的预防措施难以实现，所以加强对军团菌重要传染源——水系统的管理，是预防军团菌发生和流行的关键。首先要加强船舶中央空调水质监测、检测，积极采取措施预防军团病暴发。其次要加强对可能污染源的良好管理，包括定期清洗消毒以及采用其他物理或化学措施减少军团菌生长。例如，对冷却塔定期进行清洗和消毒，并保持注入水洁净；对不常使用的水龙头，使用前冲洗干净。一旦发现军团菌阳性，可将热水升高到70℃，保持24小时，并冲洗水龙头20分钟，冷水保持在20℃以下，也可使用消毒剂处理。除了集中预防和控制措施外，个人预防也很重要，如注意个人卫生，舱室清洁，以及定期进行体育锻炼，提高人体的免疫力。

(陈双红)

jūnshì hánghǎi fēichuánrǎnxìng jíbìng liúxíngbìngxué

军事航海非传染性疾病流行病学 （noncommunicable disease epidemiology during military navigation） 对军事航海人群中非传染性疾病的发生、发展、分布及影响的因素、防控策略与措施等的流行病学研究。军事航海环境可以导致航海人员健康损害，从而影响军事航海人员的作业能力和健康水平。其中航海人员疾病谱是军事航海非传染性疾病流行病学的重要研究内容之一，主要关注航海条件下非传染性疾病的构成、发病率、分布、流行规律及致病因素等，并针对航海特殊环境下的疾病防治提出对策和措施。

流行状况 军队是一个以青年人为主体的特殊群体，在年龄结构、体质、工作性质、生活条件和环境因素等方面与一般人群不同，而海军舰艇部队更具有环境和军事作业的特殊性，因而，在疾病构成、流行和分布上与其他人群具有较大差别。美国海军研究报道的1989～1994财政年度舰艇部队现役军人患病情况数据表明，美国海军水面舰艇部队年发病率1989年为95‰，1990年为93‰，1991年为86‰，1992年为83‰，1993年为77‰，1994年为71‰，呈现逐年下降趋势，美国海军水面舰艇部队人员疾病谱（以1994年数据为例）列前5位的疾病分别为肌肉骨骼系统疾病（大部分为损伤相关疾病，占22%）、妊娠（占13%）、消化系统疾病（占12%）、耳鼻喉及口腔疾病（占8%）、心理疾病（占8%），其余依次为皮肤和乳腺疾病、酒精和药物滥用、循环系统疾病、神经系统疾病、男性生殖系统疾病、女性生殖系统疾病、传染病与寄生虫病、呼吸系统疾病、损伤和营养内分泌代谢病。其中，男舰员发病前3位疾病为骨骼肌肉系统疾病（15.6‰）、消化系统疾病（8.6‰）、心理疾病（5.5‰），女舰员发病前3位疾病为妊娠与分娩（76.4‰）、女性生殖系统疾病（21.5‰）、骨骼肌肉系统疾病（16.9‰）。美国海军潜艇部队年发病率1989年为83‰，1990年为83‰，1991年为77‰，1992年为79‰，1993年为74‰，1994年为61‰，年发病率总体上呈现逐年下降趋势，美国海军潜艇部队人员疾病谱（以1994年数据为例）列前5位的疾病分别为：肌肉骨骼系统疾病（大部分为损伤相关疾病，占28%）、消化系统疾病（占12%）、酒精和药物滥用（占9%）、耳鼻喉及口腔疾病（占7%）、心理疾病（占7%），其余依次为皮肤和乳腺疾病、妊娠、呼吸系统疾病、神经系统疾病、男性生殖系统疾病、女性生殖系统疾病、循环系统疾病。其中男舰员发病前3位疾病为骨骼肌肉系统疾病（17.4‰）、消化系统疾病（7.2‰）、酒精和药物滥用（5.4‰），女舰员发病前3位疾病为妊娠与分娩（70.3‰）、女性生殖系统疾病（22.4‰）、骨骼肌肉系统疾病（22.1‰）。美国海军舰艇部队现役军人年死亡率呈现逐年下降趋势。意外事件、自杀、疾病和他杀占据死亡原因的前4位。尽管意外事件发生率在减少，但仍是致死的主要原因，包括交通事故、枪炮致死、飞机失事、溺水等。疾病导致的死亡在逐年减少，自杀导致死亡发生的有所上升。

21世纪以前，中国人民解放军海军较少开展系统的海军舰艇部队疾病谱研究。随着海军越来越多地执行环球航行、索马里亚丁湾护航等远海军事任务，对远航官兵的疾病谱研究逐步展开。2010年对某护航官兵疾病谱研究表明，长航舰艇人员昼夜发病率为1.3%，水面舰艇长航（153天）官兵所患疾病共29种，以呼吸系统、消化系统、皮肤、骨骼肌肉系统、眼科和口腔疾病为主，均为航海常见病和多发病，与舰艇环境因素和卫生条件有着密切的联系。疾病谱构成比排序在前的为：呼吸系统疾病33%；消化系统疾病 16%；皮肤疾病 14%；口腔疾病 13%；骨骼肌肉系统疾病 12%；视疲劳 6%；晕动病 0.6%。其中，呼吸系统疾病主要发生在远航早期，呈现"前高后低"的发病规律；口腔疾病主要有口腔溃疡和智齿冠周炎，口腔溃疡发病"前高后低"，智齿冠周炎则"前低后高"；骨骼肌肉系统疾病主要在远航后期高发，呈现"前低后高"的发病规律；消化系统疾病、皮肤疾病、眼科疾病等发病较为平稳。2008 年海军逐步在远航舰艇部署女舰员后通过调查研究发现，女舰员在军事航海中的疾病谱构成为：女性生殖系统疾病位列首位，主要出现月经紊乱、下腹部疼痛不适等症状，发病率占女舰员的 90% 以上；其次是晕船，占女舰员的 80%~85%；再次为骨骼肌肉系统疾病，多为外伤和训练损伤，女舰员呼吸系统、消化系统、口腔、眼科等疾病与男舰员无明显差异，皮肤感染性疾病较少。

影响因素 影响海军舰艇官兵疾病谱的因素，可分为环境条件因素、个体因素、训练与作业因素等。

环境条件因素 海军舰艇环境特殊、条件有限是影响舰艇官兵健康、导致疾病发生的主要因素。舰艇在海上航行处于不规则的摇摆颠簸状态，舰艇人员站立与行走需适应舰艇的活动状态，容易对人员骨骼肌肉系统造成冲击和损伤，尤其是新上舰艇人员易发生下肢大关节损伤和炎症、肌肉紧张性疼痛及疲劳性骨骼损伤等疾病。舰艇空间狭小、人员密集接触，且大多数新型水面舰艇和潜艇为全封闭舰艇，存在通风不良、高温高湿、缺乏阳光照射等问题，容易导致舰艇人员呼吸系统、消化系统、皮肤等多个系统疾病的发生。舰艇各种武器装备多，噪声、电磁辐射等有害因素不可避免，影响舰艇人员健康水平，会出现疲劳、失眠等情况，导致消化系统、神经系统、口腔系统疾病的发生。舰艇自身淡水保障能力有限，舰艇人员生活用水受到严格控制，个人卫生情况较不理想，容易发生皮肤感染、口腔疾病等。舰艇远航饮食保障单一，新鲜蔬菜水果保存期短，难以保证饮食中的营养素供给，也容易发生消化系统、营养代谢性疾病。舰艇内照明较暗，舱室色彩单一，用眼频繁，显示屏、警示灯光等对视觉刺激强烈，容易导致人员用眼疲劳，从而出现视物不清、视力下降等情况。此外，舰艇生活比较单调、社会交往固定且范围小、海上茫茫无际，缺少可视物，舰艇人员通信手段缺乏，基本与外界隔离，容易导致精神和心理问题。

个体因素 影响舰艇人员疾病谱的个体因素主要有性别、舰龄、身高、体重、心理因素等。男女舰员疾病谱构成和比例具有很大差异，除了妊娠、女性生殖系统疾病外，女舰员在晕船、骨骼肌肉系统疾病等方面的发生率比男舰员要高；男舰员多出现反社会型人格障碍，并面临精神类药物滥用的问题，而女舰员多面临情感、焦虑和躯体病样精神障碍的问题，女舰员会更多地寻求治疗和帮助，创伤后应激障碍在女性中具有较高的发生率，女性试图自杀的倾向较男性多，而男性较女性更多地完成自杀行为。女军人具有比男性更多地面临性伤害或性侵害的危险。在舰时间长短也是疾病发生的重要影响因素，在舰时间越长，对舰艇的熟悉程度越高，疾病的发生率越低，研究发现新上舰艇人员及临时加强人员在多个系统的疾病发病率显著高于本舰官兵，尤其在骨骼肌肉系统、消化系统、口腔、眼科等方面，可能与舰艇环境的适应性有关。体质指数是反映人员身高和体重关系的重要参数，体质指数过高或过低则容易发生骨骼肌肉系统疾病，同时也会增加晕船等发生率。军事航海人员由于长时间处于狭小空间和固定人群中，生活单调、作业内容缺乏变化，尤其是缺乏外界信息和各种社会家庭复杂因素的输入刺激，容易发生焦虑、抑郁、紧张、躯体化因素增加等问题，通常在舰艇远航前中后期出现规律性的"兴奋－抑郁－兴奋"的心理体验过程，而海军舰艇没有专职的心理咨询师，其他心理调节的资源和手段有限，因此，主要依靠人员自身的心理素质和适应能力进行心理疏导和调节，容易发生心理问题，甚至出现抑郁、消极、情绪化表现、自杀等影响作业能力、健康水平和战斗力的问题。

训练与作业因素 舰艇人员伤病的发生与所从事的专业岗位、训练内容、强度和方法具有密切联系。舰艇岗位分工细化，不同岗位作业对人员要求不一样，机电部门官兵长期处于强噪声（通常在 110dB 以上）、高温、空气油气污染的舱室中，呼吸系统、消化系统、听觉系统、皮肤等疾病的发病率较高；观通部门则需长时间观察各种雷达视屏，操作雷达、高频天线、卫星通信、中低频报务设备等仪器设备，其受电磁辐射较强，用眼频繁，会导致部分疾病的发病率增加；舰务部门、枪炮部门、对空部门、反潜部门等岗位人员劳动强度大、常处于高温紧张大负荷作业中，容易发生骨骼肌肉系统、呼吸系统、消化系统等疾病。海军舰艇的军事训练与陆地不同，受舰艇空间限制，主要开展静体训练，以上下肢力量训练、腰腹训练、技巧训练为主，因此，容易发生外伤性疾病，表现为肌肉拉伤、应力性骨折、腰腿扭伤等。同时，由于训练前运动准备不充分、训练计划不科学、训练时间需根据舰艇任务作业间隙来调节，难以达到长时间、系统的、稳定的周期性军事训练规划，难以保障舰艇军事训练的有效性。此外，舰艇特种作战人员、小艇操纵人员等训练和作业内容风险高，训练强度大，发生各种疾病和伤害的可能性较大。

防控措施 军事航海人员疾病预防应采取综合预防措施，有效降低舰艇官兵疾病发病率。主要措施如下。

健康教育 健康教育是保障舰艇官兵健康的重要措施之一。应充分利用多种途径和渠道，开展疾病预防知识普及和教育、个人卫生常识宣讲、职业卫生防护知识宣教等工作。同时，心理辅导、干预等工作也可以结合健康教育同时进行。

适应性训练 加强人员适应性训练是预防舰艇人员疾病发生的有效手段，针对新上舰艇人员和临时加强人员的适应性训练尤为重要。应在舰艇出海任务前开展抗晕船训练，熟悉舰艇各舱室组成、方位及其功能，熟悉舰艇一日生活制度和日常管理措施，熟悉《海军舰艇条例》及其他规章制度。必要时，可在重大军事任务前开展海上航行训练，对舰艇人员了解舰艇特点、掌握舰艇生活工作规律具有价值。中国人民解放军海军在环球航行、索马里亚丁湾护航、医院船海外任务等重大海上军事任务前均组织任务前航行训练，取得不错的效果。

卫生监督 加强卫生监督，明确危险因素，做好个人防护工作可以有效保障舰艇人员健康，提高人员军事作业能力。海军舰艇主要卫生监督工作有：舰艇重点舱室和作业岗位噪声、电磁辐射、照明、大气质量等舱室理化环境的监测和测量；舰艇饮食饮水供应链的卫生监督；舰艇人员军事作业和训练卫生监督；舰艇人员的心理服务与咨询；舰艇人员膳食营养素调查；舰艇人员个人防护装备使用及其卫生评价等。

改善舰艇环境条件 海军大型水面舰艇和潜艇均为全封闭环境。各种有害物质（有害气体、致病微生物、气溶胶颗粒等）在舱室积聚，而通风换气是改善舰艇舱室环境条件的有效途径。根据海上军事任务的特点和需要，适时增加舰艇的新风量，增加舰艇通风换气的次数，可有效改善舰艇舱室环境，降低人员发病。此外，舰艇定期采取消磁措施，降低舰艇磁场能量和水平，采取有效的隔声降噪措施，增加舱室照明强度，改进舱室内部色彩配置，增加潜艇舱室人工太阳光照射等措施均可改善舰艇环境条件，为人员健康创造好的条件。

特殊岗位作业和训练预防措施 针对舰艇不同作业岗位特点和不同科目训练要求，积极采取有效防护措施和手段，预防伤害和疾病的发生。在高温作业岗位配备冷却背心、低温饮品；在强噪声作业岗位配备噪声防护装具；在舰面工作岗位配备防眩光太阳眼镜；在污物处理岗位和油漆作业时配备呼吸道防护面具和特种作业手套等。给全体舰员配备护膝、抗冲击鞋等防护装具，这些措施的科学使用可以降低环境因素对人员健康的危害。此外，合理安排舰艇人员值班制度，保障舰艇人员的休息和睡眠也是维护和促进舰艇人员健康水平的重要措施。

生活保障 海军舰艇生活保障任务繁重。要做好饮食营养膳食供应和保障，注意饮食和营养的合理搭配，蛋白质、脂肪和碳水化合物占总热量的比例分别为 $11\% \sim 13\%$、$25\% \sim 30\%$ 和 $55\% \sim 65\%$。科学调剂膳食品种，注重营养素平衡，尤其注重维生素类营养素的补充。在条件允许的情况下，保障舰艇人员生活用淡水的供给，为舰艇人员个人卫生提供保障。舰艇应因地制宜地开设图书馆、网吧、运动室、棋牌等活动设施，调剂舰艇生活，调动舰艇人员积极性。

积极救治 舰艇卫生人员及早发现伤病员并开展积极的救治工作，可综合采取药物治疗、减轻工作强度或休息、物理治疗等方法和手段，缓解伤病员病痛，促进伤病的康复，并积极采取人群干预措施，防止伤病的大量出现。严重伤病发生时，立足本舰开展初步医学救治，以稳定病情，挽救生命，同时，积极通过海上舰艇指挥部，协调医疗支援或医疗后送。

(巴剑波)

jūnshì hánghǎi liúxíngbìngxué zhēnchá

军事航海流行病学侦察（sanitary epidemiological inspection during military navigation） 海军部队对作战海域、航行沿途停靠国内外港口地区的卫生与流行病学情况进行的流行病学调查活动。

其目的是查明侦察地区传染病、地方病流行情况，以及影响海军舰艇部队人员健康的相关因素，作出卫生流行病学分析与判断，为舰艇部队制订有针对性的预防措施和计划，防止传染源进入舰艇和有效保护易感舰员，减少因病减员和舰艇突发公共卫生事件发生，保障舰艇部队战斗力奠定基础。军事航海流行病学侦察是一种特殊类型的军队卫生流行病学侦察，与传统的战略要地与战区卫生流行病学侦察相比，具有组织实施方式不同、调查范围广、传染病和地方病种类多、实地侦察困难、时限要求高等特点。

侦察的组织与指挥 军事航海流行病学侦察通常是由一个国家的海军统一组织实施，由海军流行病学及相关学科专业技术人员担任。例如，美国海军是由海军作战部领导，由美国海军医学研究中心组织指挥，以美国本土马里兰州的美国海军医学研究中心、圣迭戈的美国海军保健研究中心为基地，以分布在印度尼西亚雅加达（2013年迁往夏威夷）、埃及开罗和智利利马的3个海外海军医学研究分队为支撑组成的军事流行病学研究体系，具体实施各大战区的流行病学侦察。中国海军是由海军后勤部领导，海军后勤部卫生部具体组织，由海军医学研究所流行病研究室和海军疾病预防控制中心组成专业技术队伍开展军事航海流行病学侦察。并非每个国家海军都组织实施军事航海流行病学侦察，美国海军依托海外军事基地的研究机构，在全球各地长期开展军事流行病学侦察工作，积累了大量数据并建有比较完善的数据库，在信息掌握和传染病流行动态了解等方面具有得天独厚的优势，因

此，欧洲、澳洲、日本、韩国以及其他与美国结盟的国家或地区均能共享到美国海军的相关信息。中国、俄罗斯等国则采取不同技术方法和手段独立进行必要的军事航海流行病学侦察。

侦察内容 军事航海流行病学侦察的范围涉及各大洋及其主要海上战略通道、各大洲沿海地域及其主要城市、乡村和港口。其主要内容包括疾病侦察、自然环境和社会环境卫生侦察、海洋环境卫生侦察等。

疾病侦察主要包括传染病、自然疫源性疾病、地方病等调查。传染病调查主要了解目标地域3～5年传染病流行状况，包括传染病的种类、发病率、病死率、地区分布、时间分布、人群分布、当地防控措施、人群免疫保护率，以及曾经发生的流行事件。自然疫源性疾病调查主要查明目标地域存在自然疫源性疾病种类、疫源地范围、动物间与人间流行程度和方式，以便采取相应的措施预防，主要涉及鼠疫、流行性出血热、钩端螺旋体病、恙虫病、地方性斑疹伤寒、森林脑炎等。地方病调查主要了解目标地域特殊地理环境下，某些疾病的发病率、地区分布、流行特点、引起发病的危险因素及预防措施等，主要涉及克山病、氟中毒及其他急慢性中毒等。

自然环境和社会环境卫生侦察主要包括水源卫生侦察与调查、医学昆虫和动物调查、自然地理环境调查、社会人口卫生调查、社会卫生资源调查等。水源卫生侦察与调查主要是查明淡水水源供给方式、水质是否符合战时饮水卫生标准、水源周围水媒传染病调查、水源卫生地形学与卫生状况调查、水源供水量调查及水

源水质检验等。医学昆虫和动物调查主要是调查医学媒介昆虫的种类、分布密度、滋生与栖息场所、吸血习性与季节消长、病原携带率等，调查啮齿动物的种类、密度与组成、分布、生活习性、栖息场所、繁殖季节及人兽共患病病原感染水平；必要时开展病原学、血清流行病学、分子流行病学调查。自然地理环境调查主要是调查目标地域的地形、地貌、地质、植被、气候、水文等要素，以及评价自然地理环境要素对疾病流行与分布的影响。社会人口卫生调查主要了解目标地域人口数、人口密度、居民健康状况、人口出生率、死亡率、免疫接种率、主要死因、营养状况等，此外，还要了解当地居民卫生习惯、风俗与宗教、卫生知识水平等情况。社会卫生资源调查主要是了解目标地域医疗和卫生防疫机构的数量、分布、床位、设备条件以及当地人口中医护和卫生人员数量比例和专业业务能力水平等，此外，还需重点了解可提供医疗和防疫技术支持的医院和卫生机构的详细信息。

海洋环境卫生侦察主要包括海洋水文资料调查、海洋生物及危害调查、海洋表层海水致病微生物调查等。

侦察方法 做好军事航海流行病学侦察的前提是充分的侦察前准备，包括明确侦察任务、拟定侦察计划、组织准备、资料和技术准备以及物资和器材准备。各国海军根据实际情况采取不同的卫生流行病学侦察策略、技术方法和手段以完成侦察任务。网络信息收集、现场侦察和实验室检验技术等是比较常用的方法和手段。通常采用两种或两种以上的方法进行。

中国尚没有建立海外军事基地，主动开展军事航海流行病学侦察受到诸多因素的限制，因此，主要采取以网络信息收集为主、辅以现场侦察的方法进行。主要通过收集、整理和分析世界卫生组织、美国疾病预防与控制中心、各国传染病疫情传报机构及部分跨国非政府组织等发布的疫情信息和资料，进行数据资料的汇编拟制军事航海流行病学侦察报告，并通过军事航海的实践有针对性地开展实地调查工作进行部分资料信息的核对和验证。由于生物样本管控等原因，较少采用实验室检验技术进行卫生流行病学侦察的验证和补充。

美国海军依托分布广泛的海外军事基地和军方驻外机构，构建了覆盖全面的军事流行病学研究机构网络，主要以现场侦察和实验室检验技术为主、辅以网络信息传报和收集，以达到及时掌握传染病流行动态及军事航海流行病学侦察的目的。美国海军的3个海外医学研究分队均具有良好的实验室设备条件，可以开展多种实验室检验技术。其常规的检验技术包括病原体分离与鉴定技术、医学昆虫和动物的分类鉴定技术、血清学技术（包括沉淀反应、电泳、凝集反应、酶联免疫吸附试验、免疫荧光技术、放射免疫技术等）。此外，分子生物学技术和快速检验技术也在军事航海流行病学侦察中得到极大的应用，主要包括玻片凝集试验、血凝试验、快速酶联免疫吸附试验、胶体金探针技术、细菌质粒图谱分析、核酸分子杂交技术、聚合酶链反应技术、生物传感器技术、激光雷达探测技术等。

报告要求 根据军事航海流行病学侦察收集到的疾病分布资料和数据，水源水质调查结果分析评价资料及其他资料，及时写出卫生流行病学侦察报告。报告内容详细程度根据侦察任务的要求决定。必须符合海上军事任务的实际需求，用于指导海军舰艇部队做好卫生防护和保障工作。军事航海流行病学侦察报告要具有真实性、及时性、连续性和继承性，卫生流行病学侦察人员要不断积累相关资料和数据，补充完善信息数据库，及时跟踪和发现突发公共卫生事件和突发疫情，并及时以补充报告、专题汇报等方式对卫生流行病学侦察报告进行补充。此外，海军海上重大任务专项的流行病学侦察报告及其相关数据资料应纳入密级资料管理，不得擅自公开和发表。

应用 军事航海流行病学侦察报告是海军舰艇部队执行海上军事任务做好疾病预防和卫生防护工作的依据，是舰艇部队拟制军事行动计划、采取针对性预防措施、做好卫生防疫保障和应急处置准备工作的重要输入条件。各级首长、指挥员及海上卫勤保障人员要充分了解和评估军事航海流行病学侦察报告，切实做好舰艇部队人员卫生防护工作，工作重点在阻止传染源进入舰艇、有效管控舰艇内部传染源、有效保护易感舰员，以及积极做好舰艇突发公共卫生事件应急处置等方面，以切实保障舰艇部队人员健康和安全，维护部队战斗力。

(巴剑波)

jūngǎng jiǎnyì

军港检疫 (naval port quarantine)

在军用港口对有疾病传播嫌疑的个人或物品采取限制和（或）隔离，以防止感染或污染的卫生学措施。

军港检疫内容包括：①人员检疫。是对进出军港人员罹患传染病进行的检疫，其中，检疫传染病有鼠疫、霍乱和黄热病；监测传染病有脊髓灰质炎、流行性感冒、疟疾、登革热、流行性斑疹伤寒、回归热；禁止入境传染病有艾滋病、性病、精神病、开放性肺结核病、麻风病；其他传染病有埃博拉出血热、疯牛病等。②舰船和其他交通工具检疫。是对进出军港的舰船等交通工具进行的检疫，主要包括舰船等交通工具的染疫人、染疫嫌疑人、被检疫传染病污染的部位；携带国家禁止或限制的物品；携带动植物等危险性有害生物；携带人类检疫传染病的传播媒介，如鼠、病媒昆虫等；相关有效检疫证件；食品、饮用水以及环境卫生；装载货物等。③动物以及动物产品检疫。④环境检疫。主要包括军港水源、土壤、大气以及特定公共场所等。

军港检疫主要措施有检疫查验、卫生监测、卫生控制、卫生监督、卫生处理等。军港检疫主要环节有：①检疫查验。是对上述对象实施的医学检查和卫生检查，达到早发现、早管理和早控制的目的。②结果判定。依据相关规定，对是否为染疫人和染疫嫌疑人、染疫舰船和其他交通工具、染疫动物及染疫环境进行判定。③结果处理。是对相关人员实施隔离、留验、医学观察等医学措施；对相关舰船和其他交通工具实施消毒、除鼠、除虫等卫生措施；对不合格动物和动物产品采取相关强制性措施；对染疫环境进行洗消处理等。

军港检疫在卫生检疫中具有重要作用，对于国际间传染病监测、早发现、减少或扑灭传染源、改善军港及其周围环境的卫生、减少传染病传入与发生等具重要意义。

(郝蕙玲)

舰船检疫（naval vessel quarantine）

为了防止检疫传染病经船舶由疫区传出扩散或跨国境传播所实施的卫生防疫措施。14 世纪，鼠疫在欧洲、亚洲及非洲北海岸大面积流行。人们发现鼠疫借助船舶的跨境航行反复传入是导致疫情扩散和大流行的主要原因，因此，各国都对船舶采取了"检疫"措施。检疫对象逐步扩展到天花、斑疹伤寒、回归热、鼠疫、霍乱、黄热病等传染病。到16 世纪，舰船检疫已十分普遍，并且出现了健康证书制度，用以证明舰船经过的前一个港口没有疾病流行。具有官方签发证书的舰船可以驶进港口，而无须接受隔离。舰船检疫受到世界各国的高度重视，检疫的内容与范围不断完善拓展，逐步建立起一套完善的检疫制度，于 1950 年开始起草《国际卫生条例》，1969 年版《国际卫生条例》为目前国际检疫法规的主要文本，中国从 1979 年 6 月 1 日起承认《国际卫生条例》，并对该条例承担义务。

舰船检疫主要分为舰船出入疫区检疫和舰船出入境检疫。舰船出入疫区检疫主要是在入出检疫传染病疫区和非检疫传染病疫区的舰船上发现检疫传染病疫情时，对舰船及人员、物资所实施的卫生检疫。舰船出入境检疫主要是对出境的舰船和人员，在最后离开的国境口岸进行的检疫；入境回国时在最先到达的国境口岸所接受的检疫。

舰船检疫内容包括：染疫人、染疫嫌疑人、被检疫传染病污染的部位；携带国家禁止或限制的物品；携带动植物的危险性有害生物；携带人类检疫传染病的传播媒介如鼠、病媒昆虫等；相关有效检疫证件；食品、饮用水以及环境卫生；装载货物等。

船舶是国际上最早开始卫生检疫的交通工具。海军舰船常开展跨境海上活动，频繁往来于世界各地港口之间，且海员通常是新进入地域传染病流行的易感人群，容易发生检疫传染病通过舰船引起跨境远距离传播。舰船检疫是防止检疫传染病在国际间以及国内传播和蔓延有效手段。

(郝蕙玲)

航空流行病学（aviation epidemiology）

研究航空活动所致健康相关问题的分布及影响因素，预防和控制策略及措施，促进健康，保障飞行安全的流行病学分支学科。航空流行病学主要用流行病学原理和方法研究航空活动中各种因素对人类健康状况的影响及其分布规律，探索促进健康的措施，预防和控制与航空有关的各种疾病的发生与流行，保障飞行安全。随着人类航空技术的进步，航空与人们的生活息息相关，航空活动作为一种工作或生活方式，会带来健康与疾病问题，航空流行病学正是在研究与探索这些规律的过程中发展起来的，并促进了航空医学的发展。现代航空根据其用途可分为民用航空与军事航空，因此航空流行病学可分为民用航空流行病学和军事航空流行病学。民用航空流行病学主要研究民用航空中的流行病学问题，以民用航空环境因素、职业因素等对机组人员、乘客等健康与疾病的影响及其分布为主要研究内容。军事航空流行病学以军事航空对军事飞行人员的健康与疾病的影响与分布，健康保障与飞行安全，飞行事故预防与调查等为主要内容。

简史 自 1903 年 12 月莱特兄弟发明飞机以来，随着航空技术的发展，出现了一系列与飞行有关的问题，如高空缺氧等航空环境问题对专业飞行员的影响，商业飞行出现后人群大量快速运送带来的传染病传播与扩散问题等，这些问题的出现给航空流行病学的产生与发展提供了机会。早期的航空流行病学重视航空环境因素对飞行员的影响，商业飞行发展之后研究的重要内容之一是航空对乘客及传染病传播的影响。现代信息技术及高性能飞机快速发展，健康模式的变化等，使航空流行病学更加重视航空因素对人们健康的影响，而不仅仅关注疾病问题，还研究航空活动对人类健康的积极的与消极的两方面的作用。

研究对象 航空流行病学的研究对象分为主体与客体两方面。航空流行病学研究的主体包括飞行人员、空中乘务员、乘客等，研究的客体包括飞行器、飞行环境、飞行事故、飞行事件、健康与疾病等。一般来说，航空流行病学以飞行人员群体为主要研究对象，探讨飞行人员等人群的健康、疾病、事件等的分布特点、干预措施等。例如，研究歼击机飞行员健康与疾病的流行病学特点，就要从歼击机飞行中可能存在的各种有害因素，如加速度、噪声、振动等因素入手，结合飞行时间、飞行职务、飞行任务等职业因素，研究其健康与疾病的分布规律。2010 年中国国内航空旅客人数突破 2 亿人次，平均每天国内旅客在 55 万人次左右。而 2013 年，中国民用航空业全行业完成旅客运输量 35 397 万人次，比 2012 年增加 3 461 万人次，增长 10.8%。国内航线完成旅客运输量 32 742 万人次，比 2012 年增加 3 142 万人次，增长 10.6%。民航客流量的增加也带来疾病发病因素的增加。传染病远距离传播的机会大大增加。飞机已成为某些传染病病原体远距离扩散的重要方式之一，如 2003 年 SARS 病毒，2009 年的甲型 H1N1 流感病毒等由航空旅客传至其他国家或地区。对进入国内的国外航线采取的卫生检疫是重要的流行病学措施之一。

健康影响因素研究　航空流行病学研究的内容涉及航空环境、航空职业、健康与疾病等方面，主要包括 4 方面的内容。①飞行人员健康流行病学研究。与其他流行病学以人群疾病为主要研究内容不同，航空流行病学以飞行人员群体的健康为主要内容，这是由飞行人员群体的职业特点所决定的。为了保障飞行安全，飞行人员需要远远超过一般人群的健康水平。为此采取多种措施以保障飞行人员的健康就成为航空流行病学的首要任务。中国航空兵部队已建立了一套比较系统的飞行人员健康保障机制，主要内容有飞行人员的医学和心理学选拔与训练、健康医学鉴定、体检和疗养、航空生理训练、平时健康维护、飞行健康保障、飞行人员心理卫生维护与保障、飞行人员体育训练保障、飞行人员营养与饮食卫生等。②航空环境与职业流行病学研究。航空飞行不管是民用飞行还是军事飞行，作为一种职业活动，飞行员等机组人员要面对不同于地面的空中环境，如低气压、缺氧等。现代飞行器，特别是高性能战斗机使飞行人员

面对各种高负荷，如高加速度、高度、高速度等。长期飞行职业还具有特殊的职业活动和生活方式特点，如工作方式、作息制度、饮食特点等。这些环境和职业因素如何影响飞行人员的健康是航空流行学研究的重要内容，如飞行环境与健康、飞行器与健康、加速度与健康等。航空流行病学对各种可能引起职业损害的航空因素进行流行病学评价，制定安全标准。③飞行人员疾病与事件的流行病学研究。飞行人员疾病的发生与流行具有特殊性，如一般疾病的发病率和患病率均较低，发病后能够早期发现与治疗，一些疾病的发生与飞行因素有关，如空晕病、高空减压病等航空病。对飞行人员疾病进行的流行病学研究就是要发现不同情况下疾病的流行病学特点和规律，以便于及时有效的防治。研究内容主要包括飞行人员疾病诊断与治疗标准、规范与评价、航空病防治、飞行人员传染病防治、飞行人员慢性病防治、飞行人员康复训练等，在临床上要用循证医学原理和方法对飞行人员疾病治疗的各种方案进行研究。飞行事故的流行病学调查与分析是飞行事故调查的重要内容，对发现事实真相起主要作用。与航空飞行有关的突发公共卫生事件的流行病学研究对预防和控制突发公共卫生事件，保障飞行人员的健康和公共卫生安全有重要意义。④航空医学信息管理与健康管理的流行病学研究。在航空医学实践中，产生了大量医学信息，涉及生理、心理、疾病、保障等各个方面，涵盖基础医学、临床医学、预防医学、药学等领域。中国军队飞行人员从招飞体检开始就建立了完整的健康档案，每名飞行人员

均有准确记载的数据资料。随着疾病监测和健康管理的发展，人们逐渐认识到资料系统收集、有效管理的重要作用。对现有信息资料进行整理、归类和回顾性研究，对信息收集方法进行规范，有目的地进行监测研究与前瞻性研究等已成为航空流行病学的重要发展方向。例如，对数十年来军事飞行人员停飞的医学资料进行的流行病学研究，总结分析了医学停飞的基本规律和特点，为改进相关保障措施提供了充分的依据。总结中国军队军事飞行人员的有效的健康管理经验对一般人群的疾病预防与控制也有很大的借鉴意义。

预防、控制与保障措施研究　为了保证飞行人员健康，确保飞行安全，常采取一系列疾病预防与控制措施、卫生防疫防护措施、医学保障和其他保障措施，并贯穿于飞行训练、飞行作业和日常生活的几乎所有方面，大量的制度性和技术性措施必须进行流行病学评价，以确保其科学性、合理性，防止经验主义。由于飞行任务的多样性，需要针对不同的任务制定不同的医学措施，预防、控制与保障措施研究已经常规化、制度化。航空器特别是高性能战斗机有了很大的发展，一些飞行保障措施也需要随着技术的进步而提高，因此进行流行病学研究更显示其必要性，如第三代、第四代高性能战斗机飞行人员的医学保障措施就与其他飞行人员有一定区别，需要制定新的标准。

研究方法　航空流行病学是一门实践性很强的应用学科，它以流行病学的基本原理和方法来解决航空医学问题，描述流行病学、分析流行病学和实验流行病

学等研究方法均广泛应用于航空流行病学实践。①描述流行病学研究。是航空流行病学的主要研究方法，一般按单位、年龄、性别、飞行职务、飞行年限、飞行总时数、机种等特征对飞行人员进行分组。军事飞行人员有完整的体检档案、检查记录，容易获得这些资料。通过描述性研究可找出飞行人员的主要健康问题或提出防治措施。目前存在的问题是现有资料没有得到充分利用，描述性研究应当加强。②分析流行病学研究。从流行病学研究角度看，飞行人员群体具有管理有序、资料易于收集、检查措施容易落实、失访率低等特点，是进行分析流行病学研究最适当的人群之一，特别对于实施周期长达数年或数十年的研究项目是比较合适的研究人群，回顾性研究和队列研究两种分析性研究方法可以验证有关航空医学假设或对措施进行有效评价。如进行生活方式与心血管病关系的队列研究，由于飞行人员的作息、营养、饮食、嗜好、体育运动等日常生活内容均由航空医师实施监督和记录，飞行人员每年均定期进行大体检、小体检和疗养，收集的资料具有较高的真实性和完整性。③实验流行病学研究。在飞行人员人群中进行现场试验具有很高的可行性，并常用于考核评价航空医学保障措施的效果。试验组与对照组通常在同飞行团队内进行选择以便于观察。如试验评价某种新式抗荷服的抗荷作用，可在某一飞行团队的多个飞行分队中采用随机分组的方式选择试验组与对照组。航空医院或者空军医院一般有专门的航空病中心或空勤科，临床试验易于实施。

与邻近学科的关系 航空流行病学是航空医学和流行病学的交叉性学科，与其有密切联系。另外还与航天医学、军事医院密切相关。①与航空医学的关系：航空流行病学是航空医学的重要组成部分。航空医学是通过以飞行人员为中心的"人体－飞机－环境"相互关系的研究，提出保障飞行人员身体健康、保证飞行安全、提高飞行作战能力措施的学科，以飞行员为主要研究对象，而航空流行病学除了研究飞行员之外，还研究其他航空活动参与者，如乘客，研究飞行活动对乘客健康的影响。另外，航空设施，如机场也是航空流行病学研究的重要内容。航空医学的其他学科如航空生理学侧重于对个体影响的研究，而航空流行病学侧重于对群体的影响规律研究，这是一个重要的区别。②与流行病学的关系：航空流行病学是流行病学的分支学科。航空流行病学采用流行病学的原理和方法，研究飞行、机场、航空环境等因素对飞行员与旅客群体等健康的影响规律，即航空流行病学研究的对象具有特殊性，更加重视健康而不仅仅是疾病的变化规律。流行病学研究的内容广泛，历史悠久，而航空流行病学是随着航空业的发展而发展的新兴学科，研究的广度和深度还不够。航空因素对人类健康的影响是一个长期的过程，因此，航空流行病学研究需要的周期更长，同时还需要借助航空医学的其他研究方法，如航空生理训练等。③与航天医学的关系：航天医学的一些研究方法，如航天员医学选拔、健康维护等方法与成果对航空流行病学研究也有很大的借鉴意义。同时航空流行病学发展较航天流行病学发展早，研究成果丰富，因此航空流行病学研究对航天流行病学研究也有积极的参考作用。④与军事医学的关系：军事航空医学是研究"人体－飞机－环境－任务"相互关系，研究的中心是军事飞行人员，与航空流行病学具有一定的交叉，在很多情况下航空流行病学研究是军事医学研究的重要组成部分。

应用 航空流行病学以人群群体为研究对象，因此，其对飞行员及其他相关人群的研究可以发现航空对人类群体的影响规律，其研究成果可以用于改进航空技术、改善航空管理、改变航空活动方式、提出促进人类健康的策略和措施等方面。航空流行病学的发展对航空医学的发展有很大的促进作用。

（柴光军）

hángkōng huánjìng liúxíngbìngxué

航空环境流行病学（aviation environmental epidemiology） 针对航空环境因素对人群健康状态或疾病分布的影响以及防治相关疾病、促进健康的策略和措施的流行病学研究。主要包括飞行活动中航空环境因素对飞行人员健康等的影响，以及飞行活动对环境的影响两方面内容。两方面均可引起相应的健康或疾病问题，对有关人群的健康状态或疾病分布造成一定影响。在航空医学发展过程中主要研究航空环境因素的作用，随着航空事业的迅速发展，人们也认识到航空活动对环境的影响。

航空环境状况 20世纪初以来，航空技术不断发展壮大，飞机在交通运输、军事等方面得到广泛应用，航空力量在推动经济增长和传播繁荣方面发挥了巨大作用，极大地促进了人类社会的发展。但是，现代化的航空业也对人类的生存环境及健康带来不利的影响。航空环境指人类航空活动过程中一切影响人类生存和发展的各种天然的和经过人工改造的自然因素的总体，主要包括以飞机和机场为中心的环境因素。从现代流行病学角度，航空环境的现状主要表现在两个方面：一是飞行器的大量使用，特别是现代高性能飞行器的投入使用，使航空环境恶化。2001年世界上主要航空公司拥有的民用飞机的总数达到15271架，全球定期航班的客运量为16.2亿人次，货运量为2900万吨。而到2013年，全球航空客运量达到31亿人次，增长5.2%，保持前30年的平均增长率。二是大量机场的运营。机场的运营与航空客运及货运成正比。2013年，中国境内（不含香港、澳门和台湾）民用航空（颁证）机场共有193个，其中定期航班通航机场190个，定期航班通航城市188个。2013年中国机场主要指标保持平稳增长，其中旅客吞吐量75430.9万人次，比2012年增长11.0%。飞机起降731.5万架次，比2012年增长10.8%。其中运输架次627.7万架次，比2012年增长10.8%。完成货邮吞吐量1258.5万吨，比2012年增长4.9%。机场已成为现代生活的中心之一，随着机场生产指标的不断发展，机场产生的噪声等环境问题正在逐步增加。

影响因素　主要包括以下两个方面。

航空环境对健康的影响因素包括高空低气压和低气温、缺氧、加速度与振动等。①高空低气压和低气温：大气层分为对流层、平流层、中间层、热层和散逸层等5层，航空器的飞行环境是对流层和平流层。温度、压力、湿度、风向、风速等大气属性对飞行有很大影响。空气密度、气压和气温随高度增加而很快减小。海平面（0m）大气压力为101.325kPa（760mmHg）、15℃时，海拔3084m则为73.70kPa（552.8mmHg）、-4.8℃，10058.3m则为26.26kPa（197.0mmHg）、-50.3℃。②缺氧：空气稀薄和大气压降低导致供氧不足，3048m以上开始出现明显的缺氧反应。缺氧是描述组织缺乏氧气的一般术语，任何原因的缺氧都具有严重的后果，并且会发生在一切高度上，最常见的原因是座舱减压后供氧装备故障。缺氧事件发生较多，是飞行事故和死亡的常见原因。③加速度：描述速度变化快慢和方向的物理量，人体在航空活动中受到的各种动力学因素就是加速度的作用，有正加速度（+Gz）、负加速度（-Gz）和横加速度等。人体对+Gz和-Gz均有加速度耐限，高性能战斗机飞行中出现的高持续加速度可引起意识丧失、空间定向障碍和脑认知信息过负荷等问题。④振动：是一系列速度反向改变，具有位移和加速度（减速度）的含义。军事航空中振动源很多，主要有弹射、低空高速飞行、地形跟踪、风暴和晴空湍流、直升机振动等。⑤可视性差的空间环境、空旷地域空中飞行环境会产生假天地线或脱离现象，是诱发空间定向障碍的重要原因。传统上这些因素对人体的健康效应是航空生理学研究的范畴，重在人体生理变化及其规律，从流行病学角度研究这些因素重点在于因素的暴露方式和水平、群体效应和预防控制。不同的航空环境因素引起不同的效应，但航空飞行过程中环境因素往往是同时或先后共同发生作用，甚至与飞行因素、飞行人员的生理心理因素共同作用造成某种损害或疾病等。流行病学研究对这些复杂因素的作用方面可以发挥较大作用。

飞行活动对环境的影响因素飞行活动包括飞行噪声、超音速爆音、射频辐射、大气污染、臭氧的耗竭等。飞行噪声对飞行人员的健康有很大影响，对公众的危害也引起了注意，其影响人群主要是机场工作人员和周围居民。超音速飞行对环境所独有的作用是超音速爆音，是一种冲击性噪声，人们对其的反应比较复杂。射频辐射源主要由通信和雷达设备产生，对一般环境和个人威胁较小。中国全国范围内飞机排出的废物只占整个废物源的一小部分，但在局部地区如机场附近，飞行排出的碳氢化合物、氮氧化物和一氧化碳等则是主要污染源。飞机排出的氮氧化物可能促使平流层内臭氧的耗竭。

防控措施　现代飞行在设计时已充分考虑了航空环境的各种影响因素，但是飞行过程中暴露于低气压、缺氧等因素的可能性仍然较大，特别是现代高性能战斗机高荷载问题突出。环境因素的预防与控制措施主要有以下几方面。①航空医学训练：对飞行人员进行航空医学训练是有效方法。主要项目包括：航空医学教育，包括高空的生理次效应、氧气装备、座舱增压和减压、加压呼吸等；离心机（高G）训练；低压舱训练；生存训练，包括氧气故障或座舱突然减压时的生存训练等。②个人防护：飞行人员的主要防护装备有加压头盔、加压供氧罩和气密供氧面罩、抗荷服、后倾座椅等。严格按照规定使用个人防护措施是主要预防方法，如高空飞行，远程飞行时在3000～4000m高度持续超过4小时，夜间飞行高度在2000m以上时飞行人员必须用氧，如果发生座舱减压，要立即下降高度，使座舱高度不超过7620m，同时所有乘员要吸氧。

（柴光军）

jīchǎng liúxíngbìngxué

机场流行病学（airport epidemiology）

针对航空机场对人类健康和疾病分布的影响及其防治对策和措施的流行病学研究。目的是防治航空港职业危害，提高工作人员工作效率，保障工作人员和旅客健康与安全。机场又称航空港，是民用或军用航空机场和有关服务设施构成的整体，是保证飞机安全起降的基地和空运旅客、货物的集散地。民用机场包括飞行区、客货运输服务区和机务维修区。机场在运营过程中产生大量卫生学问题，研究这些问题对人群健康影响的规律，并进行有计划的防治，是机场流行病学产生和发展的主要动力。

机场对健康的影响 作为现代社会生活的中心之一，机场是人们出行的重要方式之一。由于现代民用航空与军用飞行的快速发展，机场对健康的影响主要呈现以下特点。①影响因素广泛：机场位置设置、物流、人员流动（人流）等均产生一定的健康危害因素。②影响对象普遍：对机场工作人员、周围居民及飞行人员与乘客等均有影响。③影响方式多样：有直接影响和间接影响，如机场飞机起降均产生巨大噪声，影响周围居民健康。④影响持续时间久：许多危害因素长期存在，不易消除，如噪声污染。⑤影响的程度呈现稳定增加的局面：航空飞行技术出现以来，机场业务

量呈现稳定增加的局面，1980年以来以约5%的速度递增，因此，机场对人们健康的影响也在逐步增加。

影响因素 与机场有关的健康影响因素如下。①机场人流产生的因素：机场是人员流动最为集中频繁的场所之一。例如，2013年北京首都国际机场旅客吞吐量超过8365万人次，日均22.9万人次，该机场共有92家航空公司入驻运行，联通了全世界51个国家和地区。人员密集流动，易于传染病病原体的交叉传播，因而造成传染病的迅速扩散流行。②机场物流产生的因素：机场也是货物运输的重要方式之一，运输货物中带来的细菌、病毒等微生物，寄生虫等病原体，蚊蝇等媒介生物，以及毒素有害化学物质等，均是重要的致害因素。飞机起降产生的噪声污染是城市环境污染的重要方式之一。③机场地理环境因素：主要是地理位置、距离居民区的距离、环境污染控制设施等，如远离居民区的机场对居民的影响相对较小。现代机场最重要的危害因素包括：①机场人流密集，是传染病传播的重要场所，特别是易造成呼吸道传染病的扩散。严重急性呼吸道综合征（severe acute respiratory syndrome，SARS）、流行性感冒（简称流感）、麻疹等呼吸道传染病患者或其密切接触者通过机场及航空运输易造成远距离大范围的传播扩散，防治困难。②机场是生物媒介滋生的重要场所和入侵的重要门户。机场鼠类、蝇类、蚊类、蜚蠊等医学媒介生物广泛存在。由于机场分布地区的不同，生物媒介的种类和密度存在较大差异。③噪声等环境污染对机场周边居民有重要影响。噪声主要

来自飞机起降和飞机维修。

防控措施 针对机场有害因素的特点进行防控可有效降低其危害，使机场有服务并造福人类的同时，对人类健康的影响降到最小。主要措施包括以下几方面。①机场环境有害因素监测、评估和控制：包括机场环境和工作区微小气候环境监测，噪声控制，垃圾处理，生物媒介监测、评估、灭鼠、灭蝇、灭蚊等。②机场设施卫生学流行病学标准制定及达标建设和长期监测评估：制定机场设施的卫生标准并进行长期观察，及时调查评估，如导航设备的电磁辐射调查及对健康影响的评估。③机舱有害因素监测和控制：包括机舱消毒，机舱内灭鼠、灭虫，机上厕所卫生等。④饮水卫生和航空食品安全保障：制定机场饮用水标准，机上饮用水处理及供水车的卫生学要求。制定航空食品卫生标准和规范，对机上食品保存和发放进行卫生监督，预防食物中毒。⑤职业病防治、飞行事故的流行病学调查处理等：制定飞行职业病卫生标准，定期对飞行人员及机场工作人员进行健康检查，参与飞行事故的流行病学调查。⑥传染病防治：收集国内外航线的疫情信息，及时采取有针对性的检疫措施，如SARS和甲型H1N1流感流行期间机场采取了体温检测和入境报告措施，对工作人员进行计划免疫及预防服药等。

（柴光军）

fēixíng shìgù liúxíngbìngxué diàochá

飞行事故流行病学调查（epidemiological investigation of flight accidents）

针对飞行事故的发生原因、分布规律、预防控制策略和措施等进行的流行病学调查研究工作。飞行事故指从起飞前开

车至着陆后关车的飞行全过程中，飞机上发生的直接威胁安全操作或者造成人员伤亡、飞机损坏或失踪的事件。在军队非战斗飞行中，飞机在开车后至着陆后关车止的整个飞行过程中所发生的飞机损坏或同时造成机组人员伤亡事件统称为飞行事故。中国军队将飞行事故分为一、二、三等。一旦发生飞行事故，需要对事故进行调查分析，以便查清事故的原因。造成飞行事故的原因主要有恶劣天气条件、飞机机械故障、飞行员操作失误、地面指挥及勤务保障过失、飞鸟撞击飞机、暴力劫持飞机等。飞行事故发生的原因往往是多种因素综合作用的结果。飞行事故的调查主要在于查清飞行事故的原因，以防止类似事件再次发生。而飞行事故的流行病学调查主要在于查清飞行员躯体因素发生的可能性及原因。由于飞行人员身心健康状况造成操纵失误或失能导致的飞行事故约占各类飞行事故原因的45%。飞行事故的涉及面宽，影响大。飞行事故流行病学调查是一项专业性要求极其严格的工作，通常需要很长时间的调查才能得出结论。

要求　针对不同的飞行任务和不同的飞行事故进行的流行病学调查侧重有所不同，要求也不一样。由于法规政策不同，不同国家进行的调查要求也不尽相同，但是其基本原则一致，主要是针对飞行事故发生的原因进行调查。中国对飞行事故调查要求成立调查组并要求履行查明事实情况，分析事故、事故征候原因，作出事故、事故征候结论，提出安全建议，完成调查报告五项职责，事故调查组到达事故现场后，按照规定管理事故现场，对信息管理和调查报告的撰写等也有明确要求。总体上，调查必须收集现场第一手资料，以事实为依据，尊重事实，尊重科学，严谨、细致、全面。调查分析必须全面，结论必须综合判断。

内容　①飞行事故的基本情况调查：飞行事故的损伤情况，特别是有人员伤亡的飞行事故，要在个案调查的基础上全面调查并描述伤亡情况，如伤亡人数、性质、程度等。该项调查属于现场流行病学调查，主要在事发现场针对机组人员进行调查，必要时对目击者进行调查，调查方法以现场观察、询问和必要的检查为主。该项调查要及早进行，并详细记录。调查的主要目的在于确定伤亡的总体情况，并为事故原因调查分析做准备。②飞行事故的原因调查：收集现场证据，在调查现场对有助于原因分析的各种证据进行收集，收集时要对证据编号分类并详细记录。调查并记录每名机组人员从发生事故到营救的情况，要求按时间顺序写出事故发生前72小时的全部活动情况，包括事故前健康状况、饮食、生活作息、心理和损伤情况等。人的因素问题调查不仅限于飞行员，空中交通管制人员、维修人员或指挥人员也是调查对象，如有必要对这些非机组人员进行调查、体检或相关化验。

方法　飞行事故的调查针对多种发生的原因进行，涉及人、设备和环境等。《国际民用航空公约》附件十三《航空器事故和事故征候调查》中规定了飞行事故调查的组织方法、参加人选、调查程序以及事故调查报告的书写项目和格式等，并明确规定发生事故的所在国、飞机的登记国、使用国和制造国在事故调查中的权利、义务和责任。中国国家民航局也于2000年制定了《民用航空器事故和飞行事故征候调查规定》，并于2007年对其进行了修订。这些规定也适用于流行病学调查，调查主要针对与医学有关的躯体因素方面进行。①航医资料分析：主要包括航医工作记录，飞行人员体检记录和登记表、门诊记录、飞行前体检记录和出勤健康证明书，以及各种机内外影像资料的调查分析，并查找可能的医学原因。②事发现场勘查与调查：主要对伤亡人数进行统计、物品收集查验，伤亡人员的身体检查等。③实验模拟分析：对各种假设进行模拟以验证事故发生的原因。④综合分析飞行事故医学原因：对调查收集的资料进行整理，按时间、地点、机种、任务、环境、飞行职务、飞行时间等进行归类分析，主要分析由于人的心理、生理或疾病引起的飞行事故的可能性，以找出医学原因和有关因素，作出医学结论。对各种资料进行综合判断，以查出事故的真正原因。⑤提出医学调查建议：飞行事故流行病学调查的目的不仅在于调查事故原因，更重要的在于防止类似事件的发生，因此要在总结分析的基础上提出医学建议。建议要有针对性，改进措施要明确具体，要阐明应该做什么、怎样去做和什么时间去做等。一个好的改进建议通常会引起制度性的变革，对飞行事故的预防有重要意义，这也是流行病学调查的意义所在。

(柴光军)

hángkōngbìng liúxíngbìngxué

航空病流行病学（epidemiology of airsickness）　针对航空病的分布、影响因素、预防控制对策及措施的流行病学研究。航空病是由于在航空过程中大气环境压力降低到一定程度机体组织内溶解的气体生成气泡而发生的疾病，是减压病的一种类型。中国将由于航空飞行环境中的气压变化引起的航空性中耳炎、航空性鼻窦炎、变压性眩晕、高空减压病、肺气压伤5种疾病确定为职业性航空病，并制定了相应的标准。航空环境中大气压力迅速低于1个大气压时，空气中的氮分压骤然下降，体液和组织中释放出的氮不能及时排出体外，而存留在组织、血液和体腔中，形成气泡，体腔内游离气体膨胀，如果不能及时排出，腔内压力上升会引起疼痛。航空病是减压过速或降压幅度过大而引起的全身性疾病，肢体痛是最常见的症状。

流行状况 航空病主要在飞行员或机组人员中发生，多见于乘坐无加压座舱的飞行员。加压舱密闭系统漏气、飞机下滑时或低压时也可发生。职业性航空病病例时有报告，但无确切的发生率或患病率统计。航空病的流行病学特点：①发生于无适当防护或防护不当时。②大部分发生于9150m以上高空。美国空军发生的高空减压病仅13%发生于7620m以下，79%发生于9144m以上。③年龄在40~45岁者减压病发病率是19~25岁的3倍。④女性高空减压病的相对危险性是男性的2倍，可能与女性月经周期有一定关系。⑤暴露于相同环境时，发病率与职业因素的关系不明显。但航空病多见于乘坐无加压座舱的飞行员，领航员、空中机械师、客机服务员及特殊情况下的飞机乘客也会发生。⑥运动有可能增加高空减压病的发病率，高空暴露超过5486m时，暴露前12小时和暴露后3~6小时要限制剧烈运动。

⑦近期损伤也是易感因素。

发病因素 主要有3方面。①迅速减压：当增压密封座舱发生渗漏，飞机座舱或座舱壁贯穿破损，或无意地抛掉舱盖，都会发生迅速减压。影响减压总时间的主要因素包括座舱的体积、破孔的大小和压差。座舱的体积越大，减压时间越短，座舱的体积越小，减压时间相应越长。压差越大，迅速减压越严重。②飞行高度：一般在5490m座舱高度以下不会发生减压病，座舱高度在7625~9150m减压病发生率较低。座舱高度达到9150m以上，大气压显著下降在无适当防护时易发生减压病。③暴露时间：非加压环境暴露持续时间越长，发病率越高，迅速减压比缓慢减压到相同高度的发病稍高。高空减压病很少发生于到达高空5分钟内，暴露时间20~60分钟发生率增加。

防控措施 要针对发病的易感因素进行预防，关键是做好个人防护，减少暴露机会。对可能发生高空暴露的人员，事先进行低压舱高空耐力检查，禁止易感者参加高空飞行。对飞行人员进行低压耐力训练有助于降低发病率。在空中发生航空病后，应立即下降高度至8000m以下，并尽快返回地面。轻度航空病降至地面后，症状一般会自行消失。中、重度航空病，或高空减压病观察期间症状复发，均应立即送高压氧舱加压治疗。在医疗运送过程中要防止进一步产生气泡和增加气泡体积，如有条件患者要吸入纯氧，患者不能睡觉，以便于观察其意识状态。应给予输液，以改善微循环，并注射强心剂、镇静剂、皮质激素等。治疗后，要对其进行飞行状态的评定，有任

何持续存在的减压病或动脉空气栓塞神经系统后遗症者，应考虑评定为飞行不合格。

（柴光军）

jūnshì fēixíng rényuán chángjiànbìng liúxíngbìngxué

军事飞行人员常见病流行病学

（epidemiology of common diseases of military pilots） 对军事飞行人员常见病的分布、影响因素、预防控制对策和措施的流行病学研究。军事飞行人员常见病并无公认的定义，一般是对军事飞行人员发病率较高且危害性较大疾病的统称。军事飞行人员常见病流行病学研究的目的是分析军事飞行人员主要疾病负担和发病原因，提出防治对策，确定航空卫生保障重点，合理分配医疗资源。从流行病学角度，可从军事飞行人员常见病的发病、患病、住院、停飞等方面进行研究。

流行状况 ①发病率与患病率：与军队其他人群相比，军事飞行人员年总发病率处于较低水平。这与飞行人员群体经过严格的医学选拔，群体健康水平高，注重自身健康维护，医学保障水平高等因素有一定关系。各国军队军事飞行人员群体医疗保健体系均很完整，疾病预防控制的各项措施在飞行人员群体中得到很好的落实，积累了许多成熟的防病经验。中国军队在传染病预防控制方面成效显著，20世纪50~60年代常见的病毒性肝炎、肺结核、消化道传染病等传染病或急性感染在飞行人员中已较少发生，外伤、训练伤也大幅度下降。进入21世纪以来，上呼吸道感染、慢性胃炎和消化道溃疡等慢性胃肠病、神经衰弱等神经症、颈椎病和腰椎疾病等脊柱疾病、超重、脂肪肝、血压异常、疲劳等有较

高的发病率或患病率。②住院疾病：军事飞行人员住院疾病严格按照军事飞行人员体检鉴定标准进行，在大体检、小体检和入院鉴定方面数据详细准确，其住院疾病分析在评价飞行人员疾病负担、合理分配医疗卫生资源等方面有积极意义。飞行人员不同时期住院疾病有明显不同。目前，中国军队因急性感染性疾病、外伤等住院所占比重明显下降，但一些慢性疾病，特别是病程较长、难以根治的慢性疾病在住院疾病中所占比重较大。军事飞行人员住院疾病构成中居前5位的分别是腰椎间盘突出症、颈椎病、头痛、神经性聋和心律失常。按系统分类，飞行人员肌肉骨骼系统疾病多年居首位，构成比是居第2位的消化系统疾病的2~3倍，另外感觉器官及泌尿生殖系统疾病的构成比有一定上升。

发病因素　军事飞行人员常见病的发病因素，除一般人群具有的共性因素，如上呼吸道感染的季节性因素，脊柱疾病的年龄因素等之外，一些常见病与其职业有较大关系，一些疾病在军事飞行人员群体发病率具有年龄、飞行职务、单位等方面的差异。有些疾病与机种有一定关系，如颈椎病在暴露于高正加速度的歼击机飞行员中有较高的发病率和患病率。军事飞行人员超重、脂肪肝、血压异常、疲劳等常见疾病或症状与体征，与其生活方式的变化、社会环境的改变及高性能战斗机的装备有一定关系。有效的保障机制和保障方式对军事飞行人员常见病的发病也有明显影响，航医保障机制是各国军队普遍的做法，该制度的有效实施可以明显改善军事飞行人员的健康状况，及时发现和控制常见病的发生。

防控措施　军事飞行人员疾病防治的重点是发病率、患病率和住院率或住院疾病构成居前的疾病。各种或各类疾病有不同的防治措施，并无通用的方法，应针对不同的疾病制定相应的措施。其预防控制策略和措施的一般原则有：①重视常见病的防治工作。各级卫勤机关和医疗卫生机构要将飞行人员常见病作为航卫保障的重点，从人员、装备和资金等方面向常见病防治倾斜。②加强航空医学生理学训练和心理学训练。在机种机型不断更新的情况下，航空医学生理学训练和心理学训练的方法和水平要不断提高完善。③重视健康教育和心理卫生工作。要针对不同时期不同人群的特点进行健康教育，及时对飞行人员进行心理疏导，特别要做好神经症易感者的心理卫生工作。④重视疾病的早期发现和早期治疗。对于一些慢性疾病，如颈椎病，早期发现和早期治疗通常可以治愈或延缓其发展，提高疾病早期检测和诊断水平。⑤合理安排训练任务。训练强度要与飞行人员的生理心理发展规律相适应，及时调整作训强度。⑥加强航空军医训练，提高航卫保障水平，特别是知识更新，不能仅凭经验实施医学保障工作。要善于发现问题和解决问题。⑦进一步做好常见病的流行病学研究，总结新时期疾病发展的规律和特点，提高保障的针对性。

（柴光军）

jūnshì fēixíng rényuán yīxué tíngfēi liúxíngbìngxué

军事飞行人员医学停飞流行病学（epidemiology of medical grounding for military pilots）　对军事飞行人员医学停飞的原因、影响因素、防控对策和措施的流行病学研究。军事飞行人员医学停飞是由于健康、疾病或某种症状等医学原因引起的永久性停止飞行。用流行病学方法研究医学停飞主要是对医学停飞的各种原因进行分析，找出各种影响因素和规律，并研究减少医学停飞的措施，为制定相关标准提供依据。其研究包括收集全部停飞资料，对资料进行评价，制定判断标准，进行描述流行病学研究，提出预防控制措施等。中国空军飞行人员停飞资料均经过航空军医和各级航卫保障机构进行全面审核，因此资料有较高的真实性和完整性。在分析军事飞行员人员医学停飞原因的基础上，降低飞行人员医学停飞的发生率，是空军卫生勤务保障的重要目标之一，有重要的军事价值和意义。

流行状况　中国空军飞行人员医学停飞的原因，主要有各种生理指标异常、症状或体征、疾病或综合征。对飞行部队各种医学停飞原因进行的调查分析表明，神经衰弱、消化道溃疡、屈光不正和头痛等是常见的医学停飞原因，并且不同时期的医学停飞资料显示出较大差异，20世纪50~60年代肺结核、癔病、外伤和骨折占有较高比例，20世纪90年代则以头痛、神经衰弱、慢性胃炎、耳聋、腰肌劳损等为主，这说明训练方法日趋科学，传染病预防与控制水平提高，但同时现代高性能战斗机给飞行人员的健康带来新的问题。对飞行学员入伍后至进入飞行部队前几年医学停飞的调查显示，医学停飞率较高，并且主要集中在飞行基础学校和飞行学院阶段，这说明飞行学员在学习飞行的早期阶段是预防控制医学停飞的关键时期，及时停飞有利于提高以后在飞行部队的成才率。流行病学调查还显示，早期医学停飞居前3位的疾病或症状是血压超标、胃肠疾病及病史、晕厥及晕厥前状态，主要是由于体检鉴定漏检、遗漏不适合飞行的重要病史等所致。因此，严格掌握体检鉴定标准，做好招飞体检工作对降低飞行人员医学停飞率有重要意义。

影响因素 军事飞行人员医学停飞的影响因素较多，各种因素作用大小、影响程度也不相同。既有疾病的因素，也有一些是尚不构成疾病诊断的症状或体征引起，还有一些是由于某些生理指标异常，如生化指标异常。总体上，军事飞行人员医学停飞的原因很复杂，年龄、性别、飞行年限、飞行机种、身体状况、患病等均是重要的原因，能引起飞行人员发病率、患病率上升的因素也是军事飞行人员医学停飞的重要原因。军事飞行人员的生活习惯、生活方式、军事训练强度、训练方法、航卫保障措施等也对医学停飞有一定影响。

防控措施 各国军队均采取各种策略和措施降低军事飞行人员医学停飞的发生率，主要包括：①严格掌握招收飞行学员的标准。制定合理的飞行学员招收标准，并根据医学技术发展水平及人类身体健康状况变化的规律，进行必要的修订。从严掌握招收飞行学员的标准，使招收的飞行学员符合现代飞行器和飞行技术的要求。不同机种的飞行员要区别对待。②提高飞行器的安全性和舒适性。全面评价飞行器对飞行人员健康的影响，在飞行器设计上提高其维护飞行员健康的要求，广泛采用先进技术，提高飞行器的安全性、舒适性，适当采用各种保护装置，及时淘汰落后的飞行器。③合理制订飞行训练计划，适当控制飞行工作量。不适当不适量的飞行训练计划通常会造成不必要的伤害，因此医务人员应参与制订飞行训练计划，根据飞行作业的特点和飞行员身体状况，提出合理的飞行计划，适当控制飞行工作量，减少疲劳，同时合理安排飞行和休息，使飞行人员养成生活规律的习惯。④及早发现疾病和伤残，及时治疗矫正。各国军队均有一套科学的定期对飞行员身体和心理进行检查的制度，有专门机构和人员专职从事这项工作。中国空军定期进行大体检、小体检，对身体和心理进行全面的检查评估，及早发现疾病和伤残并进行矫治。航空医生在每次飞行前后均对飞行员进行例行的检查和询问，及时发现病症的征兆。⑤建立健全医学停飞资料的管理、分析、评估制度。现代信息技术的发展为飞行人员医学停飞资料的管理提供了便利条件，加强相关资料的收集、管理、分析和评估，对医学停飞进行全面系统的流行病学研究，及时调整相应对策。

（柴光军）

fēixíng wèishēng fángyì bǎozhàng

飞行卫生防疫保障（flight support for health and epidemic prevention） 为保障飞行任务的完成而采取的综合性卫生学流行病学措施。其主要目的是为安全飞行创造良好的卫生学条件，确保飞行人员的身体健康和飞行安全。这项工作是军事飞行保障的基本工作之一，是一项经常性工作，也是一项技术要求严格、程序规定严谨的卫生工作。

保障要求 中国军队飞行卫生防疫保障一般要求制订保障计划和保障方案，严格按照方案制定的工作内容、方法、时间安排、完成标准等实施。保障方案要综合考虑飞行任务特点、任务时间跨度、执行任务区域的自然地理状况、飞行人员群体的健康状况、医疗卫生条件、保障措施的难易程度等因素，协调好各种关系，使保障工作能快捷、全面、高效地实施。保障过程中要做好各种登记、统计，完成工作之后及时总结经验，写出工作报告。

保障内容 保障内容与飞行进行的阶段有关。军事飞行分为飞行准备、飞行实施和飞行结束3个阶段。因此，飞行卫生防疫保障也按照3个阶段，分别进行不同内容的保障工作，每个阶段都有相应的保障重点，飞行卫生防疫保障工作主要在飞行准备阶段和飞行结束阶段开展。①飞行准备阶段：重点保证场站各场所环境符合卫生学要求，指导飞行人员按规定检查和使用飞行防护救生装备。②飞行实施阶段：随时了解飞行人员的身体情况，及时提醒飞行人员采取保护措施，如合理用氧，对飞行人员外场进餐和饮水进行卫生监督。③飞行结束阶段：了解飞行人员飞行中及飞行后身心反应，必要时进行医学观察，采取必要的措施恢复飞行员健康，做好资料记载，总结经验教训等。

保障方法 飞行卫生防疫保障一般采取综合性卫生措施，主要保障方法如下。①卫生监督监测：如飞机座舱有害因素监测与防护，飞行人员地面休息场所和环境有害因素监督、监测与处置，饮食卫生监督，体育训练监督与指导。②疾病监控：通过观察、询问、检查等措施及早发现健康隐患，特别注意发现疲劳、发热、疼痛等疾病的早期症状。督促飞行人员落实各项卫生措施，在传染病流行期间要采取必要的措施避免飞行人员受到感染，进行医学观察，必要时进行隔离，有组织地进行预防接种，预防性服药必须接受航空军医的指导。③健康教育：对飞行人员进行的健康教育要有针对性，要结合飞行任务的特点进行有关卫生知识的教育，如高空、超高空飞行时，教育飞行人员熟悉缺氧表现、用氧的规定，指导正确选择和使用氧气面罩、高空代偿服等。④心理健康维护：重视心理卫生工作是航空兵卫生保障的一贯做法，中国空军各飞行部队均建立了心理咨询室，对飞行人员进行心理咨询、心理疏导以维护其心理健康。心理咨询由经过专门训练的心理咨询师进行。⑤有害生物防制：机场等场所的消毒、杀虫、灭鼠工作由场站卫生队实施。定期监测场站各主要场所生物媒介的密度和季节消长，采取有效方法控制其达到不足为害的程度。⑥核化生三防医学救援：平时应做好三防医学救援的演练，场站卫生队要组织医务人员进行相关救援的培训，制定相应的预案，配备救援装备。各级疾病预防控制机构在必要时支援场站的三防医学救援。⑦特殊条件下的卫生防疫保障：如炎热、严寒、高原、转场、弹射训练、跳伞训练、应急抢险救灾等飞行任务的卫生防疫保障，由卫生防疫人员和航空军医共同进行，根据专项飞行任务的特点进行保障，如严寒条件下飞行时重点做好预防冻伤、上呼吸道感染和雪盲，指导飞行人员合理选择使用防寒保暖措施，提高耐寒能力。

(柴光军)

fēixíngyuán jiànkāng wéihù
飞行员健康维护 (health maintenance of pilots)
采用各种措施使飞行人员的健康处于良好状态以适合飞行要求的技术。飞行人员的身心健康有较高要求，必须满足飞行标准，为此而采取一系列的卫生学流行病学技术措施，其主要目的在于维护飞行员的健康，以保证飞行安全，高效地完成任务。健康有各种状态，包括健康、亚健康、不健康、患病等，健康也是一种动态过程，并且通常是一种可逆的过程。飞行员健康维护就是使飞行人员的身心健康达到并维持在符合安全飞行要求的一种健康状态，是一项要求严格的技术措施。

基本方法 民用飞行和军事飞行均已建立了丰富的健康维护实践经验，主要采用医学、心理学、工程技术设计等多种综合方法。①飞行员的医学选拔和心理学选拔：中国军队已经制定了飞行人员体格检查和心理学检查的军用标准，内容包括生理、力学、心理、智力和性格等方面的内容，并由专门的体检鉴定人员实施，采取分阶段逐级多次选拔的制度，一般历时约1年的时间，从源头上保障飞行人员适合飞行。②定期医学评定：包括大体检、小体检。大体检是一种全面的检查评定，通常在疗养院进行，每年1次。小体检为临床各科中简便、实用的项目，一般每个季度进行1次。③医学淘汰：是一项制度，也是一项技术措施，包括永久性淘汰、暂时性淘汰和作为一名医学标准放宽者3种形态，其目的在于维护飞行人员群体的健康状态与飞行要求相适应。通常根据健康评定和鉴定结果做出结论。④飞行负荷和生命保障装备应用：

氧气系统、飞行服装、温度和湿度控制、抗荷服和加压服是对飞行安全的重要贡献，加压座舱是生命保障系统重要的装备。这些装备为飞行员提供最大程度的保护，同时在生理耐受度上扩大了飞行员的作战能力。⑤航空医学训练：飞行生理负荷主要包括加速度、缺氧、噪声和振动、大气压降低、昼夜节律、温度和湿度、生命保障装备、疲劳等。飞行人员应进行专项航空医学训练，以适应这些作战负荷，如缺氧训练、迅速减压训练、地面加压呼吸训练等。⑥自设负荷控制：自我用药、酒类和违禁药物的滥用、吸烟、不适当的营养等不健康的生活方式是飞行人员的自设负荷。一般认为自设负荷比作战负荷带来的威胁更大。由航空医生进行健康教育和健康监督，引导飞行员注意以确保其健康。⑦心理卫生工作。心理因素引起的疾病或医学停飞在飞行员中占有很高的比例。环境、飞行、生活和社会等方面引起的心理问题必须通过强有效的心理咨询和心理疏导加以解决，以维护其心理健康。中国航空兵部队已普遍建立了心理卫生工作制度。

应用 飞行员健康维护适用于民用飞行和军事飞行。军事飞行飞行中空军、海军航空兵和陆军航空兵的各种机种飞行员均需要健康维护技术措施，但应根据兵种、机种、任务、环境等条件适时进行评估，灵活调整使用方法。飞行员健康维护是一项全过程长期的系统工程，其飞行职业生涯过程中始终处于健康维护过程中，不断处于评估、矫正、控制等维护中。在现代飞行器和飞行技术不断更新发展、健康影响因素日益增加，医学技术水平明显进步的情况下，对飞行人员健康维护的技术更高。

（柴光军）

huǒjiànbīng bùduì liúxíngbìngxué

火箭兵部队流行病学（rocket force epidemiology）

研究火箭兵部队健康及其影响因素的分布与变化规律，以及预防控制对策与措施的军队流行病学分支学科。是军事医学与流行病学的交叉学科。火箭兵部队流行病学除研究火箭兵健康的分布及影响因素外，也研究火箭兵生活、作业环境中健康危害因素的分布、变化规律及其影响因素，进而研究疾病预防控制的对策与措施。

简史 火箭兵部队流行病学是随着火箭兵部队的产生与发展以及流行病学与相关学科的发展而逐渐产生与发展起来的，火箭兵流行病学理论与技术也随着战略导弹技术的发展而逐渐发展。第二次世界大战后，美国与苏联开始发展战略导弹，20世纪50年代末期开始装备部队，火箭兵部队随之应运而生，美苏两国早期装备的导弹是液体推进剂导弹，地面存放和发射，发射准备时间长，危害因素较多；20世纪50年代末到70年代中期为发射井内贮存、井内发射的方式，并采用固体推进剂、可贮液体推进剂，缩短发射准备时间。中国20世纪50年代末期开始研究，1966年成功进行了核试验。20世纪70年代中期以来，一些国家开始研制机动性能好的陆基战略弹道导弹，此外，各国还加强了新型战略巡航导弹的研制，推进剂也由液体逐渐转向固体，以提高突防能力和命中精度，减少危害。

火箭兵部队流行病学随着武器装备及流行病学等相关学科的发展而逐渐发展，研究范围从疾病研究到危害因素研究，从发病研究到机体损伤研究，从单纯研究疾病到疾病与损伤并重，从疾病谱研究到健康效应谱研究，从生物性疾病研究到生物心理疾病研究，从单纯生物危害因素研究到生物、物理、化学危害因素以及心理影响因素的检测研究，研究范围不断扩展，研究深度也逐渐深入。同时流行病学理论与实践的发展也促进了火箭兵部队流行病学的发展。

研究内容 包括火箭兵损伤流行病学、火箭兵传染病流行病学与火箭兵非传染性疾病流行病学，以及火箭兵疾病预防控制策略与措施。

火箭兵损伤流行病学 主要研究火箭兵部队损伤及其影响因素的分布与变化规律，以及预防控制的对策与措施，是火箭兵流行病学的重要组成部分。火箭兵损伤流行病学利用流行病学理论，结合火箭兵部队特点，研究火箭兵部队中辐射与推进剂损伤以及坑道作业损伤的发生与分布规律及其影响因素，制定有针对性的防护措施，控制或减少损伤的发生率。导致火箭兵损伤的因素主要包括辐射损伤、推进剂损伤与坑道环境危害因素所致的损伤等。①火箭兵辐射损伤主要表现为作业时接触辐射材料所致的损伤，是暴露于辐射照射而产生的生物效应。火箭兵辐射损伤主要以小剂量慢性照射所致损伤为主，小剂量慢性照射会出现以乏力、头晕、睡眠障碍等为主的症状以及皮肤干燥、脱屑、脱发等体征；染色体畸变分析已经发展成为辐射生物剂量估计的重要方法，染色体畸变作为一个敏感指标可以提供受照人员的个体辐射剂量值，在评价辐射损伤时被广泛应用。

火箭兵作业有时接触放射性物质，可能造成辐射损伤。辐射损伤的研究需要结合照射剂量、暴露时间、防护措施及人员健康状况等多方面的资料，综合分析受照剂量与人员生物效应之间的关系。②火箭推进剂的危害包括两方面，一是泄漏时直接接触造成皮肤、眼的急性毒性作用，二是通过污染空气、水体和土壤等途径对机体造成危害。火箭推进剂对空气的污染是指液体推进剂发生泄漏时造成的空气污染，以及试车与发射时产生的大量废气与凝结物或不完全燃烧产物污染空气；火箭推进剂污染空气可增加暴露人群的生理负荷，出现亚临床病变，甚至发生急、慢性中毒或远期效应，特别是对敏感人群，如婴幼儿，老人，心肺功能不全者，先天性酶缺陷、免疫功能异常或过敏体质者等。火箭推进剂对水体的污染包括试车与发射场所的废液、冷却水和清洗器材场地的污水等污染水体，以及推进剂泄漏和工作废液等对水体的污染；推进剂污染水体后对健康的影响分为直接毒性作用和间接毒性作用，直接毒性作用与空气污染相似，间接毒性作用表现为通过污染的水生动植物对人体造成危害。火箭推进剂对土壤的污染包括推进剂泄漏到地面直接污染土壤，以及推进剂通过污染空气和水体间接污染土壤；土壤被污染后，酸碱度、成分和微量元素含量发生变化，可通过土壤－农作物、土壤－植物－动物、土壤－地表水或地下水等途径危害健康。③火箭兵坑道环境不同于地面的营房环境，坑道深入地下，内部环境条件受外界影响不大；坑道中没有阳光，昼夜皆需人工照明，无法利用阳光中的紫外线杀菌，有些微生物能长期存活，造成持续污染；且坑道内水源不能自净，只能人工消毒；坑道内外温差较大，坑道内环境狭小，污染源较多，有毒有害气体等污染物难以外排，空气易受污染，特别是坑道封闭时，污染物更为严重。

火箭兵传染病流行病学　主要研究火箭兵传染病的发生、分布、流行规律、影响因素及预防控制的对策与措施，是火箭兵流行病学的重要组成部分。火箭兵传染病流行病学是利用流行病学理论，结合火箭兵部队特点，研究传染病在火箭兵部队中的发生、分布、流行规律及预防控制的对策与措施，控制或减少火箭兵传染病的发病率。中国火箭兵传染病总体发病趋势表现为：消化道传染病呈下降趋势，呼吸道传染病呈波动式上升趋势，血源及性传播疾病增长缓慢，自然疫源性疾病发病平稳；传染病病种主要为病毒性肝炎、痢疾、肺结核、其他感染性腹泻及伤寒副伤寒等。消化道传染病主要包括痢疾、伤寒与副伤寒、甲型病毒性肝炎、其他感染性腹泻等，呼吸道传染病主要包括肺结核、麻疹、流行性腮腺炎和流行性感冒（简称流感）与流感样病例等，血源及性传播疾病主要为乙型病毒性肝炎，自然疫源性疾病主要为流行性出血热。

火箭兵非传染性疾病流行病学　主要研究火箭兵非传染性疾病的发生、构成、分布规律、影响因素及预防控制的对策与措施，是火箭兵流行病学的重要组成部分。火箭兵非传染性疾病流行病学利用流行病学理论，结合火箭兵部队特点，研究火箭兵部队非传染性疾病的发生、分布及预防控制的对策与措施，控制或减少

火箭兵部队非传染性疾病的发病率。中国火箭兵非传染性疾病以呼吸系统、运动系统和消化系统疾病为主。火箭兵某部就诊疾病统计结果显示，在非传染性疾病中，呼吸系统疾病占 26.09%，运动系统疾病占 22.36%，消化系统疾病占 21.23%，皮肤病占 7.50%，其他疾病占 22.82%；所患疾病主要为感冒、急性胃肠炎、关节炎等；发病的季节性分布特征表现为夏季和冬季发病率较高。对火箭兵某部 3467 名官兵腰腿痛患病情况的流行病学调查结果显示，腰腿痛的患病率为 12.5%。

火箭兵疾病预防控制策略与措施　主要是坚持预防为主、全员参与、三级预防的总体原则。首先是消除或减少健康危害因素，通过消毒改善水质状况，做好个人防护，减少辐射暴露，加强通风换气减少空气污染等；其次是早期发现疾病的前期症状，通过及时的健康体检与健康监护早期发现临床前期生物学指标的异常变化，及早采取措施；再次是积极治疗患者，采取科学方法早期治疗患者，对由于职业暴露或环境危害因素导致的损伤者调离工作岗位或调换工种，以防止因继续暴露而造成损伤持续发展，同时也可采取药物预防或其他干预措施。

火箭兵疾病与损伤的防控措施主要是通过采取积极的预防措施，减少疾病与损伤的发生，保护官兵健康。①辐射损伤的防护：做好群体防护与个体防护在内的辐射防护，包括时间防护、距离防护和防护用品的使用等；定期体检是早期发现异常并采取措施积极有效的途径，体检时要特别注意对辐射损伤敏感指标的检测，如染色体畸变率、微核率等；做

好个人受照剂量的监测与估算以及适当使用药物干预对预防辐射损伤的发生；做好放射性沾染的洗消及服用阻吸促排药物，以预防辐射损伤的发生或减轻辐射损伤的程度。②推进剂损伤的防护：包括对设施的防护、作业过程防护与人员防护等。主要措施包括定期检查、防止设施损坏而造成推进剂泄漏；严格操作规程，防止麻痹大意；操作人员穿防护服、佩戴防毒面具等；做好沾染后的洗消与适当的药物干预。③坑道作业卫生防护：主要是从群体防护与个体防护的角度入手，做好坑道作业环境危害因素检测，掌握危害因素的种类、浓度水平及变化规律，采取有针对性的预防措施，如加强通风、空气净化、空气消毒等；做好个人防护，如接尘人员佩带防尘口罩，坑道驻训适时增减衣物等。④火箭兵疾病的预防控制：主要是做好宣传教育、预防接种、水源洁治和卫生流行病学侦察等，教育官兵养成良好的卫生习惯，做好水源保护与饮用水净化、消毒等工作，保证饮用水安全；开展任务地域的卫生流行病学侦察以及高寒、缺氧等地区的适应性训练也是预防疾病发生的重要措施。调查自然疫源地媒介昆虫与宿主动物分布、季节消长情况，采取有针对性的措施，对预防自然疫源性疾病十分重要；同时，还应根据驻区不同的地方病特点做好相应的预防控制工作。

研究方法　火箭兵流行病学利用流行病学、环境卫生学、劳动卫生学、军事作业医学、卫生毒理学等理论知识，研究火箭兵部队生活与作业环境中导致疾病与损伤因素的种类、暴露情况及火箭兵疾病和损伤的发生与分布

情况，阐述火箭兵疾病与损伤的分布及其影响因素，提出预防控制措施。主要研究方法包括现场调查、现场监测、现场试验、跟踪检测与评价、实验室检测、因素评估与综合分析等方法。

与邻近学科的关系 火箭兵部队流行病学是军队流行病学的分支学科，是流行病学、环境卫生学、劳动卫生学和军事作业医学的交叉学科，同时又与分子生物学和卫生毒理学等理论知识与检测技能联系密切。火箭兵部队流行病学研究利用流行病学、环境卫生学、劳动卫生学和军事作业医学理论知识，应用分子生物学与卫生毒理学等相关学科的检测技术，结合火箭兵作业与生活特点研究火箭兵健康及其影响因素的分布与变化规律，阐明火箭兵部队疾病与损伤的发生、分布规律及其影响因素，研究预防控制的对策与措施，控制或减少火箭兵部队疾病与损伤的发生率。

（郝永建）

hángtiān liúxíngbìngxué
航天流行病学 （space epide-miology）
针对航天活动中疾病或健康状态的分布、影响因素、防控对策和措施的流行病学研究。航天流行病学应用流行病学的基本原理和方法，研究航天活动对航天员健康的影响及其健康状态的分布规律，提出健康维护、健康促进和生命保障的措施和方法，并评价各种措施的效果，是航天医学研究和预防医学研究的重要组成部分。人类开展航天活动，特别是开展载人航天活动以来，航天技术的发展对人们健康的影响，尤其是对航天员健康的影响是航天医学关注的基本要素之一，是航天工程能否成功的重要因素。航天医学研究从地基系统到天基系统的发展过程中，特别是空间站技术发展之后，航天员作为一个特殊的群体，也就产生群体的躯体健康、心理健康与疾病等问题。航天流行病学正是为了解决这些问题进行相应的研究。航天流行病学对航天员健康的研究成果对一般人群健康的维护也有重要的借鉴意义。

研究状况 航天员群体不大，目前只有少数国家有航天员，但航天员群体的重要性是显而易见的。航天员身体健康、心理素质好，执行航天任务时一般只有特殊的生理变化或者一定的心理问题，躯体疾病少见。但是，航天活动是一项高技术、高风险的活动，影响航天员健康与生命的许多重大问题还处于探索阶段，如大量的空间环境因素对航天员的影响、航天员选拔、地面训练与在轨期间航天员健康维护、航天营养与食品、心理健康等问题现在还需要进行群体性的流行病学研究。对航天员进行的航天医学研究的各个方面，如航天环境医学、航天心理学、航天营养与食品学等都需要航天流行病学进行研究。航天环境应激、空间电离辐射防护等领域也是流行病学研究的内容。总体上来说，航天流行病学的现状基本上以航天员健康与生命的维护为基本目标。

影响因素 航天对健康与生命的影响巨大，主要包括航天环境因素和非航天环境因素。

航天环境因素 人类进行航天飞行，探索外层空间，要面对不同于地球环境的航天环境。航天环境（space flight environment）指航天器在地球大气层外太阳系内飞行的环境条件，航天环境因素是影响载人航天飞行的主要医学问题。从流行病学角度，航天环境因素具有以下特点。①航天环境复杂，影响健康的航天环境因素多。影响人类健康或生命的航天环境因素主要有两类：一类是自然环境因素，包括失重和各种空间环境，空间环境包括真空、电离辐射、高能粒子辐射、等离子体、微流星体、行星大气、磁场和引力场等。另一类是人工环境因素，包括航天器舱内温度、湿度变化、有害气体、狭小环境等舱内环境以及航天器运行所产生的噪声、振动、冲击等。②航天环境因素一般为有害因素，如低压缺氧、舱内污染物、高低温、振动、噪声、电离辐射和非电离辐射等，能产生各种人体效应。③具有复合效应。航天环境因素往往是多种因素同时或相继作用于人体，引起不同的生理反应，多种因素之间存在着拮抗、协同等交互作用。这种复合因素的存在，为航天员的防护提出了极高的医学要求。④航天环境因素防护的要求高。首先对太空环境进行工程防护，航天器设计应具有足够的防护能力，如合适的舱内总压和氧分压、温度、湿度等；其次对航天员个体进行针对性防护，如中国研制的舱内航天服、航天员赋形缓冲减振座垫等个体防护装备（参见航天医学卷）。

非航天环境因素 除了航天环境因素以外，影响人类健康的其他因素对航天员也有重要影响，如心理因素、营养与食品因素等。对这些因素航天员的要求显著高于一般人群，并且必须符合航天工程学的要求，因此也是十分重要的问题，如航天员的医学选拔标准、训练标准等有非常严格的规定。影响人类健康的一般自然因素、社会因素等对航天员健康的影响也需要进行相应的研究。

防控措施 航天员健康与生命的防控措施主要是以防控航天环境因素为中心的健康维护系统。①航天员健康维护：运用一系列医学、心理学制度和措施以维护航天员的躯体和心理健康而采取的综合方法。为了保持航天员良好的生理和心理健康，预防疾病、提高工作和训练效率、以最佳的状态从事航天活动，完成航天任务，美国、俄罗斯和中国等均建立了一系列医学、心理学制度和措施以维护航天员的健康。这些措施主要包括两方面，一是外因措施，主要有严格的航天员医学选拔与医学训练，系统的心理学选拔、训练与心理支持，科学的航天环境医学防护，合理的航天食品与营养保障，周密的航天员医学监督与医学保障等。这些制度措施的目的就是充分保障航天员生理健康、心理健康和对航天环境的高效适应能力。从三级预防的角度，这些制度措施属于第一级预防的范畴，即病因预防，是最积极最有效的预防措施，但是对于航天员来说则属于被动的外因措施。二是内因措施，即充分发挥航天员在健康维护方面的积极作用，主要包括养成规律的作息、训练和工作习惯，及时报告生理和心理状况，与航天医保人员和心理学专家进行有效沟通，充分了解航天任务的特点主动适应航天活动的规律，了解必要的应急处理方法，主动采取防护和应对措施。航天员健康维护的原则是采取主动与被动相结合的方式，充分发挥航天医学的优势，充分调动航天员的主观能动性，重视航天员的心理健康维护，重视对航天环境条件下航天员心理活动的发生、发展变化规律的研究。在长期航天飞行活动中，如

空间站长期地球轨道飞行中可为航天员制定可行的健康维护操作手册，由航天员实施。②定量监测与定性分析：定量监测是对航天环境或模拟太空环境条件下的生理指标如心率、血压、体温、生化指标等进行测量、监测，系统收集资料，建立数据库，并进行综合评价。对太空环境、太空舱内环境中的各种因素、航天员的身体指标等进行测量、实时监测，利用信息技术传递致航空中心进行统计、分析和反馈。定性分析主要是对无法定量的指标进行评估分析，如心理状态、情绪和睡眠等主观指标进行的评估，确定各种因素对这些指标的影响并进行干预。③模拟研究与干预：在地面模拟太空环境条件，如建立太空模拟舱，研究各种因素对航天员生理、心理和身体等方面的影响并进行评估、干预。

(柴光军)

jūnduì jíbìng yùfáng yǔ kòngzhì

军队疾病预防与控制（army disease prevention and control）

对军人群体疾病、伤害和健康发生发展规律，以及防控军队疾病和有害健康因素的流行病学研究工作。军队疾病预防控制是军队卫生事业的重要部分，是军队卫生防疫的发展，它以军事预防医学、军事医学、卫生勤务学、临床医学等为指导，以军人疾病、伤害、健康为对象，以传染病为重点，研究其群体发生和发展规律，制定、实施、评估干预措施的科学和实践。

发展历史 在欧洲，公元前4～前3世纪的古希腊军队设有医官和医疗机构。17～18世纪，欧洲一些国家的军队先后组建了包括医院的防疫等部门在内的近代卫生勤务组织。此后，随着化学、

生物、核武器的出现，又陆续组建了卫生防护机构。1946年7月1日，在美国佐治亚州亚特兰大邻近艾莫利大学的一块土地上正式成立了美军传染病中心，传染病中心的前身是战区疟疾控制办公室。

在中国，土地革命战争时期，对中国工农红军威胁最大的主要疾病是疟疾、痢疾、下肢溃疡和疥疮4种疾病。为此，开始制定一些基本卫生制度，发布了第一个防病规定《暂定传染病预防条例》，发布了第一个关于开展卫生运动的文件，成立了第一个防病组织，即中央防疫委员会。抗日战争时期，我军坚持"积极预防"的指导思想，先后制定了《暂行卫生法规》和《保健条例》，成立了保健委员会，有效预防了当时威胁部队健康最严重的疟疾、痢疾、疥疮、回归热和斑疹伤寒等疫病的流行。1938年，晋察冀军区第一次卫生扩大会议决议规定："新战士入伍应由医生实行入伍体格检查"，这是我军首次提出新兵入伍体检。解放战争时期，防疫处、专业防疫队或防治队及防疫保健组织陆续成立，制定了卫生防疫侦察、传染病隔离、行军卫生、阵地卫生、饮食卫生等制度，开始生产一些生物制品和预防药物，部分部队开始实行免疫接种。主要预防的传染病有鼠疫、黑热病、回归热、斑疹伤寒、霍乱、痢疾、疟疾和血吸虫病等。新中国成立以后，1950年中央人民政府卫生部和军委卫生部联合召开第一届全国卫生会议，确定了新中国卫生工作的方针是：面向工农兵，预防为主，团结中西医。这是"预防为主"方针的正式确立和权威表述。1952年，成立了以周恩来为主任的中央爱国卫生运动委

员会，最初目的是反细菌战，开展了群众卫生运动，新中国成立初期对部队健康威胁最大的疾病，如天花、鼠疫、霍乱等烈性传染病和黑热病、疟疾、乙型脑炎、血吸虫病等自然疫源性疾病得到有效防治。1960～1962 年第一个全军除害灭病规划，以除四害，讲卫生，消灭疾病为重点，全军部队卫生面貌大为改观。"文化大革命"时期，爱国卫生运动遭受破坏而停顿。1978 年，中共中央决定恢复开展爱国卫生运动，重新成立了中央爱国卫生运动委员会。1979～1985 年第二个全军除害灭病规划，以"两管五改"为重点，管好水、粪，改造水源、厨房、厕所、畜圈、环境，从根本上改善了基层卫生条件，至 20 世纪 80 年代中期，基本控制了传染病对部队的危害。1986～1990 年第三个全军除害灭病规划，以提高"两个质量"（生活质量、环境卫生质量）为重点。1989 年三总部下发了《关于加强军队爱国卫生工作的决定》，提出了军队爱国卫生工作"28 字方针"，即党委领导、分级负责、部门协同、群众动手、科学治理、法制监督、常抓不懈；开始实施卫生检验、检测，促进了部队生活质量和环境质量的提高。1991～1995 年第四个全军除害灭病规划，以提高"两个质量"和自我保健能力为重点，健康教育得到重组和加强。1996～2000 年第五个全军除害灭病规划，以提高"两个质量""两个能力"为重点，即部队生活质量、环境质量和官兵自我保健、自我防护能力同步提高。"非典"过后，中国加强了公共卫生体系建设，先后投入了较大资金用于国家和地方各级疾控机构建设。2004 年底，国务院、中央军委作出重大决策，

将军队疾控机构纳入国家公共卫生体系建设，这是国务院、中央军委为加强军队疾控机构建设、促进国家公共卫生体系全面发展的重要举措。经过结构调整和机构整合，初步建立了以解放军疾控中心为龙头、以战区疾控中心为骨干、以部队疾控机构为基础的三级疾控体系，军队疾控体系更趋合理。各级疾控机构在卫生部门的具体指导下，注重内部管理，规范工作程序，实现了机构与机关、机构与部队的有机衔接和高效运行。"十一五"期间（2006－2010 年），军委、总部先后制定下发了《军队传染病防治条例》《军队卫生监督规定》《军队突发公共卫生事件应急预案》等法规文件，为军队疾控工作奠定了基础并指明了方向。中国人民解放军总后勤部专门制定下发的《军队疾控机构业务工作规定》《军队疾控机构基本装备配备标准》和检测检验能力标准等配套性规章制度，明确了疾控机构的建设标准、工作标准和检查考评标准，为各级疾控机构建设管理和服务保障提供了具体遵循。

主要内容 ①军队传染病与非传染性疾病预防与控制：包括对各级部队传染病疫情监测、媒介生物监测和官兵检疫、免疫接种等日常工作，随着形势的发展变化，还包括对官兵在军事训练中的意外伤害、心理健康等非传染性疾病进行监测与干预，指导部队有针对性地做好预防处置工作。开展部队出现的重大传染病疫情、群体不明原因疾病、食物中毒、职业中毒等突发公共卫生事件救灾防病工作的应急准备、监测报告、预警预测、调查确认、现场处置和效果评价。②军队卫生监督监测、卫生防病保障和"三

防"（核、化、生）医学救援：依照国家和军队的卫生法规，对部队饮水、食品、公共场所、医疗卫生机构进行病原生物、放射安全、食品卫生、媒介生物等进行监督检查，并要求相关单位搞好卫生工作，达到国家和军队的相关标准。承担战争与非战争军事行动卫生防病保障任务，以及平战时卫生防护、突发"核化生"安全事故和生物恐怖事件处置救援工作。③心理卫生和健康教育：承担对部队官兵在平战时期的心理咨询，组织实施并指导各级部队开展各项健康教育活动，增强官兵预防疾病的知识和防范突发公共卫生事件的能力，以及自我调节心理情绪的素质。④军事预防医学研究与专业技术培训：根据战区自然生态环境与疾病特征，结合部队需要，以军事斗争准备中军事预防医学的重点难点为研究方向，开展系统的研究工作。对各级部队特别是基层部队的医疗卫生人员进行预防医学专业知识的培训，传授职业病防护和"核化生"防护的技能，向部队推广先进的军事预防医学研究成果。

意义 军队疾病预防与控制以军事医学和军事预防医学等学科为指导，研究军人群体疾病、伤害和健康发生发展规律，通过针对性采取科学有效的干预措施，预防控制疾病和有害健康因素，并改善环境、生活质量和军事作业卫生条件，促进与维护军队人员健康，提高部队健康水平和战斗力。

（王立贵 宋宏彬）

jūnduì wèishēng liúxíngbìngxué zhēnchá

军队卫生流行病学侦察（military epidemiological investigation）

部队平战时对作战地区、战略

要地及行进途中通过地区进行的卫生和疾病流行方面的调查活动。军队卫生流行病学侦察既是流行病学的一项重要实践，是军队卫生防病工作者必须掌握的一项基本专业技能，也是军队疾病预防工作的重要组成部分和手段。

侦察要求 ①真实性：侦察的资料必须准确、可靠，侦察人员要有高度的责任心和实事求是的科学态度，同时还要熟悉卫生学、流行病学知识，对所得的资料要反复核对，实验要采用灵敏度高、特异性强的检验方法，侦察和测量过程中要严格质量控制，尽可能减少人为的误差。结果与评价要采用统一、公认标准，尽可能采用国家标准。②及时性：由于情况多变，要求侦察必须及时，携带的器材要简便，检测方法要快速，以便迅速提供情报，及时采取相应的预防措施。这在战时，特别是反生物战时尤其重要。③连续性：军队人群需要在侦察地区活动较长时间时，应不断收集有关的资料，经常了解当地的疫情，与当地卫生部门保持联系，或共同进行流行病学观察，以便及时发现当地卫生流行病学异常情况，掌握预防的主动权。④继承性：所得的侦察资料要及时整理归档，以便日后查阅。同时，将侦察结果转交继续执行任务的单位使用，这不但可减少不必要的重复调查，而且可使侦察资料更完善。

侦察内容 依据部队拟进驻或执行任务地区的性质（战略要地、驻地、行进途中、作战地区）可将卫生流行病学侦察分为4类：战略要地卫生流行病学侦察、部队驻地卫生流行病学侦察、部队临时活动地区卫生流行病学侦察及战地卫生流行病学侦察。卫生

流行病学侦察的内容总体上大致相同，但不同种类的侦察有不同的侦察目的与要求，其侦察内容的详简依具体情况而定，主要包括以下几方面。

基本情况侦察 可以提供被侦察地区的本底信息，是流行病学调查的基本内容。包括：①行政区划分情况。查明侦察地区的地理位置、毗邻地区、行政管辖区域、行政区划、党政机关所在地及重要城镇。②居民情况。包括当地居民的人口数、人口密度、民族结构、居住环境、经济状况、生活条件、人口流动情况等。③生产情况。了解侦察地区的工业、农业、林业、牧业、渔业等生产概况。④交通运输。了解侦察地区的公路、铁路、水运及航空等交通运输分布状况、运输能力，以及重要车站、港口、码头、机场位置。

疾病侦察 主要包括传染病、自然疫源性疾病、地方病的调查。目的是掌握被侦察地区人群的健康状况、主要疾病威胁、主要死亡原因。重点查明人群的疾病发病率、死亡率，疾病发生的分布特点、流行特点、危险因素及预防措施。调查内容主要包括：当地疾病的种类与近5~10年各种传染病的流行情况，特别要注意查明与部队关系较大的传染病、地方病近几年的发病和死亡情况、流行环节、流行特征及防治方法，以及既往发生的重大传染病暴发或流行的种类、趋势、分布特征、发生原因及促进因素、影响因素等。

环境卫生侦察 主要目的是查明被侦察地区潜在的疾病流行因素，主要涉及自然环境和社会环境的调查，还要特别注意特殊环境因素的调查。

自然环境 包括：①地理景观调查。涉及地形特点、气象因素、水文特征、植被种类分布、土壤等。②重要病原体宿主及吸血节肢动物调查。涉及传播媒介或保菌动物的种类、地区分布、滋生和栖息场所、密度、季节消长规律、生活习性、病原携带率、自然感染率及医学重要性；当地动物传染病的种类、地区分布，以及居民受染、发病情况；当地各种医学昆虫动物的抗药性、防治方法和经验。吸血节肢动物主要包括蚊、蝇、蚤、虱、蜱、螨、蠓；宿主动物主要包括啮齿动物、小型兽类、鸟类和其他重要宿主动物。

社会环境 涉及的因素繁多，在侦察中要根据调查目的重点收集与健康明显相关的人为环境指标。着重了解以下项目：①饮水卫生。调查重点是查明部队野外供水水源是否充足和安全。侦察时主要调查和检测当地饮用水水源的名称、种类、位置、水量、水质级别、有无污染、污染程度、防护设施。侦察工作还包括水源周围水媒传染病调查和水源卫生地形学调查。②食品卫生。目的是了解当地供部队的食品是否安全，有无健康问题。重点调查当地居民的营养状况，营养缺乏病的发生情况，当地主要主副食品种类、卫生状况，能供药用、食用的植物种类，饮食行业卫生状况及饮食服务人员的身体健康情况，食品保存的条件和方法等。③三废排放情况。了解当地工业、农业及生活废弃物的排放状况，测定是否符合环保标准。主要调查废气、废水和废渣类型，主要有害物质、年均排放量、高峰排放时间，治理措施情况，对居民生活、生产及身体健康的影响；

空气质量指数，不同季节及不同时间的主要污染物；环境水质等级、污染程度及其分布、污染来源，治理情况；粪污处理状况、处理方法和土壤的卫生状况。④卫生资源。侦察目的是了解当地的医疗资源可能对部队卫生防病工作提供的协助程度。主要查明医疗卫生机构、药品生产与供应及卫生人力情况。医疗卫生机构包括：当地医疗卫生组织体制及分布；各级各类综合医院、专科医院、疗养院和门诊部的分布、数量、床位、主要医疗设备、科室设置、专科特长；各级卫生防疫站、检疫站、专业防治机构（如血吸虫病、结核病、鼠疫防治所等）、兽医防治机构的分布、数量、主要仪器设备、技术能力。药品生产与供应包括：当地药厂和卫生药械厂的分布、数量、生产品种及生产能力；当地药材公司和药品供应站的分布、数量、药材供应来源、筹备和贮藏能力；血站献血员的人数、分布及身体健康状况，可供血液及血制品的数量和质量。卫生人力包括：了解侦察地区卫生人员的数量及质量，包括各类卫生人员（如医疗、护理、防疫、检验、药剂、特诊、器械维修及兽医）的人员数、职称分布及其专业特长和水平等。⑤风俗及生活习惯。部队人群在长期居住环境中往往受周边居民的习俗行为的影响，侦察地区居民的风俗和生活习惯也是影响部队健康的重要因素，因此，调查和掌握相关的指标对制定防疫对策是完全必要的。在调查中要注意查明当地人群某些特殊生活方式及习惯，如婚丧嫁娶的习俗，饮食习惯、宗教活动、社会不稳定因素等。

特殊环境因素　卫生流行病学侦察的内容在传统调查的项目上应紧跟新时代军事斗争的多样化需求，引入更多的观察指标。包括：①高原环境的特殊侦察内容。高原空气稀薄，气压低，气候多变，昼夜温差大，人烟稀少，交通不便。部队快速进入后，人群的绝大部分将出现程度不同的高原反应，普通疾病（胃肠炎、腹泻、上呼吸道感染）的发病率也将明显增加；而且，该地区可动员的地方卫生资源有限，民情和社会情况复杂，可依托性差。因此，细致的卫生流行病学侦察，以及及时提出有效的对策和措施意义重大。根据高原部队的防疫工作经验，侦察工作应在常规调查基础上，特别注意卫生保障条件侦察，如交通状况、公路等级、交通事故、燃料供应、常用药品及高原急救器材供应、自然灾害的发生、野外生存措施等。②濒海环境的特殊侦察内容。濒海条件艰苦，驻地居民卫生习惯差，卫生设施简陋，生活用水困难，各种有害昆虫、动物密度高，容易造成传染病的流行和皮肤病的高发。濒海环境的侦察与高原环境有相同之处，因此，除常规侦察内容外，要加强卫生保障条件的侦察，此外，还要注意海洋地理景观、潮汐规律、海洋生物危害和高发皮肤病威胁的相关因素调查，如调查和测定海洋中鲨鱼、海蛇、海星、海蜇、珊瑚等的种类、分布、习性、危害特点及应对、防治方法。③国际维和部队环境的特殊侦察内容。除常规侦察内容外，根据军事作业人群的所处地区和状态，以及任务特点，注意一些特殊的侦察内容，如性传播疾病（包括艾滋病）是国外军队的职业性疾病，近年来，国外军队人员（包括参与维和任务

的派遣国部队）患病率有的高达10%~30%，部署在战斗区域的部队更是高达50%，是一般人群的2~8倍。因此在侦察工作中要注意相关危险因素的调查，查明周围环境的酒精类饮料的供应、营地附近接触性工作者机会，药物滥用倾向，军医暴露于血液污染环境的机会等。④应激反应的因素侦察。心理及行为卫生问题以及由此带来的社会问题已得到国内外军队的高度重视，外军在侦察活动中已开始注意引入相关的调查项目。军事作业中有许多状态可导致过度的应激反应，如执行困难任务；遇到不利因素；受到敌意和不合作社会环境；使用新型武器的应激；感情压抑；外伤性应激等。因此，在侦察工作中注意调查和分析部队人群可能面临的相关暴露情况和概率，对心理健康危险作出充分评估，为心理和行为健康提出有针对性的预防措施。

侦察方法　主要包括侦察前准备、现场侦察、遥感流行病学侦察、侦察结果表达与报告等。

侦察前准备　①拟订侦察计划。明确侦察目的、范围、内容、方法和完成期限。②组织人员和技术落实。培训人员，学习、掌握有关侦察技术，统一工作方法和步骤等。③做好侦察用物资器材准备。包括调查表格，采样及检验器材，摄影器材，个人防护用品，联络及交通工具等。

现场侦察　侦察人员根据侦察计划所列侦察内容，深入到侦察地区，通过向当地卫生、行政、气象等部门收集、查阅资料，与当地有关单位及人员进行座谈，访视居民住户，查看现场地形、地貌、卫生状况，以及采集必要的标本检验等方式，了解当地的

卫生学流行病学状况。

遥感流行病学侦察　遥感是随着卫星遥感技术的发展和应用于流行病学研究而出现的一个新概念。它是应用卫星遥感技术对地球表面上与疾病、特别是传染病流行有关的因素，如地形、地貌、植被、气温、气压、湿度、降雨、水源、理化物质及动植物等进行测量和连续动态观察，为疾病监测和流行病学研究提供宝贵的基础资料，具有覆盖面广、信息量大、经济方便、持续长期跟踪等优点，特别适用于对偏远、人烟稀少、交通不便及敌占区的卫生流行病学侦察研究。借助于现代医学地理学方法、计算机技术和统计学技术，建立各种各样的地理信息系统，可为军队流行病学侦察快速提供准确可靠的信息，提高军队流行病学侦察的及时性、准确性及全面性。

侦察结果表达与报告　①侦察资料的整理分析。侦察人员必须对侦察所获资料进行认真的整理、核对以及科学、客观的分析。资料整理分析既要系统、全面，又要突出重点和地区的特点。②侦察结果的表达。侦察人员要在侦察资料整理分析的基础上，根据不同侦察类型及上级的要求，以不同的方式表达侦察结果。部队临时活动地区及战时作战地区卫生流行病学侦察一般要求只写出简要的书面侦察报告即可，而部队驻地、特别是战略要地卫生流行病学侦察结果需以详尽的书面资料或计算机数据库形式表达。不论何种结果表达方式，侦察结果必须包括3部分内容，即侦察地区的卫生流行病学情况及特点的描述和评价，部队在该地区驻扎及活动时可能遇到的卫生流行病学问题，以及部队应采取的预

防对策和措施。③侦察结果的报告：侦察工作全部结束后，侦察人员要将侦察结果及时向下达侦察任务的卫勤机关和部队首长汇报，并根据上级指示，向部队官兵通报有关侦察结果及应采取的措施。

意义　部队在行军、野营、作战进入新的地区时，会遇到当地人、畜，以及媒介昆虫和有害动植物等对部队人员的危害。战争期间敌人使用生物武器时，又会出现带有病原生物的昆虫、动物、气溶胶，以及由其引起的特殊疾病和各种反常现象。因此，必须通过卫生流行病学侦察，查明当地有无威胁部队健康的传染病、地方病，有无遭敌生物武器袭击的迹象，以及其他影响健康的因素与防治条件等，作出卫生流行病学情况判断，并采取有效措施，以保障部队人员健康和各项任务的胜利完成。

（刘　玮）

zhànlüè yàodì wèishēng liúxíngbìngxué zhēnchá

战略要地卫生流行病学侦察

（sanitary epidemiological inspection of strategic region）　部队对战略要地进行的卫生和疾病流行方面的调查活动。战略要地是对未来战争全局有重大影响的地区，如政治、军事中心、未来战争部队集结地区、战略后方基地、交通枢纽、要塞、重要港口等。战略要地卫生流行病学侦察的特点是地区大、范围广、要求高、侦察的内容多、项目细、要求的资料尽可能完整、具体。这种侦察材料是部队平、战时卫生防疫工作的重要参考资料，一般由军队流行病学、军队卫生学、医学昆虫动物学等专业人员具体执行。

侦察要求　战略要地卫生流

行病学侦察必须要有连续性和继承性，即在一次全面的侦察之后，随着时间的推移，经常或定时继续收集、了解当地卫生流行病学情况的变化及动态，以补充和更新该地区侦察资料；平时对战略地区进行的卫生流行病学侦察资料，应按地区汇编成册，有条件时应建立数据库，做成软件。

侦察内容　战略要地卫生流行病学侦察的基本内容同军队卫生流行病学侦察。重点是5～10年内该地区的卫生状况，传染病、地方病发病情况，自然疫源地的分布，卫生资源情况等。

自然地理情况　包括地形、气候、土壤、水文、植物、有流行病学意义的家畜等。

地形　查明地形类型（平原、高原、盆地、山地、丘陵、丛林、草原、沙漠、河岸、谷地等），以及各种地形对传染病发生与流行的影响。

气候　①气温：全年、各月的平均温度，每日最高和最低气温，一昼夜气温的变化规律，一年中结冰期的起止时间。②气湿：全年、各月空气的平均湿度、相对湿度和绝对湿度；最高和最低湿度及时间。③气压：全年、各月和一昼夜的变化规律。④降水量：全年、各月的平均降水量，年降水天数，一昼夜最大降水量，雨季，地面最大积雪厚度，地面泥泞平均起止日期。⑤风：台风季节，各月最多风向，最大风速，每年暴风雪天数。⑥日照：日照时数、百分数，全年和各月晴天和阴天日数。⑦霜：霜期（天数），绝对早霜期，绝对晚霜期。⑧雾：各月和一年中雾天总数，一年中多雾的时期。

土壤　包括土壤的类型；地区的地质结构及其与饮用水源的

关系，土壤中病原生物（破伤风、气性坏疽、炭疽等细菌芽胞与各种寄生虫卵、蚴虫）的污染情况；土壤成分、物理性质、潮湿程度和污染情况及其对空气质量（湿度、臭气、微生物等）的影响；土壤污染对地下水质量的影响；健康土壤（高地、气候干燥并有阳光照射的土壤）与非健康土壤（低地、气候冷、被水淹没或多雾潮湿的土壤）的分布。

水文 包括江河湖泊、水网沼泽地区的数量、面积；容易发生的传染病种类及其条件；有流行病学意义的水生生物；港湾、码头的卫生流行病学情况，水源有无污染等。

植物 植物与地区内的动物有密切关系，包括某些病原体的储存宿主和传播疾病的媒介生物。因此，与自然疫源性疾病有密切的关系。森林有助于细菌气溶胶的积聚。在侦察中应描述地区主要植物群落（森林、草原、苔地）的一般情况。查明能供药用、使用和食用的植物及有毒害植物。

有流行病学意义的家畜 包括野生哺乳类动物、吸血节肢动物和软体动物，对部队有害的凶猛动物和有毒动物，以及当地居民动物食品的来源。

卫生资源情况 ①卫生、兽医机构情况：包括各级卫生、兽医组织体制；药材供应来源和系统；药厂的数量和生产能力；各级综合医院、专科医院、疗养院、门诊部的数量、床位；各类、各级卫生防疫站、检疫站；专业防治机构；血吸虫病、结核病、疟疾、黑热病、鼠疫等防治所；兽医机构的组织、分布、设备条件和业务能力。②卫生、兽医人员情况：包括卫生人员数；兽医人员数；卫生、兽医人员的业务水平，可能对军队防疫工作的协助程度。

居民和地区卫生状况 ①居民卫生状况：包括人口数、人口密度、住区分布；居民的健康状况、出生率、普通死亡率；主要死亡原因；居民的生活条件、营养状况、主要食品，以及保管食品的条件和方法；居民卫生习惯、卫生知识水平，以及有无生虱现象。②地区卫生情况：包括居民点环境卫生状况，粪便、垃圾、污水等的处理方法；人均居住面积，房屋结构，通风、采光、取暖等状况；水源种类、数量、供水量、水质、防护设备，以及洁治、消毒措施等；空气和土壤的卫生状况；与防疫工作有关的特殊风俗习惯、生活方式、宗教活动、尸体埋葬与墓地状况等。

疾病发生和流行状况 疾病状况包括：①各种主要疾病、传染病的发病率。②烈性传染病流行史，如流行年代、地区，传播路线，最后流行年代，现在疫情情况。③其他传染病近3~5年的流行情况，如发病数、死亡数、分布地区、流行特征、防治方法等。特别注意居民中存在的与部队关系较大的疾病，如呼吸系统传染病、消化道传染病、自然疫源性疾病和地方病等。对于法定传染病应逐一注明当地的流行情况。家畜与野生动物中传染病流行状况包括：①疾病种类。②动物间流行情况，居民感染情况。病媒生物状况包括：①医学昆虫、宿主动物的种类、分布、密度、习性、自然感染率，以及流行病学意义。②当地居民对这些病媒生物的预防控制方法。

侦察方法 与军队卫生流行病学侦察的方法相同。

意义 通过战略要地卫生流行病学侦察，可查明该地区的地理特点、卫生与疾病状况及其对部队成员健康的影响，为拟订部队卫生防疫工作计划和防御敌人生物武器等提供依据。军队卫生领导部门及卫生防病专业人员可利用卫生流行病学侦察结果，指导部队卫生防病工作，充分发挥卫生流行病学侦察的作用。

（刘 玮）

bùduì zhùdì wèishēng liúxíngbìngxué zhēnchá

部队驻地卫生流行病学侦察

（sanitary epidemiological inspection of military station） 对部队拟将进驻的固定营区所在地的卫生与疾病流行方面进行的调查活动。部队驻地卫生流行病学侦察一般由上级卫生部门负责，组织卫生防疫军医及检验军医实施。部队驻地卫生流行病学侦察的地域较局限，一般仅限于驻地所在的行政区域或营区周围5~10km范围。侦察内容和方法同军队卫生流行病学侦察，但应更具体、更详细。

部队驻地卫生流行病学侦察工作应在部队进驻或行动之前完成；侦察资料必须准确、可靠，不仅要有当地背景资料，更要有能反映卫生流行病学情况的最新资料；驻地卫生流行病学侦察必须要有连续性和继承性，即在一次全面的侦察之后，随着时间的推移，须经常或定时继续收集、了解当地卫生流行病学情况的变化及动态，以补充和更新该地区侦察资料；部队进驻后，应在进驻前全面侦察的基础上，经常与当地卫生防疫等单位联系，随时了解和观察当地卫生状况的变化和疾病动态，以及时指导部队的卫生防病工作。部队卫生领导部门及卫生防病专业人员必须充分利用卫生流行病学侦察结果，指导部队卫生防病工作，使卫生流行病学侦察真正起到应有的作用。

（刘玮）

bùduì línshí huódòng dìqū wèishēng liúxíngbìngxué zhēnchá

部队临时活动地区卫生流行病学侦察（sanitary epidemiological inspection of temporary activity area）

部队离开驻地外出执行任务时对行军沿途临时活动地的卫生和疾病流行方面进行的调查活动。临时活动地一般是指行军沿途村镇、大休息地点、宿营地和演习地点等。行军、野营、演习等部队军事活动具有紧急性与一时性等特点，活动中的临时活动地具有暂时性，部队在一地的停留时间不长，故需要侦察的范围较小，侦察的内容较简单，但时效性较强。

侦察内容主要包括当时可能危害部队的传染病发生情况、有无自然疫源地、水源及食品卫生状况等。侦察根据临时任务的性质、季节、时间的长短等，重点查明以下问题。①当地现在和最近几年内有无急性和慢性传染病、地方病和动物传染病的流行，是否存在自然疫源地，以及流行环节、流行因素、流行程度与特征。②与传染病传播有关的动物宿主、媒介生物、中间宿主等的种类、密度、季节消长、滋生场所等。③当地可供利用的水源种类、数量，并进行水量、水质的检定，提出卫生学评价，以及水源保护与洁治、消毒方法。④居民的民族、宗教、风俗、习惯、个人卫生、环境卫生、主副食品的种类与供应情况等。⑤当地的卫生防疫力量，如卫生防疫站、传染病院、化验室、药房等的人力、设备和技术水平。了解当地防病、治病的经验。⑥了解当地地理、气候、交通、生产及有害动植物等情况。

侦察工作应在部队出发前5~7天内完成。中国人民解放军临时活动地卫生流行病学侦查一般是由旅（团）或师卫生部门负责组织实施，并与先遣分队一起行动。侦察方法除向当地卫生部门了解情况外，还应邀请当地有关人员开座谈会，并进行实地查验，侦察中发现现患传染病患者或严重污染水源时，应对患者居所及污染源给以识别标记，避免部队接触。侦察结果与对策建议应及时通报部队，以利于部队迅速采取相应的措施。

临时活动地区流行病学侦查有助于查明现阶段可能危害部队人员健康的传染病发生情况，自然疫源地，以及水源卫生情况，供选择部队行军路线、休息和宿营地、训练场、野营演习地点等作参考，提出部队进驻后的预防措施和注意事项。

（刘玮）

zhàndì wèishēng liúxíngbìngxué zhēnchá

战地卫生流行病学侦察（sanitary epidemiological inspection of battleground）

战时部队在行军沿途食宿点、集结地、作战地区及战略后方要地对卫生和疾病流行方面进行的调查活动。该类侦查的特点是情况紧急，侦察范围广，侦察内容要求既客观、又具体。

侦察内容包括：查明当地目前对部队可能造成危害的传染病流行情况、水源和食品卫生情况，以及敌人使用生物武器袭击的迹象。中国人民解放军进行的战地卫生流行病学侦察在侦察任务上有明确的分工，一般要求是师负责该师作战地域的侦察，旅（团）

完成进军途中食宿和休息点的侦察，营完成驻地或阵地水源的侦察，集团军和大军区负责战略要地如大城市、交通枢纽、军事基地的侦察。各级进行的侦察工作内容和要求如下。①师以下部队的侦察：负责本师作战地域和后方地区内的侦察，可分师、团、营（连）三级进行。师派出卫生人员参加侦察分队或先头部队，对将要进入的地区进行侦察。团派出卫生人员参加设营小组或先遣分队，对行进中食宿点进行侦察。师和团的侦察主要是查明当地传染病的流行情况和水源卫生情况，营、连卫生人员则重点检查所用水源。各级侦察结果要及时汇总并通报部队。此种侦察除在进入作战地域前进行外，进入作战地域后还应随时补充进行。②军（省军区）后勤卫生部门的侦察：主要负责战役后方地域的侦察。由上级卫生部门派遣技术熟练的卫生防疫人员和化验人员组成侦察分队，着重侦察战役后方内的交通沿线，大城镇的卫生流行病学情况，以及敌人使用生物武器的情况。必要时应派遣侦察小组支援作战部队的侦察，协助所属部队扑灭已发生的疫情。③野战军（大军区）后勤卫生部门的侦察：由后勤卫生部派出专业分队负责实施，重点是战役、战略后方要地，新解放的大城市、交通枢纽、军事基地，以及敌人使用生物武器时的侦察等，并协助下级卫勤部门采取有效措施，消灭已发现的疫情。

不论防御战还是进攻战，都应分级负责组织战地卫生流行病学侦察实施，并做到相互衔接，相互补充。三级侦察要互相衔接、密切配合，上级主动支援下级，并在下级侦察的基础上进行深入侦察，下级应向上级侦察机构报告侦察结果。根据部队在该地活动时间的长短分阶段进行。在部队进入战地前和进入时，可做简要的初步侦察，制定并实施应急预防措施。部队进入战地后，再进行深入、全面的侦察。

（刘玮）

jūnduì liúxíngbìng yīxué jiāncè

军队流行病医学监测（military epidemic medical monitoring）

及时、连续、系统地收集、分析和解释军队公共卫生计划、实施和评价的必要资料，确定部队特有的疾病与伤害发生率及其公共卫生意义，及时发布综合分析信息的情报服务活动。军队流行病医学监测工作是由单兵、单位领导、高级指挥官及战斗卫生保障体系共同承担。

监测原则 ①军队医学监测信息利用。单位领导及指挥官通报部队疾病、损伤、疾病威胁及与威胁相关的危险性，以及现有或即将使用的控制措施，以最大限度地降低对作战部队的危害；确保按预防医学指南的要求去做；促进战斗紧张控制规划和政策；确保完成行动前与返回驻地后健康检查。②军队医学监测系统保障。高级指挥官依靠战斗卫生支援人员，以适当的计划、资源、政策、强制措施、教育及培训来支持本部队医学监测；以医学监测信息为基础，制定部队卫勤报告和各阶段卫勤计划；按照联合指南、服务政策、行动命令要求，报告疾病与非战斗伤发生率及卫生战备状况；为医疗部门提供部队实力人口数据，以计算部队特定伤病发生率及其趋势；逐级综合分析下级单位健康状况及医学威胁监测报告信息。例如，旅综合来自下属团及连的报告，师将

使用旅的报告。确保战士按照联合指南要求完成行动部署前和返回驻地后的卫生评估表和相关内容。③军队医学监测数据报告。医学指挥官确保每例疾病与非战斗伤病例通过指挥渠道向相应的医学监测部门报告；帮助指导部队准备每周疾病与非战斗伤报告。在部署基地或返回岗位后，通过医疗机构防疫部门通过常规渠道报告；作战现场，按照联合作战指南通过上级医学渠道向指定的医学监测部门报告。④军队医学监测信息分析。预防医学军官协助军医制表、解释、报告医学监测资料；向被保障单位和参谋人员提供技术指导，帮助其援引和应用医学监测数据；监督被保障单位的医学监测报告。

监测要求 ①有用性：收集和报道的信息可直接满足指挥官对关键信息的需求，满足预防疾病与非战斗伤的需求并可以持续评价战区中的医学威胁。医学监测信息往往立即应用于预防医学行动，促使针对疾病与非战斗伤立即采取适宜的行动。更重要的是用于调整预防医学措施。例如，某一或几个单位的急性腹泻的发病率急剧升高，就表明受影响部队食物或水源可能发生了污染，要做进一步的调查。非战斗伤增加就要进行调查，以加强控制措施，并合理使用保护性设施。因此，医学监测有助于预防疾病，并充当了部队的"倍加器"。②系统性：整个部队使用相同的方法实施医学监测；传播所收集信息在方法和程序上一致；报告的信息清晰、有预测性并同行动计划关注的问题协调一致。③及时性：收集的信息很快就会失去价值，它必须通过指挥渠道和医学渠道有效地逐级向上汇报，综合报告

必须通过同样的路线逐级下达。④针对性：医学监测应能集中反映医学威胁中的特定因素对军队造成影响的强度。例如，当部队被派往皮肤病高发区或需持续暴露于高湿天气或水中时，这些因素均威胁着部队的战斗力，在收集数据时要特别注意皮肤的状况。⑤简单与可接受性：信息流动直接清晰，所收集的信息元素少而简洁。施加给战士、干部及单位的负担要轻。医学监测的任务穿插于战斗卫生支援系统任务中，所产生的报告应支持特定军事部署使命，并能满足制订计划的需求。⑥敏感性、预见性及代表性：信息收集方法必须敏感，以保证疾病与非战斗伤中的要素不被忽视，信息收集过程必须能快速解释数据资料，以便向指挥官提供及时、切合实际的疾病与非战斗伤预防信息。

监测内容 包括以下几方面。

监测的目标任务 疾病和伤害事件发生数或率的变化趋势是军队各级监测使用的一个重要指标，必须定期监控；异常发病动态与趋势可能提示存在对任务完成产生负面影响的公共卫生问题，需要进一步调查证实，并提出必要的预防医学对策措施。疾病和伤害监测的目的是促进和维护部队健康，通过监测疾病和伤害，制定必要的干预措施。具体目标包括：①早期探测和发现传染病暴发事件。如不明原因发热病例、流感样病例、出疹病例、局部皮损病例、出血性疾病病例、感染性胃肠道疾病病例、肉毒样中毒病例、中枢神经系统感染或中毒病例，以及潜在感染引起的休克、昏迷或死亡病例。②哨点监视和通报的法定报告事件。如国际和国家法定报告管理的传染病以及

基于公共卫生关注问题、针对特定军事行动部署所定义的其他疾病。③早期发现和报告军事关注的其他公共卫生事件。如战斗应激反应、皮肤病、眼科疾病、精神病和精神障碍、急性呼吸道疾病；热损伤、冷损伤；运动、娱乐或体能训练引起的伤害；车祸引起的伤害；军事行动、正规军事训练引起的伤害；其他敌对行动造成的伤害等。

监测的人群范围　军队监测的人员范围包括军队成员、第三国家公民、当地公民、战俘、囚犯和难民等。

监测信息报告与通报渠道　战时，军队医学监测通过战斗卫生支援系统，利用战场和基地的通信和网络工具快速传播信息和报告结果；利用模拟、数字化媒体和已有网络系统来传输医学监测结果，以便于不同级别部队沟通和选择预防医学措施。

监测分析指标　对于每一个部队来讲，疾病和非战斗损伤率是一个重要的指标。获取疾病和非战斗损伤周报数据并与基准水平比较，如果出现异常则表明存在问题，需要实施预防医学应对措施。部队每周必须通过指挥渠道，经由联合作战指挥部向部队负责医学工作的领导通报数据，此外也同时向军队医学监测系统报告，以便进一步分析和保存这些数据。军队疾病监测部门进一步分析疾病和非战斗损伤数据，明确不利的趋势，并向联合作战指挥部部队报告健康威胁的异常。当出现严重的医学威胁时，被保障部队的医学主管领导应全军和联合作战指挥部提交部队疾病和非战斗损伤报告。疾病和非战斗损伤率是部队的一个重要健康信号。部队疾病和伤害病例数据必

须至少每天评估一次，在生物战袭击或发生暴发疫情等高危时期，应该更频繁的关注传染病。

监测数据来源及采集要求　疾病和损伤监测数据来源于患者电子病历、门诊日志、公共安全事故报告等；军队医务人员必须至少获取患者的以下信息。①患者的姓名、证件类型及号码、性别、部队单位及其识别代码和工作地点。②就诊类型：初诊、复诊或随访。③主诉及其就诊原因。④最终诊断及疾病代码。⑤伤害，必须按照娱乐、体育、机动车事故、工作训练或其他等状况进行伤害类型编码。⑥病员最终处置方案应按照照常工作、减轻工作量、病假、住院或后送分类。

监测方法　疾病和非战斗外伤发生率是衡量部队健康状况的传统指标。监测目标是确定部队伤病发生率及其变化动态和演变趋势，准确描述部队健康状况，及时发现和确认部队健康伤害威胁因素，掌握部队伤病防治需求及动态。伤病员医学监测基本工作及主要内容如下。

预检分诊和检伤分类登记　军医在接诊过程中，注意询问患者有关的流行病学史、职业史，结合患者的主诉、病史、症状和体征等，对患者进行预检。战时应按《战伤救治规则》做好伤员检伤分类，并填写伤票，按规定登记和传递。

门诊伤病员诊断和登记　接诊军医，应按照国家疾病诊断标准，根据病史、临床表现和实验室检查结果，综合评估分析伤病情，慎重、及时、准确地作出诊断。实行首诊医师负责制，建立合格的病历。凡就诊的患者应在《门诊日志》登记，内容包括姓名、性别、年龄、职业、住址、

病名（诊断）发病日期、就诊日期、诊断时间、初诊或复诊等基本项目。

实验室检查、登记　检验人员按规定做好实验室登记。登记内容应包括姓名、采样日期、送检日期、送检科室和医师、检验方法、检验结果、检验医生、检验日期、报告日期等项目。

伤病员收治和病案登记　患者收治后应做好住院登记、建立病案。住院登记包括姓名、性别、年龄、职业、住址、入院日期、入院诊断、出院日期、出院诊断等基本项目。

伤病员信息哨点监测登记　各级各类医疗保健机构应指定专门疾病监测组织或兼职人员，负责开展本单位伤病员医学信息的监测工作。每日定时收集各科室伤病员信息，登记在本单位《医院伤病员登记簿》上。登记内容包括病名、登记日期、患者姓名、性别、年龄、职业、居住地点、发病时间、诊断时间、报告时间、订正时间、填卡类型、实验室检测结果、报卡医师等项目。

部队信息汇总分析——各级部队卫生机构　每日汇总本级接诊和收治的伤病员，每周统计汇总本级部队伤病员信息，制作部队疾病监测周报，统计本周部队急诊疾病谱、门诊疾病谱、住院疾病谱；重点分析本周部队伤病员日发生率、部别分布和变化动态；与上周比较，发现异常及时调查处理。伤病员信息分析基本内容包括：部队伤病减员数和发生率；军队伤病减员空间分布（或单位分布）；军队伤病员时间分布；军队伤病员的医疗机构分布；军队伤病员的疾病谱、死亡谱、住院日和医疗费用等；与历年同期比较，作为军队伤病减员

及医学需求的历史记录，供日后估计部队疾病减员和医疗需求的参考。

意义 对部队来讲，疾病和非战斗伤亡率是一个重要的信息，不正常的疾病和非战斗伤亡率预示着可能存在一个将对部队行动造成危害的问题，因此需要采取预防医学措施。历史上疾病和非战斗伤亡所致的人员损失占所部署力量总损失的99%，而绝大部分是可以预防的。疾病和非战斗伤亡的实时监测数据最有价值。疾病和非战斗伤亡实时监测，可及时确认人员伤亡及其有关潜在健康危害因素变化，评估预防措施有效性，强化针对性的预防措施。流行病医学监测是医学资源分配、促进对医学威胁的认识、持续评价疾病和非战斗伤预防控制措施效果的基础性工作。依据军队法规条令，建立部队统一、标准的医学监测战备规程，将陆军、海军、空军及其他部队统一纳入军队医学监测系统。及早监测部队疾病与非战斗伤，以识别、确认、应对与减少发病及其医学威胁。及时向指挥官、临床医师、制订计划者和其他人员提供监测分析报告信息，重点支持指挥官卫生决策，使指挥官了解掌握本部队行动前、中、后潜在的战斗力。野战部队战士战斗力等于他们部署期间健康状态所持续的时间。监测的主要目标功能是评估、确定、推荐部队医学威胁及其预防医学措施，保障参战人员的疾病与非战斗伤率等于或小于平时部队疾病与非战斗伤率平均值。军事部署前，军队预防医学人员通过拟参战人员健康筛检，确定可参战部队的基线力量。以标准化格式，筛检和登记评估结果，并纳入个人医疗档案；进入战场

后，医学威胁不亚于来自敌军的威胁，也不仅仅局限于传染病，预防医学人员向部队指挥官提供部队健康状况、疾病、疾病威胁分析以及再部署卫生关注问题等方面的信息。军事部署任务完成后，预防医学监测部门，继续谨慎地监测部队部署后健康状况：确定部队中疾病与非战斗伤发生率及演变趋势；向指挥官准确描述部队健康状况；弄清部队新的或需要延续的预防和治疗需求；继续确认医学威胁；像部署前一样，进行部署后健康检查和评估。

(李申龙)

Zhōngguó jūnduì chuánrǎnbìng bàogào

中国军队传染病报告（military infectious disease notification of China）

中国军队按照相关法规对传染病进行预警监控的管理活动制度。目的是早期发现和处置传染病疫情，以防止传染病在军队中传播、扩散和暴发流行。20世纪50年代初，中国人民解放军建立了法定传染病报告系统，60多年来经过两次重大变革。20世纪90年代初第一次变革，军队成立了全军疾病监测中心，建立了军队疫情报告系统，颁发了《军队传染病防治条例》，将全军报告病种由甲、乙两类增加为甲、乙、丙三类。第二次变革源自"非典"袭击，军队修订了《军队传染病防治条例》，颁布了《军队应急处置突发公共卫生事件预案》，建立总部、战区和部队三级疾病预防控制体系，树立了疾病暴发风险与危机预防观念，将疾控策略集中到疫情早期发现和早期处置，完善了全军疾病监测预警反应网络。2008年施行的《中国人民解放军传染病防治条例》规定了军队传染病疫情报告内容、程序、

方式；建立了全军传染病疫情网络直报工作制度，要求各责任报告单位利用军事综合信息网、移动短信编码等技术手段，将传染病疫情个案信息，通过"全军疫情直报系统"，直接报达全军疾病监测信息数据库，全军各级卫生部门、疾病预防控制机构、医疗卫生机构按照权限，管理和使用所报告信息。

报告内容 包括5方面。

法定报告的传染病类别与病种 甲类管理的传染病：鼠疫、霍乱。乙类管理的传染病：传染性非典型肺炎、艾滋病、病毒性肝炎、脊髓灰质炎、人感染高致病性禽流感、麻疹、流行性出血热、狂犬病、流行性乙型脑炎、登革热、炭疽、细菌性痢疾和阿米巴性痢疾、肺结核、伤寒和副伤寒、流行性脑脊髓膜炎、百日咳、白喉、新生儿破伤风、猩红热、布鲁菌病、淋病、梅毒、钩端螺旋体病、血吸虫病、疟疾。丙类管理的传染病：流行性感冒、流行性腮腺炎、风疹、急性出血性结膜炎、麻风病、流行性斑疹伤寒和地方性斑疹伤寒、黑热病、包虫病、丝虫病、除霍乱、细菌性痢疾和阿米巴性痢疾、伤寒和副伤寒以外的感染性腹泻病、手足口病。总后勤部卫生部决定列入疫情报告管理的其他传染病，如非淋菌性尿道炎、尖锐湿疣、软下疳、恙虫病、森林脑炎、莱姆病，以及水痘及其他暴发、流行传染病或原因不明的传染病等。总后勤部卫生部决定列入重点监测报告管理的其他疾病或症候群，如食物中毒、不明原因肺炎病例、不明原因死亡病例及大批不明原因疾病等。

报告病例分类 军队传染病报告病例分为疑似病例、临床诊

断病例、实验室确诊病例、病原携带者和阳性检测结果5类。需报告病原携带者的病种包括霍乱、脊髓灰质炎、艾滋病及卫生部规定的其他传染病。

报告病例分型 军队报告的炭疽、病毒性肝炎、梅毒、疟疾、肺结核需要分型报告。其中，炭疽分为肺炭疽、皮肤炭疽和未分型3类；病毒性肝炎分为甲型、乙型、丙型、戊型和未分型5类；梅毒分为一期、二期、三期、胎传、隐性5类；疟疾分为间日疟、恶性疟和未分型3类；肺结核分为痰涂片阳性、仅培阳性、细菌阴性和未痰检4类。

病例报告类型 军队传染病个案报告分初次报告、订正报告和死亡报告3种类型。①初次报告：医师首次接诊的甲、乙、丙类传染病的实验室确诊病例、临床诊断病例和疑似病例时，必须填写传染病报告卡。②订正报告：对疑似病例确诊后，临床诊断病例更改诊断时，或发现因填卡选择病种错误时，应及时进行订正报告，并重新填写传染病报告卡，卡片类别选择订正项，并注明原病种。③死亡报告：对已进行发病报告的传染病病例，死亡后应重新填写报告卡进行死亡报告（注明死亡日期）；对未进行发病报告的死亡病例，在填写报告卡时，应同时填写发病日期（如发病日期不明，可用接诊日期）和死亡日期。

报告个案信息内容 军队实行全军统一的《军队传染病报告卡》采集和报告传染病个案信息。报告内容包括患者基本信息、疾病信息、报告人信息，填写项目至少包括患者姓名、性别、年龄、职别、职业、单位、住址和联系电话，以及发病病种、诊断类别、发病日期、诊断日期、入院日期、报告单位、报告科室、报告人、疾病名称、收卡日期、报告日期等。

报告方法 包括5方面。

确定责任报告人 执行职务的军队医护人员、防疫人员以及负责疫情报告计算机网络的管理人员均为责任疫情报告人。责任疫情报告人在执行职务的过程中发现有法定传染病患者、疑似患者或病原携带者，必须按《中国人民解放军传染病防治条例》的有关规定进行疫情报告。责任报告人在首次诊断传染病患者后，应立即填写传染病报告卡。

确定责任报告单位 军队各级各类医疗卫生机构和疾病预防控制机构均为责任报告单位，依照有关法规对责任疫情报告人工作进行监督管理。责任报告单位必须建立疫情管理组织，创造条件实现计算机或采集器的网络直报，指定专职疫情管理人员，负责本单位或所辖区域内的疫情报告工作。

传染病报告信息登记管理 各级各类医疗机构应建立门诊日志、住院登记簿和传染病疫情登记簿；指定部门和人员，负责医疗体系内传染病疫情报告卡的收发和核对，设立传染病报告登记簿，统一填报有关报表。传染病报告卡由录卡单位保留3年。

传染病疫情监测信息分析 各级疾病预防控制机构应按照军队公共卫生监测体系网络系统平台的要求，收发、核对本级传染病疫情报告卡与统计报表；汇总本级传染病疫情监测报告信息；充分利用报告的信息资料，建立传染病疫情定期分析通报制度，常规监测时每月定期进行疫情分析与通报，紧急情况下需每日进行疫情分析与通报。

传染病疫情通报信息管理 各级卫生部门应及时通报辖区内的传染病疫情。传染病疫情通报内容包括：传染病疫情性质、原因；传染病疫情发生地及范围；传染病疫情的发病、伤亡及涉及的人员范围；传染病疫情处理措施和控制情况等。

报告管理基本要求 包括4方面。

报告时限要求 发现甲类传染病、传染性非典型肺炎和乙类传染病中艾滋病、肺炭疽、脊髓灰质炎的患者，病原携带者或疑似患者，责任报告人必须立即报告所在的责任报告单位；责任报告单位接到报告后，必须立即报告军政领导，并于6小时内通过传染病疫情监测信息系统进行报告。对其他乙类传染病患者、疑似患者和伤寒副伤寒、痢疾、梅毒、淋病、乙型肝炎、白喉、疟疾的病原携带者，应于12小时内通过传染病疫情监测信息系统进行报告。对丙类传染病和其他传染病，应在24小时内通过传染病疫情监测信息系统进行报告。

属地管理原则 军队各级医疗卫生机构发现地方就诊的传染病患者、病原携带者、疑似传染病患者时，应按属地管理原则向所在地疾病预防控制机构报告。

信息保密原则 任何单位和个人不得擅自向社会公布军队传染病疫情信息。任何单位和个人必须按照规定及时如实报告传染病疫情信息，不得瞒报、缓报、谎报或者授意他人瞒报、缓报、谎报。

隐私保护原则 医疗卫生人员和其他人员未经当事人同意，不得将传染病病人及其家属的姓名、住址和个人病史以任何形式向社会公开。

报告管理事项 军队传染病疫情监测信息报告坚持依法管理、分级负责、网络直报、快速准确、安全高效的原则。总部和各级卫生部门对全军传染病疫情监测信息报告实施统一监督管理。依托全军军事综合信息网建立覆盖各级疾病预防控制机构、医疗卫生机构和师以上单位卫生部门的全军传染病疫情监测信息报告网络系统。各级疾病预防控制机构在卫生部门的领导下对保障区内的军队传染病疫情进行监测、信息报告与管理。①负责收集、核实疫情信息和其他信息资料；设置专门的举报、咨询热线电话，接受疫情的报告、咨询和监督；设置专门工作人员搜集各种来源的疫情信息。②建立流行病学调查队伍，负责开展现场流行病学调查与处理，搜索密切接触者、追踪传染源，必要时进行隔离观察；进行疫点消毒和开展技术指导；建立实验室，负责对采集标本进行检测检验和报告。③负责公共卫生信息网络维护，进行疫情资料的报告、分析、利用与反馈，适时提出预警建议；建立监测信息数据库，开展技术指导；对疾病预防控制机构工作人员进行业务培训。

(李申龙　李青华)

jūnduì chuánrǎnbìng guǎnlǐ

军队传染病管理 （military infectious disease management）　依据军队防疫法规和本国签署的国际卫生公约对传染病进行预防和控制的公共卫生措施。目的在于防止传染病在部队中发生、传播和流行，提高军队防疫工作效率，保障军队成员健康和部队战斗力。

自从人类对传染病有了一定的了解和认识后，与传染病的斗争始终未曾停息。战争是滋生传染病的温床与发源地。战争对基础卫生设施造成严重破坏，使交战国人们的生存环境更加恶劣。伤口感染、饥荒与难民潮加速传染病的传播与蔓延，增加了传染病发生与传播的风险，也使得传染病的治理变得更加复杂与艰难。自苏联解体后，两极格局终结，世界大战的威胁解除，但全球局部战争不断，几乎每隔几年就爆发一次。20世纪90年代以来，随着商品和人口在全球范围内流动日益频繁，艾滋病、疯牛病、埃博拉出血热、传染性非典型肺炎（severe acute respiratory syndrome, SARS）、甲型H1N1流感、人感染禽流感等新发传染病先后在全球范围内暴发与传播，引起人们的恐慌，使得控制传染病的需求更加紧迫。新发传染病的全球流行，严重危及人们的身体健康与生命安全，影响经济和社会的发展，甚至威胁到地区与全球的安全与稳定。传染病的全球化使得公共健康问题由单纯的国内法管辖事项演变成了全球性的公共卫生危机。

各国无论社会体制有何不同，预防控制传染病的目标是一致的。为应对传染病全球化对公共卫生的严峻挑战，国际社会修订了《国际卫生条例（2005）》，发展了现代传染病防控国际合作机制；强化世界卫生组织和主权国家在防治传染病中的国际合作义务；重视非政府组织合作、共同参与传染病的综合治理；重视宣言、决议、指引、倡议等国际"软法"的作用，为各会员国更好地获取工具和知识，加强全球传染病的防范和应对能力。在抗击SARS的斗争中，世界卫生组织建立了"全球疫情警报网络"，完善了传染病全球监测系统和各国疫情信息通报制度，及时发布全球旅游警告，树立了世界卫生组织在全球卫生危机中的权威地位，增强了人类抗击传染病的信心和能力。世界卫生组织大量运用宣言、决议、指引、倡议等国际"软法"，治理方式也越发多元，提高了全球传染病治理能力与效率。

军队传染病防治是一项社会系统工程。中国经历了多年防治实践，传染病管理工作逐渐向法制化发展。进入21世纪后，中国修订《中华人民共和国传染病防治法》，颁发《中华人民共和国突发事件应对法》。中国人民解放军修订《中国人民解放军传染病防治条例》，颁布《军队应急处置突发公共卫生事件规定》和《军队安全条例》，以立法形式强化军队传染病管理。编发《军队处置突发公共卫生事件应急预案》《军队处置生物突发事件应急预案》《军队处置突发动物疫情应急预案》《军队不明原因肺炎病例监测实施方案》，完善军队传染病突发公共卫生事件风险管理体系。将军队疾控机构纳入国家公共卫生体系规划建设，依托军事综合信息网建立军队疾病预防控制信息系统，完善军队疫情预警监控网络，对传染病风险进行早期预警和主动管理。

工作内容　包括传染源、易感人群、传播途径与环境卫生、疫情监测报告和通报信息、突发疫情应急预案的管理，以及战时传染病预防原则。

传染源管理　①患者：做到早发现、早诊断、早报告、早隔离、早治疗。患者一经诊断为传染病或可疑传染病，应按传染病防治法规定实行分类管理。②病原携带者：对病原携带者应做好登记、管理和随访。在饮食、托

幼和服务行业工作的病原携带者须暂时离开工作岗位。艾滋病、乙型和丙型病毒性肝炎、疟疾病原携带者严禁献血。③接触者管理：凡与传染源有过接触并有受感染可能者都应接受检疫。检疫期为最后接触日至该病的最长潜伏期。④动物传染源的管理：要做好家畜和宠物的预防接种和检疫。对危害大且经济价值不大的动物传染源应予彻底消灭；对危害大的病畜或野生动物应予捕杀、焚烧或深埋；对危害不大且有经济价值的病畜可予以隔离治疗。

易感人群管理 ①免疫预防：是控制具有有效疫苗免疫的传染病发生的重要策略。全球消灭天花、脊髓灰质炎活动的基础是开展全面、有效的人群免疫。计划免疫是预防传染病流行的重要措施。高危人群应急接种可以通过提高群体免疫力来及时制止传染病大面积流行。药物预防也可以作为一种应急措施来预防传染病的传播。②个人卫生防护：接触传染病的医务人员和实验室工作人员应严格遵守操作规程，配置和使用必要的个人防护用品。有可能暴露于传染病生物传播媒介的个人需穿戴防护用品，如在疟疾流行区可使用个人防护蚊帐等。

传播途径与环境卫生管理重点改善卫生条件，保护水源、提供安全的饮用水，改善居民的居住水平，加强粪便管理和无害化处理，加强食品卫生监督和管理等，从根本上杜绝传染病的发生和传播。

疫情监测报告和通报信息管理 重点开展传染病监测，对流行因素和流行规律的研究，评价防疫效果。军队医疗卫生机构及其执行职务的人员，发现传染病患者或者疑似传染病患者、传

病暴发流行以及突发原因不明的传染病时，必须按照军队规定进行传染病报告。各级机关卫生部门，应及时向所属部队通报传染病疫情及其监测、预警的相关信息。

突发疫情应急预案管理 为提高部队疫情风险防范和应对能力，军队团级以上单位应制定传染病预防、控制预案。一旦发现部队发生传染病暴发疫情，立即启动本级传染病预防控制和突发事件应急预案，及时开展流行病学调查，采取必要的紧急措施，及时有效地控制疫情。

战时传染病预防原则 战时条件特殊，传染病更易发生和流行，故要特别予以重视。战时防疫工作要点：严格战时疫情报告制度，如实行疫情日报告及零报告等；采取切实可行的措施，保证战时饮用水及食品的安全；加强特异性预防，根据需要对部队进行应急预防接种或预防服药；加强阵地卫生管理，按照军队阵地卫生管理规定做好战区饮水、饮食、粪便、环境及个人卫生的管理及处理。

基本方法 ①军队各级机关负责对传染病防治工作的组织领导，纳入本单位全面建设规划，落实防治工作责任制和基础建设，督促有关部门和人员履行工作职责，保证传染病防治所需的人员、经费和设备器材的落实。②军队成员应自觉参加预防传染病的健康教育，普及卫生防病常识，具备一般和必要的预防知识，倡导文明健康的生活方式，提高预防传染病的意识和能力。协同做好传染病预防与控制工作。③各级机关卫生部门负责责任区域传染病防治规划、计划和方案；组织开展健康教育、传染病防治业务

培训、监督监测检查、疫情监测报告和预警通报等。④各级疾控机构负责开展传染病监测，收集、分析和报告传染病监测信息，预测传染病的发生与流行趋势，提出预防、控制对策；开展传染病疫情和突发公共卫生事件的流行病学调查、实验室检测、诊断、现场处理及其效果评价；落实预防接种计划，管理预防性生物制品；开展消毒、病媒生物控制工作；开展健康教育、咨询、普及传染病防治知识；开展传染病防治技术培训和技术咨询指导工作等。⑤各级医疗卫生机构负责医疗活动中传染病的医源性感染和医院感染；负责所收治的传染病患者的疫情报告；负责本医疗体系范围内的传染病预防、诊断和治疗；协助疾病预防控制机构做好传染病疫情的流行病学调查与处置。

注意事项 ①部队执行野外驻训、军事演习、军事设施建设等任务进入新地区、自然疫源地或者可疑自然疫源地前，相关疾病预防控制机构应进行卫生流行病学侦察，提出传染病预防、控制意见；部队应根据疾病预防控制机构的意见，采取相应的传染病预防、控制措施，并指定专人负责疾病预防、控制工作。②平时应经常与地方有关部门联系，及时掌握居民中的发病情况；了解营区个驻地周围的医学动物及媒介昆虫的种类、分布、密度、习惯和消长规律，掌握部队经常活动区域内的疫源地分布及其特征，指导部队有针对性地采取预防措施。③当军队单位驻地发生传染病疫情，以及发现从未有过的或者国家已经宣布消灭的传染病时，除了积极配合当地政府做好防治工作外，还应立即采必要

的传染病预防、控制应急措施。④对派遣到国（境）外执行任务的军队人员，派遣单位和有关卫生部门以及疾病预防控制机构，应根据其执行任务所在国家（地区）传染病发生和流行情况，有针对性地开展传染病防治知识教育，落实传染病防治措施。

卫生防疫需求评估的内容
①节肢动物和啮齿动物监控有关工作。重点评估可能导致的疾病和非战斗伤威胁以及动物控制需求认定。拟订部队职业环境和重点场所病媒生物监测与防治计划和实施方案。②环境卫生有关工作。重点评价热、冷、高原等卫生防护问题以及饮食饮水卫生和废物处理需求。拟订部队环境卫生、生活饮用水和食品卫生监测与监督管理计划和实施方案。拟订重点疾病及伤害职业防护等级保护计划和实施方案。③疾病监控有关工作。重点评价流行病学实验室、流行病学调查及人群免疫和预防服药等需求。拟订部队传染病监测与流行病学调查计划和实施方案。拟订部队重点传染病预防计划和实施方案。拟订重点疾病应急监测和报告管理计划与实施方案。④防疫卫生资源可利用情况。重点评价建制内、隶属单位内、上级或地方支援的防疫人员；以及部队防疫分队能力及药品供应状况。拟订部队防疫卫生资源动态监控和统计分析计划与实施方案。⑤传染病疫情及突发公共卫生事件应急工作。重点对照军队处置突发公共卫生事件应急计划预案规定，检查评估部队相关预案计划管理要素落实情况。审核内容包括：任务项目；工作步骤与方法；所需人力、器材、药材等；开始及完成日期；执行者；检查者；执行任务项目

顺序等。

拟订落实突发急性传染病风险沟通计划与健康教育：①有关传染病的基本知识的健康教育，传染病预防控制的基本原则与措施，管理传染源、切断传播途径、保护易感人群、使军队成员和公众对传染病引起警觉且具备一般和必要的预防知识。②控制传染源的知识教育。注重动物源性及虫媒传染病传染源的控制知识和方法的教育，对传染病患者和带菌者，要进行隔离和管理知识的教育。引导和教育病死率高、少见传染病患者和感染者的克服恐惧心理。③切断传播途径的知识教育。针对不同类型传染病传播途径，教给大众相应的预防知识，如消化道传染病，采取"三管一灭"（管水、管饮食、管粪便、灭蝇）措施，防止病从口入。④提高人群免疫力的知识教育。着重普及计划免疫与预防接种的知识，这是健康教育工作的重点。⑤传染病相关法律法规知识教育。必须宣传传染病相关法律法规知识，使公众知法懂法，并自觉守法，以便共同做好传染病预防与控制工作。⑥公共卫生道德教育。教育官兵和公众预防传染病的基本方法，加强个人卫生、饮食卫生、环境卫生。

（李中龙）

Zhōngguó jūnduì yìqíng tōngbào xìnxī fābù

中国军队疫情通报信息发布
（military infectious disease situation information release in China）　中国军队卫生部门依据规定授权通报和公布军队内外传染病疫情以及监测、预警的相关信息的活动。及时向部队以及社会通报和公布法定传染病疫情和突发公共卫生事件信息，以提高警觉，

同时警惕并提示采取必要防范措施，有效控制传染病疫情，妥善处置突发公共卫生事件。引导舆论，动员群众，强化防范措施，提前采取预防和控制行动，也是对恐怖袭击和不良分子的威慑力，最大限度地降低危害造成的影响。中国2004年修订的《国家传染病防治法》明确了国家建立传染病疫情信息公布制度，规定了疫情公布的主体、渠道、形式和原则。2008年施行的《中国人民解放军传染病防治条例》对军队传染病疫情通报作出了具体规定，以达到及时、准确地公布传染病疫情信息的目的。疫情通报是为了使各部队及时了解国内外及军队疫情，总后勤部卫生部定期向总部有关部门、各军兵种、军区级单位后勤通报军内外传染病疫情及监测相关信息，定期通报国际、国内、军外等有关疫情信息，以利于相关部门及早做好传染病防控准备工作。

发布内容　主要包括突发公共卫生事件和传染病的疫情性质、原因，疫情发生地及范围，疫情的发病、伤亡及涉及的人员范围，疫情处理措施和控制情况，以及疫情发生地的解除。①法定传染病疫情：发布内容包括甲、乙类传染病发生的总体情况、重大疾病的分布情况，重大疫情的控制情况，以及丙类传染病的基本情况等。②突发公共卫生事件个案信息：以个案形式发布的突发公共卫生事件的信息主要包括突发公共卫生事件性质、原因，突发公共卫生事件发生地及范围，突发公共卫生事件的发病、伤亡及涉及的人员范围，突发公共卫生事件处理措施和控制情况，以及突发公共卫生事件发生地强制措施的解除等。③突发公共卫生事

件总体信息：以总体形式发布的突发公共卫生事件信息主要包括急性重大传染病、急性食物中毒、急性职业中毒、群体性不明原因疾病及其他严重影响公众健康的突发公共卫生事件的总体情况、分布情况，如发生各类各级突发公共卫生事件的起数、涉及的发病和伤亡人数、应急处置情况等。

发布方法 军队各级机关卫生主管部门根据突发公共卫生事件管理权限，通过部门通知、通报等方式向所属卫勤部队、分队或保障区域部队发出形势通报或预报。①定期发布法定传染病总体信息。总部和各级机关卫生部门以月报、年报方式，公布法定传染病疫情和突发公共卫生事件总体信息。根据疫情网络直报系统监测结果，如果发现冬春季的呼吸道传染病、夏秋季的消化道传染病疫情达到重大突发公共卫生事件（Ⅱ级）以上标准，应增加相关传染病疫情公布的频次，必要时实行疫情每周发布制度或每日发布制度。②及时发布突发公共卫生事件个案信息。发生突发公共卫生事件后，军队卫生部门应及时发布有关信息，释疑解惑，做好疾病预防和控制的科普教育工作。③预警信息的发布。卫生部门应针对重大传染病发生的特点和季节性特征，及时进行分析和预测，必要时可向社会发布传染病疫情的预警信息，普及传染病防控知识，增强群众的防病意识，提高群众自我防护能力，保障群众的健康安全。④突发公共卫生事件个案信息发布前通报。对于及时发布的甲类传染病和采取甲类传染病预防控制措施的传染病，以及群体性不明原因疾病等突发公共卫生事件个案信息，在发布前将向各级卫生行政部门

内部进行通报；并告知国家有关部门。对于其他法定传染病暴发、流行的突发公共卫生事件个案信息，在对外发布前，也要在卫生部门内部通过便捷有效的方式及时互通情况，并将有关情况向相关部门通报，共同做好疾病的预防和控制工作。

（李申龙）

jūnduì chuánrǎnbìng jiāncè

军队传染病监测（military infectious disease monitoring） 及时、连续、系统地收集和分析军事特定环境和人群传染病发生、分布和流行动态及其决定因素的流行病学活动。其目的是及早发现传染病，及早识别疾病暴发，及时采取有效预防控制措施，防止传染病的发生、传播和流行，保护官兵健康，保障部队战斗力。

传染病监测系统已成为各国防范新发传染病与生物恐怖攻击等突发公共卫生事件不可或缺的工具。鉴于传染病暴发，特别是遭受生物袭击时，军队和居民都可能受到危害，军民之间还可能互相传染，因而需要军队、地方和国际社会的协同配合。从军事斗争和反生物恐怖的需要着眼，从平时传染病控制的日常工作着手，平时积累充分的流行病学及其相关资料，再结合战时具体情况，进行综合分析，作出正确判断，制定出有针对性的控制对策措施。军队传染病监测系统涉及作战指挥、情报侦察、军事训练、防护工程、政治斗争等各个方面，需要在作战部门统一组织指挥下进行。总部卫生部门负责制定军队监测预警工作计划，规范监测方法和标准。各级卫生部门依据有关法律法规、预案及技术文件，制订适合本单位、本系统的各项监测工作计划和建设方案；各级

各类医疗卫生机构按照全军统一的监测方法和标准实施落实监测工作。

工作内容 军事行动监测的传染病事件主要有法定传染病、新发传染病和生物恐怖袭击相关疾病3类。一般从传染病发生的生物因素、行为因素、环境因素和社会因素等方面进行综合监测，重点研究判断传染病疫情发生可能性及其危险因素。评估疫情风险后果时还应综合考虑疾病传播能力、诊断和控制能力、官兵及公众关注程度、军事社会经济等因素。传染病生物因素监测包括传染源、传播途径、易感人群；传染病行为因素监测包括社会文化、精神、心理等；传染病环境因素监测包括自然环境、生态环境等；传染病社会因素监测包括法律法规、标准与规范、服务能力、预防控制策略和措施、管理水平等。

军队传染病监测指标 军队传染病疫情监测观察评估指标体系如下。①传染源监测：重点观察传染病在全球、国内和部队原驻地与任务区域的流行特征及分布情况，病原学毒力、致病力、传染力情况，动物宿主与有害病媒生物分布情况、活动规律，传染来源知晓情况。②传播途径监测：重点观察传播方式及其造成传染病流行的难易程度。③易感人群监测：重点观察人群整体的免疫水平，易感者和非易感者在人群中所占的比重，以及两者在空间上的分布情况。④自然因素监测：重点观察生态环境、季节、气候、水质、土壤、地理、自然灾害等影响因素。⑤社会因素监测：重点观察社会制度、经济基础、居住条件、生活水平、风俗文化和社会风气，卫生保健设施

与服务能力，社会动荡、战争等综合国际、国内以及有关地区相关保障政策因素等。⑥预防对策及效果监测：重点观察该疾病的发病现状，疾病早期识别水平，处理应对能力，疫苗、药物的应用，社会关注认知程度、健康教育的普及。

军队监测对象及主要信息 军队传染病监测内容主要包括：病原体的基本特性、进展趋势、菌毒种保藏设施和分布情况；人群和动物的血清学检测、病原种类、毒力与抵抗力等；生物战剂病原体的种类、型别、毒力、耐药性、发展趋势等；病原微生物菌毒种保藏、储存和使用情况（地点、设施、种类、数量）；动物宿主和媒介昆虫的种类、地区分布、密度消长、季节变动、病原携带状况及传播效能等。

监测收集的数据资料 军队监测收集的数据资料主要包括：法定传染病或不明原因死亡登记资料；医院、诊所、检验室的法定传染病或不明原因发病报告资料；流行或暴发的通报资料及流行病学调查的资料；血清学调查、病原体分离等实验室调查资料；个案调查资料；人群调查资料；动物宿主及媒介昆虫的分布数据；暴露地区或监测地区的人口资料；生物制品及药物应用的记录数据；其他相关的疾病监测数据。

工作方法 传染病监测常使用描述流行病学研究方法，长期、连续地观察传染病及其影响因素的发展趋势，对预防对策和卫生资源的分配进行评价。通过传染病监测能够积累大量有价值的资料，为流行病学研究提供良好的基础。一旦发生传染病暴发或不明原因传染病的流行，就可通过主动监测的方式，开展其病因学研究。

病例个案调查与报告 个案调查即对单个病例的调查，目的是核实发病情况，查明患者或疑似患者的基本信息、发病原因和条件，明确传染源和传播途径，追踪传染源的密切接触者，搜索疑似病例，判断疫点及可能蔓延的范围，评估已经采取措施的效果，以便进一步完善防控措施，遏制疫情的蔓延。个案调查与报告主要内容包括：①病例的基础信息，包括姓名、性别、年龄、职业、住址、工作单位等。②流行病学资料，包括预防接种史、接触史、可能感染的日期和地点等。③临床特征，包括发病日期、症状、体征、实验室检查结果等。④防疫措施，包括对传染源、传播途径及易感者的预防和控制措施等。

症状监测与暴发早期探测 以早期察觉和调查疾病发生为主的一种对可能突发事件的察觉、评估、报告机制，在一定程度上可以缩短应对时间。通过连续、系统地收集和分析特定疾病临床症候群发生频率的数据，及时发现疾病在时间和空间分布上的异常聚集，以期对疾病暴发进行早期探查、预警和快速反应。监测内容主要包括：①急救电话记录、呼救的种类与时空分布。②急诊、急救室病例的症状和体征以及检验申请单和检验结果。③医生处方信息。④零售药店的药物销售信息。⑤各门诊和诊所就诊人员的症状和体征聚发情况。⑥医疗救治机构病死者信息、尸体解剖记录等信息。⑦饲养动物、猫犬等宠物、野生动物的发病、死亡信息。

疾病暴发调查与报告 针对传染病突发公共卫生事件开展流行病学调查，以便及时采取针对性的措施控制事件危害的进一步发展。调查内容主要包括：①查明病因（包括传染源或危害源、传播途径或危害途径、高危人群及主要危险因素）或寻找病因线索，为进一步调查研究提供依据。②控制疾病及危害的进一步发展，终止疾病暴发或流行。③预测疾病暴发或流行的发展趋势。④评价控制措施的效果。⑤为拟订、启动和修订应急预案及响应级别提供依据。

生物因子实验室监测 从实验室角度，分析病原微生物、媒介昆虫和动物宿主等生物学种类和特性信息，重点追踪相关国家或组织掌握和使用生物战剂情况，及时发现可疑动向。监测内容主要包括：①病原种类、病原体的基本特性、演变趋势、菌毒种保藏设施和分布情况。②人群和动物的血清学检测、毒力与抵抗力等。③生物（战）剂病原体的种类、型别、毒力、耐药性、发展趋势等。④病原微生物菌毒种保藏、储存和使用情况（地点或设施、种类、数量），动物宿主和媒介昆虫的种类、地区分布、密度消长、季节变动、病原携带状况及传播效能等。

自然疫源地调查 自然疫源性疾病调查的目的是确定疫源地，阐明自然疫源地的特点，探索自然疫源性疾病的流行规律，为自然疫源性疾病的预防提供依据。自然疫源地调查一般包括地理景观调查、人群流行病学调查、动物流行病学调查、医学昆虫调查等4方面内容。

基本要求 传染病监测的一般程序包括：收集、整理、分析资料；预测、预报流行趋势；提出检疫措施并检查其效果。在监测实施过程中，重点把好以下工作环节。

设立疾病监测组 主要负责疾病监测方案的具体设计、数据收集、数据分析解释和监测报告撰写，向指挥部报送并向各指挥分中心反馈监测信息。必要时，组织监测数据分析会商会议，研究判定疫情形势，提出控制措施建议。

确定监测方式 根据任务性质、季节特点、地理区域特点及当地既往传染性疾病谱和流行水平，确定监测病种或临床症候群，以及应采用的监测方式等，并可根据发展进程和需要，适时调整。

确定监测的人口 是全体人群还是高危人群，以哪个人口数据为分母。

明确病例定义 要把握好病例的定义，使其简单、明了、稳定、标准和通用。一般从传染病标志、流行病学标准、病例分类3方面考虑，其中传染病临床表现包括症状、体征、临床检查、实验室检测、治疗反应等；流行病学标准包括时间、地点、人、特殊的宿主特征、与其他病例的联系等；病例分类包括确诊病例、临床诊断病例、疑似病例、可疑病例等。病例定义还取决于疾病控制目标和资源（人、实验室、交流、发送）。

确定报告人和报告方式 根据卫生防疫保障对象的不同确定不同类型的报告人、联络人及报告方式。

确定报告内容和报告收集方式 传染病监测的报告频率为立即报告、日报、周报和月报，报告方法可为纸张、电话、传真、电子邮件或网络直报等。在军事行动中，按照任务部署，现场作业条件和卫勤力量的投入情况确定报告内容、频率和方式。

数据的汇总分析 疾病监测组应每日对监测信息进行专家会商评估，重点分析各种传染病在时间、空间、人群的分布情况，比较不同时间、地区、人群的差别，确定高危人群；研判分析疫情发生的原因，预测疫情发展趋势，研究提出防控建议，并向指挥中心报告。发现可能暴发疾病的迹象时，及时提出传染病流行和暴发预警及其应对策略措施建议。

信息反馈与监测信息流通 疾病监测后需要进行信息反馈，特别是向基层和数据报告人反馈监测结果更为至关重要。反馈的方式可以是报告、快讯、简报、杂志、网站（网页）及其他方式等。

注意事项 科学有效的传染病监测，应做到流行病学监测数据与实验室诊断数据、疾病临床相关数据与人类行为相关资料等互为补充，注重传统与非传统监测数据源的系统整合。生物袭击会导致相关疾病大量聚集发生，通过常规的疾病监测报告系统能够发现疾病暴发的迹象，提示可能的生物袭击。当得到生物袭击可疑迹象的报告或通报时，应立即赶赴现场，采用询问、座谈、现场观察等方法，依靠当地群众和广大官兵，对一切可疑迹象进行细致的调查。以下流行病学线索提示生物袭击的可能：①在短期内突然出现来源不明或当地从未发生过的传染病。②在人群中（特别是在稀疏的人群中）出现传染病大流行，病例数大大超过预期人数。③病情严重，传播途径异常。④在非流行季节出现了某种传染病的暴发。⑤在没有特定媒介昆虫活动的季节或地域发生

了虫媒传染病。⑥在短期内有人员、大批家畜或野生动物因某种人兽共患病死亡。⑦在同一地区发生多种病原体混合感染的传染病，或同时出现多种传染病的流行。⑧某种病原体所致疾病比通常状态下更严重或者常规治疗无效。⑨出现异常的致病菌株或变异株，或出现异常的耐药菌株。⑩在特定地域暴露的人群发病率明显增高，如在室内实施生物袭击则建筑物内的人群发病率明显较高，而袭击发生在室外时则密闭建筑物内人群的发病率明显较低。⑪已获得了有关生物袭击的情报，或有可靠的生物袭击证据。

(李申龙)

Zhōngguó jūnduì yìqíng jiānkòng zhíbào wǎngluò

中国军队疫情监控直报网络（military epidemic situation monitoring and direct reporting network in China） 中国军队基于军事综合信息网对全军疾控数据进行统一存储、管理和综合利用的信息管理系统。是中国军队对突发公共卫生事件和传染病疫情进行监控的信息管理工具。目的是对军队疫情信息进行实时、同步、网络化监控，为中国人民解放军总部和各级机关卫生部门提供实时、便捷、可靠的流行病学情报信息，系统地发现与核实事件、实时预警、快速协调暴发应对工作。军队疾病监测是与全球疫情预警网络－战场管理系统－国家公共卫生体系密切关联的、开放的复杂巨系统，能系统地监测疫情动态趋势、完善疾病风险管理对策、提高预警应对能力，是构建和谐社会、构筑现代国防、保护部队健康的重要基础。该系统对于掌握疾控工作的主动权、提高防疫资源的效能具有重要的战略意义。

2003 年"非典"暴发凸显出疫情发生的复杂性、传播的不确定性和危害的全球性。这使得强化监测能力、早期发现和管理疾病风险成为国际公共卫生优先发展建设核心内容，国际组织和各国部队先后建立起疫情管理和监测系统：世界卫生组织（World Health Organization，WHO）修订《国际卫生条例（2005）》，建立 WHO 事件综合管理系统，用于完善全球疫情预警应对网络；欧盟于 2004 年成立欧洲疾病预防控制中心，协助成员国发展传染病监测与早期预警系统，纳入国家危机预防体系；北大西洋公约组织（简称北约）于 2010 年建立北约部队疾病监测中心，强化北约部队流行病风险管理计划；海湾战争后，美军建立了美军国防流行病与医学监测系统，持续地侦察收集全球流行病学情报，于 2008 年整合美军健康监测中心，推行实施面向集成的国防部生物监测战略。

中国进入 21 世纪成立中国疾病预防控制中心，建成全国传染病疫情与突发公共卫生事件网络直报系统。中国人民解放军也成立全军疾病预防控制中心，纳入国家公共卫生体系建设，建立全军疫情直报与风险沟通会商机制，完善突发公共卫生事件风险预警理论，集成"三军统一、平战结合、军民兼容"的全军疾病预警监测信息平台。2009 年基于军事综合信息网实行全军疫情网络直报分析系统，中国人民解放军重点实现了军地疫情与国际关注突发事的实时、同步、网络化监控。对部队疾病风险－危机进行早期主动管理已成为总部实施突发公共卫生事件应急预案和传染病防治管理的重要信息工具。

主要信息管理内容 中国军队疫情监控直报网络主要由传染病报告个案管理、突发公共卫生事件报告管理、疫情预警分析及通知管理、基础信息管理和用户安全管理等功能模块构成。该系统具有全军疫情 Web 信息采集与管理、实时统计查询、实时信息交流与反馈、空间数据分析、实时预警与报警和分级信息管理等核心功能，重点支持：①对报告卡进行个案审核、确认、除重和订正。②提供疫情信息实时统计和流行病学分析工具，可以在线完成对疫情数据的统计汇总、流行病学三间分布、历史对比趋势和地理信息系统（geographic information system，GIS）空间数据分布等多维度分析。③定制疫情分析日报、周报、月报、年报、专报等统计报表，快速反馈监测工作信息。④设定预警参数，自动识别聚集性发病和暴发疫情，实现疫情早期报警。

系统构成及基本功能 疾控信息系统是军队实施突发公共卫生事件预案和传染病防治管理的信息管理工具。主要由部队卫生防疫防护信息系统、全军疫情网络直报分析系统、重点疾病智能分析系统和全军军事训练伤监测报告信息系统等组成。核心功能包括：①通过卫生防疫防护信息系统，对各战区部队医学威胁的全域监控。②通过全军疫情网络直报分析系统，对部队传染病疫情的全时监控，对突发公共卫生事件动态的全程监控。③通过重点疾病智能分析系统，对传染病暴发流行机制进行动力学模拟。④通过全军军事训练伤监测报告信息系统，对部队军事训练伤病的全员监控。

系统管理主要内容 ①疫情报告卡管理：包括个案信息报告、查询修改订正、重卡筛查和报告审核等功能。②疫情实时统计分析：包括分军区军兵种统计、分战区统计、分年龄职业统计、分病种统计。③疫情定时统计分析：包括疫情时间序列分析、地区分布分析、构成分析、比较分析和关系分析、定时统计报表。④症状监测系统功能（包括流感样病例监测）：包括流行病学监测、实验室监测、暴发监测、急性呼吸道感染监测以及腹泻症状监测。⑤疾病暴发事件报警管理：包括记录报告信息，核实信息，跟踪处理情况，对疫病情况和应急处理情况的管理。⑥伤害监测系统功能：包括部队训练伤发生状况、门诊急诊、住院医疗和卫生防护工作等情况。

系统决策支持功能 ①方法库及其管理：对国内外各类突发公共卫生事件的具体控制措施与方法进行编辑、分类与整理，可进行快速查询。包括 3 部分的管理：方案管理，提供方案模板维护具体方案与措施，跟踪方案落实情况，并对相关方案进行评估总结；预案管理，分类管理预案，跟踪并记录预案落实情况，提供预案审批、启动的管理流程；文档管理，能够进行文件的收发、录入、编辑、检索、登记、归档、传输、统计和打印等。②报表管理与辅助分析工具：对报表的参数与格式进行维护，可生成所需报表；提供辅助分析工具，对疾病模型进行采样、探索、修正、建模、评估等过程的仿真分析研究，从而确定模型，在应急状态中使用。③统计查询与专题分析：通过设定统计指标与查询参数进行基础的统计与查询。通过临床研究、流行病学研究与实验室研究的各类方法，对突发公共卫生事件所需分析的内容进行专题研究。④地理信息系统专业应用分析：包括传染链分析、影像范围分析、三维建模分析、空间聚集度分析、空间趋势分析、应急调度分析、模型分析和信息标绘等。

系统安全管理基本要求 各级军队卫生单位利用军事综合信息网和移动短信编码技术手段，按照规定，将全军疫情与突发公共卫生事件信息直接报至全军疾病预防控制中心数据库。系统维护管理基本要求如下。①权限管理：设置和维护用户及用户组的数据、访问与应用权限。②安全检测：监测应用系统，识别非法操作、非法入侵的情况，并进行预警和告警。③认证管理：借助安全基础平台，对用户身份进行认证与管理。④密码管理：对用户的密码进行维护与管理。⑤授权管理：借助安全基础平台，对用户进行授权，同时维护授权参数。

工作方法 军队传染病疫情报告实行联勤保障、分级管理和网络直报。军队疫情网络直报工作的基本原则是：各级医疗卫生机构每日观察和报告传染病或异常事件；疫情第一时间报告总部和全军疾控中心，由疾控机构适时开展监测、调查、核实和危险评估；各级卫勤机关适时启动应急预案，并通过适宜渠道发布预警信息，指导部队采取正确的防控措施。

部队疫情个案直报监控 军队各级疾控部门，定时收集整理和核对部队病例个案信息，确保疫情个案定位精准。疫情责任报告人在诊断传染病患者后，立即填写传染病报告卡，通过直报网络输入报告系统；部队疾病预防控制机构每日上网对辖区内报告

的传染病信息进行审核；在同一医疗卫生机构发生报告病例诊断变更、已报告病例死亡或填卡错误时，由该医疗卫生机构及时进行订正报告；每日对报告信息进行查重，对重复报告信息进行删除。

部队疫情动态监控 通过军队疫情直报分析系统，高频度观察部队疫情疾病谱及其变化动态，检索发现疾病病例聚集性，及时反馈部队疾控机构进行核实调查，实现疾病暴发早期预警。各级各类医疗卫生机构按照全军统一的监测方法和标准实施落实监测工作，建立突发公共卫生事件接警值班制度，完成病例报告和聚集性分析、上报和反馈各类突发公共卫生监测信息，并做好网络报告的动态监控和接报情况记录。

部队疫情变化信息实时监测通报 总部和各级卫生主管部门依据有关突发公共卫生事件应急处置法律法规、预案及技术文件，组织相关专家针对不同类别的突发公共卫生事件制订适合本单位、本系统的各项监测工作计划和建设方案。系统地分析部队疫情传播路径、范围、变异和发生原因，识别和解释部队发病动态及其变化趋势，及时编发《军队疫情动态》日报、周报、月报、年报，为改进完善疾控规划方案预案提供科学数据。

突发公共卫生事件预警监控 各级疾病预防控制机构，根据卫生监测计划，建立健全体系范围内部，以及与卫生主管部门和保障部队衔接的突发公共事件监测报告信息系统。利用国家疾控中心与WHO网站信息，基于互联网检索国际国内重大疫情信息，对突发事件公共卫生风险进行早期评估、动态追踪监视、综合决策研判，适时整理编发重大疫情

预警会商专家建议。

注意事项 系统用户群体要覆盖各级卫生部门、疾控机构、军队医院、机关院校门诊部、师旅医院和旅团卫生队。重点需要各级部门做好信息管理制度建设。①建立突发公共卫生事件信息分析制度。按日、周、月、年统计汇总信息，定期分析形势，并根据需要随时做出专题分析报告，制作分析简报或专题报告。②建立全军突发公共卫生事件应急监测与报告值班制度，实时检索部队发病聚集性事件，及时提醒相关责任单位进行调查核实，及早发现和预防突发公共卫生事件升级。③建立军队疫情风险沟通与决策咨询信息保障工作制度。重点开展流行病学专家会商与远程咨询信息保障，对比分析军地传染病网络报告发病数据，落实全军疫情直报信息日、周、月、年分析与通报反馈工作；军地重大活动疾控信息实时联络，积极开展疾控决策信息咨询服务。

（李申龙 李青华）

Zhōngguó jūnduì tūfā gōnggòng
wèishēng shìjiàn bàogào

中国军队突发公共卫生事件报告（military public health event report in China） 中国军队依据规定对突发公共卫生事件信息进行统一监测分析、上报和反馈的管理活动。目的是及早发现事件征兆迹象，及时准确预警报告，迅速采取防范措施，为军队突发公共卫生事件防控决策提供科学信息，及时控制、有效预防和消除突发公共卫生事件的危害，保护军队人员和地方公众的身体健康与生命安全，维护部队正常秩序，有效预防、控制和消除突发公共卫生事件的危害，保护军队人员的身体健康与生命安全。

突发公共卫生事件既可自然传播也可人为导致，其致病、致伤和致残仍是威胁人类生命和健康的巨大威胁。2003年"非典"暴发再次凸显出疫情发生的复杂性、传播的不确定性及危害的全球性。世界卫生组织修订的《国际卫生条例（2005）》要求各国向世界卫生组织通报与报告公共卫生事件及其风险；明确各国向世界卫生组织通报与报告公共卫生事件具体程序；建立世界卫生组织综合事件管理系统，基于全球流行病情报，系统地发现与核实事件、实时预警、快速协调暴发应对工作。对全球关注的突发公共卫生事件威胁做出适当反应，以尽量缩小其对全球人口的健康和经济造成的影响。《国际卫生条例（2005）》的要求是以突发公共卫生事件发现、预警与应对为导向，整合国家疾病监测系统。为响应《国际卫生条例（2005）》，美国建立了国家灾害管理系统与全球新发传染病监测系统，德国建立了国家危机预防信息系统，日本建立了国家灾害早期评估与对策系统，中国颁发《突发公共卫生事件应急管理条例》和《突发事件应对法》，并建立突发公共卫生事件网络直报系统。

中国人民解放军2003年颁发《军队处置突发公共卫生事件规定》，要求在总后勤部卫生部的统一组织领导下建立全军监测报告体系，对军队突发公共卫生事件报告实行联勤保障、分级管理、网络直报的方式。2009年制定《军队处置突发公共卫生事件应急预案》，进一步规范了军队突发卫生事件风险预警报告信息业务流程，实行三个"统一"，即统一军队突发公共卫生事件监测预警指标体系，统一军队突发事件公共卫生风险评估分析方法，统一军队突发事件应急监测报告信息内容。

军队建立由全军卫生应急办公室统一管理的突发公共卫生事件预警监测报告系统。各级医疗、疾病预防控制机构负责开展突发公共卫生事件的日常监测工作；各级疾病预防控制机构应当及时汇总、分析突发公共卫生事件监测信息，分别向全军、军区和军兵种卫生应急办公室报告，两级卫生应急办公室分别向军队、军区和军兵种处置突发事件领导小组提出预警和处置建议。

报告内容 ①报告事件的种类：主要包括传染病暴发事件、群体性不明原因疾病、食物中毒暴发事件、职业中毒突发事件、环境健康伤害事件、医院内感染事件、预防接种事件、动物疫情暴发、生物突发事件、化学突发事件、核与辐射突发事件。②事件报告类型及个案信息内容：根据事件发生、发展、控制的过程，突发公共卫生事件的报告分为首次报告、进程报告和总结报告。首次报告包括突发公共卫生事件发生的时间、地点，信息来源、危害范围、事件性质的初步判定和拟采取的措施；进程报告包括事件的新情况、对首次报告内容的补充和修正，并根据情况变化随时报告；总结报告包括事件性质、影响范围、危害程度、流行病学分析结果、控制措施及效果、事态评估和经验教训等。③事件报告基本程序：各级疾病预防控制机构、医疗卫生机构及其执行职务的人员，发现突发公共卫生事件时，必须按照国家和军队规定的内容、程序、方式和时限，向军队疾病预防控制机构报告，同时通报事件所在单位；各级疾病预防控制机构接到突发公共卫生事件报告时，立即报告本级卫生部门；本级卫生部门应当立即报告本级军政首长，同时报告上级卫生部门。④事件报告方式及其信息渠道。军队实行逐级上报和直报相结合的突发公共卫生事件应急报告制度。已具备利用综合信息网上报信息的，应通过网上专用系统报告突发公共卫生事件，增强信息报告的时效性。尚不具备网上直报条件的单位，以电话拨号网、电话、传真或书面方式上报。

报告及其信息管理方法 包括以下几方面。

军队突发公共卫生事件的相关概念 突发公共卫生事件是指突然发生的造成或者可能造成社会公众健康严重损害的重大传染病疫情、群体性不明原因疾病、重大食物和职业中毒以及其他严重影响公众健康的事件。重大传染病疫情是指某种传染病短时间发生，波及范围广，出现大量病人或死亡病例，其发病率远远超过常年发病率水平的情况。群体性不明原因疾病是指在短时间内，某个相对集中的区域内同时或者相继出现具有共同临床表现的患者，且病例不断增加，范围不断扩大，又暂时不能明确诊断的疾病。重大食物和职业中毒是指由于食品污染和职业危害的原因而造成的人数众多或者伤亡较重的中毒事件。

责任报告单位和报告人的确定 军队各级医疗卫生机构、卫生主管部门及团以上单位是突发公共卫生事件的责任报告单位。各级医疗卫生机构执行职务的医疗卫生人员是责任报告人。各类责任报告单位和责任报告人有义务及时、如实报告突发公共卫生事件。

事件个案报告信息登记管理 各级各类医疗机构应当指定部门和人员，负责医疗体系内突发公共卫生事件报告卡的收发和核对，设立事件报告登记簿，统一填报有关报表。

事件个案调查与信息管理 各级卫生部门建立流行病学调查队伍，负责突发公共卫生事件流行病学调查工作。突发公共卫生事件调查包括：①流行病学个案调查、密切接触者追踪调查和传染病发病原因、发病情况、疾病流行的可能因素等调查。②相关标本或样品的采样、技术分析、检验。③突发公共卫生事件的确证。④卫生监测，包括生活资源受污染范围和严重程度。

事件信息统计分析管理 各级疾病预防控制机构负责突发公共卫生事件和管理，保障区域内突发公共卫生事件监测信息报告汇总；报告卡收发、核对、报告和管理工作；充分利用报告的信息资料，建立突发公共卫生事件定期分析通报制度，紧急情况下需每日进行分析与通报。

事件信息通报 各级卫生部门应及时通报辖区内的突发公共卫生事件信息。突发公共卫生事件通报内容包括：①突发公共卫生事件性质、原因。②突发公共卫生事件发生地及范围。③突发公共卫生事件的发病、伤亡及涉及的人员范围。④突发公共卫生事件处理措施和控制情况。⑤突发公共卫生事件解除。

基本要求及注意事项 军队突发公共卫生事件报告坚持依法管理、分级负责、快速准确、安全高效的原则。依托军事综合信息网建立全军突发公共卫生事件

应急决策指挥系统，形成覆盖全军、灵敏高效、快速畅通的疫情信息网络，支持突发公共卫生事件及相关信息收集、处理、分析、发布和传递等工作，实现各级信息的互联互通和共享。总后勤部卫生部对全军突发公共卫生事件信息报告实施统一监督管理。各级卫勤保障机构通过军事综合信息网的军队突发公共卫生事件监测、报告和预警系统，实行网络直报。各级医疗、疾病预防控制机构负责开展突发公共卫生事件的日常监测工作。

个案报告时限要求：责任报告单位和责任报告人获得突发公共卫生事件相关信息后，应在2小时内以电话或传真等方式向本级卫生部门和疾病预防控制机构报告，并采用网络直报将《突发公共卫生事件信息报告卡》报送本级疾病预防控制机构。疾病预防控制机构接到《突发公共卫生事件报告卡》及相关信息后，进行审核，确认真实性，2小时内进行网络直报，报告上级卫生部门。卫生部门接到事件信息报告后，应尽快组织有关专家进行现场调查，及时组织采取相应措施，并立即向本级处置突发事件领导小组报告，同时向上一级卫生部门报告。重大及特别重大突发公共卫生事件按日提出进程报告。突发公共卫生事件结束后，在确认事件终止后2周内完成总结报告。

事件报告及其信息管理要求：各级各类医疗卫生机构建立健全突发公共卫生事件登记和报告制度，指定专门的部门和人员负责保障体系内突发公共卫生事件信息的报告与管理。任何单位和个人发现责任报告单位或责任报告人有瞒报、缓报、谎报突发公共

卫生事件时，应当向卫生部门报告。任何单位和个人必须按照规定及时如实报告突发公共卫生事件信息，不得瞒报、缓报、谎报或者授意他人瞒报、缓报、谎报。任何单位和个人未经批准，不得擅自向社会公布军队突发公共卫生事件信息。

各级疾病预防控制机构负责保障区内的突发公共卫生事件监测信息报告管理工作；对突发公共卫生事件进行监测、信息报告与管理。①负责收集、核实突发公共卫生事件信息资料；设置专门的举报、咨询热线电话，接受突发公共卫生事件报告、咨询和监督；设置专门工作人员搜集各种来源的突发公共卫生事件信息。②建立流行病学调查队伍，负责开展现场流行病学调查与处理；建立实验室，负责对采集标本进行检测检验和报告。③维护和管理军队公共卫生信息网络，进行突发公共卫生事件信息报告、分析、利用与反馈，适时提出预警建议。

各级各类医疗机构承担医疗体系内突发公共卫生事件监测信息报告任务：①建立突发公共卫生事件信息监测报告制度；开展保障区域内的突发公共卫生事件报告、登记、统计。②实行首诊负责制，严格突发公共卫生事件报告制度，负责突发公共卫生事件监测信息报告工作。③建立或指定专门的部门和人员，配备必要的设备，保证突发公共卫生事件监测信息的网络直接报告。没有网络直报条件时，应以最快通信方式向疾病预防控制机构进行报告，并按照规定时限报出报告卡。④对医生和实习生进行有关突发公共卫生事件监测信息报告工作的培训。⑤配合疾病预防控

制机构开展流行病学调查和标本采样。

（李申龙）

jūnduì wèishēng jiǎnyì

军队卫生检疫（military health quarantine）

军队为了防止传染病输入、传出和传播而采取的综合卫生管理措施。军队卫生检疫是军队对人员进行隔离、医学诊疗、传染病监测，对交通工具、物品等进行卫生检测和必要的消毒、除虫、除鼠等卫生处理。目的为防止接触者在潜伏期内成为传染源向外传播，防止传染病患者或携带者传播传染病，也是为了及时发现、隔离治疗接触者中的受染者及患者，防止发病或加重病情，及早控制疫情；同时防止传染病的病原体由传播媒介传入或传出军队。检疫可分为动植物检疫和卫生检疫。卫生检疫又可分为国内卫生检疫和国境卫生检疫。军队卫生检疫包括新兵集体检疫、归建检疫、传染病接触者检疫、卫生整顿和战俘检疫等。

简史 "检疫"（quarantine）一词来源于拉丁语"quarantum"，其原义是对染疫船只和传染病患者隔离40天。14世纪，意大利为防止鼠疫传入，以及当时流行的霍乱和疟疾等传染病，令抵达其口岸的外国船只上的人员隔离滞留在船上40天，经口岸当局观察和检查，如未发现相关疾病，才允许其离船登陆。虽然"检疫"一词起源于14世纪，但据记载军队卫生检疫起源于公元前2525年，当时的苏美尔军医的一个重要职能就是监督战壕中死亡士兵的安葬，确保在驻军和战场有足够的卫生设施，对垃圾、粪便、尸体进行及时处理，以防传染病的暴发。在近代社会，军队卫生机构最重要的作用，则是隔离患病人员以及妥当处置尸体，以防疾病蔓延。中国在殷商时期就采取了将传染病患者置于隔离病房治疗的措施；东汉时期，正式建立了军队的传染病医院。这些措施对传染病起到了很好的隔离检疫作用，也是军队卫生检疫的最初措施。

19世纪初，对士兵威胁最大的仍然是疾病，疾病与战伤导致的死亡人数比率是8∶1，之后随着细菌学、营养学、军事与公共卫生、灭菌手术、疫苗接种等科学技术的不断发展，不少国家陆续采用了类似的检疫规定，主要检疫的病种包括鼠疫、霍乱、天花、黄热病、肺炭疽、传染性肺结核、传染性非典型肺炎、埃博拉出血热、刚果－克里米亚出血热、白喉、登革热、流行性感冒（简称流感）、腺病毒感染等。另外还将原本只针对人采取的卫生检疫手段，用于预防动物危险性传染病的传播，称为"动物检疫（animal quarantine）"。

主要方法 军队卫生检疫的方式主要有以下几种。①医学观察（medical observation）：卫生人员和基层带兵者对接触者每日通过问诊、视诊、测量体温、查体、询问等方法，观察有无发病征象。受观察者可照常参加日常活动。医学观察一般适用于乙类传染病的接触者。②留验（modified quarantine）：适用于甲类传染病接触者，将其隔离在一定场所进行医学观察，并限制其活动，不许与其他人接触。③集体检疫（mass quarantine）：适用于入伍新兵和外出执行任务集体归队人员。检疫期间受检单位全体人员不得与外界人员接触，但可在单位内进行日常活动，医务人员对其进行医学观察。④封锁（cordon）：如发生甲类传染病或按甲类传染病进行管理的传染病，以及遭受生物战剂袭击时，经上级有关机关批准后可对污染区进行封锁。如污染区是交通要道、指挥部门所在地或人群聚居之处，要在各路口设立检疫站或封锁机构，必要时各检疫站要协商联防，密切配合。凡要通过污染区的人员都应有通行证，进入人员要穿防护服、戴面具或口罩，外出人员要进行洗消、戴口罩等；出入的交通工具及其他物品实施医学、卫生检查和必要的卫生处理。对可能受感染的人员进行医学观察或留验。疫区封锁时，除医务人员外，一般人不得进入。封锁期限为从最后一例患者隔离之日起，直到经过本病的一个最长潜伏期再无新病例发生为止。在检疫期内，尽可能少地组织集体活动，尽可能地分散接收检疫的人员，即便是就餐、健康教育、心理疏导也要尽可能地减小活动单元，保持较大的接触距离，做好必要的消毒处理。例如，发生呼吸道传染病时，以班或宿舍或隔离室为活动单元，人员直接接触距离不小于1.5m，还要戴好口罩。

军队检疫的期限与检疫的种类和检疫的病种有关。检疫期限一般自最后接触之日起，检疫该病的一个最长潜伏期。但是在下列情况下，可延长或中止检疫：①接触者曾接受过自动或被动免疫，或进行过预防服药，应适当延长检疫期，如鼠疫一般留验9天，曾接种过疫苗者，则延长至12天。②检疫期间，如在受检人员中发生该种传染病患者，其余人员应从最后一例患者隔离之日起，再延长一个检疫期。③如确实能证明接触者未受到传染，或具有充分免疫力或用人工方法已获得免疫者,可以停止检疫。

此外,由于军队执行任务的特殊性,在特殊时期,特定人群应根据具体情况进行检疫。例如,当敌方施放生物战剂时,应根据检测结果尽早明确诊断是何种传染病,然后及时调整检疫期限。

意义 鼠疫、天花、流感、肺结核、传染性非典型肺炎等呼吸道传染病在历史上给人类造成过无数次莫大危害,威胁着人类的身体健康和生命安全,严重影响社会安定和经济发展,同样也威胁着军队人员的健康和军事行动。尤其是呼吸道传染病容易传播,极易在短时间内造成人员密集的军营发生疫情暴发,军队施行检疫能更好地预防其发生;即使发生了也便于及时高效地处理疫情,控制传染源、切断传播途径和保护易感人群,切实保障军队人员的身体健康和生命安全,保障军事行动的顺利进行,对维护社会稳定也有积极的意义。

(高东旗)

xīnbīng jítǐ jiǎnyì

新兵集体检疫（collective quarantine of recruits）

对应征入伍新兵进行的集体检疫。新兵集体检疫是保证合格兵员进入军队的关键环节,也是使新兵养成良好卫生习惯和素质的重要阶段。军队每年都有大批新兵征集入伍,战时兵员补充更为频繁。新兵入伍容易把传染病和地方病带到军队,成为传染病输入军队的一条主要途径。做好新兵检疫工作,是保证军队人员健康、提高军队战斗力的重要保障。新兵刚到部队时,对新环境要有适应的过程,在适应新兵集训的过程中,训练强度要循序渐进。在此期间要利用检疫期,使新兵搞好个人卫生,养成良好卫生习惯。

简史 在早期的以色列军队,卫生官员的一个重要职责是训练士兵尤其是新兵讲卫生,并通过条例监督他们遵守。意大利波尔齐奥（Porzio A）著有《论军队中士兵的护理》（维也纳,1685年）一书,认为如果让患接触性传染病的士兵在兵营内与那些往来于城市中游逛的士兵混住,互相接触,必有不良结果。在1904～1905年的日俄战争中,日军要求士兵,尤其是新兵,每天都要洗澡、剃须以及确保头发被理短,士兵必须亲自定期清洗其军装。过去各国军队对新兵的检疫措施主要是卫生清洁、接种疫苗、相对隔离等,直到近现代,很多国家的军队对新兵开始进行集体检疫,检疫期内要对新兵进行体格复检、疫苗接种、卫生清整等。

原理 新兵在刚进入军队时,作为流动人口,是传染病的主要易感人群,也是传染病病原体进入部队的携带者,以及传染病流行的重要促进因素;新兵刚来军队训练强度大,适应环境差,抵抗力低,缺乏某些传染病的特异性抗体;新兵来自不同地区,有的甚至来自某些传染病的流行区域,可能带来新的传染病;中国的新兵入伍一般是在冬季,冬季的寒冷可减弱呼吸道抵抗力,是造成冬春季军队呼吸道传染病高发的主要原因,军队新兵比较多见的呼吸道传染病是肺结核、麻疹、水痘、风疹、流行性感冒（简称流感）、流行性腮腺炎等。军队新兵发生呼吸道传染病比较多见,常会对周围人群构成威胁。因此,要通过对新兵进行相对隔绝的训练、居住、就餐等措施,来完成新兵的集体检疫;同时对新兵做好体格复检,及时发现不合格的新兵,按有关政策退兵;

并结合上级部门的各项要求和当前的形势,对新兵卫生检疫工作提出相关的建议。

基本方法 新兵集体检疫工作的重点包括:①加强组织领导,各部门通力协作,严密组织实施,严格检查标准,做好新兵检疫工作的各项准备工作。例如,军队应在新兵到达前,对新兵的住房进行清扫,必要时进行消毒处理;按检疫要求,最好将新兵集中安排在宿舍楼的一侧,单独楼梯出口,室温保持在14℃以上;统筹安排好洗澡,保证开水供应,科学安排膳食。②教育新兵做到:餐前便后洗手,不饮生水,不食不洁净的食物,不随地吐痰,不随地大小便,勤理发、勤洗衣服、经常晾晒被褥,保持身体、皮肤、毛发、衣物被褥等的清洁;个人应坚持饭后漱口、早晚刷牙,使用符合卫生要求的保健牙刷,采用竖刷法,牙刷使用后清洁干净,并适时更换;每晚睡前和劳动后应温水洗脚,鞋袜尺寸应合脚,经常清洗,保持干燥,勤剪指（趾）甲,防止指（趾）甲卷边、甲床受损;勤换洗内裤。③认真组织有关检测和体格复查,把住兵员质量关,检测出的人类免疫缺陷病毒感染者、性病感染者、病毒性肝炎携带者、肺结核患者等,要按有关规定退兵。④充分利用新兵可塑性强的特点,对新兵广泛开展健康教育和卫生防病活动,提高新兵防病意识,使其养成良好的卫生习惯,除搞好个人卫生外,要保持寝室、厕所、食堂、教室等公共场所的清洁卫生。养成不随地吐痰,不乱扔果皮和垃圾,咳嗽、打喷嚏和吐痰时用卫生纸或手帕掩住口鼻,不吸烟,有病早报告的良好习惯。适时对新兵进行心理辅导,保障新兵心身健康。⑤严格落实各项卫生防病制度，定期对宿舍、食堂、军人俱乐部进行消毒，卫生人员坚持每日巡诊，做好新兵的饮食卫生督导工作，确保新兵在检疫期间健康安全。带兵干部也应注意观察，早期发现患者，对发现的传染病患者和疑似患者，予以隔离治疗，做进一步检查，及时报告；对其密切接触者进行检疫，未痊愈的传染病患者不得编入军队。⑥科学训练，逐步提高训练强度，减少训练伤，增强新兵体质。新兵训练在冬季时，训练出汗后容易着凉，发生呼吸道感染，要注意保暖和适时休息，保持和提高其对传染病的抵抗力。⑦认真落实新兵疫苗免疫接种工作，按照规定及时、足量地接种疫苗；并根据驻地、训练场所和外出执行任务的地区的传染病疫情形势，酌情增加接种疫苗的种类，如可以增加麻疹－风疹联合疫苗、麻疹－风疹－流行性腮腺炎联合疫苗、水痘疫苗、流行性出血热疫苗、霍乱疫苗、鼠疫疫苗等。

应用　20世纪50年代中国人民解放军就规定，军队的新兵入伍后要先进行检疫。《国务院、中央军事委员会关于修改＜征兵工作条例＞的决定》（2001年9月5日），第八章第四十条规定，新兵到达军队后，应当按照规定进行检疫和复查，经检疫发现患传染病的，应当及时隔离治疗，并采取必要的防疫措施。当老兵连队中发生急性传染病暴发流行时，新兵应暂缓分编下连。其他国家也有新兵检疫的报道，例如，美军于1919年6月开始对新兵实施检疫，新兵到部队后要进行一次全面体检，然后先与部队隔离2周，如果在隔离期内发生传染病，马上送医院治疗，可以避免传

染他人；1963年美军约12 000名新兵因一次流行性脑脊髓膜炎疫情进行了全面检疫。新兵发生传染病暴发的实例很多，尤其是呼吸道传染病，因此很多国家对新兵的检疫也列为军队的常规工作。

（高东旗）

guījiàn jiǎnyì

归建检疫（quarantine of rejoined forces）　军队人员到外地或出国执行任务回来后，归建之前进行的检疫。传染病的流行对于战争所产生的重要影响，早已为中外历史所证明。实际上，战争中的传染病不仅影响到军队和战役，还对战区甚至是非战区的民众产生直接的影响。战俘、返乡的士兵步入胜利者国土，可能将传染病疫情沿途传播，形成传染病的扩散和流行。随着各国军队联合军演、出国维和、外出执行任务的增多，以及预防和控制传染病的意识增强，很多国家的军队对其外出人员实行了归建检疫制度，尤其是在异国作战、军演和从事其他活动的人员回国后要实行一定期限的检疫。归建检疫是各国军队近现代才开始实行的军队卫生检疫措施。

原理　军队每年都有部分人员到外地或出国执行任务，执行任务的途中或目的地，都有可能是某些传染病的疫源地或流行区，军队人员也可能与某些传染病携带者进行密切接触，为了防止外出执行任务人员将传染病带回营区，在营区内传播扩散，军队归建人员要进行严格的检疫。其检疫方式和新兵集体检疫类似，检疫期间被检疫人员尽可能不与其他人员接触，如果明确是从某种传染病疫区回来的，则检疫期限为该种传染病的最长潜伏期，否则不少于2周。

基本方法　人员归建后要进行卫生整顿，其卫生整顿措施与新兵检疫期间的卫生整顿措施基本一致。外出之前应进行卫生教育，回来后归建前要督促回来的人员进行卫生检疫和卫生整顿，并了解其健康状况和曾否接触过传染病患者，到过的地区有哪些传染病发生，必要时进行病原体检测。对来自疫区或与传染病患者有过接触的人，均应进行医学观察或留验。对病愈归来的传染病患者应登记，并按规定进行随访及管理。

对军队新到人员的检疫期不少于2周。凡患有传染病的新到人员，经彻底治愈后，方可进入集体中。对临时人员进行卫生教育，使其自觉遵守卫生制度，并了解其健康状况，如来自疫区或曾与传染病患者接触过，应进行医学观察。检疫部门对疑有鼠疫、霍乱、黄热病、病毒性出血热、肺炭疽、传染性非典型肺炎、肺结核等威胁较严重的患者或接触者，应将其隔离在一定场所进行医学观察，并限制其活动，不许与其他人接触，如发现有可疑患者，尽快报告上级有关部门，及时采取留验、封锁等措施。

军队归建检疫工作的重点包括：①加强组织领导，各部门通力协作，做好检疫工作的各项准备工作。例如，归建人员到达前，对住房进行清扫，必要时进行消毒处理；按检疫要求，最好将归建人员集中安排住宿，尽可能减少与他人的接触。②严格落实各项卫生检疫制度，归建人员不要分散回家，应先到指定地点进行检疫。在检疫地点进行洗澡、换衣服等卫生整顿，除了搞好个人卫生之外，要保持寝室、厕所等场所的清洁卫生。要科学安排膳

食，保证归建人员的休息时间。定期对宿舍、食堂、军人俱乐部等公共场所消毒，卫生人员坚持每日巡诊，及时发现可疑传染病患者。对发现的传染病患者和疑似患者，予以隔离治疗，做进一步检查，及时报告；对其密切接触者进行检疫，未痊愈的传染病患者不得归建。③开展有关传染病知识的健康教育活动，提高归建人员的防病意识，发现自己有异常情况，及时向卫生人员报告，及时隔离，尽快地检测和治疗。④检疫期间，要保证官兵的饮食营养配给，注意科学训练，适当降低训练强度，不给他们安排外出任务，同时也不能向该单位补充或调出人员，直至检疫结束。⑤可根据具体情况进行预防服药。例如，从疟疾流行区回来的人员，怀疑出现疟疾早期症状时，要及时服用抗疟药；怀疑与肺结核患者有过密切接触，回来后出现不明原因低热和咳嗽，应尽快进行胸部 X 线检查、痰结核菌检查、结核菌素试验，必要时服用抗结核药。⑥有归建检疫的单位的全体人员，在检疫期内尽可能不与外界人员接触，但可在单位内进行日常活动，医务人员对本单位人员进行医学观察。发现不明原因发热、咳嗽、腹泻等病症时，要及时隔离患者，给予必要的检查和治疗。

应用 随着中国参加国际事务的增多，中国人民解放军担任联合国维和的任务逐年增多，目前有维和工程大队、维和医疗队、维和警察等战斗在维和战线上。维和人员经受着多种传染病的侵扰，维和任务区可能是黄热病、霍乱、疟疾、感染性腹泻、病毒性肝炎、丝虫病、埃博拉出血热、登革热、艾滋病等传染病的高发区或流行区。因动乱、风俗习惯、卫生状况差、严重供给不足等原因，某些传染病的发病率居高不下，严重威胁着维和人员。维和人员在完成任务归国后，就可能把上述疾病或其他不明原因疾病带回国内，传染给他人。因此对维和归建人员的严格检疫非常必要。2003 年发生的传染性非典型肺炎和 2009 年发生的甲型 H1N1流感的跨国传播，增加了各个国家对归国人员的检疫力度，尤其是对来自发生重大传染病疫情的国家和地区的人员和可疑物品的检疫。生物战剂的释放手段之一，就是通过感染对方外出执行任务的人员，使其归建后再感染所属的国家或部队。美国为了应对此类事件的发生，计划研制生物安全四级（BSL-4）运送仓，提供运送那些受到高传染性且不明原因生物战剂感染的受害者，保证其感染的病原体不传染给外界。同时供科学家及时分析生物战剂的性质，评价治疗的效果。

（高东旗）

chuánrǎnbìng jiēchùzhě jiǎnyì

传染病接触者检疫（quarantine of contacts） 对接触过受病原体感染的人或动物或受污染环境并有可能受感染的人进行的检疫。传染病接触者主要是指在未采取有效防护措施，或防护措施失败的情况下，与处于病原体排出阶段的传染病患者存在流行病学关联，包括与其共同生活、居住或诊治过病例等；暴露于病例的分泌物或排泄物；或暴露于其分泌物或排泄物污染的环境的人。检疫的目的在于防止接触者在潜伏期成为传染源而引起传染病的传播。对传染病接触者的检疫期限为从隔离之日起，直到经过该种传染病的一个最长潜伏期而未发生该病为止，如果在检疫期间进行了预防服药，应适当延长检疫期限。因为有些药物有可能延长其潜伏期。

简史 早在公元前 2400 年前，古代苏美尔的军医就提出，患病的人应停止会客，别人不能使用患者用过的杯子饮水，也不能坐患者坐过的座位，不应在其睡过的床上睡觉。后来才陆续出现对传染病患者的隔离治疗、对传染病接触者的检疫。1346 ~ 1665 年，发生了鼠疫的第二次世界大流行，意大利为有效防止鼠疫、霍乱等传染病的传入，在地中海及亚德里阿海的一些港口设立了很多检疫站，防止传染病接触者将或货物将传染病带入。1552 年西班牙的查尔斯五世围攻法国由吉斯公爵驻守的梅兹镇，吉斯实施了一系列战场卫生规定，其中包括：士兵一旦生病立刻隔离，安置在城镇偏远处的医院里。1918 ~ 1919 年的流行性感冒（简称流感）大流行，仅在美军军营内就有 20% ~ 40% 的人员被感染发病。这次瘟疫给人类留下的教训之一就是对传染病接触者没有进行严格的检疫。之后各国军队逐渐采取了越来越严格的传染病接触者的隔离、检疫措施。中国人民解放军在传染性非典型肺炎、甲型 H1N1 流感、腺病毒等防控中对传染病接触者均采取了严格的检疫措施，取得了非常好的防控传染病的效果，使得传染病接触者检疫措施日趋完善。

基本方法 传染病接触者检疫工作主要包括：①对于按烈性传染病管理或重大疫情的传染病接触者要进行严格管理，要将其隔离在一定场所进行医学观察，并限制其活动，不许与其他人接触，同时也不能向该单位补充或调出人员。对接触者每日通过视诊、询问、检查体温等方法，了解有无发病象征；如有可疑，应进行进一步检查。②可以根据具体情况采取疫苗应急接种、预防服药等预防措施。例如，对麻疹、水痘的接触者可接种相应的疫苗；对甲型病毒性肝炎的接触者可注射丙种球蛋白；对鼠疫、流行性脑脊髓膜炎的接触者可服用磺胺药预防；对霍乱的接触者可服用复方磺胺甲噁唑、多西环素、诺氟沙星等抗菌药物；对流感的接触者可服用金刚烷胺、板蓝根等，也可使用干扰素喷鼻对未感染者进行预防。③做好有关的健康教育和心理疏导工作。使接触者了解检疫的目的，自觉执行检疫规定与卫生制度，配合卫生防疫人员的工作。④传染病发生期间的卫生整顿包括洗澡、换衣服、剪指甲等，范围应根据传染病的种类和需要确定，如对蚊媒传染病的接触者检疫时，应进行针对性的灭蚊和环境卫生清理；对流行性斑疹伤寒、回归热的接触者要进行灭虱与全面卫生处理。⑤对传染病的接触者可进行病原体相关指标检测，以判定是否受到传染，自身有无免疫力，及时检出带菌者，积极治疗患者，防止引起传染病暴发流行。⑥在传染病接触者中，通过门诊、巡诊、随访、病史调查、健康检查、化验检查、细菌培养等方法及时检出慢性患者或携带者，给予彻底治疗。饮水、饮食及相关保障人员应作为检查的重点，发现细菌性痢疾、伤寒等传染病的慢性患者或带菌者。⑦加强病原微生物实验室的管理。要有发生实验室感染后的人员隔离检疫制度。对于从事毒力强、易播散病原体研究和试验的人员，要加强职业防护

培训，防止有害微生物外泄。一旦怀疑自己感染了实验室的病原微生物，要自觉遵守检疫制度，接受必要的隔离检疫。

应用　一些重要的传染病，如斑疹伤寒、痢疾、伤寒、霍乱、鼠疫、天花等在战争中扮演了重要角色，有时对战役起到了决定性的作用。对传染病接触者实施检疫，可以及时发现新发病例，阻断传染病的传播与流行；是控制传染病，保障战斗力的关键。如果不对传染病接触者进行检疫，就不能及时地发现、隔离和治疗传染病患者，就会造成一些传染病（如霍乱、麻疹、风疹、肺结核、水痘、流行性腮腺炎、痢疾等）在军队的传播与流行，影响战斗力，而且会对周围的人群构成威胁。因此，及时对传染病接触者进行检疫是十分必要。另外，基因武器等新型生物战剂的问世，给及时准确的检测带来了困难，对疑似生物战剂袭击引起的不明原因传染病接触者的严格检疫对于防止战剂进一步播散具有重要作用。

（高东旗）

wèishēng zhěngdùn

卫生整顿（sanitary cleaning）

军队消除不卫生因素、改善卫生条件的综合性措施。主要是利用机械清除的原理，清除可能携带的病原体、病媒生物，保持人体和环境的卫生状态，从而减少疾病、保障军队人员的健康。主要包括室内外环境的卫生整顿、个人卫生整顿、食堂卫生整顿、作业场所卫生整顿等。

简史　古代的军队就意识到人类的粪便和垃圾若处理不当会导致某些传染病的暴发，从而使战地整个部队失去战斗力。古代士兵最常见的疾病可能是痢疾，

古罗马工程手册规定，所有战壕厕所必须挖到3m深，并用木头或石头覆盖，是为了防止被蝇发现进而传染疾病。公元前2400年前，古代苏美尔医生已经意识到蚊和蝇可以传播疾病。公元前1300～前250年以色列军队规定要求死者快速埋葬，不能在公墓附近挖水井，水煮沸后才能饮用，露天的水不适合饮用等。公元100～400年，罗马军队要求将死亡人员安葬在城墙外，使用公共厕所，要求士兵定期清洗和洗澡，厕所经常冲洗，垃圾定期清运到远离营地或要塞的地方，每个要塞都有自己的浴室，并开始使用下水道。在第一次世界大战和第二次世界大战中，一些参战国的军队通过卫生整顿，对霍乱、伤寒、疟疾等传染病进行预防和控制。中国工农红军开展过大规模卫生运动，以保障红军指战员的健康。20世纪50年代，中国人民解放军广泛深入地开展了治理环境和消灭"四害"（苍蝇、蚊子、蟑螂、老鼠）活动。20世纪60年代开展了"五洁"（个人、室内、环境、饮食、厕所畜圈清洁）活动。研究人员对卫生整顿的内容逐步与军人健康相结合展开研究，促进了卫生整顿的不断升级和细化。

基本方法　个人卫生整顿要经常抓落实，而外出人员、新兵、战俘的个人卫生整顿则要彻底进行，必要时要反复进行。室内外环境、食堂、作业场所的卫生整顿是军队的经常性卫生整顿工作，要形成制度，并通过经常性的检查、督导加以落实。卫生整顿的工作重点是：①个人卫生整顿主要包括理发、洗澡、换衣服、剪指甲、灭虱等措施。个人卫生包括洗脸、刷牙、漱口，餐前便后

洗手，睡前洗脚和漱口，不饮未经消毒的生水，不食腐败变质的食物，保持被服、鞋袜清洁。卫生人员要利用晨检、晚上查铺注意发现遗尿症、夜游症等患者。除了积极搞好个人卫生外，要加强生活管理和体育锻炼，努力提高部队的健康水平。②室内外环境卫生整顿，除了清除尘土、垃圾之外，还要注意防鼠、防蚊、防蝇、防蟑螂等的环境治理活动；定期检查生活饮用水的水源、水质，水质不符合要求的要洁治。洗澡用的水源以及太阳能储水灌要定期消毒，防止军团菌感染。③食堂卫生整顿包括对从业人员进行严格的培训、体检，明确责任和义务；对食堂的环境按有关要求进行经常性的清理和消毒，保持清洁状态，做好防治苍蝇、蟑螂等病媒生物的工作；食品加工操作程序，以及各种设备和环境设施要符合卫生要求；加强对食堂的卫生检查监督，严格把好食品采购、储藏和加工的卫生关。④作业场所卫生整顿主要包括对日常工作、训练、行军和作战场所的卫生整顿，尽可能地保证作业人员不发生因卫生问题而导致的疾病或不适。例如清除野外宿营帐篷周围的杂草，并挖出防鼠沟，以预防病媒生物引起的传染病；调整坑道的温湿度和通风系统以保障作业人员的健康；设置电磁辐射防护装置，减少其对作业人员的危害，并保障作业任务的顺利完成。

意义 卫生整顿是军队卫生检疫的重要内容，也是卫生运动的形式之一。自古以来各国的军队采取各种形式卫生整顿措施，对预防传染病的发生与传播起到了很好的防控作用。

(高东旗)

zhànfú jiǎnyì
战俘检疫（war prisoner quarantine）

对战俘和可能受传染病病原体污染的战俘营进行检疫。战争时期，战斗人员抵抗力普遍降低，卫生条件差，战俘很可能成为某种传染病病原体的携带者和传播者。因此要进行战俘检疫。

简史 古代交战双方不是将俘虏杀死就是让其做奴隶，很少对战俘进行传染病检疫。1552 年吉斯公爵驻守法国的梅兹镇，在西班牙士兵攻击的 65 天中，城里没有暴发任何严重疾病，但吉斯对敌方俘虏采取了优待政策，把敌方病员送到城镇医院，由于没有对俘虏采取任何检疫措施，斑疹伤寒便经俘虏传播开来，造成守城士兵数百人死亡。之后，俘虏逐渐受到优待，军队也逐渐意识到对俘虏进行检疫的重要性。1949 年 8 月 12 日签订的《关于战俘待遇的日内瓦公约》规定，缔约国要为战俘的利益承担大量义务，如：战俘在任何时候受人道的待遇，禁止致使战俘死亡或严重危害其健康的行为。按照此公约第 29 条规定："拘留国应负责采取保证战俘营清洁卫生及防止传染病所必要的卫生措施。"

原理 战俘由于受到身体、心理等方面的伤害，机体的抵抗力显著降低，容易受到传染病病原体的感染而发病；战俘有可能来自传染病的疫区，可能是传染病的携带者；战俘也可能是生物战剂的携带者。如果战俘进入战俘营后未采取适当的检疫措施，就可能导致传染病在战俘营甚至是军营中的暴发流行。因此，战俘入营时要进行严格的检疫。

基本方法 对战俘要进行严格检疫，彻底进行卫生整顿，并做好对敌人可能使用生物战剂的监测和防护。战俘检疫工作的重点包括：①战俘营要做好检疫的各项准备工作。战俘刚入营时，将其隔离在一定场所进行医学观察，不许与其他人接触，每日通过视诊、询问、检查体温等方法，了解其有无发病象征；如有可疑，应进行进一步检查。②严格制定并落实各项卫生防病制度，定期对宿舍、食堂、俱乐部等公共场所消毒，要保证战俘的饮食营养配给，要求战俘不饮未经消毒的生水，不食腐败变质的食物等。③对战俘进行全面的个人卫生整顿。主要包括理发、洗澡、换衣服、剪指甲、灭虱、保持被服和鞋袜清洁等措施。卫生人员坚持每日巡诊，及时发现可疑传染病患者，尤其是要注意对可疑生物战剂感染者的监测。④开展有关传染病知识的健康教育活动，做好有关的健康教育和心理疏导工作，提高战俘的防病意识，使其了解检疫的目的，自觉地执行检疫规定与卫生制度，积极配合检疫工作。⑤在某种传染病的流行期间可根据具体情况进行预防服药。也可根据具体情况采取疫苗应急接种的预防措施。⑥对战俘可进行某些病原体相关指标的检测，以判定是否受到某些传染病的感染，是否是某些传染病甚至是生物战剂的携带者；自身有无某些传染病的免疫力，以防止引起传染病暴发流行。⑦如被检疫者来自疫区或曾与传染病患者接触过，应进行医学观察。如果明确是从某种传染病疫区来的，则检疫期限为该种传染病的最长潜伏期，否则不少于 2 周。

应用 苏联军队 1945 年对驻扎在中国东北等地的日本关东军发起突然袭击，俘虏日军约 60 万人，后来分期分批地将日本战俘押送到苏联境内的劳教所，劳教所先对战俘们实行为期 3 周的检疫隔离，战俘们先去浴室洗澡，浴室设在院子里。洗澡前，战俘必须将头发、腋毛等毛发全部剃光，将衣服消毒杀菌。1942 年美军把俘虏的 600 万德国平民和士兵放在集中营，由于缺乏必要的卫生设施，无法做好检疫，许多战俘因患痢疾、肺炎等疾病死亡。中国人民志愿军在朝鲜战场俘虏了大批的俘虏，早期由于严寒、美军飞机轰炸、俘虏对中国的饮食不习惯、医疗卫生条件等困难出现了较多的俘虏死亡事件，后来中国积极调运食物、选派医务人员、对俘虏进行卫生整顿和检疫等，及时控制了疾病和死亡的发生。

（高东旗）

jūnduì xiànchǎng liúxíngbìngxué diàochá

军队现场流行病学调查（field epidemiological investigation of army）

针对军队内部发生的或与军队有关的群体性疾病或健康事件现场进行的疾病分布、原因分析与应急处理等综合性调查工作。该调查主要在突发性、群体性等公共健康问题发生的现场进行，主要目的在于迅速查清疾病发生的真实情况并及时控制，是部队疾病预防与控制专业人员经常进行的一项专业工作，也是一项重要的疾病预防控制措施。

调查任务 包括以下几方面。①确定是否存在公共卫生或健康问题。②判断疾病暴发、流行或事件的存在。③建立确诊病例、疑似病例、接触者、易感者的标准，并根据标准对暴露人群进行初步和最终调查认定。④描述疾病或事件的分布特点，包括静态分布与动态分布。⑤提出流行病学病因假设。⑥现场采集标本，进行必要的实验室检测，以验证假设。⑦建立症状监测或疾病监测系统与信息报告管理系统，以及时发现新的病例，并对新发生的病例进行调查。⑧及时提出现场干预措施，并随时对措施进行评价和修正。⑨提交调查报告，包括初步报告、终结报告、行政报告及学术报告等。⑩随访。以上工作可以概括为发现、确认、描述、假设、干预、验证、管理、报告和随访等几个方面。各项工作可以同时进行或按照不同的顺序进行。

调查方法 军队现场流行病学调查由现场流行病学专业人员在事发现场进行。现场流行病学调查需要综合运用流行病学、卫生统计学、临床医学、社会学、心理学等多个学科的方法。现场流行病学可以使用归纳与演绎两种方法，以归纳法为主。根据收集资料的性质也可分为定性研究方法与定量研究方法两大类，以定量研究方法为主。根据病因与疾病或事件之间的时间联系，可以分为回顾性调查、现况调查和前瞻性调查等方法，现场流行病学以现况调查方法为主。实践中军队现场流行病学的方法主要有以下几种。①询问法：调查人员有目的地口头询问受访者，以了解与事件发生的所有问题，是最基本的调查方法，询问中调查人员处于主动地位，可按照调查表进行逐项询问，也可不按照事先设计的调查表进行询问，询问的对象是与事件有关的所有人，包括患者也包括非患者或见证者。②访谈法：通过调查者与被调查对象面对面直接进行口头交谈实现收集信息资料的方式，根据被调查者的答复搜集客观的事实材料，具有较好的灵活性和适应性，是研究性交谈，可以个别访谈，也可以开小型座谈会。在访谈过程中，调查者和被调查者的角色经常互交，有利于发挥被调查者的主动性，在事件调查的最初阶段进行访谈有利于发现调查线索。③问卷法：事先设计好标准的问卷，在调查人员做出适当的说明之后，由被调查对象逐项填写，一般集中进行。适用于调查线索清楚，调查内容易于理解和填写的调查，特别适合于军队人群的现场调查，一般在调查的中后期阶段进行，可以实现数据的标准化与快速收集。④观察法：包括现场观察或勘察和病例观察，一般为定性调查，可以掌握与事件现场有关的第一手资料，初步发现事实真相或线索，作出初步的判断，为进一步深入调查确定方向。观察者需要有丰富的经验和观察力，由于事件的不同而有不同的观察重点。在观察者未进行现场调查之前事件现场应当保持完整。⑤常规资料总结法或监测法：中国军队医疗卫生系统一般有严格的常规数据管理方式，调查人员收集利用现有资料进行总结分析，可以节省人力物力。已有系统监测制度的单位也可利用监测资料进行分析，事件发生之后还应当快速建立症状监测与信息管理措施，收集事件过程中的新信息，为了解新情况和评价干预措施效果提供依据。⑥实验室检测法：即收集现场各种标本，包括患者样本，进行实验室检测，主要有环境标本的理化检验、患者标本的临床检验和血清学检验等，有利于准确确定危险因素。⑦现场实验法：是在人群现场进行的试验研究，主要用于验证病因假设和干预措施的效果。在已有初步病因线索之后，可小规模进行人群现场试验，以便于及时验证，达到目的之后要迅速终止人群试验，实践中要注意分组偏倚的影响，一般选择同一单位的两个或多个条件相近的分队进行。

要求及意义 一个完整的现场流行病学调查是调查、评估、确认、干预与报告等内容的有机结合，是多次重复完善的过程，不能片面强调调查的详尽而丧失及时干预的时机或忽视报告工作，也不能强调现场干预措施的实施而放弃发现问题或隐患的机会。同时也不能把现场流行病学调查看成纯粹的专业性工作，要将调查的整个过程融入部队对事件应对的整体工作之中，充分依靠广大官兵和各种卫勤力量，合理利用各种资源，共同完成现场调查工作。

现场流行病学调查应用于对军队群体性传染病疫情、食物中毒、群体性不明原因疾病及其他群体性公共卫生问题的调查，是军队疾病或健康事件预防与控制的重要工作环节，及时发现原因迅速有效应对是调查的根本目的。通过全面的现场调查获得严谨的科学数据达到以下工作目标：采取有效的干预措施，控制疾病或事件的进一步蔓延；预防类似疾病暴发；探索病因或事件发生的原因及其影响因素；建立或加强疾病监测系统。因此，迅速有效的军队现场流行病学调查对于预防和控制群体性疾病及突发公共卫生事件有重要意义。

(柴光军)

jūnduì liúxíngbìngxué gè'àn diàochá

军队流行病学个案调查（military epidemiological case investigation） 针对军队发生的单个病例进行的流行病学调查工作。调查的目的是核实单个病例发病、患病或疑似病例的实际情况，查明其基本信息，以确定发生原因和影响因素。调查对象可以是单个发生的病例，也可以是群体性疾病或事件中的单个病例。

调查内容 主要包括：①制订调查计划和调查表。疾病或事件发生之后，流行病学工作者应当及时了解情况，在初步分析判断的基础上制订调查计划和调查表，并在现场根据情况进行随时修正完善。对于一些突发疾病或事件也应当有计划地进行，现场初步了解情况后也会得到有价值的调查线索或调查信息，为制订调查计划提供参考（见流行病学调查表）。②核实诊断。对疾病的临床诊断进行复核主要通过会见和询问患者、临床医生和其他知情人员，查阅病例和各种检验检查记录，结合流行病学史等资料进行综合判断，得出流行病学工作者自己的结论，分别判断为确诊病例、疑似病例和非病例，核实诊断是进行个案调查的基础性工作，没有核实诊断或核实的诊断有误会影响发病原因、暴发或流行原因的分析。③查明发病原因和影响因素。调查内容包括个案的基本人口学特征、发病前后的详细情况、诊治过程、单位、家庭及周围环境的情况等，逐个分析每个个案的情况，目的是找出患者或非患者的与发病有关的各种可疑因素，确定疾病发生或流行的原因或影响因素，主要通过现场询问、现场观察或由调查对象填写调查表的方式进行，必要时进行实验室检测以确定病原体、毒物等，可集体进行调查或分别进行调查。对传染病的个案调查主要包括可能的传染源、传播途径、感染方式、接触史等。

④确定疾病发生和流行范围。疾病发生及流行可能波及范围内的人均应进行个案调查，根据全部个案调查的结果确定实际影响的范围。例如，根据传染病暴发的个案调查结果划定疾病暴发的人群、可能受影响的人群、密切接触者人群及疫区、疫点的范围等。对疾病发生时在队而调查时外出执行任务的人员应通过适当的方式进行调查，以免遗漏，特别是对传染病的流行病学调查更应重视对外出人员的调查。⑤提出预防和控制措施。根据调查结果及时提出相应的预防及控制措施，并检查评估措施实施的效果，随时修正措施，达到有效控制的目的。

调查方法 军队流行病学个案调查一般由军队流行病学专业人员在现场进行，对病例及有关人员等调查对象逐个进行调查。调查方法主要有两种：一是现场询问法，按照调查表调查的项目逐项询问调查对象，根据回答的内容填写调查表。询问可以单独进行，也可以采用集中进行的方式。二是问卷调查的方法，由调查人员统一发放调查表，集中讲解填写方式、填写要求和注意事项，规定完成时间，统一收回。由于军队是一个高度有组织的群体，集中调查及问卷调查易于实施，便于操作。个案调查并非仅仅局限于现场调查本身，而是一项系统性工作，调查的组织与管理、制订调查计划和调查表、确定疾病发生和流行范围、提出预防和控制措施等方面也是个案调查的基本工作，这些工作均以现场个案调查为核心，围绕现场调查展开。

应用与意义 军队流行病学个案调查对于传染病、非传染性疾病、卫生或健康事件均适用，是群体性调查的前提和基础，调查并不仅仅限于病例，与疾病或事件有关的无病人员也是个案调查的对象，特别是在一些情况下受到影响但没有发病的个案调查可能会提供相反的或更加有价值的信息。调查也不限于军队人群，有时也要调查非军队人群。调查不是对个体进行疾病的诊断和治疗，而是全面收集各种信息，目的在于掌握单个个体的准确信息，以利于确定疾病或事件的整体情况，为判断暴发、流行和大流行提供基础性的依据，为控制疾病传播或扩散提供参考。

（柴光军）

liúxíngbìngxué diàochábiǎo

流行病学调查表（epidemiological questionnaire）
由一系列与研究的疾病、健康或卫生事件发生与流行有关的问题有机结合组成的调查表格。简称流调表。流行病学调查表用于调查收集与疾病或健康有关的各种流行病学问题，主要是为了弄清调查对象的个案情况，是分析疾病或健康分布特点、分析发病原因、制定及评价防控措施的基本工具。

基本内容　包括流行病学调查表的基本构成、类型、制定与修改等。

基本构成　一个实用有效、结构合理的调查表一般包括 6 部分。①引言：一般置于调查表的前面，或单独成为一页，主要介绍调查的目的和意义，期望调查对象理解配合，并向受调查者致谢，这部分内容不宜过长。②调查表名称：是调查表的正式名称，一般为调查表的起始部分，起提示、指引和区分的作用。如"某部训练伤发病调查表"。一般在调查表名称附近的位置如右上角标示调查编号。③一般情况：主要由与受调查对象有关的基本情况组成。如果调查对象是人，则这部分内容主要包括其基本人口问题，如姓名、性别、出生日期、民族、工作单位、职业、家庭住址、联系电话等。若调查对象是单位，则主要包括单位名称、地址、法人代表姓名、单位性质、联系电话等。④主要调查问题：是调查表的核心部分，由与调查目的有关的各种问题组成。如疾病调查，主要包括发病时间、发病地点、既往史、就诊时间和医院、住院日期、住院医院名称和科室、主要症状和体征、实验室检查项目、各种理化检查项目、诊断与治疗情况、与发病有关的接触史或暴露史等。流行病学调查通常是为了查明发病原因和流行因素，所以与发病有关的接触史或暴露史问题的设计十分重要。例如，一次会餐引起的集体食物中毒调查表，一般应当包括发病前几天内就餐时间、地点、各餐食物、食量等内容，对于可疑食物，应当详细列出名称以便于受调查者回答。⑤调查者与审核者信息：包括调查人员单位、姓名、调查时间和地点等。通常置于调查表的尾部，调查者与审核者应当签名。一项大型的调查通常由多个单位和调查人员完成，为便于复查核对，这部分内容是必不可少的，同时也是必要时作为法律证据的需要。⑥调查说明和注意事项：调查说明主要用于对调查问题如何理解和回答作出明确的没有歧义的规定和界定。注意事项主要规定调查人员的资格、进行调查的时间和完成调查的时间、调查的环境或点、调查的基本方式、填表时应注意的事项等。调查说明和注意事项一般难以严格区分，可放在一个部分逐项列出，必要时可以分开，大型调查时可以另文列出，但内容应简洁、明确、具体，不宜过多。对于这部分内容一般应事先进行培训或说明。

类型　流行病学调查表有多种类型。根据研究对象的不同可以分为个人调查表与单位调查表；根据个案和群体调查性质的不同，分为个案调查表和群体调查表；根据调查资料收集的不同阶段分为原始调查表和汇总整理表；常常根据调查表所列问题提供答案的方式不同，分为开放式调查表、封闭式调查表和复合式调查表。还有健康调查表、发病调查表、患病调查表、接触者调查表等种类。①开放式调查表：调查表中向被调查者提出的各种问题并无可供选择的答案，由被调查者根据自己的情况或意愿进行回答，不作提示或限制。一般在问题之后留出足够的空间，让被调查者填写或由调查人员询问后填写。主要适用于调查初期阶段发现问题线索，或用于调查的问题并无标准的答案或答案种类繁多，在某些情况下也用于了解应答者的实际知识水平或经验，如对于"你认为艾滋病的传播途径有哪些？"这一问题，并不给出备选答案，由被调查者自由回答，可以排除因提供标准答案造成的提示因素对回答的影响。开放式调查表的优点在于可以全面了解整个被调查人群的信息，不易发生遗漏，特别是对于没有线索或线索不全面的探索问题可能发现真实的情况，其缺点是完成调查和整理调查结果的时间可能较长，应答率低，每名被调查者的回答不全面或答非所问，收集的调查结果可能比较杂乱，不利于整理、分析和统计，难以归类，与其他调查结果往往无法比较。②封闭式调查表：对于调查的问题均给出备选的答案，要求被调查者从备选的答案中进行选择回答，限制自由发挥。给出的答案均是经过充分论证的可能答案，一般情况下，答案往往是分类或分级的。其优点是调查表简单明了，被调查者易于理解和回答，调查易行，费时较短，由于已经归类、分组和分级，调查结果易于整理、统计和分析，特别是适用于计算机统计分析。其缺点是由于提示因素的存在，不能避免信息偏倚和选择偏倚，可能得到的不是真实的情况，如果说明不充分，被调查者可能会随意性选择答案，对于多次使用的调查表，被调查者可能会用经验进行选择，也可能无法收集到一些例外的情况，分级分类的信息可能与实际情况存在一定的差异。③复合式调查表：调查表设计时同时使用开放式调查表和封闭式调查表的设计方式，因此具备两者的优点，避免了两者的缺点，是流行病学调查广泛应用的调查表。

制定与修改　一般根据调查的目的和内容事先有针对性地制定，也可以在调查过程中根据情况进行必要的修改。调查表的制定要简明、实用并满足需求，易于理解、层次清楚，避免重复和遗漏。各种问题的设计要便于整理和统计分析，特别是便于计算机统计分析。为了便于与其他调查结果进行比较，也通常采用经过多次实践公认的调查表。为了保证调查质量，大型的流行病学调查通常先进行小范围的预调查，以便发现调查表存在的不足。

应用　流调表是流行病学调查研究的重要工具之一，主要用于个案调查，收集每个调查对象

的与发病或健康状态有关的问题信息。在此基础上统计分析全部调查对象的发病及其病因的分布特征，确定疾病流行的基本情况，分析发病原因，为采取预防和控制措施提供依据。

（柴光军）

jūnduì liúxíngbìngxué bàofā diàochá

军队流行病学暴发调查（military epidemiological outbreak investigation）

针对军队疾病暴发进行的现场流行病学调查工作，即对部队分队短时间内发生较多同一种疾病或某种综合征时进行的现场流行病学调查。暴发调查一般针对疾病暴发进行，但在一些情况下也可能针对军队内某个小单位突然集体发生的某类症状进行，如突然出现的集体发热。暴发调查通常是在疾病暴发之后，在没有准备的情况下立即进行，调查的基本目的是查清暴发的原因。

调查内容　包括以下几方面。①确定问题与核实诊断：即通过多种方式了解情况，确定是否存在疾病暴发等公共卫生问题，如某连队报告午餐后发生5例急性腹泻患者，就需要到现场查看情况是否属实，以判断可能存在感染或中毒等暴发的可能性，然后对疾病的临床诊断进行复核。复核诊断主要通过会见和询问患者、临床医生和其他知情人员，查阅病例和各种检验检查记录，结合流行病学史等资料进行综合判断，得出流行病学工作者自己的结论。②定义病例：制定便于迅速展开调查的病例定义，即工作定义，内容包括疾病的症状、体征、各种检验检测及流行病学史等项内容，工作定义不是诊断标准，一般宽于临床诊断标准，以利于发现全部病例。如某部疑似甲型H1N1流感暴发调查的工作定义

为：体温≥37.2℃、咳嗽等上呼吸道感染症状、1周内接触过发热患者、血白细胞正常或偏低，具备其中3项者确定为调查病例。③现场调查：在暴发现场对病例及环境进行调查，详细了解发生经过，特别是对首发病例、指示病例及调查前新发生的病例要逐人询问。根据初步了解的情况立即制定调查计划和调查表，对全部病例进行个案调查，调查内容见军队流行病学个案调查和流行病学调查表。④初步分析及提出病因假设：初步分析主要是分析暴发发生的过程，根据对全部病例进行的个案调查结果描述疾病的三间分布，得出暴发的全貌。在此基础上提出病因假设，病因假设针对疾病的生物学病因，也针对暴发发生的非生物学病因或诱因。如对一个经实验室检测证实的甲型病毒性肝炎（简称甲肝）暴发，病因假设主要是提出可能的传染源与传播途径，可以根据初步调查结果提出饮食污染或饮水污染等的假设。⑤深入调查分析及验证假设：根据初步调查得出的假设，进一步收集补充需要的资料。实践中需要收集哪些资料要根据具体情况确定，并无统一的规定。可从确定暴露时间、确定暴发因素、深入现场观察勘验、实验室检验检测等方面入手，以验证假设。⑥采取控制措施并评价措施：在前一阶段调查的基础上，提出控制措施并立即实施。措施要具体可行，落到实处，要有专人负责，专人检查验收。这一过程对于暴发调查至关重要，可进一步验证假设。对措施进行评价就是看是否可行、是否有效，并不断改进措施以达到预期的目的。调查过程中通常要制定措施评价的方法。⑦总结及报告：总

结暴发调查的全部资料，得出是否为暴发的确切结论，提出存在的问题及得到的经验教训。总结是一个过程，调查中要注意随时总结，调查结束之后要进行最后总结，并形成书面报告。书面报告的主要内容有：何时何地对什么暴发进行的调查，暴发过程及分布特点，原因分析，采取的预防与控制措施，经验教训及提出建议等。报告也指出在调查过程中随时向上级卫勤机关、疾控机构和部队首长报告暴发及其调查的情况。实践中上述内容是重复进行或交替进行的，并不完全按照所列顺序进行，而是根据情况进行调整，以满足调查的需要。

调查方法 军队流行病学暴发调查由军队流行病学专业人员在现场进行，在对病例及有关人员等调查对象进行逐个个案调查的基础上，确定暴发是否存在。暴发确定以后，制定调查方案，确定调查的范围和调查的进度、同时采取针对性控制措施。个案调查的方法同军队流行病学个案调查，也适用询问调查法和问卷调查法。暴发调查的重点是分析发病原因及影响因素，因此调查需要详细周密进行，必要时进行多次重复调查。现场调查病例、查看现场情况、现场采集患者样本、现场快速检测分析、实验室深入化验分析、采取应急措施并验证效果等方法均是暴发调查的基本方法，但核心是收集各种信息以确定并验证暴发及其原因。

应用与意义 各国军队均是一种典型的人群密集的集体单位，在某些情况下，特别是在某些传染病流行季节，有可能发生传染病的暴发。军队流行病学暴发调查工作针对暴发进行调查，其目的是确定暴发的存在、阐明发病及暴发原因，提出针对性控制措施

以防止暴发的蔓延扩大，达到控制即时暴发的目标；也可以通过调查达到发现隐患，总结防治经验和教训，对军队官兵进行健康教育的目的。一个疾病或事件在某部队发生是不是暴发，暴发的范围有多大等问题通常在调查前并不能确定，因此所谓的暴发调查并不是等暴发确定以后才进行，而是只要有类似暴发的情况发生，就应进行暴发调查，以确定暴发的存在与否。暴发通常是一种紧急的卫生事件，只有迅速及时的应对才能发挥其应有的作用。中国军队流行病学暴发调查一般由军内疾病预防控制机构专业人员实施，调查过程在军政首长和上级卫生勤务机关的主持下进行，注意协调好调查、控制和军队其他任务的关系，军队暴发事件的信息由有关机关统一发布。

（柴光军）

liúxíng qūxiàn

流行曲线 （epidemic curves）

发病数（率）或患病数（率）随着时间而变化的曲线，即以时间为横坐标，病例数（率）为纵坐标，把各单位时间内（小时、日、周、月、年）发生的病例数（率）标记在相应的位置上，构成的线图或直方图。由于疾病发生与流行是多种因素综合作用的结果，其流行曲线呈现不

同的形态。

基本内容 流行曲线有多种类型。①同源暴露的流行曲线：图1表示一次简单的同源暴露引起的暴发。所有病例都集中在接触某种植物之后的12小时内，发病曲线基本上为正态分布，13小时后没有新发现病例。集体食物中毒通常表现为这种流行曲线，流行曲线显示的这段时间即为该病的常见潜伏期范围。对于有些传染病，如伤寒、痢疾、甲型病毒性肝炎等传染病，同源暴露感染之后发生的病例通常可通过人与人之间的传播蔓延，出现一定数量的二代病例出现，因而流行曲线表现为高峰期之后可持续较长一段时间（图2）。有些疾病在同源暴露引起暴发之后，流行时间更长，并且终止时的疾病发生率与流行发生前的水平相似或更高，多为同源暴露为持续较长一段时间而非一时点，或者可能因人与人之间的传播未能得到有效控制所致。②非同源暴露的流行

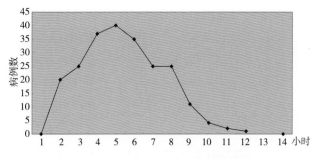

图1 某部一次植物引起的荨麻疹暴发曲线

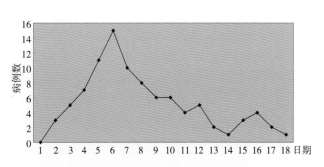

图2 一次感染性腹泻暴发流行曲线

曲线：非同源暴露由于暴露方式的不同和暴露源的多少可以呈现多种流行曲线。图3表示某小区2月1~24日流行性感冒（流感）流行曲线，初期病例数上升缓慢，逐渐积累增多，在流行的后期病例大量出现，流行曲线表现为迅速上升，多见于消化道传染病和呼吸道传染等传染性强、传染源多的传染病，在人群密集，未及时采取控制措施时出现。

应用与意义　流行曲线可以反映一段时间内疾病的流行状况和流行趋势（包括传染病与非传染性疾病引起的疾病暴发、流行与大流行），是一种直观的流行病学研究工具。流行曲线既可以直观显示疾病在人群中发生的短期变化，也可以显示长期流行趋势，特别是对于疾病的短期暴发，绘制流行曲线有助于现场流行病学调查者确定病例发生的集中趋势，为解释流行规律及特点，寻找发病原因提供参考。

（柴光军）

bàofā lèixíng
暴发类型（outbreak type）　根据疾病或卫生事件暴发的性质、特点等确定的种类。传染病疫情、化学或食物中毒、污染事件等引起的暴发事件，通常根据引起暴发的原因、传播的性质和特点等进行分类，将具有某些特点的事件归为一类，以便进行分析评估或控制。如常见的传染病暴发事件可根据暴露于病原体的性质和时间长短，蔓延和传播的方式以及暴发和流行的间期而分类。

基本内容　主要有3种暴发类型。

同源暴发（common source outbreak）　某一易感人群中的成员同时暴露于某共同的病原体或污染源而引起的暴发。主要有2种情况。①一次短时间暴露引起的暴发：易感者在一个相同的时间或相对较短的时间段内暴露，发病时间集中于一个潜伏期内，在流行曲线上表现为病例数突然升高，迅速达到高峰，随后缓慢下降，呈现正态分布。例如一次会餐引起的食物中毒暴发，病例集中出现在参加该会餐的人群中，未暴露者（未参加会餐者）不发病。这些特点对于现场流行病学调查有重要参考作用。同源暴发也可发生在不同人群中，这往往是由于暴露于某共同的媒介物所致，如受到污染的同一批包装的食品或罐装的饮料可造成该批次食品的消费者发病，但暴露的地点和时间可能有所不同，因而可在不同的地点和时间引起暴发。流行曲线可能呈现不规则的形态。②重复暴露及多次暴露引起的暴发：共同因素间隔一定时间再次发生或多次发生，流行曲线可以呈现两次流行波或多个流行高峰，如饮用水受肠道传染病病原体的反复污染，可造成多次暴发出现。

连续传播性流行（propagated epidemic）　致病性病原体从一个受感染者转到另一个易感者，易感者受到感染后成为感染者，并成为新的传染源。最初发生的病例称为原发病例（primary case），经过一个最短潜伏期发生后的病例称为续发病例（secondary case）。连续传播性流行可通过直接接触或经中介的人、动物、节肢动物或其他媒介物等方式实现，如艾滋病的传播可通过同性与异性接触、共用注射器吸毒等方式造成连续传播性流行。

混合型传播（mixed epidemic）　为同源暴发和连续传播性流行两种方式的结合。通常是先发生一次同源暴发，而后通过人与人的传播继续流行。例如，一次井水污染引起甲型病毒性肝炎暴发，尔后在接触人群中继续发生以日常生活接触方式引起的传播等。流行曲线表现为发病高峰迅速出现后，病例数持续出现，流行时间较长。

应用与意义　暴发类型最初主要用于对传染病暴发调查时，综合分析判断传染源、传播途径、易感人群以及描述病例在时间和局部空间分布上的特点，为分析暴发原因及制定控制措施提供参考依据。随着非传染性疾病和突发公共卫生事件研究的深入，也对这些疾病或事件的暴发进行分类。确定暴发类型对于流行病学调查工作具有实际价值。在调查工作的最初阶段，准确确定暴发类型有助于迅速展开现场流行病学调查，确定暴发范围、判断发病原因或流行因素，及时采取措施。

（柴光军）

tūfā gōnggòng wèishēng shìjiàn
突发公共卫生事件（public health emergency events）　突然发生的，造成或者可能造成社会公众健康严重损害的重大传染病疫情、群体性不明原因疾病、重大食物和职业中毒等严重影响公众健康的

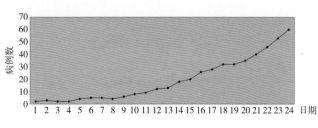

图3　某小区2月1~24日流感流行曲线

事件。突然发生，是指没有预期或超出预期而发生，事件具有偶然性，其发生的时间、地点或人群均具有不确定性。突发公共卫生事件一般指造成社会公众健康严重损害的事件，但在有些情况下也指可能造成社会公众健康严重损害的事件，即突发公共卫生事件以造成社会公众健康严重损害或可能造成严重损害为必要条件，强调事件的社会影响及其发展趋势。

基本内容 包括事件的性质、流行病学特点及发展阶段等方面。

性质 不管是传染病还是非传染性疾病，凡是直接影响到公众健康或生命安全，需要紧急应对的公共卫生事件均属于突发公共卫生事件，包括重大传染病疫情，生物、化学及核辐射恐怖事件，群体性不明原因疾病，严重中毒，重大毒物泄漏，放射性危害事件，重大自然灾害等。其中重大传染病疫情的概念也非专指甲类传染病，乙类与丙类传染病暴发或造成多例死亡，罕见的或已消灭的传染病，临床及病原学特点与原有疾病特征明显不同的疾病，新出现的传染病只要造成或可能造成社会公众健康严重损害，也属于突发公共卫生事件。确定一个事件是不是突发公共卫生事件，要用发展的眼光进行综合判断，要具有前瞻性，事件发生初期的判断对事件的发展变化和事件的最终结局起决定作用。事件出现之后要正确认识突发公共卫生事件的性质及其影响，把握事件的发展趋势，确定影响范围，及时采取有效措施，防止事件扩大。

流行病学特点 一般来说，突发公共卫生事件具有以下流行病学特点。①突发性：突发公共卫生事件大多发生突然，往往事先没有征兆或征兆难以识别，如交通事故引起的运输中的毒物泄漏，常在瞬间发生。突发性是突发公共卫生事件的最基本特点，是区别一般卫生问题或卫生事件的显著标志。②群体性：突发公共卫生事件造成的危害不是少数的个体，往往同时波及多人，中毒事件通常为局部小集体单位，环境污染则受影响人群较大且沿污染物扩散方向蔓延，传染病事件则呈现更加复杂的流行病学特点，范围大波及面广，有时会在全国范围内流行，甚至于超出国界，如甲型 H1N1 流感疫情被世界卫生组织宣布为全球大流行，2010 年 8 月以后国际上陆续报道在印度、巴基斯坦、英国等地发现产 I 型新德里金属 β-内酰胺酶（new Delhi metallo-β-lactamase 1, NDM-1）泛耐药肠杆菌科细菌（"超级细菌"），引起了全社会广泛关注。③多因性：引起突发公共卫生事件的原因是多种多样的，生物因素、化学因素、物理因素等均可引起突发公共卫生事件，同时洪涝灾害、地震、风暴等自然因素也可引起，而且每一种突发公共卫生事件均是在多种因素的综合作用下发生的，如病原体是引起传染病事件的生物学因素，但不是唯一因素，只有在其他物理、化学甚至社会经济因素的共同作用下才可能引起传染病暴发或流行事件。中国发生的突发公共卫生事件 60% ~ 70% 是由传染病引起的。认识事件的多因性对实际防控工作有现实指导意义，特别对原因不明的事件，并非直接原因明朗之后才可采取措施，进行多因素分析，采取综合性防控措施往往可以达到控制目的。④社会性：突发公共卫生事件不仅仅是卫生事件，也是社会事件，通常会造成广泛的社会影响，如 2002 ~ 2003 年的"非典"疫情、2008 年的三聚氰胺奶粉事件、2009 年甲型 H1N1 流感疫情等均引起全社会的注意，造成广泛的社会影响，处理是否及时有效对政府和专业机构均是极大的考验。⑤可控性：突发公共卫生事件虽然复杂多样，危害性大，但随着科技的发展和人们认识的提高，其危害是可以控制的。近年来中国发生的多起重大突发公共卫生事件均得到圆满解决，说明只要措施得当，突发公共卫生事件是可防可控的。军队由于具有人群高度集中，经常执行艰难任务等特点，其发生的突发公共卫生事件除了具备上述一般的特点外，还有其特殊性。例如，中国军队发生的突发公共卫生事件的特点包括：①以人间传染病疫情为主，其次是细菌性食物中毒和动物传染病疫情。②发病最多的疾病分别是流行性感冒（简称流感）、麻疹、流行性腮腺炎等呼吸道传染病，急性出血性结膜炎、感染性腹泻等肠道传染病。③部队院校学员和基层部队战士为易感人群，部队家属和营区工人也有可能与事件有关。④事件影响范围相对较小，发病人数较少。⑤有一定的季节性，冬春季易发生流感、麻疹等呼吸道传染病疫情，夏秋季消化道传染病疫情多发。

发展阶段 突发公共卫生事件的实质是一场社会危机，其发生、发展都具有一定的规律，与其他危机一样，在不同的阶段有不同的特征，其一般有 5 个阶段，即事件酝酿期、事件暴发期、事件扩散期、事件处理期、事件处理结果和后遗症期。①事件酝酿期：即先兆期，事件的发生都是从渐变、量变，最后才形成质变，而量变是事件的成型与暴发，因此潜在危机因素的发展与扩散是危机管理的重要阶段。②事件暴发期：即发生期，突发公共卫生事件以某种显性方式突然出现，往往是由多个因素动态发展的显性结果，对社会，特别是对公众健康造成严重损害。③事件扩散期：突发公共卫生事件发生后如果不能立即处理，事件的波及范围和强度将会扩大或加重，其表现形式就是事件的流行病学分布的变化，如传染病就可能造成暴发或流行范围的扩大，流行强度上升，流行时间的延长，甚至疾病病情的加重。④事件处理期：该阶段为事件发展的关键阶段，处理得当与否决定其发展变化及其结局。建立健全高效的应急机制，及时进行专业处理，对事件进行有效管理等有助于事件的正确处理。⑤事件处理结果与后遗症期：经过应急处理后，事件得到解决，对社会的影响消除。但事件仍会存在后遗症，无效的或不及时的处理更有可能使残余因素死灰复燃，重新进入新一轮酝酿期。例如，饮水污染引起的甲型病毒性肝炎（简称甲肝）流行，如污染源未消除或饮水消毒不彻底，可引发多次甲肝流行。认识突发公共卫生事件各个阶段的特点对有效处理事件有重要意义。一般来说，事件的发生是有先兆的、有迹可循的，但不一定是线性发展的。事件处理的最适时机是在酝酿期或暴发期初期，越早越好，这就是突发公共卫生事件防控中强调的早发现、早报告和早处理，将事件消灭于萌芽阶段，或事件一出现就被处理掉。突发公共卫生事件尽管可能会经历几个阶段，但只要防控得当，事件

可能不会出现，或不经历几个完整的阶段。建立突发公共卫生事件预警机制，分析事件发展阶段的特征，对及时发现和处理事件至关重要。

作用与意义 突发公共卫生事件对社会有严重影响，不仅造成或者可能造成社会公众健康严重损害，也影响社会的安全稳定，在某些情况下对社会经济也造成一定的冲击，因此分析研究突发公共卫生事件的性质、流行病学特点与发展阶段，对于认清事件的本质，判断事件的发展过程，有针对性地制定防控策略和措施十分必要。卫生行政机关、疾病预防与控制机构及时收集突发公共卫生事件的信息，及早发现事件，正确决策，对于及时控制事件发展有重要作用。

(柴光军)

Tūfā Gōnggòng Wèishēng Shìjiàn Yīngjí Tiáolì

《突发公共卫生事件应急条例》
（Regulations on Public Health Emergency Response） 中国关于突发公共卫生事件应急工作的重要行政法规。该条例于 2003 年 5 月 7 日国务院第 7 次常务会议通过，2003 年 5 月 9 日由中国国务院公布并施行。根据 2010 年 12 月 29 日国务院第 138 次常务会议通过的《国务院关于废止和修改部分行政法规的决定》修正，《突发公共卫生事件应急条例》中引用的"治安管理处罚条例"修改为"治安管理处罚法"，2011 年 1 月 8 日公布并施行。该条例是在应对 2003 年非典型肺炎（severe acute respiratory syndrome，SARS）疫情过程中，为解决 SARS 防治工作中的突出问题而制定的。条例首次全面、系统地规定了突发公共卫生事件应急工作中应当严

格执行的各项要求，改变了长期以来中国突发公共卫生事件管理无法规可依的局面。

基本内容 该条例包括总则、预防与应急准备、报告与信息发布、应急处理、法律责任和附则共 6 章 54 条。

总则 条例明确规定了突发公共卫生事件的定义，即突发公共卫生事件是指突然发生，造成或者可能造成社会公众健康严重损害的重大传染病疫情、群体性不明原因疾病、重大食物和职业中毒以及其他严重影响公众健康的事件。突发公共卫生事件不仅仅是一种卫生事件，关系到社会生活的方方面面。条例第一条明确规定了制定本条例的目的是"为了有效预防、及时控制和消除突发公共卫生事件的危害，保障公众身体健康与生命安全，维护正常的社会秩序"。条例的突出特点是将突发公共卫生事件的应急处理作为各级政府的一项重要职责。条例规定，突发事件发生后，国务院设立全国突发事件应急处理指挥部，由国务院有关部门和军队有关部门组成，国务院主管领导人担任总指挥，负责对全国突发事件应急处理的统一领导、统一指挥。条例还规定，突发事件发生后，省、自治区、直辖市人民政府成立地方突发事件应急处理指挥部，省、自治区、直辖市人民政府主要领导人担任总指挥，负责领导、指挥本行政区域内突发事件应急处理工作。这些规定大大提高了突发公共卫生事件应急处置的能力和效率。

预防与应急准备 条例规定国家建立统一的突发事件预防控制体系，县级以上地方人民政府应当建立和完善突发事件监测与预警系统，监测与预警工作应当

根据突发事件的类别，制定监测计划，科学分析、综合评价监测数据。制定全国和各级突发事件应急预案，根据突发事件应急预案的要求，保证应急设施、设备、救治药品和医疗器械等物资储备，加强急救医疗服务网络的建设，定期对医疗卫生机构和人员开展突发事件应急处理相关知识、技能的培训，定期组织医疗卫生机构进行突发事件应急演练。

报告与信息发布 关于突发公共卫生事件报告与信息发布，确立了两项制度，一是国家建立突发事件应急报告制度，二是国家建立突发事件的信息发布制度。这两项制度的建立对突发公共卫生事件及时应对和有效管理有重要意义。条例规定有下列情形之一的，省、自治区、直辖市人民政府应当在接到报告1小时内，向国务院卫生行政主管部门报告：①发生或者可能发生传染病暴发、流行的。②发生或者发现不明原因的群体性疾病的。③发生传染病菌种、毒种丢失的。④发生或者可能发生重大食物和职业中毒事件的。条例第二十条还规定，突发事件监测机构、医疗卫生机构和有关单位发现有本条例第十九条规定情形之一的，应当在2小时内向所在地县级人民政府卫生行政主管部门报告；接到报告的卫生行政主管部门应当在2小时内向本级人民政府报告，并同时向上级人民政府卫生行政主管部门和国务院卫生行政主管部门报告。县级人民政府应当在接到报告后2小时内向设区的市级人民政府或者上一级人民政府报告；设区的市级人民政府应当在接到报告后2小时内向省、自治区、直辖市人民政府报告。

应急处理 条例对突发公共卫生事件应急处理作了多方面的详细规定，如突发事件进行综合评估，启动突发事件应急预案，应急处理工作督察和指导，专业技术机构负责突发事件的技术调查、确证、处置、控制和评价工作，各种物质和人员的保障，规定对人员疏散或者隔离、依法对传染病疫区实行封锁，采取应急接种、预防性投药、群体防护、检验、检疫、医疗救护和现场救援等措施。

法律责任 条例第五章为法律责任，明确了违反条例规定应当负的行政或刑事责任。

附则 条例第五十三条规定，中国人民解放军、武装警察部队医疗卫生机构参与突发事件应急处理的，依照本条例的规定和军队的相关规定执行。第五十四条规定，本条例自公布之日起施行。

作用与意义 该条例首次以行政法规的形式规定了突发公共卫生事件的各项规定与要求，条例的颁布实施标志着中国突发公共卫生事件应急处理纳入了法制化管理的轨道，开启了依法防治的局面。该条例提高了社会公众对事件的认识，明确了政府在事件管理中的重要责任，规定了专业防治机构在防治工作中的作用。因此该条例在中国突发公共卫生事件应急工作中的影响深远，作用巨大。该条例颁布实施以来，中国在突发公共卫生事件防治工作中取得了巨大成绩，突发公共卫生事件对经济与社会的影响明显减少。

(柴光军)

Zhōngguó jūnduì tūfā gōnggòng wèishēng shìjiàn yìngjí yù'àn

中国军队突发公共卫生事件应急预案（military public health emergency response plan in China） 中国军队针对可能发生的

突发公共卫生事件而事先制定的应急处置的预备方案。目的是有效预防、及时控制和消除突发公共卫生事件及其危害，指导和规范部队对各类突发公共卫生事件的应急处理工作，最大程度地减少突发公共卫生事件对部队官兵健康造成的危害与部队安全。中国国家于2006年2月26日发布了《国家突发公共卫生事件应急预案》以后，中国军队根据需要制定了各个级别的突发公共卫生事件应急预案。预案是一种管理类文件，它具有计划性、专一性、专业性和周密性等特点。

根据《突发公共卫生事件应急条例》《国家突发公共卫生事件应急预案》和中国军队的有关规定，军队突发公共卫生事件应急预案主要包括：①突发事件应急处理指挥部的组成和相关部门的职责。②突发事件的监测与预警。③突发事件信息的收集、分析、报告、通报制度。④突发事件应急处理技术和监测机构及其任务。⑤突发事件的分级和应急处理工作方案。⑥突发事件预防、现场控制，应急设施、设备、救治药品和医疗器械以及其他物资和技术的储备与调度。⑦突发事件应急处理专业队伍的建设和培训。

部队各级突发公共卫生事件应急预案要根据担负的任务和部队的现有资源而制定，充分利用部队及其驻地地方的医疗卫生资源。预案的制定要有针对性、可行性，要有效、具体、实用。当人员与物质等情况发生变化时应当及时对预案进行修订完善，防止预案与实际情况脱节。在预案的内容上，应急处理指挥部的组成人员要分工明确，相关部门的职责要具体，各个环节要相互衔接不能有遗漏。基层单位的预案不搞大而全，要符合分队的实际情况。

应急预案根据防治经验、评估分析、部队资源等实际情况预先制定，用于指导防治实践，是部队突发公共卫生事件应急处置的重要依据。预案可以用于传染病疫情事件、食物中毒事件和群体性不明原因疾病等方面。实用可行的应急预案对突发公共卫生事件的应急处置可以起到重要作用。事件发生之后，根据方案的规定进行处置以做到心中有数，做到忙而不乱，应对有方，程序合理、措施得力。

(柴光军)

Zhōngguó tūfā gōnggòng wèishēng shìjiàn de fēnjí

中国突发公共卫生事件的分级

(grading of public health emergency events in China) 中国根据突发公共卫生事件的性质、危害程度、涉及范围等划分的类别。按照中国《突发事件应对法》和《突发公共卫生事件应急条例》的规定，中国对突发公共卫生事件进行分级管理，中国《国家突发公共卫生事件应急预案》等将突发公共卫生事件分为4级，分别为特别重大（Ⅰ级）、重大（Ⅱ级）、较大（Ⅲ级）和一般（Ⅳ级）。

基本内容 中国划分突发公共卫生事件4个级别的具体规定分别包括以下内容。

特别重大突发公共卫生事件（Ⅰ级） 有下列情形之一的为特别重大突发公共卫生事件（Ⅰ级）：①肺鼠疫、肺炭疽在大、中城市发生并有扩散趋势，或肺鼠疫、肺炭疽疫情波及2个以上的省份，并有进一步扩散趋势。②发生传染性非典型肺炎、人感染高致病性禽流感病例，并有扩

散趋势。③涉及多个省份的群体性不明原因疾病，并有扩散趋势。④发生新传染病或中国尚未发现的传染病发生或传入，并有扩散趋势，或发现中国已消灭的传染病重新流行。⑤发生烈性病菌株、毒株、致病因子等丢失事件。⑥周边以及与中国通航的国家和地区发生特大传染病疫情，并出现输入性病例，严重危及中国公共卫生安全的事件。⑦国务院卫生行政部门认定的其他特别重大突发公共卫生事件。

重大突发公共卫生事件（Ⅱ级） 有下列情形之一的为重大突发公共卫生事件（Ⅱ级）：①在一个县（市）行政区域内，一个平均潜伏期内（6天）发生5例以上肺鼠疫、肺炭疽病例；或者相关联的疫情波及2个以上的县（市）。②发生传染性非典型肺炎、人感染高致病性禽流感疑似病例。③腺鼠疫发生流行，在一个市（地）行政区域内，一个平均潜伏期内多点连续发病20例以上，或流行范围波及2个以上市（地）。④霍乱在一个市（地）行政区域内流行，1周内发病30例以上，或波及2个以上市（地），有扩散趋势。⑤乙类、丙类传染病波及2个以上县（市），1周内发病水平超过前5年同期平均发病水平2倍以上。⑥中国尚未发现的传染病发生或传入，尚未造成扩散。⑦发生群体性不明原因疾病，扩散到县（市）以外的地区。⑧发生重大医源性感染事件。⑨预防接种或群体预防性服药出现人员死亡。⑩一次食物中毒人数超过100人并出现死亡病例，或出现10例以上死亡病例。⑪一次发生急性职业中毒50人以上，或死亡5人以上。⑫境内外隐匿运输、邮寄烈性生物病原体、生物毒素

造成中国境内人员感染或死亡的。⑬省级以上人民政府卫生行政部门认定的其他重大突发公共卫生事件。

较大突发公共卫生事件（Ⅲ级） 有下列情形之一的为较大突发公共卫生事件（Ⅲ级）：①发生肺鼠疫、肺炭疽病例，一个平均潜伏期内病例数未超过5例，流行范围在一个县（市）行政区域以内。②腺鼠疫发生流行，在一个县（市）行政区域内，一个平均潜伏期内连续发病10例以上，或波及2个以上县（市）。③霍乱在一个县（市）行政区域内发生，1周内发病10~29例，或波及2个以上县（市），或市（地）级以上城市的市区首次发生。④1周内在一个县（市）行政区域内，乙、丙类传染病发病水平超过前5年同期平均发病水平1倍以上。在缺乏前5年周平均发病水平资料的情况下，暂按下列标准：痢疾、急性病毒性肝炎、伤寒副伤寒、麻疹在一个县（市）行政区域内，同一事件累计发病100例以上；或者累计发病10例以上并出现死亡病例。流行性脑脊髓膜炎（简称流脑）、出血热在一个县（市）行政区域内，同一事件累计发病10例以上，并出现死亡病例。流行性感冒（简称流感）在一个县（市）行政区域内，同一事件累计发病数500例以上。⑤在一个县（市）行政区域内发现群体性不明原因疾病。⑥一次食物中毒人数超过100人，或出现死亡病例。⑦预防接种或群体预防性服药出现群体心因性反应或不良反应。⑧一次发生急性职业中毒10~49人，或死亡4人以下。⑨市（地）级以上人民政府卫生行政部门认定的其他较大突发公共卫生事件。

一般突发公共卫生事件（Ⅳ级） 有下列情形之一的为一般突发公共卫生事件（Ⅳ级）：①腺鼠疫在一个县（市）行政区域内发生，一个平均潜伏期内病例数未超过10例。②霍乱在一个县（市）行政区域内发生，1周内发病9例以下。③一次食物中毒人数30～99人，未出现死亡病例。④一次发生急性职业中毒9人以下，未出现死亡病例。⑤县级以上人民政府卫生行政部门认定的其他一般突发公共卫生事件。

分级的补充和调整 为及时、有效预警，应对突发公共卫生事件，各省、自治区、直辖市人民政府卫生行政部门可结合本行政区域突发公共卫生事件实际情况、应对能力等，对较大和一般突发公共卫生事件的分级标准进行补充和调整，各地区修改后的分级标准要报本省、自治区、直辖市人民政府和国务院卫生行政部门备案。国务院卫生行政部门可根据情况变化和实际工作需要，对特别重大和重大突发公共卫生事件的分级标准进行补充和调整，报国务院备案并抄送各省、自治区、直辖市人民政府。

作用与意义 突发公共卫生事件分级管理规定适用于中国境内发生的一切突发公共卫生事件。分级管理是对突发公共卫生事件防治实践的科学总结，是以法规的形式对突发公共卫生事件防治的明确要求。根据分级管理的规定应对突发公共卫生事件，可以从容有序、合理高效地预防、控制和消除突发公共卫生事件的危害，合理配置各种资源，避免浪费，充分发挥各种资源的效益，充分保障公众身体健康与生命安全，保持社会的安全稳定。

(柴光军)

Zhōngguó tūfā gōnggòng wèishēng shìjiàn yìngjí gōngzuò yuánzé
中国突发公共卫生事件应急工作原则（principles of public health emergency response in China）

中国规定的突发公共卫生事件应急工作中必须遵守的基本要求。为了有效预防、及时控制和消除突发公共卫生事件对公众健康的危害，保障公众身心健康与生命安全，突发公共卫生事件应急处理过程中必须遵守的原则性的要求。应急工作原则具有基础性、宏观性和策略性的特点，是一种政策性的规定。

基本内容 中国国家和中国军队分别制定了突发公共卫生事件应急工作原则。

中国国家突发公共卫生事件应急工作原则 中国《国家突发公共卫生事件应急预案》提出如下应急工作原则。①预防为主，常备不懈。提高全社会对突发公共卫生事件的防范意识，落实各项防范措施，做好人员、技术、物资和设备的应急储备工作。对各类可能引发突发公共卫生事件的情况，要及时进行分析、预警，做到早发现、早报告、早处理。②统一领导，分级负责。根据突发公共卫生事件的范围、性质和危害程度，对突发公共卫生事件实行分级管理。各级人民政府负责突发公共卫生事件应急处理的统一领导和指挥，各有关部门按照预案规定，在各自的职责范围内做好突发公共卫生事件应急处理的有关工作。③依法规范，措施果断。地方各级人民政府和卫生行政部门要按照相关法律、法规和规章的规定，完善突发公共卫生事件应急体系，建立健全系统、规范的突发公共卫生事件应急处理工作制度，对突发公共卫

生事件和可能发生的公共卫生事件做出快速反应，及时、有效开展监测、报告和处理工作。④依靠科学，加强合作。突发公共卫生事件应急工作要充分尊重和依靠科学，要重视开展防范和处理突发公共卫生事件的科研和培训，为突发公共卫生事件应急处理提供科技保障。各有关部门和单位要通力合作、资源共享，有效应对突发公共卫生事件。要广泛组织、动员公众参与突发公共卫生事件的应急处理。

中国军队突发公共卫生事件应急工作原则 根据相关规定军队突发公共卫生事件工作应急工作应坚持以下原则。①以人为本。切实履行军队卫生部门职能，以降低健康危害，维护健康和生命安全为首要任务，以伤病员为中心开展工作，最大程度地减少突发公共卫生事件造成的人员伤亡和危害。②预防为主。加强宣传和教育培训工作，提高官兵自救、互救、个人防护和应对各类突发事件的综合素质。坚持预防与救治相结合，常态管理与应急管理相结合，做好应对突发公共卫生事件的各项准备工作。③协同管理。依据国家和军队有关法律法规实施应急卫生勤务保障。增强协同意识，不断完善联动协调制度，主动配合牵头部门、友邻单位、地方政府的工作，使应对突发公共卫生事件的医学处置和救援工作规范化、制度化。④联合保障。实行军队联勤、军民联合、快速反应、就近支援、就近保障。各机构之间加强联合协作，加强信息沟通与通报，联合处置。共同应对、协调一致地开展应急保障工作。

作用与意义 中国国家和中国军队制定的突发公共卫生事件

工作应急工作原则分别用于指导中国全国及中国军队的突发公共卫生事件工作应急工作。在突发公共卫生事件频繁发生、对社会公众和军队造成一定影响的情况下，这些原则性的要求对应急工作具有重要的指导意义，可以起到统领性、方向性的作用，对于正确合理地应对事件，减少危害，充分发挥各种资源的效益等均具有积极的作用。

（柴光军）

Zhōngguó jūnduì tūfā gōnggòng wèishēng shìjiàn yìngjí chǔzhì

中国军队突发公共卫生事件应急处置

（management of public health emergency events in Chinese army）　突发公共卫生事件发生后为了消除其危害中国军队有关方面立即展开的具体应对工作。应急处置需要多方面的力量参与，有急迫性、专业性、临时性、干涉性和影响大的特点。

工作内容　应急处置主要包括以下方面的工作。

启动应急预案　军队内部发生突发公共卫生事件时应立即启动应急预案。军队内部发生Ⅳ级卫勤事件应急事件并发生人员伤害时，军队医疗卫生机构应立即采取医疗救援行动，同时报告上级首长。军队内部发生Ⅲ级以上卫勤事件应急事件，需要动用医疗救护分队和伤病员后送分队时，医疗卫生机构应根据上级首长指令，启动应急保障预案，采取卫勤保障行动。

现场应急处置　主要包括：①立即报告上级和首长。突发公共卫生事件发生后，必须迅速及时上报有关首长和上级主管机关。行政首长和卫生部门在接到报告后应立即尽快协调组织各有关方面的力量，及时果断地落实应急措施。②立即抢救受害者。应立即将受害者脱离危险现场，尽快送往有关的医院，及早抢救，使之及早脱离危险。必要时应立即隔离，以免病原体的进一步扩散。③迅速保护高危人群。对疑似受害者、受害者的密切接触者以及其他有关高危险人群，应根据有关情况，采取相应的医学观察措施。④尽快查明事件发生的原因。应迅速进行现场流行病学调查，进行现场环境调查和环境检测，对有些事故现场已破坏的应进行现场环境复原试验。对受害者进行临床检查和化验也有助于查明原因，特别是对中毒事件受害者，根据受害者的症状进行初步判断以后，可以选择需要检查的项目，或通过对血、尿样品进行化验，急性中毒期的毒物指标测定，应测定血液和尿液中的含量。⑤清理现场。事件发生现场应当及时进行清理，以防止有害因素继续扩散。根据事件发生的原因、扩散传播方式采取不同的措施。如疫源地的消毒，化学毒物的洗消等。清理现场要防止次生灾害的发生，措施要科学，方法得当，必要时请有关专业机构配合协同解决。

深入调查分析　通常情况下，在现场应急过程中初步查明了事件发生的直接原因或部分原因，如饮水污染事件，查明可能是由某种化学毒物引起的，并对事件进行了应急处理，但事件至此并未结束，为了弄清事件发生的各种影响因素，总结事件发生的教训，提高防治水平，防止类似事件的发生，还需要进行详细的深入调查。深入调查工作的内容主要有：①查明事件发生的原因及影响因素，传染病疫情要重点调查清传染源和传播途径，污染事件要查清污染源、污染方式、污染物扩散方式和范围。②确定事件受影响的人群及病例的分布特点，分别计算按人群、时间、单位或社区分类的罹患率、发病率或死亡率，分析事件的流行过程及其特点。③评估干预措施的效果，必要时进行修正。

信息报告与管理　突发公共卫生事件信息报告分为发生报告（初次报告）、过程报告（进程报告）和结束报告（结案报告）。军队疫情报告管理系统已运行多年，2009年起又建立了军队突发公共卫生事件报告系统，可以通过该系统及时报告突发公共卫生事件。突发公共卫生事件信息包括事件的多种要素，涉及方方面面，凡是与事件及其应急处置有关的均为事件信息，如事件发生时间、地点、人群、医疗救援、干预措施等信息，要严格管理。信息统计、发布、报告要有明确要求。有关发病人数等信息制定统一的标准，如新发病例的统计时间节点、汇总方式、上报时间节点、发布时间等。信息管理由专人负责，未经批准不得发布有关信息。

应急终止与总结　应急终止的基本标准是突发事件的威胁和危害得到控制或者消除，或末例传染病病例发生后经过最长潜伏期无新的病例出现。实际执行时，应由应急指挥部在咨询有关专家的意见后综合判断决定，应急终止的决定要公开宣布。应急终止的决定宣布之后，履行统一领导职责或者组织处置突发事件的机关和相关部门应当停止执行采取的应急处置措施，同时采取或者继续实施必要措施，防止发生次生、衍生事件或者重新引发社会安全事件。应急终止之后，相关单位要转入事后恢复与重建，同时应及时总结突发事件的发生经过和原因，总结突发事件应急处置工作的经验教训，制定改进措施，并向上一级机关提出书面报告。总结要实事求是，改进措施要具体可行。

工作方法　军队突发公共卫生事件应急处置是一项综合性工作，参与的人员和涉及的工作内容多，要综合应用多种工作方法，并根据应急处置工作的进程随时调整工作方法。其基本工作方法是在军政首长的统一领导下，各部门分工负责，按照方案、预案规定的工作内容、工作要求相互配合完成相应的工作任务。

工作要求及注意事项　军队突发公共卫生事件应急处置的工作要求及注意事项包括以下方面。①事件应急响应的总体要求是迅速及时。例如，附近地区发生小规模人员伤害时，可立即实施求助，并同时向上级报告。在险情、灾情紧急的情况下，当地方政府直接向驻军部队提出救助请求时，卫勤分队应当按照上级首长命令，立即实施救助。②启动应急预案应按照启动权限，分级响应。军队规定的启动应急预案的权限必须严格遵守，并按照事件的分级启动相应的应急级别。③现场应急处置应注意3方面的基本要求：一是抢救生命，使受害者尽快脱离危险；二是消除危险因素，采取应急措施最大限度地减少或消除危险因素的扩散；三是保护高危人群，尽可能多地保护未受害者避免其受到危险因素的伤害。④现场流行病学调查要进行周密的设计，以便于发现事件原因，全面掌握病例发生情况及影响范围。调查人员与事件的应对人员一般应由同一组专业人员进行，

这样可以边调查边采取措施，并在实践中反复验证某种假设。⑤事件信息报告与管理必须严格按照要求进行。基本要求是信息报告要及时、准确、客观、真实，不得迟报、谎报、瞒报、漏报，未经授权不得随意发布事件信息。⑥重视应急终止工作。适时决定并宣布应急工作终止，不能久拖不决。应急终止之后，总结突发事件应急处置工作的经验教训，提出改进建议，相关单位要转入事后恢复与重建工作。

（柴光军）

Zhōngguó jūnduì tūfā gōnggòng
wèishēng shìjiàn yùjǐng

中国军队突发公共卫生事件预警（early warning and response to public health emergency events in Chinese army）

对可能发生的或已经发生的有可能威胁军队人群健康的突发公共卫生事件作出监测、识别、判断、评估和报警，并对潜在的危险趋势进行矫正、预防和控制的军事管理工作。预警的目的是将威胁、风险信息及应对策略公告大众、媒体或相关地域、单位和有关人员，以提高警觉，以便于及时采取必要的防范措施。军队突发公共卫生事件预警至少包括五层含义：一是突发公共卫生事件的早期发现；二是突发公共卫生事件的及时评估；三是提升公共卫生应答水平；四是突发公共卫生事件的警示发布；五是预警是一种军事管理行为。需要预警的事件包括军队内部或外部两方面的事件，而非仅仅针对军队内部事件，只要是有可能影响到部队并威胁军队人群的事件，均属于预警管理范畴。预警一般在突发公共卫生事件发生的早期进行，即主要针对酝酿期、暴发期，有时也在扩散期，包括

信息收集、识别、评估，确认并作出预警提示，早期采取措施等工作。

工作内容　不管什么原因引起的公共卫生问题，一旦发现其处于征兆期，有可能演变为突发公共卫生事件，或已发展至暴发期、扩散期，可能严重影响或已经严重影响部队官兵或附近群众健康时，应及时作出预警决策。预警内容主要包括：发生或可能发生的事件的性质或类别、严重程度、可能影响的地区及人群范围、时间跨度、预警的级别、开始时间、警示应采取的预防控制策略和措施，事件管理权限、程序和手段，发布机关、发布时间、有效范围等。

工作方法与程序　突发公共卫生事件预警包括相互联系的5个步骤：①信息收集。②预兆识别或鉴定。③事件证实和确定，提高公共卫生警觉。④提升公共卫生应答水平。⑤发布警示信息，通报可能存在的威胁及应对措施。也可简单归结为3个方面的工作内容，即风险评估、预警决策和行政发布。军队突发公共卫生事件预警3个方面5个步骤的工作是一项专业技术工作与行政工作相结合的系统工程。信息收集、预兆识别或鉴定、事件证实等风险评估工作由军队各级疾病预防控制中心和军兵种卫生防疫机构完成，通过监测信息、报告信息和情报，分析提出评估报告，向本级或上级卫生主管部门提出风险评估意见和处置策略及措施建议，以及预警提示范围的建议。卫生主管机关对专业机构的评估报告进行审查，必要时召开机关和专家会议进行会商、审查，审查和确定3个方面的内容，即事件风险确定、提高公共卫生警觉

的必要性、应对策略和措施。会商确定之后卫生主管机关立即向上级处置突发事件领导小组或部队党委提出预警建议。处置突发事件领导小组或部队党委审查后作出预警决策并向有关单位或全军发布预警警报。警报的终止也按照同样程序进行。

信息通报与发布 预警决定之后，中国军队各级卫生主管部门根据军队突发公共卫生事件的管理权限，按照规定的时间、方式和预警范围，及时通报预警信息，可以紧急会议、电报、传真、电话或正式文件等多种形式通报所属部队或卫勤保障区域部队。涉及需要跨战区、系统、部门的预警决定，由总后卫生部统一通报。战区内的预警决定，应及时上报总后卫生部，并通报至相应的军兵种、系统或部门。预警通报的内容与预警内容相同，并同时通报相关事件的发生、进展情况。对外发布军队突发公共卫生事件的预警信息，由总后卫生部卫生应急办公室视情决定，其他单位和个人不得发布相关信息。

作用与意义 突发公共卫生事件预警系统是社会危机管理体系的重要组成部分，该系统的建立与有效运转对于部队全面工作有积极的促进作用，是突发公共卫生事件预防与控制的关键环节。首先，有助于各级卫生主管部门及时了解、掌握突发公共卫生事件的特征及其影响因素，合理分配卫勤力量和资源，做好卫勤准备工作，提前采取预防和控制行动，提高事件的管理水平和应对的主动性和针对性。其次，有助于部队医疗卫生机构做好医疗救援、卫生防疫工作，及时采取应对措施预防和减少危害，提高处置突发公共卫生事件的综合能力。

最后，有助于部队官兵和家属了解真相，消除恐惧心理，提高自我防护意识，恰当地采取自我防护措施，主动配合专业机构实施预防控制工作。

（柴光军）

chuánrǎnbìng tūfā shìjiàn

传染病突发事件（emergency of infectious disease）

突然发生的造成或者可能造成严重社会危害，需要采取应急处置措施予以应对的传染病疫情，一般是指重大传染病疫情。传染病突发事件是引发突发公共卫生事件的主要原因，根据中国国内各地的统计，传染病疫情占突发公共卫生事件的60%~70%。在中国军队发生的突发公共卫生事件中，传染病疫情也占有较高的比重。

基本内容 包括事件的发生原因、特点、分级、应对策略和措施等方面。

发生原因 传染病引起的突发公共卫生事件主要有3种情况。①新病原体的出现引起新的传染病的发生和流行，新病原体的出现原因并不完全清楚，有病原体变异说、新发现说和宿主扩大说等，其结果是出现了人类从未证实的疾病。1980年以来，有数十种新发传染病出现，如传染性非典型肺炎、人感染高致病性禽流感、甲型H1N1流感、手足口病等。②一批被认为控制的传染病死灰复燃，如鼠疫、霍乱、结核病、流行性脑脊髓膜炎（简称流脑）、流行性感冒（简称流感）等。③人为因素或自然因素引起的病原体的扩散，如实验室菌种泄漏、生物恐慌事件、生物武器袭击等。传染病突发事件发生的原因通常是多因素的，应分析除病原学因素以外的其他自然因素和社会因素的作用。

特点 ①传染病突发事件集中体现了突发事件的一般特点，即突发性、危险性、紧迫性和不确定性，传染病突发事件也具有周期性，即酝酿期、暴发期、扩散期、处理期、处理结果和后遗症期5个阶段。②传染病突发事件具有传染性。传染病突发事件具有人间传播或者人与动物之间传播的特点，因此有传染源、传播途径、人群易感性等流行病学特征，有疫源地控制、患者隔离、密切接触者检疫等问题，这些特点均与其他原因引起的突发公共卫生事件有区别，事件通常有较大的社会危害性和社会影响。

分级 中国传染病突发事件实行分级管理，根据中国《突发公共卫生事件应急条例》的规定，分为特别重大（Ⅰ级）、重大（Ⅱ级）、较大（Ⅲ级）和一般（Ⅳ级）4级（见中国突发公共卫生事件的分级）。传染病突发事件的分级必须由相应的卫生行政机关决定，基层单位一般不宜进行事件的分级。

应对策略和措施 传染病预防和控制的一般策略和措施通常适用于传染病突发事件的应对，但由于传染病突发事件与一般传染病疫情有别（表），其策略和措施会有所不同。一是传染病突发事件的应对应当是政府行为，而不仅仅是医疗卫生行为，需要在政府的统一领导下，各个政府部门按照分工，协同实施各种应对措施。二是要有法律保障，传染病突发事件中采取的隔离、检疫、疫区封锁、物质征用、人员管理等需要相应的法律保障，对此国家和军队均制定了相应的法律法规，采取措施要有法律依据。三是强调综合措施的运用，对传染源、传播途径和易感人群均应采

表　传染病突发事件与一般传染病疫情的流行病学特点

流行病学特点	传染病突发事件	一般传染病疫情
发病特点	发病迅速、集中发病、病例之间有明确联系	常态、病例之间无明确联系
流行强度	暴发、流行、大流行	散发
传播速度	快，常十分迅速	慢
流行曲线特点	有明显的发病高峰	无高峰，或无明显高峰
波及范围	暴发发生在小单位或社区，流行与大流行范围大甚至一国或全球	一般为全社会或社区
人群特征	有聚集性	无聚集性，或无明显聚集性
社会影响	较大或很大	小
应急处理	需要	一般不需要
应对策略	政府行为	医疗卫生行为

取相应的措施。如对 2009 年的甲型 H1N1 流感疫情，除了全体人员应急接种甲型 H1N1 流感疫苗外，还广泛采取了人员管理、减少聚会活动、患者集中隔离、重点场所消毒、全民健康教育等措施。四是措施应及时迅速，如对患者的"早发现、早诊断、早报告、早隔离和早治疗"的"五早"。

应用与意义　传染病突发事件发生频繁，影响极大，危害严重，是突发公共卫生事件的主要构成部分。将突然发生，造成或者可能造成严重社会危害，需要采取应急处置措施予以应对的传染病疫情规定为传染病突发事件，是理论上的突破，是认识水平提高和防治实践经验的总结，有利于更好地对传染病疫情，特别是对重大传染病疫情进行统一规划管理，科学防治，及时有效控制及消除其对社会人群的影响。

（柴光军）

qúntǐxìng bùmíng yuányīn jíbìng
群体性不明原因疾病（unex-plained mass diseases）
在短时间内，某个相对集中的区域内同时或者相继出现具有共同临床表现的患者，且病例不断增加，范围不断扩大，又暂时不能明确诊断的疾病。在中国，群体性不明

原因疾病被规定为突发公共卫生事件一种类型，按照突发公共卫生事件进行管理和防治。中国卫生部 2007 年 1 月 16 日发布的《群体性不明原因疾病应急处置方案（试行）》进一步明确规定，群体性不明原因疾病是指一定时间内（通常是指 2 周内），在某个相对集中的区域（如同一个医疗机构、自然村、社区、建筑工地、学校等集体单位）内同时或者相继出现 3 例及以上相同临床表现，经县级及以上医院组织专家会诊，不能诊断或解释病因，有重症病例或死亡病例发生的疾病。

基本内容　包括以下几方面。

构成要件　有 3 方面：①必须是群体性发生的疾病或综合征。群体发生指在相对集中的区域内如一个单位或社区内病例集中出现，病例之间可能具有某种共同特征或联系。②原因不明，如经中国县级及以上医院组织专家会诊，不能诊断或解释病因。③持续一定时间，通常是指 2 周内以上前两种情况持续存在。如果群体性发生的疾病或综合征，经临床检查和流行病学调查能够得出初步结论，一般不宜归为群体性不明原因疾病。群体性不明原因疾病具有临床表现相似性、发病

人群聚集性、流行病学关联性、健康损害严重性和高度不确定性等特点，其中高度不确定性是指事件的原因、后果、变化、影响因素等通常是难以预料的。任何疾病或事件都是有原因的，原因不明只是相对于一定时间，或对疾病的认识程度而言，特别是对新出现的传染性疾病，常发病迅速、流行广泛、危害严重，因此某种群体性发生的疾病处于原因不明阶段时，应按照有关规定确定为群体性不明原因疾病，以便于按照国家和军队的相关规定采取相应的应对措施，减少事件的危害和社会影响。

分级　中国对群体性不明原因疾病进行分级管理，其分级规定分别是：① I 级特别重大群体性不明原因疾病事件：在一定时间内，发生涉及 2 个及以上省份的群体性不明原因疾病，并有扩散趋势；或由国务院卫生行政部门认定的相应级别的群体性不明原因疾病事件。② II 级重大群体性不明原因疾病事件：一定时间内，在一个省多个县（市）发生群体性不明原因疾病；或由省级卫生行政部门认定的相应级别的群体性不明原因疾病事件。③ III 级较大群体性不明原因疾病事件：一定时间内，在一个省的一个县（市）行政区域内发生群体性不明原因疾病；或由地市级卫生行政部门认定的相应级别的群体性不明原因疾病事件。

应急措施　①核实并确定事件。群体性不明原因疾病发生后，迅速组织专家组赴事发地现场调查，重点确定报告的病例是否属不明原因疾病，确定监测病例的定义和诊断标准，对确诊病例、临床诊断病例、疑似病例、密切接触者、一般接触者等进行全面

调查，进行个案调查和流行因素调查分析。综合分析调查结果，对群体性不明原因疾病的病因、目前所处阶段、影响范围、患者救治和控制措施的效果等方面进行描述和分析，得出初步结论，同时对患者的预后、群体性不明原因疾病发展趋势及其影响进行分析和预测，提出下一步工作建议。②在现场调查的基础上提出初步发病原因假设，并根据假设迅速采取应急控制措施，防止病情加重或事件扩大。应急控制措施主要是抢救患者和保护高危险人群。在流行病学病因查清后，应立即实行有针对性的控制措施。

应用与意义 随着社会的快速发展，一些新的致病因素出现并由此引起各种原因不明的疾病事件。群体性不明原因疾病发生突然，原因不明，易引起社会的恐慌，影响社会的安全稳定。将群体性不明原因疾病规定为突发公共卫生事件，有助于提高认识，统一管理，建立规范有序的防治工作制度，防止事态扩大。群体性不明原因疾病事件防治将是一项长期的任务，研究其发生的规律和特点，有助于从理论上提高认识。

(柴光军)

shíwù zhòngdú shìjiàn

食物中毒事件 (food poisoning incidents) 食用了被有毒有害物质污染的食品或者食用了含有毒有害物质的食品后出现的急性、亚急性疾病突发事件。食物中毒事件是突发公共卫生事件的一种类型。必须符合 3 个条件：一是食用了被有毒有害物质污染的食品或者食用了含有毒有害物质的食品；二是食用后出现急性、亚急性疾病，非食品引起的中毒，如误服农药，或引起的慢性中毒

等不属于食物中毒事件；三是群体性，一次引起少数人员中毒者一般不称为食物中毒事件，根据中国的规定，一次食物中毒人数在 30 人以上者才被确定为食物中毒事件。

基本内容 包括以下几方面。

分类和分级 食物中毒发生的原因很多，一般按引起食物中毒的致病因子对事件进行分类，即分为细菌性食物中毒、化学性食物中毒、动物性食物中毒、植物性食物中毒、真菌性食物中毒和致病物质不明的食物中毒事件 6 类。其中细菌性食物中毒事件占全部食物中毒事件的绝大多数，是防治的重点。中国根据食物中毒事件的性质、危害程度和涉及范围，依据有关突发公共卫生事件的分级标准，将食物中毒事件划分为一般、较大、重大和特别重大 4 级。①一般食物中毒事件：一次食物中毒人数在 30 ~ 99 人，未出现死亡病例。②较大食物中毒事件：一次食物中毒人数超过 100 人，或出现死亡病例。③重大食物中毒事件：一次食物中毒人数超过 100 人，并出现死亡病例或死亡病例 10 例以上。④特别重大食物中毒事件的界定，根据中国国务院卫生行政部门的规定执行，食物中毒是指具有相同暴露史的，食用了被生物性、化学性有毒有害物质污染的食品或食用了含有毒有害物质的食品后出现的急性和亚急性食源性疾病。

预防与控制 根据中国的相关法规规定，中国食物中毒事件的监测、预警与报告、应急响应、后期处置和应急保障按照中国国务院 2006 年 2 月 27 日发布的《国家重大食品安全事故应急预案》和 2006 年 2 月 26 日发布的《国家突发公共卫生事件应急预

案》的要求进行处置。其中重要防控措施包括：①建立食品安全和突发公共卫生事件信息统一公布制度，信息公布的主体是国务院卫生行政部门及其各级人民政府和行政部门。②建立突发事件应急报告制度，严格落实报告程序和时限，下级应及时向上级报告。③及时启动应急预案，分级响应。④违反国家有关食品安全和突发卫生事件的法律、法规的禁止性规定，应承担相应的法律责任。中国军队对食物中毒事件的防控也有类似规定并制定了相应的预案。

作用与意义 根据中国《食品安全法》《突发事件应对法》《突发公共卫生事件应急条例》和《国家突发公共卫生事件应急预案》等法律法规的规定，食物中毒被纳入食品安全和突发事件管理，食物中毒事件分别被归入食品安全事故和突发公共卫生事件。中国食品安全法规定，食品安全事故指食物中毒、食源性疾病、食品污染等源于食品，对人体健康有危害或者可能有危害的事故。食物中毒事件对社会的危害性大，不仅是卫生问题，也是安全问题。因此，重视并做好食物中毒事件的预防与控制工作十分必要。

(柴光军)

jūnduì jiànkāng jiàoyù

军队健康教育 (health education for army) 有组织、有计划、有评价、有系统地对军队成员进行传播健康相关信息，倡导有益于健康的行为和生活方式，提高其自我防护意识和自我保健能力，促进军人健康素质提高的教育活动。军队是一个时刻准备执行作战和多样化军事行动任务的高度集中统一武装集团。军队健康教育始终强调有领导支持，充分发

动广大官兵参与，以形成有益于健康的环境氛围，使广大官兵掌握健康知识，树立健康观念，唤起丢弃不文明、不健康行为的意识。军队健康教育是一项"教育活动"，需针对不同的教育对象，采取有组织、有计划、有评价和有"反馈"的健康教育。军队健康教育的核心和最终目标是促使教育对象自愿地采纳有利于健康的行为，通过帮助教育对象，为他们改变行为提供服务和支持，促使教育对象增强执行作战和多样化军事行动任务时的自我防护意识和改变平时不良的生活方式和行为。军队健康教育依据教育内容可分为军队经常（日常）性健康教育和专题健康教育两大类；依据军人进入部队的阶段可分为基础（新兵）教育和继续教育；依据教育对象可分为基层部队健康教育、军队院校健康教育、军队医院健康教育和军队特殊人群健康教育等。

简史　中国人民解放军从建军以来经历了各个历史时期，随着社会的进步和医学的发展，官兵的健康观念不断更新，健康教育的概念从内涵到外延不断地发展和扩大，"健康教育"术语逐渐从"卫生科普""卫生宣传"中衍生出来并不断明确和强化，健康教育在军队卫生工作中的地位和作用不断提高和加强，军队的健康教育工作逐渐从一般的卫生知识宣传向系统性、规范性进行行政干预的健康促进方面发展。

土地革命战争时期红军的健康教育：1927 年"八一"南昌起义，创建了中国工农红军。建军初期，部队流动性大，生活困难，环境艰苦，作战频繁，医药奇缺，对伤病员治疗困难，当时红军对预防疾病非常重视，大力进行卫

生健康教育，并制定了基本卫生制度。抗日战争时期八路军、新四军的健康教育：1937 年，抗日战争爆发，红军改编为八路军和新四军。抗战期间，部队发扬红军卫生工作光荣传统，坚持"积极防疫"的指导思想，建立健全卫生机构，开展群众性防病教育。在严酷的八年抗战中，部队卫生部门协同政治部门开展了保健工作，以保障指战员身体健康，提高部队的健康素质。各部队团以上机关成立"保健委员会"，制定《保健条例》，对干部保健、一般保健、妇幼保健都做了具体要求和规定。解放战争时期中国人民解放军的健康教育：解放战争期间，军队进一步加强对卫生防疫工作的领导与建设，建立、健全了各项卫生防疫制度，紧密依靠群众，大力改善卫生防疫工作，保护和增强了部队的战斗力；北方部队各级领导和卫生部门多次下发指示，利用报纸和刊物介绍防冻知识和经验，如：1948 年东北军区制定的《卫生防疫条例》中，对防冻伤做了具体规定。部队南下行军时，多有中暑发生，部队及时总结经验教训，采取了各种防暑措施。中华人民共和国成立以来中国人民解放军的健康教育：新中国成立后，军队的卫生防疫和健康教育工作逐步发展为职能齐全、上下衔接的组织体系，建立健全了各种标准和制度，使工作由经验管理走上了法制和科学管理的轨道，显著提高了对部队的卫生保障能力。其发展进程可分为 4 个阶段：1950 ～ 1956 年主要是建立健全卫生防疫机构，培训专业人才，开展爱国卫生运动，进行卫生防疫保障；1957 ～ 1965 年主要制定防疫条令、条例、制度，编写教范、教材，拟

定重要疾病防治方案，推行预防接种，继续开展爱国卫生运动；1966 ～ 1976 年处于"文化大革命"期间，军队卫生防疫工作受到削弱和破坏；1978 年后，恢复和健全机构，大力培训卫生防疫和健康教育工作人员，贯彻国家各项卫生法规，重建各项卫生防疫标准制度，修订疾病防治方案，成立军队爱卫会，落实全军除害灭病规划等。从 20 世纪 80 年代开始，军委和总部相继制定了一系列健康教育法规、方案，加强了对健康教育工作的领导和管理，加强了专业队伍建设，广泛开展了群众性的健康教育和健康促进活动。官兵的"健康"观念不断更新，"健康教育"概念逐渐明确，健康教育工作稳步发展，健康教育组织机构和全军健康教育组织网络体系逐渐健全。20 世纪 90 年代，为推进健康教育工作的全面开展，全军从上到下逐步形成了健康教育网络体系。各军区、军兵种等大单位相继成立了"健康教育指导中心"，军、师、旅、团设立了"健康教育指导站（室）"，各医院、疗养院设"健康教育室"。全军卫生美术摄影中心、全军卫生书报刊中心、全军卫生影视中心相继成立。1997 年 6 月成立"全军健康教育中心"，1997 年 8 月成立"全军院校健康教育指导组"，其业务工作受全军爱卫会和总后勤部卫生部领导。健康教育学作为一门专业学科进入院校教育课程设置和教学计划，全军院校相继成立"健康教育学教研室（组）"并开设该课程。至此，全军健康教育组织网络体系基本行成。

教育内容与方法　分为军队经常（日常性）健康教育和军队专题健康教育。

军队经常（日常）性健康教育 针对可能对部队官兵健康造成危害的普遍性或带有共性的健康问题为内容而进行的有组织、有计划、有系统的日常教育活动。根据1992年"三总部"（总参谋部、总政治部、总后勤部）联合颁布的军队《健康教育方案》（试行）要求，军队经常性健康教育一般安排新兵集训期间18小时以及新兵集训以后每月安排2小时左右的时间。由各级作训、军务、宣传、卫生部门组织、协调、检查、指导，具体由各级卫生部门负责实施。主要内容有个人卫生与公共卫生、饮水卫生、饮食卫生、营区卫生、生理卫生、心理卫生、训练伤预防、"四害"（苍蝇、蚊子、老鼠、蟑螂）防治、常见疾病与传染病防治、意外伤害防护、卫生法规、青春期卫生、正确婚恋以及良好生活方式养成等一般性健康问题。不良生活方式是慢性病的重要危险因素，因此官兵的生活方式和良好健康行为的养成是军队健康教育的重要内容，如控烟、限酒、营养与科学膳食、运动和心理卫生等。

控烟 吸烟的危害已得到社会的公认，又是一种不良的社会行为，为此通过健康教育，将有关烟草的危害、戒烟的方法以及军队有关控烟的法规，如"内务条令"第101条"军人在公共场合和其他禁止吸烟场所不得吸烟"、全军爱国卫生运动委员会制发的《进一步开展控制吸烟与戒烟活动通知》和《军队无吸烟单位标准及命名办法》等法规介绍给广大官兵，以达到控制吸烟的目的。

限酒 酗酒是不仅危害健康，而且会对社会造成危害。军队有严明的纪律，反对酗酒，无论是平时，还是节假日军营内均严禁酗酒。因此，积极开展酗酒有害的健康教育，使官兵自觉地不饮或少饮烈性酒，提倡不劝酒、文明饮酒、饮低度酒是减少或避免饮酒所致危害的有力措施。

营养与科学膳食 随着中国经济建设的不断发展，人们饮食结构发生了很大的变化，因不健康饮食带来了癌症、心脑血管病和糖尿病等生活方式疾病发病率、病死率明显偏高。军队人员高血脂、高血压、高血糖、高尿酸以及脂肪肝、动脉硬化、冠心病等发病率也逐年升高。因此，加强科学膳食、营养知识的健康教育，应普及到部队每一名官兵，尤其是部队后勤军需部门和连队炊管人员。实施健康教育，使其学习和掌握科学膳食知识，不断提高科学组织膳食和加工烹饪能力，以保证部队官兵不但要吃得饱，而且要吃得营养、吃得健康、吃得科学并达到部队新的定量标准和规定的营养素水平。

运动 军队机关、医院、院校等工作性质不同，这些单位的人员相比基层部队官兵运动较少，如加上饮食不当，长期下来高血脂、高血压、高血糖（"三高"）人员逐渐增多。因而，针对该群体加强运动健康教育十分必要。健康教育人员应将运动的益处、运动的方法以及如何科学运动等知识介绍给该类人群，使其养成爱运动的习惯并持之以恒，以达到提高健康的目的。

心理卫生 军人所处环境和肩负任务的特殊性，使军人的心理呈现出与一般人不同的心理特征。现代战争的突发性、高新武器巨大的杀伤效应及随时执行多样化军事任务会给官兵心理带来巨大的压力，加之严格的军事化、封闭式管理，紧张和充满竞争的工作、训练以及与社会上一些灯红酒绿的反差，给军人心理刺激负荷越来越大，可能会产生各种心理异常和身心疾病，严重地影响部队的战斗力和有损军人形象，故重视和做好官兵的心理健康工作是军队健康教育重要内容之一。

军队专题健康教育 根据《军队健康教育方案》的要求，专题健康教育应根据从事的工作和任务对卫生保障的要求，进行有关专项知识及个人卫生防护教育，教育时数根据需要安排。军队专题健康教育的主要内容有军人处于特殊环境，如特殊自然环境（热带地区、寒冷地区、高原地区、沙漠地区等）、特殊人工环境（坑道、工事等）面临的健康问题；军队特殊职业人群（飞行员、舰艇人员、雷达兵、防化兵、装甲兵、炮兵等）、军队遂行多样化军事任务（援外军人、处置突发公共卫生事件人员等）面临的健康问题；军队特殊人群（离退休干部、女军人等）面临的健康问题以及特殊疾病健康问题（军人艾滋病、高新武器创伤）等。

意义 军队开展健康教育对提高军队官兵的健康，保障部队战斗力，新时期军队正规化建设和精神文明建设以及确保军队在恶劣环境条件下各项任务的完成和促进全民族健康水平发展有重大意义。①军队健康教育是提高军队官兵健康，保障部队战斗力的需要。健康教育是军事训练的重要组成部分，是培养合格军事人才的重要手段。进一步加强健康教育工作，是新时期军队建设的根本方针，对军队质量建设，提高部队官兵的健康，保障部队战斗力具有重要的意义。②军队健康教育是新时期军队正规化建设和精神文明建设的需要。军队健康教育是新时期军队正规化建设的一项重要内容。深入开展健康教育是精神文明的重要任务，也是落实军委首长关于"军队精神文明建设要走在全社会前列"要求的具体行动。通过宣传国家和军队的卫生工作方针、政策、法规及卫生管理制度，动员广大官兵自觉执行和遵守各项卫生法规制度，克服社会风俗习惯中存在的愚昧落后的东西，形成文明健康的生活方式和维护公共卫生的优良品质，促进部队精神文明建设。③确保军队在恶劣环境条件下各项任务的完成。军队是一个执行特殊任务的群体，面临着传染病与非传染性疾病的双重挑战。随时会面临各种恶劣、复杂的环境和条件。特别是在现代高技术局部战争条件下，官兵很可能要面临更为残酷、恶劣、复杂的战争环境。因此，加强健康教育，培养官兵在复杂条件下自我保健、顽强生存的能力，才能维护官兵健康，保证各项任务的完成。④军队健康教育是促进全民族健康水平发展的需要。军队成员来自五湖四海，分散在全国各地。在部队进行健康教育，传播卫生信息，普及卫生保健知识，不仅有利于提高全体官兵的文明卫生素养，对驻军所在地的卫生保健工作，也能起到很好的推动促进作用。

（石 凯 张 耀）

jūnduì zhuāntí jiànkāng jiàoyù

军队专题健康教育（health education on military special topics）

以特殊环境、特殊职业、特殊群体、特殊健康问题及遂行多样化军事任务等的军队官兵面临的健康问题为专题进行的有组织、有计划、有系统的专项教育活动。

军队专题健康教育内容涵盖面广，涉及人群类别多，主要包括以下几类。

军事特殊环境健康教育 以军事特殊环境对人体产生的危害及相关危险因素等内容为专题，针对进入或即将进入该环境作业的官兵开展的专项教育活动。特殊环境会给进驻官兵带来不同的健康危害或影响，如冻伤、中暑、高原反应等，因此要结合部队实际情况，及时有效地开展特殊环境健康教育，使受教育官兵了解和掌握特殊环境因素给机体带来的危害和防护方法，以提高其健康自我保护能力（见军事特殊环境健康教育）。

军队特殊职业健康教育 以职业接触有毒有害物质或职业损伤等内容为专题，针对特殊职业官兵开展的专项教育活动。军队特殊职业人群主要有飞行员、舰艇人员、雷达兵、防化兵、装甲兵、炮兵等。如军队飞行员面临的主要健康问题有缺氧、噪声、振动、加速度、温度骤变、高紧张度作业及飞行疲劳等（见军队飞行员健康教育）；舰艇人员面临的主要健康问题有摇摆、噪声、振动、高温、高湿、有害气体、营养、给水等（见舰艇部队健康教育）；雷达兵面临的主要健康问题有高温、微波、噪声、高二氧化碳浓度、低照度等；防化兵面临的主要健康问题有各类毒剂、生物战剂、放射性物质的危害，高应激状态及巨大的心理压力等；装甲兵面临的主要健康问题有振动、噪声、火药气、尘土、过冷过热的正负辐射，以及作业空间狭小和劳动强度大腰腿部易伤等；炮兵面临的主要健康问题有噪声、火药气、作业强度大、腰腿痛、易外伤等。军队不同的特殊职业

可能会给官兵带来不同的职业病或健康危害，如噪声性聋、振动病、有害气体中毒、腰腿伤、放射病等。开展特殊职业专题健康教育对提高官兵的健康意识防止职业病和职业损伤以及保障部队战斗力有重要意义。

军队特殊群体健康教育 针对军队特殊群体（军队院校、军队医院、离退休干部、女军人和儿童少年等），以该群体面临的主要健康问题为专题而开展的专项教育活动。军队院校健康教育主要以军校学员毕业后第一任职需要为目标开展的正式的和非正式的健康教育教学活动；军队医院健康教育主要针对患者、家属、医院工作人员及体系部队官兵，以其面临的疾病或健康为主要内容开展的健康教育活动；军队离退休干部健康教育属于老年健康教育的范畴，既有老年健康教育的共性，又有军队健康教育特性，主要教育内容有慢性病、常见病的预防与保健、合理用药、健康生活方式指导等，重点是军队干部离退休后特有的失落感、孤独感、衰老感等心理健康教育；女军人健康教育属于妇女健康教育范畴，女军人具有妇女和军人的双重身份，既有妇女共有的生理特点，又有军人的特殊性，主要内容有妇女各期的卫生保健、婚前教育、常见妇科病的防治、优生优育及家庭卫生教育等，重点是军队的特殊性（环境艰苦、工作紧张、思亲及严格的纪律约束等）对女军人造成心理影响的健康教育；军队儿童少年健康教育基本同地方，不同的是军队儿童少年多与父母（军人）异地居住，往往得到的父爱或母爱较少，心理或多或少受到一定的影响，教育内容除了各期（幼儿期、童年期、青

春发育期等）的健康教育外，心理健康教育是重点。

军队特殊伤病健康教育 以军事训练伤防护、高新技术武器损伤防护、军人艾滋病预防等内容为专题，针对部队官兵开展的专项教育活动。常见的军事训练伤包括骨折、扭伤、脱位、撕裂伤、擦伤、挫伤、下背扭伤（劳损）、眼损伤和头胸腹内伤等。训练伤的发生除了与个人不正确的动作有关外，还与不适宜的训练强度、频率和场地等因素密切相关。因此军事训练伤健康教育除了将有关训练的正确动作要领传授给训练官兵，还应对易损伤的危险因素进行干预，以减少军事训练伤的发生，保护官兵的健康。高新技术武器是指高杀伤性（核、化、生武器）、高技术性（常规武器高技术化）和新概念（形态结构、作用性能、杀伤效应等不同于传统武器）等一类武器。该类武器对人体有强大的杀伤效应和心理威慑。针对接触该类武器（研制、运输、保管、试验等）或在未来战场上可能受到该类武器使用威胁的官兵，实施高新技术武器损伤防护和心理健康教育，对提高高新技术武器自我防护和维护官兵心理健康有重要意义。艾滋病是一种与个人行为和社会因素密切相关的传染病，对军队人员带来巨大的威胁和危害。军人艾滋病健康教育是通过普及艾滋病基本知识使其了解和掌握预防艾滋病（及性相关疾病）的基本知识和方法，以防止艾滋病流入部队或在部队的流行。将艾滋病健康教育纳入部队基础教育和继续教育之中，利用多种媒体加大艾滋病预防宣传力度，着力解决部队官兵对艾滋病的知、信、行问题，增强官兵的防范意识，

提高其自我保护能力。

军队遂行多样化军事任务健康教育 针对遂行多样化军事任务的人群，以多样化军事任务目标、发生事件类型、特点以及部队的实际情况确定与健康有关内容开展专项教育活动。多样化军事任务可分为维护国家传统安全和非传统安全。传统安全指维护国家安全统一，保障国家发展利益，防备和抵抗侵略，确保国家领海、领空和边境不受侵犯。非传统安全指反恐维稳、抢险救灾、维护权益、安保警戒、国际维和与国际救援等。这些任务呈多样化，面临的健康问题也各不相同，做好不同恶劣环境可能给带来的影响健康教育，常见病、多发病、传染病的防治知识，常规武器的战场自救互救以及核、化、生毒物泄漏或武器损伤防护以及心理健康教育对保障部队顺利完成遂行多样化军事任务有着重要意义。

根据《军队健康教育方案》（1992年）要求，专题健康教育应根据从事的工作和任务对卫生保障的要求，进行有关专项知识及个人卫生防护教育，教育时数根据需要安排。教育时段通常安排在继续教育时段（新兵集训结束后），由各级卫生部门组织实施。落实好军队专题健康教育对预防控制疾病和有害健康因素，改善环境、生活质量和军事作业条件，促进与维护官兵健康，提高部队健康水平有重要意义。

（石凯 张耀）

jūnshì tèshū huánjìng jiànkāng jiàoyù
军事特殊环境健康教育（health education in special military environment） 以军事特殊环境对人体产生的危害及相关危险因素等内容为专题，对进入或即将进入该环境的军队官兵进行有组织、

有计划、有系统的专项教育活动。军事特殊环境可分为自然环境和人工环境两大类。自然环境主要指寒冷、热带、高原及沙漠地区等，人工环境（第二自然环境）主要指坑道、猫耳朵及其他人工工事等。不同的军事特殊环境会对进驻官兵身心健康产生不同的影响，需针对不同的军事特殊环境实施针对性的健康教育。

寒冷地区部队健康教育：以寒冷对人体健康的影响及危害为主要内容，针对进驻或即将进驻寒冷地区的官兵开展的专项教育活动。教育重点为冻伤的预防和救治原则，如冻伤发生原因和条件，气温、风力、湿度与发生冻伤的关系、冬防准备、建立人体冷习服、耐寒锻炼以及冻伤发生后快速复温及救治等。督促官兵养成健康行为和习惯，指导官兵在寒冷环境中科学训练和加强卫生监测，以增进官兵健康和提高官兵作业能力。

热带地区部队健康教育：以环境热因素对人体健康的影响及危害为主要内容，针对进驻或即将进驻热带地区的官兵开展的专项教育活动。教育内容为热带地区的常见病与多发病（中暑、皮肤病、蛇咬伤等）以及热带地区自然地理、气候、生活、工作环境中热因素对人体健康及作业能力的影响，重点为中暑的预防和救治原则等。督促官兵养成健康行为和习惯并指导部队进行耐热锻炼和预防中暑，以寻求合理的卫生保障措施，增进官兵健康，预防热病的发生和提高官兵作业能力。

高原地区部队健康教育：以高原环境对人体健康的影响为主要内容，针对进入或即将进入高原地区的官兵开展的专项教育活动。教育内容重点为高原环境对

人体健康的影响以及高原病的预防与救治原则等。指导官兵加强高原适应性锻炼、寒冷防护和高原行军防护等，促使部队做好进驻高原前的准备工作，预防因适应不全导致的高原病发生。

坑道作业人员健康教育：以坑道微小环境对人体健康的影响为主要内容，针对坑道作业人员或即将进入坑道人员开展的专项教育活动。教育重点为坑道环境特点、坑道环境与人体健康等。指导官兵做好坑道内除湿防潮、合理选择照明光源、保证有效通风、积极贮水贮粮和妥善处理坑道内污物、粪便等工作，进行坑道内一般卫生学监督，防止传染病的发生和流行。

军事特殊环境健康教育属军队专题健康教育，教育时数根据需要安排并由各级卫生部门组织实施。教育时段通常安排在新兵集训结束后。落实好军事特殊环境健康教育可使部队官兵养成健康的行为和生活方式，提高心理适应能力，这对预防控制特殊环境给进驻官兵带来的有害因素，改善环境及军事作业条件，降低进驻官兵的发病率和伤残率，促进与维护官兵健康，提高部队战斗力有重要意义。

（石凯 张耀）

jūnduì yīyuàn jiànkāng jiàoyù

军队医院健康教育（health education in military hospital）

针对患者、家属、医院工作人员及体系部队官兵，以其面临的疾病或健康为主要内容开展的健康教育活动。中国的军队医院健康教育针对不同对象分为患者（家属）健康教育、医护人员健康教育和医疗体系部队健康教育。

患者（家属）健康教育：分为门诊教育和住院教育。①门诊教育：对患者（家属）在门诊诊疗过程中进行的教育。教育伴随医疗活动开展，用于稳定患者的情绪，维持良好医疗程序，同时让患者获得知识。健康教育形式包括：候诊教育，指在患者候诊期间，针对候诊知识及该科的常见性疾病防治进行的教育，通常采用口头讲解、宣传栏、电视录像等形式；门诊咨询教育，包括院内的单科专门咨询、面向社会、面向部队各人群的卫生咨询等；健康教育处方，指在诊疗过程中，以医嘱的形式对患者的行为和生活方式给予指导，如发给患者有针对性的宣传材料，便于患者保存、阅读。②住院教育：对住院患者或家属进行的教育。可分为入院教育、住院期间教育和出院教育（康复教育）3部分。入院教育指患者刚入院时的教育，主要内容为军队医院特有的规章制度，如生活制度、探视制度、卫生制度等教育；住院期间教育主要内容针对各类疾病的不同健康问题有所选择；出院教育指患者病情稳定或康复出院时进行的教育，针对患者的恢复情况，重点介绍医治效果、病情现状、巩固疗效、防止复发的注意事项，帮助患者建立健康的生活习惯。

医护人员健康教育：以健康观念和开展健康教育技能、方法为主要内容，针对医院医护人员开展健康教育。实施医护人员健康教育，可使其树立现代健康观，自觉养成良好卫生习惯和掌握健康教育方法，提高自身健康水平，并为伤病员和体系部队官兵提供有效的健康教育指导和服务。

医疗体系部队健康教育：有组织、有系统地向医疗体系部队开展健康教育。根据中国人民解放军总后勤部卫生部的要求，军队医院负责医疗体系部队健康教育。通过军营宣传（配合重大的卫生活动日，如世界无烟日、世界艾滋病日等）、健康咨询（视条件可提供电话咨询，如热线电话）、卫生科普展览以及广播、电视、报刊等大众传播媒介开展。主要内容包括常见病、传染病的防治、计划生育、预防接种、军事训练伤、心理健康等。出院后教育属于医疗体系部队教育的范畴。教育的对象主要是出院后需作特殊安排的患者。内容包括饮食起居、给药方法、目的、用途，活动方式等。

军队医院健康教育是军队特殊群体健康教育之一。军队医院通常设有健康教育指导中心，其主要任务是：根据上级主管部门下达的工作任务，提出本院门诊、住院伤病员和所属体系部队的健康教育工作计划和组织实施方案；负责本院各科室健康教育工作的业务指导，经验交流，检查评比及全院健康教育工作的协调、汇总和总结；购置和保管健康教育设备器材；收集、整理、制作、发放各类健康教育材料；开展军队健康教育理论研究；组织实施对全院医护人员和体系部队的健康教育培训；加强与当地健康教育机构联系。医院各业务科室是健康教育职能的基础单位，各专业医务室医护人员是实施健康教育的骨干，并选配合适的健康教育人员。

（石凯 张耀）

jūnduì fēixíngyuán jiànkāng jiàoyù

军队飞行员健康教育（health education for military pilots）

针对军队飞行员，以高空飞行特殊环境对机体生理、心理的影响以及作训时面临的健康问题为主要内容进行的有组织、有计划、有系统的专项教育活动。高空飞行特殊环境如大气压力急剧变化、缺氧、温度骤变、噪声、振动、加速度等诸多因素以及精神高度紧张会对飞行员生理、心理健康产生一定影响。此外，飞行员转场飞行、训练、表演等受到异地环境气候（寒冷、高热、高原等）的影响。开展军队飞行员健康教育对于航空性疾病预防、平时常见疾病预防、良好生活方式养成、保障飞行安全以及心理健康有重大意义。

军队飞行员健康教育通常分3个阶段组织实施。①平时及任务准备阶段：制订全年健康教育计划和建立个人健康教育档案。健康教育内容主要以航空生理、预防航空疾病、航空救生脱险及健康生活方式等知识为主。当接收到作训、转场、演习或空中表演等飞行任务时，结合任务性质、飞行地区环境特点等制订任务执行期间健康教育方案。提出飞行中的卫生防病要求以及飞行地区气候环境、卫生习惯和疾病流行等情况。通过授课、板报、小册子、宣传画、卫生音像、局域网等手段开展健康教育。②任务执行阶段：根据任务、科目训练及任务区域气候环境特点等，开展落实卫生制度、卫生防病，对常见病、多发病进行健康教育。同时，针对执行任务期间易发生的心理问题开展心理卫生知识宣传、心理健康状况评估及心理干预。根据场站条件可采用宣传栏、咨询、广播、小册子及同伴教育等形式开展健康教育和指导开展体育锻炼和团体活动。③任务结束及疗养阶段：任务结束后应对飞行员健康状况和心理变化进行追踪，开展健康咨询和心理辅导，对健康教育进行效果评价和总结；

军队飞行员每年一个月的定期疗养，是消除疲劳、增强体质、保证飞行安全、延长飞行年限的主要措施之一。健康教育重点是健康生活行为养成和改变不良生活方式，如戒烟、限酒、合理膳食和加强运动等，以提高其保健知识，养成科学文明、健康的生活方式。体检中如果发现问题及时为他们解疑释惑并进行心理健康教育，以提高其心理素质。

根据《军队健康教育方案》（1992年）规定，空军场站卫生队建有健康教育指导室。负责拟定飞行员健康教育计划、方案和预案等。飞行员健康教育工作通常由场站军医和飞行大队随队军医负责具体实施。在指挥部门调配及其他部门协作下保证健康教育工作落实。

（陈丹 石凯）

jiàntǐng bùduì jiànkāng jiàoyù

舰艇部队健康教育（health education for vessels）　针对舰（艇）部队官兵，以其出海作业面临的地域、气候、海况、补给以及舰（艇）微小环境等对机体健康的影响为主要内容进行的有组织、有计划、有系统的专项教育活动。舰（艇）官兵出海受到噪声、振动、有害气体等影响，易发生上呼吸道感染、口腔溃疡、皮肤病、听力损失等多种疾病。出海时间长、生活枯燥、居住条件差，活动空间小，医疗条件有限，会对舰艇官兵心身健康造成不良影响。尤其在长远航期间，舰（艇）部队长期远离大陆、与社会隔离、通信不便，易产生焦虑、抑郁、疲惫、倦怠等不良情绪和认知功能下降，甚至出现心理障碍。围绕舰（艇）官兵特殊生活和作业环境开展饮食饮水卫生、个人防护、心理健康等专项教育，使其

养成健康的行为和生活方式，对降低舰（艇）官兵的发病率、伤残率，提高其心理适应能力和保证各项工作的顺利进行有重大意义。

舰（艇）部队健康教育通常根据航行的不同阶段组织实施。①出航前：结合任务性质、区域海洋特征和气象条件，制订健康教育计划和方案预案。提出航行中的卫生防病要求，做好个人防护，进行防晕动、防中暑、防传染病的知识教育。如需在境外港口停靠，通报当地医学地理特征、卫生习惯和疾病流行等情况。通过授课、小册子、宣传画、卫生音像等手段开展健康教育工作。②航行期间：根据战备、执勤和科目训练情况，以及任务区域水文气象特点等，开展个人卫生防护训练、落实卫生制度、对常见病多发病的防控知识进行普及。同时针对航行期间易发生的心理问题，开展心理卫生知识教育、心理健康状况评估及心理干预，指导开展体育锻炼和团体活动。针对生活环境、工作性质的变化进行需求评估和健康教育策略修正。采用授课、广播、报纸、宣传栏、传单、小册子及同伴教育等形式开展健康教育工作。③归航后：舱室进行个人卫生整理和卫生大清洁。舰（艇）员通常组织休整和健康体检。对人员健康状况和心理变化进行追踪，开展健康咨询和心理辅导。统计人员疾病发生和健康行为养成等情况，对健康教育进行效果评价和总结，对损耗物资进行补充。

中国的舰（艇）通常编配军医和卫生员，负责舰（艇）员的卫勤保障。编队执行长远航任务时常设医疗保障组，健康教育工作在编队统一指挥下进行，并列

入工作计划。舰（艇）健康教育工作通常由军医负责具体实施，根据资料搜集、问卷调查、访谈等手段进行需求评估，制订健康教育计划、方案、预案，制作宣传材料，配备保障物资。根据作业条件下海洋环境（高湿、高盐、海况变化、有害海洋生物）、舱室环境（噪声、振动、高温、有毒有害气体）、人文社会环境（人口密集传染病易流行、社会隔离、任务单一、生活枯燥）、躯体因素（疲惫、睡眠紊乱、营养不均衡）等特点开展健康教育工作。在指挥部门调配及其他部门协作下保证健康教育工作落实。

（王晓燕 石 凯）

yuánwài jūnrén jiànkāng jiàoyù

援外军人健康教育 （health education for foreign aid army）

针对援外军人，以其即将面临或已面临的陌生国气候、地理、社会和人文等对健康影响为主要内容而进行的教育活动。以医疗队的形式援外或参加国际维和，或派遣部队实施伴随卫勤保障，是军队遂行多样化军事任务的重要方式之一。针对支援外国和地区可能存在社会、环境和恶劣气候条件使援外军人处于高风险、高强度、高应急状况，做好健康教育工作对援外军人预防各种身心疾患，维护心理健康，生成或保护部队战斗力具有重要军事和社会意义。

援外军人健康教育通常分以下几个阶段组织实施。①国内准备阶段：通过各种途径收集援外国地区的医学地理、环境、主要疾病流行、当地居民的卫生习惯、社会风俗与卫生资源等情况；将收集到的资料加工制作健康教育传播材料，利用讲课、影视、宣传栏、快报、小册子、传单或召开座谈会、咨询等形式传播包括当地各种不利环境对健康的影响、

野外生存、防雷技能、战场自救互救以及卫生防病和心理应激预防等卫生知识，做好健康教育工作。②国外执行任务和行动阶段：根据援外任务和当地实际情况，以心理健康教育和当地对不良环境和不利因素给援外官兵健康影响最大的危险因素为主要内容强化健康教育，方法因地制宜，可采用讲课、座谈会、咨询、传单、小册子等。③归国后阶段：按照规定立即进行集体检疫（1个月），检疫期间健康教育根据个人自身情况或通过网络，或通过电话咨询以自我教育为主。援外期间整体健康教育工作由健康教育小组进行总结和评价。

援外军人健康教育是军队遂行多样化军事任务健康教育之一。当援外任务确立、人员组织集中到位后，加强健康教育组织领导，成立健康教育指导组，选派或指定专人负责或兼任健康教育工作并制订健康教育工作计划。根据援外任务特点和工作要求，重点针对自然环境（酷热、寒冷、潮湿、蚊虫等）、军事环境（噪声、振动、毒物、放射性辐射等）、人文社会环境（远离家乡、个体孤独以及当地传染病、流行病等）、躯体因素（强体力劳动、睡眠缺乏、营养缺乏及疾病等）4类应激源对生理、心理的影响开展健康教育。教育时数根据需要安排，领导给予支持，保证健康教育时间、内容、人员、效果的落实。

（石 凯 张 耀）

jūnduì tūfā gōnggòng wèishēng shìjiàn jiànkāng jiàoyù

军队突发公共卫生事件健康教育 （health education in army about public health emergency events）

以突发公共卫生事件卫生防疫、应急处置、个人防护等

知识为专题，针对军队人员进行的有组织、有计划、有系统的专项教育活动。突发公共卫生事件健康教育可分为平时健康教育和应急健康教育。突发公共卫生事件平时健康教育指突发公共卫生事件还没有发生，军队平时开展的针对有关突发公共卫生事件的健康教育活动，是预防工作的一部分。平时的教育时间相对充裕，教育内容主要包括常见的突发卫生事件卫生科普知识、防治基本知识、卫生法规制度以及突发公共卫生事件应急知识的普及教育等。突发公共卫生事件应急健康教育指突发公共卫生事件已经发生，部队待命随时可能参与处置或执行有关任务时的健康教育活动。应急条件下，教育时间非常紧迫，教育内容应重点针对具体发生的公共卫生事件，强化该事件的健康防护、救援或处置时的注意事项及心理健康等。

突发公共卫生事件健康教育通常分以下几个阶段组织实施。①灾害前期：根据部队性质、特点和当地地理环境等，收集可能发生或部队可能参与处置的公共卫生事件的应急知识和救灾防病知识并制作健康教育传播材料，通过讲课、讲座、宣传栏、电视录像和网络等方式传播常见突发公共卫生事件对健康的影响，救灾防病、自我保护和心理应激预防等卫生知识，做好健康教育工作。②灾害期：突发公共卫生事件发生时，战前动员、呼喊口号是保证心理健康，稳定心理情绪和心理健康教育的一个重要手段。根据不同的事件或灾情，以事件或灾害对官兵健康威胁最大的危险因素为主要内容强化健康教育（包括心理健康教育），方法因地制宜、因陋就简，可采用广播、

快报、标语、专栏、传单、小册子等。③灾害后期：根据具体情况，对参与官兵进行体检，发现问题及时诊治并及时做好相关健康教育工作。其他官兵以自我健康教育为主。健康教育总结工作由健康教育专人负责，如做好宣传资料发放对象、发放数量的记录和统计工作，收集当地报刊发表的宣传文章和广播、电视上所做的宣传节目录音、录像带等；总结应急健康教育的经验与教训，评价应急健康教育的过程和干预效果。

军队突发公共卫生事件健康教育是军队遂行多样化军事任务健康教育之一。在中国，团以上级别单位建有健康教育指导室（站）并有专人负责。根据部队的性质、任务特点和驻地环境等制定应急健康教育规划、预案，明确目标和责任。有条件应加强部队的适应性和模拟训练，以提高广大官兵自救互救能力；一旦发生突发公共卫生事件，各单位（特别是有可能参与救援或执行任务的部队）应紧急动员，可通过行政命令方式对官兵提出具体明确健康要求和防护措施。卫生部门应把健康教育的内容、形式、方法与部队执行任务有机地结合起来，利用各种形式和一切可能利用的时间和场合及时开展有效的健康教育。

（石凯 张耀）

jūnduì yùfáng jiēzhòng

军队预防接种（army vaccination） 在军队人员中接种具有抗原或抗体活性的免疫制品，使群体产生足够的免疫水平，以抵御传染病在军队人群中发生和流行的疾病预防措施。又称军队免疫接种。军队预防接种是平战时部队传染病预防和控制的重要策略

和方法，是一项重要工作，主要目的不仅仅是保护个体，而且在于提高部队群体性免疫水平，以适应军队防治传染病和军事行动的需要。军队预防接种通常针对性强、计划周密、要求严格，接种程序和时间均有严格规定。各国军队在接种品种和时机上有很大不同，往往根据军事任务的需要接种确定接种的疫苗种类。

理论基础 有两方面：一是通过接种抗原或抗体等免疫力活性物质，使单个机体产生特异性免疫力，以应对细菌、病毒等病原体对机体的侵害，防止疾病的发生；二是军队群体接种后，免疫力达到一定水平后可防止传染病在军队群体中发生或流行。从免疫学原理上，预防接种可分为人工自动免疫、人工被动免疫和被动自动免疫3类。①人工自动免疫：采用人工免疫的方法将用病原微生物或其代谢产物制成的疫苗、类毒素和菌苗等生物制品接种至人体，使宿主自身的免疫系统产生对于相关传染病的特异性免疫力。所用生物制品包括减毒活疫苗、灭活疫苗、亚单位疫苗和类毒素等，其特点是产生保护作用的起效时间较长，一般需要2周以上，但免疫力强且作用维持时间较持久。②人工被动免疫：采用人工方法向机体输入抗体或其他免疫的免疫效应物质，如免疫血清、淋巴因子等，使机体立即获得免疫力，达到防治某种疾病的目的，其特点是产生作用快，输入后立即发生作用。但该免疫力不是自身免疫系统产生，易被清除，故免疫作用维持时间较短，一般只有2~3周。主要用于治疗和应急预防。③被动自动免疫：先接种被动免疫制剂，迅速获得免疫力，然后再接种自动

免疫制剂，获得持久的免疫力。

分类 军队预防接种可按多种方法进行分类。①根据接种工作计划的性质分类：可分为计划免疫和应急接种。计划免疫是根据部队免疫规划和计划要求，对军队人员进行的免疫接种，又称常规接种。应急接种是在有传染病流行威胁或流行可能性时进行的预防接种。②根据接种工作的目的分类：可分为平时部队预防接种工作、非战争军事行动中的部队预防接种工作和战时部队预防接种工作3类。实践中，3种类型的预防接种服务于不同的军事目的，在接种品种、时机、接种对象等方面有明显区别。③根据接种的对象分类：可分为个体接种和群体接种。个体接种是对单个个体进行的预防接种。群体接种是在一定时间内对目标群体进行的预防接种，要求达到较高的接种率，以满足群体防病的需求，群体接种不是个体接种的简单相加，是有计划、有针对性的接种。军队预防接种一般是指群体性预防接种，是一种有组织、有计划的疾病预防活动，其主要目的在于提高整个群体的免疫力，有针对性地预防某种或某类疾病的发生与流行。如无计划，任何单位或者个人不得擅自进行群体性预防接种。

基本方法 军队开展预防接种工作一般是在严密组织下进行的，中国军队开展预防接种工作包括以下内容和方法。

制订预防接种计划 预防接种计划是实施预防接种的依据，所有军队预防接种均应按照计划进行。一般应当制订年度计划和具体实施计划，计划内容主要包括应进行接种的品种、对象、实施时间、接种宣传教育、接种人

员培训、设施建设、接种标准制定、检查监测方法、工作总结和报告等。

做好接种前的准备工作 接种前的准备工作包括下列内容。①选择接种品种：接种品种的选择以需要接种为标准，确定是否需要的前提是做好疾病预测、预警工作。疾病预防控制机构应根据流行病学监测结果为卫生勤务机关提供充分的依据。②确定接种对象：对某病易感的人员均为接种对象，由医务人员事先确定接种对象，通过必要的询问、检查或检验确定，同时排除不适宜接种者。不适宜接种者主要是有疫苗禁忌证、免疫缺陷、急慢性疾病患者等。确定的接种对象应登记造册，详细记录姓名、性别、年龄、职务、病史等信息。未经事先登记人员不得接种。③选择接种方法：各种疫苗均有特定的接种方法，一般应按照疫苗说明书选择接种方法，同时考虑大规模群体接种实施的可行性。④培训接种人员：疾病预防控制机构应对接种人员进行培训，未经培训，不得进行预防接种工作。培训内容包括疫苗的适应证、禁忌证、接种方法途径、接种反应的处理、接种登记和报告的方法等。⑤接种健康教育：每次进行群体接种必须事先进行健康教育，让广大官兵了解与接种疫苗及其相关疾病的知识，知道应如何配合接种，如何应急处理，防止在未做好教育工作的条件下仓促实施接种工作。⑥建立预防接种信息管理制度：各单位应建立预防接种登记卡、登记表，由营级单位统一保管。人员调动时，由本人带至新单位。

组织实施接种工作 ①预防接种工作以团为组织单位，由疾病预防控制机构和医疗保健机构具体实施。疾病预防控制机构负责预防接种工作的技术指导，对生物制品的运输、保存实施检查，监测、考核、评价人群免疫水平和预防接种效果。②新兵和新学员预防接种工作应在集体检疫期间完成，免疫全程时间超过检疫期的，由分编的新单位完成全程免疫。③预诊室必须配备体温计、听诊器、压舌板、血压计和体重计，做好接种前的询问和预诊。④接种室必须配备治疗盘、医用酒精、消毒棉签、口服用杯、匙或勺、污物桶和适当型号的一次性注射器等接种器材；同时备有急救箱和氧气袋。接种日使用的消耗性接种器材如一次性注射器、医用酒精、消毒棉签等按预期接种人次数的1.2倍配备。⑤卫生人员应按照国家和军队的要求进行现场接种工作，每种疫苗的接种严格按照说明书进行。⑥对预防接种现场进行有序管理，保持接种环境卫生和秩序井然，及时有效处理接种异常反应或其他情况。

做好预防接种工作总结 预防接种工作结束后的7日内，应对接种工作情况进行总结，总结内容包括接种生物制品的种类、接种日期、人数、接种率、接种反应情况、工作经验及存在问题与建议等。预防接种工作总结应按照要求归档并逐级上报。

做好疫苗管理和冷链管理 因单位分散，各单位条件差别较大，必须做好疫苗的管理及冷链工作，主要工作及要求有：①所有疫苗应设置专人管理。②每种疫苗应按名称、批号及贮存条件要求分别存放在冷链设备中正确位置上。③各级应做好疫苗领发登记，包括疫苗领发单位、疫苗名称、数量、生产单位、批号、失效期、领发时间和经手人签字等内容。要求登记项目齐全，内容准确。④每次领取疫苗时，应做好疫苗运输温度记录，同时在接种日或工作期间至少上、下午各记录一次疫苗贮存温度。⑤实施接种时，疫苗应置于合格的冷链设备中，并记录贮存温度。每个接种日结束后，由免疫预防实施单位统计当日疫苗的使用数和耗损数并登记在册。⑥冷链设备设置专人管理，实施免疫预防的医疗卫生单位要配备普通冰箱和冷藏冰箱用于贮存疫苗，按要求建立冷链设备档案，各种冷链设备建立台账，做到账物相符。

作用与意义 军队预防接种是部队传染病预防和控制的重要策略和方法之一。预防接种不仅可以预防部队常见传染病的发生和流行，对战时预防生物武器的危害，做好军事斗争，执行特殊军事任务也有重要的作用。预防接种在中国军队传染病防治工作中发挥了重要的作用，通过这种方法部队人群甲型病毒性肝炎、乙型病毒性肝炎、肺结核等多种传染病的发病率已大幅度降低，有效保障了部队官兵的健康。

（柴光军）

yìmiáo jiēzhòng fāngfǎ

疫苗接种方法（vaccination methods） 通过人工方法，以合理的途径和时间将疫苗接种入人体的措施。疫苗接种方法取决于多种因素，主要有疫苗的种类、品种、剂型、接种对象等，在确定每种疫苗的接种方法时还要考虑接种方法措施是否简便易行，可接受程度，特别是在部队大规模的预防接种实践中是否具有可行性。每种疫苗都有确定的接种方法，一般是经过实践被确定为合理有效的方法，接种时必须严格按照规定的方法实施。随着技术的发展和实践的需要，人们正在探索一些更加简便有效的接种方法，以适应和满足预防疾病的需要。

基本方法　包括接种途径、接种时间和程序。

接种途径　常用的接种途径包括肌内接种法、皮下或皮内注射法、皮上划痕法和口服接种法等。①肌内接种法：将疫苗注射于肌肉内，一般为上臂外侧三角肌中部或大腿中部前外侧肌肉，是使用最多的一种方法，多数疫苗都是经这一途径进行免疫。要保证疫苗确实注入肌肉内。适用疫苗：百白破联合疫苗、白破联合疫苗、乙肝疫苗、脊髓灰质炎灭活疫苗。接种部位：乙肝疫苗为上臂外侧三角肌中部或大腿中部前外侧肌肉，推荐大腿中部前外侧肌肉。百白破联合疫苗、白破联合疫苗除上述接种部位外，也可选择臀部。②皮下或皮内注射法：将疫苗注入皮下组织后或皮内，经毛细血管吸收进入血液，通过血液循环到达淋巴组织，从而产生免疫反应。一般为上臂外侧三角肌下缘附着处皮下。皮下注射法适用于麻疹疫苗等，皮内注射法适用疫苗卡介苗、结核菌素试验（PPD 试验）等。在接种时严格消毒处理，使用一次性注射器，使用后注射器要及时毁型，同时将其用消毒液浸泡，并按相关要求和规定处理，严禁重复使用。③皮上划痕法：在上臂外侧三角肌处皮肤上划痕达到接种目的，皮肤以洗净消毒后，在该处滴上液体疫苗，用接种针划成"井"字形，使皮肤组织有少量组织液渗出但又不流血为宜。适用于炭疽活疫苗、鼠疫活疫苗、布

鲁菌病活疫苗等。④口服接种法：将疫苗经口服方法接种于体内，其特点是方法易于实施，适合大规模接种，口服疫苗是疫苗研制的重要要发展方向之一。脊髓灰质炎减毒活疫苗适用口服接种法，但有免疫缺陷症及接受免疫抑制剂治疗期间禁服。脊髓灰质炎减毒活疫苗切勿加在热开水或热的食物内服用，偶尔超剂量多剂次服苗对人体无害。目前研制的疾病疫苗、霍乱疫苗等亦可口服。

接种时间和程序　中国扩大国家免疫规划的 12 种疫苗的接种时间和程序如下。①乙肝疫苗：接种 3 剂次，儿童出生时、1 月龄、6 月龄各接种 1 剂次，第 1 剂在出生后 24 小时内尽早接种。②卡介苗：接种 1 剂次，儿童出生时接种。③脊髓灰质炎疫苗：接种 4 剂次，儿童 2 月龄、3 月龄、4 月龄和 4 周岁各接种 1 剂次。④百白破疫苗：接种 4 剂次，儿童 3 月龄、4 月龄、5 月龄和 18 ~ 24 月龄各接种 1 剂次。无细胞百白破疫苗免疫程序与百白破疫苗程序相同。无细胞百白破疫苗供应不足阶段，按照第 4 剂次至第 1 剂次的顺序，用无细胞百白破疫苗替代百白破疫苗；不足部分继续使用百白破疫苗。⑤白破疫苗：接种 1 剂次，儿童 6 周岁时接种。⑥麻腮风疫苗（麻风、麻腮、麻疹疫苗）：麻腮风疫苗供应不足阶段，使用含麻疹成分疫苗的过渡期免疫程序。8 月龄接种 1 剂次麻风疫苗，麻风疫苗不足部分继续使用麻疹疫苗。18 ~ 24 月龄接种 1 剂次麻腮风疫苗，麻腮风疫苗不足部分使用麻腮疫苗替代，麻腮疫苗不足部分继续使用麻疹疫苗。⑦流脑疫苗：接种 4 剂次，儿童 6 ~ 18 月龄接种 2 剂次 A 群流脑疫苗，3 周岁、6 周

岁各接种 1 剂次 A + C 群流脑疫苗。⑧乙脑疫苗：乙脑减毒活疫苗接种 2 剂次，儿 8 月龄和 2 周岁各接种 1 剂次。乙脑灭活疫苗接种 4 剂次，儿童 8 月龄接种 2 剂次，2 周岁和 6 周岁各接种 1 剂次。⑨甲肝疫苗：甲肝减毒活疫苗接种 1 剂次，儿童 18 月龄接种。甲肝灭活疫苗接种 2 剂次，儿童 18 月龄和 24 ~ 30 月龄各接种 1 剂次。⑩流行性出血热疫苗：接种 3 剂次，受种者接种第 1 剂次后 14 天接种第 2 剂次，第 3 剂次在第 1 剂次接种后 6 个月接种。⑪炭疽疫苗：接种 1 剂次，在发生炭疽疫情时接种，病例或病畜的直接接触者和患者不能接种。⑫钩端螺旋体疫苗：接种 2 剂次，受种者接种第 1 剂次后 7 ~ 10 天接种第 2 剂次。

作用与意义　已经使用的有效疫苗均有适当的接种方法，必须严格按照疫苗说明书及有关规定严格执行。疫苗接种方法是预防接种成功与否的重要因素，正确的接种方法对减少或防止不良反应的发生或预防接种事故，提高免疫效果起关键作用。

（柴光军）

yùfáng jiēzhòng fǎnyìng

预防接种反应（vaccination reaction）　疫苗接种人体之后产生的一些不利于机体的反应。又称预防接种副反应、预防接种不良反应。免疫预防制剂对机体是一种异种或异体物质，具有抗原性和免疫反应性，在产生免疫保护反应的同时，也有可能产生损害，因此难以完全避免预防接种反应的发生。其产生与疫苗质量、使用方法或身体素质等有关。随着疫苗生产及使用技术的提高，预防接种反应已较少发生，且大多较轻。

基本内容 预防接种反应根据反应性质可分为正常反应和异常反应，根据反应部位可分为局部反应和全身反应，实践中也会在免疫接种后发生偶合反应及预防接种事故。

正常反应 又称一般反应，可表现为局部反应和全身反应。局部反应一般发生在接种后 24 小时左右，表现为接种部位发生红、肿、痛、热等炎症反应症状，有时附近淋巴结肿痛。全身反应主要表现为发热，有时还有头痛、寒战、恶心、呕吐、腹痛、腹泻等症状，一般持续 1~3 天。局部反应和全身反应往往不是独立存在的，全身反应通常伴随着局部反应发生，局部反应又是全身反应的局部表现。正常反应根据反应强度一般可分 3 级。弱反应：红晕直径≤2.5cm，体温 37.1~37.5℃；中反应：红晕直径 2.6~5.0cm，体温 37.6~38.5℃；强反应：局部表现为接种部位红肿硬块直径超过 5cm，可同时引起局部淋巴结肿大、疼痛，持续多为 3~5 天，强反应的全身反应表现为体温在 38.6℃以上。

正常反应是由制品本身特性所引起的，其性质和强度随制品的不同而不同，一般不需做任何处理，1~2 天内即可消失。对强反应应对症治疗。对少数较重者，局部可热敷，但卡介苗接种后局部严禁热敷。全身症状可对症治疗，高热、头痛应休息并给予阿司匹林等解热镇痛药物等。

异常反应 接种免疫制品后仅在极个别人中发生的需要医疗处理的反应，而同一批免疫制品同样接种的绝大多数人并无异常表现。异常反应的发生通常与个体体质有关，反应往往比较产重，如不及时治疗，可引起不良后果。

异常反应有多种类型，常见的异常反应有：①非特异性反应，包括有菌化脓、无菌性脓肿、淋巴结化脓。②精神性反应，包括晕厥、急性心因性精神反应。③变态反应，包括过敏性休克、神经性水肿、过敏性皮疹、过敏性紫癜、急性全身性免疫复合物病。④其他原因引起的异常反应，如免疫缺陷症患者在接种后可引起严重的不良反应。

免疫接种后发生的特殊情况包括偶合反应和预防接种事故。两者不是免疫接种反应，只是时间巧合或与操作过失有关。①偶合反应：接种时受种者正处于某一种疾病的潜伏期（前驱期）内而未被发现，接种后却偶然巧合发生某种疾病，又称偶合疾病。它与接种的疫苗无关，偶合疾病的发生与接种疫苗不存在因果关系，只是时间的巧合。接种时应当对接种对象进行详细询问和仔细观察，尽可能发现其不适症状，避免偶合反应。②预防接种事故：预防接种时的过失造成的事故。预防接种事故的发生主要有 3 方面：一是生物制品质量问题，如制品污染、过期、变质；二是操作问题，如接种对象不当、用错疫苗、剂量过大或重复注射、接种部位或途径错误、消毒不严等；三是个体方面问题，如健康状况、过敏体质等。接种事故大多数属于责任事故，要加强接种人员的培训，强化责任意识，严格落实各项工作制度，提高操作水平，避免免疫接种事故的发生。

作用与意义 预防接种是预防传染病的重要举措，接种疫苗之后产生的预防接种反应对机体产生一定的损害，不利于机体的健康，但是只要对预防接种反应有必要的认识，及早发现反应的

性质，做好预防控制工作，预防接种反应可以控制在合理范围内。正确确认识和处理预防接种反应对预防接种工作，特别是计划免疫工作的开展有重要意义。

（柴光军）

Zhōngguó jūnduì yùfáng jiēzhòng fǎnyìng chǔzhì

中国军队预防接种反应处置

（vaccination reaction management in Chinese military forces） 针对中国军队群体接种过程中防止预防接种反应发生及消除其影响的措施。军队在进行群体性预防接种工作中必须采取适当的措施消除预防接种反映的不利影响。

按照有关规定，中国军队对预防接种反应一般按照下列要求进行处理。①接种时个别人因体质原因偶尔出现晕厥、过敏性休克、无菌性脓肿、血管神经性水肿或者局部过敏性坏死反应时，应及时进行对症治疗。②接种后，受种部位局部红、肿、热，硬结直径不超过 2.5cm，或者体温不超过 37.5℃时，无需处理；硬结直径超过 2.5cm，或者体温不超过 37.6℃的中、重度反应应对症处理；接种部位发生脓肿、蜂窝织炎、丹毒时，必须送团以上医疗卫生机构诊治。③当发生与制品或者个体体质有一定联系的明显临床症状和体征的异常反应时必须积极处理。如接种对象接种时正处于某种疾病的潜伏期或者前驱期，接种后偶然发病者，或者接种对象患有某种慢性病但临床症状不明显，在未主动提供病史的情况下，接种后诱发原有疾病急性发作、复发或病情加重者，不属于接种异常反应。④接种过程中因工作人员过失或者预防接种制品质量等原因，接种对象出现异常反应或者预防接种事故的，

应及时救治。但因接种对象有免疫缺陷、过敏等体质原因出现的异常反应，不属于预防接种事故。⑤在一次预防接种过程中，受种人受种部位局部硬结直径超过5cm，体温超过38.6℃的强反应者超过5%，或者有异常反应、发生预防接种事故的，卫生人员必须及时处理，同时立即报告上级卫生部门。⑥对疑似接种异常反应或者预防接种事故的诊断，应由流行病学医师、临床医师、检验医师及其他有关人员组成的鉴定组进行会诊。必要时邀请地方有关组织或者生物制品生产单位会诊鉴定。其他任何医疗单位和个人均无权出具异常反应或者接种事故诊断证明。⑦发现接种用生物制品有质量问题时，卫生防疫机构和医疗保健机构应通知生产单位，并按照有关规定处理。

军队预防接种反应处置是一项针对性强、技术要求严格的专业技术工作，是预防接种工作的重要内容之一。军队相关部门制定了严格的操作技术规范，军队医疗卫生机构及其专业人员在实施预防接种工作中必须严格遵照执行。专业人员要不断提高专业技术水平，及时总结经验，正确恰当地处置预防接种反应，以保障预防接种工作顺利有序开展。

（柴光军）

miǎnyì xiàoguǒ píngjià

免疫效果评价（evaluation for vaccination effectiveness）

对疫苗接种后产生的预期结果进行测定分析评估等综合性方法。疫苗接种后在人体及人群产生的效果是否达到预期目标，需要对效果进行一定的测定、分析和评估，免疫效果评价就是评估预防接种效果的一种综合性方法。

评价内容与方法 免疫效果评价包括疫苗的安全性评价、免疫学效果评价和流行病学效果评价3方面。

安全性评价 主要以接种疫苗后群体的预防接种反应的比例及其强度作为监测评价的指标。接种过程中及接种后均应及时收集接种反应的发生率。疫苗安全性是保证预防接种取得成功的先决条件，只有安全的疫苗才适合群体接种。群体接种使用的疫苗均为合格的疫苗，已经过安全性评价，但是实践中仍有一定比例的接种反应，不能完全保证大规模群体接种的需要，特别是疫苗自出厂至使用存在多种环节，仍有一些环节不能满足冷链的要求，进行群体接种前要进行安全性评价。在进行大规模预防接种前应组织试种，以确定疫苗反应程度，每个批号的疫苗试种30~50人。如5%以上试种者发生强反应或者出现较严重的异常反应，该批号疫苗必须停止使用，并将疫苗名称、生产单位、批号、反应情况及时报告上级卫生部门。

免疫学效果评价 一般采用实验室检测方法进行，根据疫苗产生免疫反应的不同原理，可分别采用体液免疫和细胞免疫的检测方法。常用的评价指标有血清抗体阳转率、血清抗体几何平均效价等。

流行病学效果评价 用接种疫苗后人群的发病状况来判断免疫的实际效果。如果发病率明显下降，则说明疫苗是有效的。实践中采用现场试验、暴发调查和病例对照研究等方法以确定真实的目标人群的发病率。现场试验是在一定区域内的人群（社区）或现场环境下进行的试验，以尚未患所研究疾病的人群作为研究对象，随机分为接种组和对照组，

接种组接种某种试验的疫苗，对照组不接种疫苗，观察一定时期，通常为1年或1个疾病流行季节或周期，观察结束后统计两组人群的发病率。现场试验评价的指标包括疫苗保护率和效果指数。疫苗保护率（%）=（对照组发病率－接种组发病率）/对照组发病率×100%；效果指数 = 对照组发病率/接种组发病率。

作用与意义 免疫效果评价是部队群体接种的重要依据，也是总结免疫工作成效，提高接种工作质量的重要手段和措施。根据相关规定，中国各地及中国军队实施计划免疫工作中必须进行相应的免疫效果评价，以确定各种疫苗接种后是否符合计划免疫工作的要求标准，它是考核疫苗质量的重要依据，也是考核接种工作实施质量的重要措施，对免疫决策的确定、计划免疫方案的制定有重要作用，也有助于指导各级开展预防接种工作、研制新疫苗及提高疫苗质量。

（柴光军）

jìhuà miǎnyì

计划免疫（immunization program）

按照规定的免疫程序，有计划地利用生物制品进行人群预防接种的传染病防治措施。计划免疫是在免疫接种或预防接种基础上发展和完善的一种疾病预防和控制的重要策略，其目的是提高人群免疫水平，达到预防、控制或消灭相应传染病。计划免疫和免疫接种均是通过人工方法接种免疫制品，使人体获得免疫力，免受病原体的侵害，以达到预防疾病的目的，但早期的免疫接种侧重于个体的保护，是疾病预防的手段之一，而现代的计划免疫是全社会或国家甚至全球有计划地在人群中实施的一种疾病

预防、控制、消灭疾病方法，重在提高全社会的免疫水平。

基本内容 包括计划免疫的主要任务、特点，扩大免疫计划等内容。

计划免疫的主要任务 ①制订计划免疫工作计划：计划免疫计划包括中长期规划和年度计划。中国卫生部先后颁发了《全国计划免疫工作条例》和《1982－1990年全国计划免疫工作规划》，对全国各地制订计划有一定指导意义。制订计划时要根据国家的总体要求和本地实际，制定可行的指标和标准，包括接种率指标、发病率控制指标等，以及各种具体措施等。②保证疫苗质量及正确使用：选择安全有效的疫苗品种，确保疫苗质量。在运输、保存、使用过程的各个环节进行疫苗效价监测，保证冷链系统的支持运转。接种时严格按疫苗使用说明书进行操作，保证安全接种。③做好专业人员的培训：对各级计划免疫专业人员进行系统的专业培训，接种操作人员均应经过培训和考核。制定技术考核标准，使计划免疫工作规范化和标准化。④做好接种教育工作：对广大群体进行接种知识的教育工作是计划免疫的重要内容之一，使群众知道相应的接种品种、接种方法、接种安全常识，必要时应签订知情书。⑤计划免疫相关疾病的监测：开展与计划免疫有关疾病的监测工作，发挥监测系统的作用，早期发现可疑病例，及时进行流行病学调查处理，准确掌握相关传染病的发病情况，及时分析疫情动态，控制暴发疫情。⑥计划免疫评价和总结：对计划免疫工作进行定期检查和评价，及时修订工作计划。完善各级计划免疫信息报告管理系统和反馈系统，及时掌握工作动态，总结工作经验。

计划免疫的特点 计划免疫有鲜明的特点。①极强的针对性：计划免疫不是疫苗在个体的简单使用，而是在分析某些传染病对人类危害的程度、发生规律的认识和人群免疫状况的基础上，综合考虑疫苗技术发展水平和经济社会发展状况，有目的、有针对性地对主要传染病进行全社会的预防接种，以达到大幅度降低发病率甚至消灭疾病的目的。②明确的计划性：各国甚至于全球的计划免疫均是在政府或权威机构的有计划的安排下实施的，有明确的实施方案，有阶段性和终局性目标，有可操作的检查、监督、评估和验收计划和手段。明确的计划性是计划免疫的应有之意。③严密的科学性：计划免疫的实施建立在严密的科学性之上，方案的制定、疫苗的研制和选择都必须经过科学的论证，中国实施的计划免疫经实践证明是科学的。④对象的广泛性：计划免疫要求接种的对象具有广泛性，在某一地区同时期凡符合接种条件的人群接种率必需必须达到一定要求，其目的是提高整个人群的免疫水平。中国多数省实现了"国家免疫规划疫苗接种率以乡（镇、街道）为单位达到90%"的目标。⑤管理要求高：计划免疫涉及诸多环节，影响因素多，其实施、监测和评价是一项系统工程，实践证明其成功与否关键在于管理工作。

扩大免疫计划（expanded program on immunization，EPI）世界卫生组织（World Health Organization，WHO）于1974年第27届世界卫生大会上提出的一项旨在全球范围内预防和控制天花、白喉、百日咳、破伤风、麻疹、脊髓灰质炎、结核病等传染病的免疫计划，要求各成员国坚持该计划。1978年第31届世界卫生大会上WHO提出EPI的近期和中期计划，即到1990年前，对世界范围内的所有儿童接种卡介苗、脊髓灰质炎疫苗、百白破疫苗和麻疹疫苗，以降低相应疾病的发病率和病死率。EPI主要包括两方面内容：一是要求不断扩大免疫接种的覆盖面，使每一名儿童在出生后都有获得免疫接种的机会；二是要求不断扩大免疫接种的疫苗，除了EPI推荐的卡介苗、脊髓灰质炎疫苗、百白破疫苗、麻疹疫苗外，各国可根据情况增加疫苗的种类。为了实现这一计划，WHO提出了一系列措施和指标，如强调EPI是实施初级卫生保健的主要内容之一，儿童免疫接种率被视为WHO全球战略成功的标志之一。EPI是WHO基于全球消灭天花和发达国家控制主要传染病的经验基础上提出的，对发展中国家的传染病防治有重要指导作用，全世界已有80%以上的国家和地区参加了EPI活动。全部发展中国家的免疫覆盖率正在迅速接近经济发达国家的水平，针对疾病的发病率有了大幅度下降，每年减少100万儿童死于麻疹、新生儿破伤风和百日咳，预防了17万例以上脊髓灰质炎病例发生。中国于1980年正式参与WHO的EPI活动，1985年中国政府宣布分两步实现普及儿童计划免疫。1988年各省实现12个月龄和18个月龄接种率达85%目标，1990年实现各县适龄儿童接种率达85%要求，实质上于1990年中国已达90%目标。

中国的计划免疫 主要是在中国政府主持下有计划地在儿童

中进行的相关疾病的疫苗接种工作。经历了一系列发展过程，取得了巨大成功。建国初期制定了"预防为主"的卫生工作方针，在全国范围内普种牛痘苗，接着逐步扩大卡介苗、百白破制剂、小儿麻痹糖丸疫苗、麻疹疫苗和其他疫苗的大规模普种。1982 年 11 月 29 日卫生部发布《全国计划免疫工作条例》，其主要内容是中国实行儿童基础免疫，所用制品包括：百日咳菌苗、白喉类毒素、破伤风类毒素混合制剂（简称百白破混合制剂）、卡介苗、脊髓灰质炎活疫苗、麻疹活疫苗。儿童基础免疫要根据规定的预防接种程序进行。1986 年卫生部重新修订了中国儿童计划免疫。1992 年将乙肝疫苗纳入计划免疫范畴。中国自 2008 年开始施行《扩大国家免疫规划实施方案》。该方案扩大了中国国家免疫规划范围，将甲型病毒性肝炎（简称甲肝）、流行性脑脊髓膜炎（简称流脑）等 15 种可以通过接种疫苗有效预防的传染病纳入国家免疫规划。其内容包括：①在现行全中国范围内使用的乙肝疫苗、卡介苗、脊髓灰质炎疫苗、百白破疫苗、麻疹疫苗、白破疫苗等 6 种国家免疫规划疫苗基础上，以无细胞百白破疫苗替代百白破疫苗，将甲肝疫苗、流脑疫苗、乙脑疫苗、麻腮风疫苗纳入国家免疫规划，对适龄儿童进行常规接种。②在重点地区对重点人群进行出血热疫苗接种；发生炭疽、钩端螺旋体病疫情或洪涝灾害可能导致钩端螺旋体病暴发流行时，对重点人群进行炭疽疫苗和钩端螺旋体疫苗应急接种。通过接种上述疫苗，预防乙型病毒性肝炎（简称乙肝）、结核病、脊髓灰质炎、百日咳、白喉、破伤风、麻疹、甲肝、流行性脑脊髓膜炎、流行性乙型脑炎、风疹、流行性腮腺炎、流行性出血热、炭疽和钩端螺旋体病等 15 种传染病。提出的总目标是全面实施扩大国家免疫规划，继续保持无脊髓灰质炎状态，消除麻疹，控制乙肝，进一步降低疫苗可预防传染病的发病率。其工作指标包括：①到 2010 年，乙肝疫苗、卡介苗、脊灰疫苗、百白破疫苗（包括白破疫苗）、麻疹疫苗（包括含麻疹疫苗成分的麻风疫苗、麻腮风疫苗、麻腮疫苗）适龄儿童接种率以乡为单位达到 90% 以上。②到 2010 年，流脑疫苗、乙脑疫苗、甲肝疫苗力争在全中国范围对适龄儿童普及接种。③出血热疫苗目标人群的接种率达到 70% 以上。④炭疽疫苗、钩端螺旋体疫苗应急接种目标人群的接种率达到 70% 以上。

作用与意义　计划免疫是各国政府均十分重视的一项传染病防治策略，它在人类传染病预防控制实践中发挥了巨大作用，改变了人们与传染病抗争的方法，减少或消除了过去严重影响人类健康的重要传染病对人类的危害，促进了人类社会发展。计划免疫在全球消灭人类天花，基本控制和消灭脊髓灰质炎、麻疹的实践中发挥了极其重要的作用。

(柴光军)

Zhōngguó jūnduì jìhuà miǎnyì

中国军队计划免疫（immunization programs of Chinese military forces）

中国军队有计划地利用生物制品进行群体预防接种的传染病预防措施。它是根据传染病的发生规律、军队人群免疫状况和军事活动的需要，按照规定的免疫程序，有计划地利用生物制品进行群体预防接种，提高军队群体的免疫水平，预防传染病在部队的发生和流行或防止某些生物危险的一种措施。中国军队历来重视军队计划免疫工作，建立健全了相应的制度和规章，并在实践中得到很好的落实。

基本内容　包括中国军队计划免疫的特点、规划与方案、接种品种 3 方面。

特点　军队计划免疫首先是一种有计划的行为，通常由较大范围内制订统一的计划，各级卫生主管部门分级实施；其次，是集体或群体接种，全体人员的接种率必须达到较高的水平，以提高群体免疫水平；最后，生物制品的品种选择和质量必须满足实际要求，如接种的生物制品除了满足安全、高效的要求外，还应当易于保存、接种方法简便易行等。

规划与方案　开展军队计划免疫首要的任务是制定免疫规划，通常由全军或军区军兵种统一制定中长期规划。中长期规划包括接种应当达到的目标，接种疫苗的种类、方案、接种率等内容。规划的制定主要考虑的因素包括：①部队人群的免疫现状，特别是新入伍战士的免疫水平。②传染病流行趋势，要对国家和各地传染病风险进行评估。③部队的现实和潜在需要，要与任务要求相适应。④生物制品品种和质量是否符合要求。⑤部队实施群体接种的可行性。其次，制定并落实具体实施方案。中国军队由团级单位的卫生主管部门制定具体实施方案并按照要求落实，包括计划免疫的组织工作、技术指导和监督、接种操作医务人员培训、宣传教育工作等。

接种品种　中国军队新兵、新学员到达部队和院校后，在集体检疫期内，必须接种吸附精制破伤风类毒素、A 群脑膜炎球菌多糖菌苗。2008 年以来，乙肝疫苗也列入计划免疫品种。甲肝疫苗、乙脑疫苗、麻疹疫苗、流行性出血热疫苗、钩端螺旋体疫苗和狂犬病疫苗等视各地情况和需要在不同地区的部队应用。根据军事任务的需要，军队通常接种防生物战疫苗，如鼠疫疫苗、炭疽疫苗等。

作用与意义　军队开展的预防接种一般为计划免疫，但与中国国家实施的计划免疫有很大的区别。军队计划免疫作为一种策略和措施，对保障军队人员健康，维护和提高部队战斗力有重要作用，特别是面对多种复杂的生物安全形势，主动地有计划、有目的地开展计划免疫工作，可以有效预防和降低生物安全威胁，防止或消除病原微生物如鼠疫耶尔森菌、炭疽杆菌等对部队的危害，以满足军事任务的需要。计划免疫的有效开展，也可减少部队应急预防接种的工作压力，保障部队正常的工作、训练、生活秩序。

（柴光军）

jìhuà miǎnyì jiāncè

计划免疫监测（monitoring for immunization program）　针对计划免疫工作有关的各种信息进行系统收集、整理、分析和评估的综合性措施。计划免疫监测主要针对某一时期正在开展的计划免疫项目进行，对工作涉及的所有方面的信息进行系统、连续的收集与分析，做出符合工作实际的结论，并将这些信息报告和反馈给有关单位和个人，为制定和实施计划免疫方案提供依据，并指导计划免疫工作。计划免疫监测是一项制度性措施，是一项长期的系统工程，贵在资料收集的实时性、长期性、连续性和完整性，中国自开始实施计划免疫工作以来就建立了计划免疫监测制度，计划免疫监测信息已基本实现了计算机信息管理和资料共享。

监测内容　主要包括 5 方面。①疫苗效价监测：对口服脊髓灰质炎活疫苗、冻干麻疹活疫苗效价进行抽样监测，以了解疫苗在贮存、运输各环节的质量变化情况。②冷链系统温度监测：疫苗出厂后运输、贮存、分发等过程中要记录疫苗名称、生产厂家、疫苗数量、批号及失效期、各个环节的时间与温度、疫苗管理人员签名等。③免疫监测：采取分层随机抽样方法，有计划、有目的地对本地区本系统进行免疫成功率和人群免疫水平监测。④疫情监测：对本地区与计划免疫有关疾病的病例要逐例核实诊断，暴发疫情应及时调查处理，并完成书面调查报告，定期统计疫情，分析疫情动态，进行疫情预测，并向有关部门通报。⑤预防接种反应监测：在每一次大规模接种要进行常规监测，收集接种后 24～48 小时内受种者反应有无异常现象，如发热、局部反应超常、过敏等均应记录上报，对个别出现异常反应者，应及时上报并妥善处理。

监测方法　计划免疫监测的五项监测内容虽然均有具体的监测方法和监测要求，概括起来包括以下方法和步骤。①收集资料：对某一时期正在开展的计划免疫项的各种信息进行及时登记、汇总、上报。收集的资料包括常规接种资料，人群免疫水平调查资料，常规疾病监测资料等。收集的信息要求及时完整，现代信息技术的发展为实时收集这些信息提供了可能。②整理、分析与评估资料：对收集的信息进行识别、归类，分析信息的真实性、可靠性，由专业人员评估判断与计划免疫有关的各项信息的真实情况，是否存在问题，并提出了建议。③信息的上报与反馈：将前述收集的各种信息及问题、建议等上报并反馈给有关机构。

作用与意义　计划免疫监测的作用是及时了解计划免疫的现状，及时发现存在的问题，为确定或调整计划免疫方案提供参考。中国建立了多种计划免疫监测制度，长期收集常规免疫接种率，定期收集计划免疫机构、人员、冷链设备等相关信息，并利用法定传染病报告系统对其他疫苗相关疾病进行监测，组织开展计划免疫评审、接种率调查和人群抗体水平监测等。这些监测措施对掌握免疫规划工作的现状，及时发现问题起到了重要作用。中国军队也建立了以计算机信息管理为基础的疾病监测网络，并已覆盖全军，在军队计划免疫监测中也正在发挥作用，实现实时监测和资源共享。

（柴光军）

jìhuà miǎnyì píngjià

计划免疫评价（evaluation for immunization program）　按照一定的指标和标准对计划免疫工作质量进行的综合性评估工作。计划免疫评价对计划免疫工作涉及的卫生行政、疾病预防控制、基层医疗卫生等单位，以及涉及的疫苗质量、冷链管理、实施管理、信息管理等多个环节的工作进行全面评估，并将评价结果作为计划免疫考核验收的主要依据。

评价内容与方法　评价的主要内容包括组织管理、计划方案、社会动员、防病教育、疫苗供应、冷链管理、免疫监测与疫情监测、检查、督导与培训、接种设施设备、操作规程、应急处置、信息管理、资料收集汇总与报告、经验、存在问题以及所取得的社会效益和经济效益，进行如实的分析，并得出客观公正的结论。

评价指标主要有 3 个。①接种率指标：疫苗实际接种人数与应接种人数的百分比，是计划免疫评价的主要指标，可按疫苗种类以统计单位进行计算，如按村、乡（街道）、县、市、省等进行统计。疫苗接种率＝疫苗实际接种人数/应接种人数×100%。②抗体阳转率指标：是接种某种疫苗后检测抗体阳转人数与检测人数的百分比，是评价疫苗效果的重要指标。由于需要经过实验室检测，工作量较大，一般采取抽样法进行调查。抗体阳转率＝检测抗体阳转人数/检测人数的×100%。③发病率、罹患率指标：发病率和罹患率是某地某一时期某病新发生的频率指标，反映疾病新发生可能性，是评价计划免疫实际效果的指标。发病率一般以年为时间单位，罹患率通常以某一特定时期，如一次流行或暴发期间为时间单位。年发病率＝某地某年某病新发生病例数/该地同期平均人口数的频率指×100 000/10 万。罹患率＝某地某时期内出现的某病新病例数/该地同期暴露人口数×100%。

综合评价一个时期如某一年度计免工作质量的指标是多方面的，综合评价的方法主要是利用计划免疫资料进行综合分析评估，其资料来源主要采用常规工作记录，或来源于某一时期普查资料，也可为横断面的抽样调查资料，或来源于实验流行病学研究，有些资料必须进行现场调查。由于影响评价的因素往往是复杂的，其资料分布类型也多种多样，通常要进行多因素综合分析。

作用与意义　计划免疫评价是一项综合性的评价工作，也是一项制度性措施，它适用于计划免疫的经常性考核验收工作，可按年度进行，也可在完成某项的接种工作后进行。计划免疫是一项政府组织实施的群体性疾病防治行动，它的对接对象广泛，工作任务艰巨，影响大，适时对计划免疫工作完成的质量进行评价是十分必要的。计划免疫评价的作用就在于了解情况，发现问题，总结经验，为进一步工作的规划提供全面的真实的信息。

（柴光军）

jūnduì fángyì xiāodú
军队防疫消毒 （military disinfection）

军队为阻止和控制传染病的发生和流行采取的卫生处理措施。军队防疫消毒是军队卫生防病工作的重要内容，坚持做好饮水、饮食及公共场所的预防性消毒，对防止发生传染病疫情至关重要。按消毒目的可分为疫源地消毒和预防性消毒；按消毒方法可分为物理消毒、化学消毒和生物消毒；按被消毒物品的性质可分为室内空气消毒、餐（饮）具消毒、日常用品消毒、饮用水消毒、皮肤消毒、排泄物和分泌物消毒等。

军队以青壮年为主、生活高度集中、接触密切，因此消化道传染病、呼吸道传染病在军队内易发生和流行。军队又是一个担负特殊职责的武装集团，常因作战、训练、救灾、国防施工等任务的需要而进驻恶劣环境，生活艰苦，传染病种类多，致病因素复杂。美国"9·11"事件以后，生物恐怖袭击已成为现实威胁。做好防疫消毒工作，防止传染病疫情的发生和扩散是维护官兵健康的重要手段。军队是执行多样

化军事任务的武装集团，在不同任务条件下，都要求必须保证广大指战员身体健康，时刻保持部队战斗力。特别是战时，兵员补充频繁，流动性大，接触面广，饮食、饮水卫生安全得不到保证，加之敌人可能使用生物武器。因此做好军队防疫消毒工作，以阻止传染病发生和流行，不论在平时还是战时，意义都十分重大。

简史　美国南北战争期间（1861～1865 年），战地中使用了碘消毒饮用水；1904 年，碘被应用于远征队的个人饮水消毒，防止了霍乱的流行。第一次世界大战中，大部分交战国军队采用氯化法消毒饮用水，法军还曾用含有碘化物和碘盐的制剂作为饮水消毒剂；1915 年，达金（Dakin）推荐用0.45%～0.50%次氯酸盐溶液消毒开放和感染的伤口，挽救了大量伤员的生命。第二次世界大战期间，各国军队已普遍采用加氯消毒饮用水；美军对碘消毒饮用水方面进行了一系列研究，并合成有机碘片供野战部队使用。日本侵略中国后，从 1932 年到第二次世界大战结束，曾先后在中国东北、广州及南京等地建立专门机构，大规模研制细菌武器，并于 1940～1942 年在中国浙江、湖南及江西等地撒布鼠疫耶尔森菌、霍乱弧菌等烈性传染病病原体。由于对日本战争行为认识不足和客观条件限制，中国军队未能采取有效防疫防护措施，造成军民大量死伤。在朝鲜战争期间（1950～1953 年），美军从 1952年 1 月开始，在朝鲜西部和中国东北地区撒布了大量带有鼠疫、霍乱、伤寒和其他传染病的动物和昆虫，造成中国人民志愿军和朝鲜军民大量感染、死亡。为应对细菌战，志愿军各级积极广泛

开展健康教育和普及卫生防疫知识，加强各级防疫队伍建设，建立健全检验机构，先后建立了检验队、防疫队、检疫站和传染病医院，防疫工作有序展开，并不断深入。最终，中国人民志愿军反细菌战取得胜利，防疫消毒发挥了不可替代的重要作用。

消毒要求　根据军队的任务特点，军队防疫消毒工作的重点在平时、野营、战时等不同任务条件下虽有所不同，但其处理原则基本一致。一般在消毒前需要进行流行病学调查，确定是否需要消毒，明确哪些地点和物品需要消毒。尽可能采用低毒性、低刺激性、低腐蚀性、对环境无残留毒性的消毒方法。

各类传染病消毒的要求：传染性强及病原体在外界存活时间较长的传染病，如鼠疫、霍乱、炭疽、伤寒、白喉、肺结核、病毒性肝炎、脊髓灰质炎等需做好随时消毒和终末消毒处理；传染性较强但病原体在外界不能久存的传染病，如猩红热、麻疹、水痘、流行性腮腺炎、流行性感冒等，一般采取通风、日晒、清洗、擦拭等措施即可达到消毒目的；无直接传染能力的传染病，如疟疾、登革热、乙型脑炎等虫媒传染病，不需采取特殊消毒措施。

传染病消毒的重点：对呼吸道传染病，应重点消毒处理患者的痰和口鼻分泌物，以及被其污染的物体表面和室内空气；对消化道传染病，应重点消毒处理患者的粪便与呕吐物，以及被其污染的食物、餐（饮）具、水和其他物品等；对鼠疫中的腺鼠疫，应重点消毒处理淋巴结脓液及其污染的环境和物品，肺鼠疫消毒处理的重点同呼吸道传染病；对病毒性肝炎中的甲型和戊型病毒性肝炎，应重点消毒处理患者粪便和血液及被污染的食物、餐（饮）具、水和其他物品，乙型、丙型病毒性肝炎应重点消毒处理患者血液、粪便和唾液及被污染的食物、餐（饮）具、环境和其他物品；对性传播疾病中的艾滋病，应重点消毒处理患者血液和体液及被污染的物品，梅毒、淋病等应重点消毒处理局部病变的分泌物和脓液及被污染的物品，对梅毒患者还应注意消毒其血液和被其血液污染的物品。

消毒方法　消毒方法主要有物理消毒法、化学消毒法和生物消毒法，但生物消毒法作用缓慢，且灭菌不彻底，一般不用于防疫消毒，因此防疫消毒主要采取物理消毒法和化学消毒法。消毒时机的确定：接到烈性传染病报告后，应立即派防疫人员赶赴现场进行彻底消毒处理；对必须消毒的常见传染病，在接到传染病报告后也应尽快派出防疫人员赶赴现场进行消毒处理。终末消毒和随时消毒的确定：到达疫点时，若患者已离开原住地或死亡，应立即对患者污染的物品和场所实施终末消毒；对暂时不能离开原住地的患者，应指派专人或指导同住者对病人污染的物品和场所进行随时消毒。随时消毒应持续到患者离开或传染性消失时为止。

接触者的消毒：传染病接触者在接触患者或污染物后，要及时进行手的清洗和消毒；当受到严重污染时，要进行卫生处理，包括对暴露皮肤的消毒，淋浴和换衣等。环境消毒：室内空气或物体表面污染菌数超过卫生要求，或发现致病微生物时，要进行相应的消毒处理。餐（饮）具消毒：对疫点或疫区部队所用餐（饮）具，在每次餐前均要进行清洗和消毒。饮用水消毒：在疫点或疫区，饮用水必须经过严格的消毒处理。

军队常用的防疫消毒与灭菌方法主要有以下几种。①煮沸消毒法：适用于餐（饮）具、服装、被单等不畏湿、热物品的消毒。②流通蒸汽消毒法：适用于餐（饮）具、服装、被单等不畏湿、热物品的消毒。③消毒剂消毒法：主要包括浸泡消毒法，适用于餐（饮）具、服装、污染的医疗用品等的消毒；擦拭消毒法，适用于物品表面及地面、墙面等的消毒；喷雾消毒法，普通喷雾消毒法适用于室内表面及物品表面的消毒，气溶胶喷雾消毒法适用于室内空气及室内表面的消毒。④环氧乙烷简易熏蒸消毒法：适用于棉衣、书籍、皮革制品、电器及电子设备等怕湿、怕热和易被腐蚀物品的消毒。⑤甲醛熏蒸消毒法：适用于服装、皮革制品等畏湿、热物品的消毒。⑥手提式压力蒸汽灭菌器灭菌法：适用于注射器、注射针头、压舌板等不畏湿、热医疗用品的消毒。

应用　平时的防疫消毒重点是坚持做好营区的预防性消毒工作，主要包括饮食、饮水的卫生与消毒，宿舍、食堂、俱乐部、招待所、礼堂、浴池等公共场所的卫生清理与定期消毒等；而当出现传染病疫情后，要及时采取有效的消毒措施，切断传播途径，阻止疫情蔓延。在中国历次重大自然灾害事件的救援中，如1976年唐山大地震、1998年抗洪抢险、2008年汶川特大地震、2010年玉树大地震、2010年舟曲泥石流等，中国人民解放军卫生防疫机构作为救灾卫生力量的主力军，始终战斗在灾害救援现场第一线，广泛开展了环境卫生整治、饮食饮水消毒、垃圾粪污处理、人畜尸体消毒掩埋等防疫保障工作，有效控制了传染病疫情在灾区的发生和蔓延；在 2003 年"非典"、2009 年甲型 H1N1 流感等重大疫情流行期间，部队各级卫生防疫机构不仅科学规范、扎实有效地开展了部队营区疫情的预防控制工作，还积极配合地方政府部门，主动参与驻地疫情防控，为防止疫情扩散和蔓延作出了突出贡献。

部队在作战、野外驻训及参加灾害救援条件下，生活环境和卫生条件与平时有很大区别，广大官兵劳动强度大，身体抵抗力下降，容易发生疾病，甚至造成传染病的流行。因而，野战条件下的饮水、饮食、临时住所等的卫生与消毒工作比平时更加困难，也更加重要。在反生物战和反生物恐怖中，尤其是在敌方和恐怖分子以生物战剂气雾剂为主要攻击（袭击）手段的情况下，消毒是消除生物战剂污染的重要手段。生物战剂由于发生突然，往往不能在消毒之前确定战剂微生物的种类，必须采取广谱、高效、速效的化学消毒剂或物理消毒方法；敌方和恐怖分子在生产生物战剂时往往采用抵抗力强的微生物或使用某些保护剂以保护生物战剂免受破坏，给消毒工作带来困难；需要消毒的面积广，对象复杂，因此在平时的战备工作中应充分做好技术、物资的准备。

（邓　兵　高东旗）

wùlǐ xiāodúfǎ

物理消毒法（physical disinfection）

利用物理因子作用于病原微生物，将之杀灭或清除的消毒方法。常用的物理消毒方法有煮沸消毒、高压蒸汽消毒、紫外线消毒、臭氧消毒等，在日常生活、医疗卫生、食品加工等方面应用广泛。

简史 从远古时代起，人类为保存食物，预防疾病，即不自觉地采取了多种杀灭或去除微生物的方法，如火烧、煮沸、盐腌、日晒等。在所有的可利用的消毒和灭菌方法中，热是一种应用最早、效果最可靠、使用最广泛的方法。人类用热进行消毒、灭菌和防腐已有悠久的历史，原始人和古代人已懂得用火加热食物，以防止其腐败。进入中世纪后，人们用火烧毁患者的衣服和尸体，以阻止传染病的流行。1810 年，法国尼古拉斯·阿佩尔（Nicolas Appert）发展了用热灭菌食物的方法，并贮存于密闭的容器内，类似于现在的罐头食品。1876 年，爱尔兰约翰·廷德尔（John Tyndall）发明了间歇灭菌法。1880 年，法国查理斯·尚柏朗（Charles Chamberland）研制出高压灭菌器。1881 年，德国罗伯特·科赫（Robert Koch）进行了 117℃ 湿热和干热灭菌的比较，指出细菌的耐热性在有无水汽存在的条件下差别很大。1888 年，美国约瑟夫·金荣（Joseph Kinyoun）提出，在用高压灭菌器灭菌时，若能在通蒸汽前设法排出灭菌器内的空气，使其接近于真空，则灭菌易于成功，此称为"预真空"；1897 年，夹层高压灭菌器被研制成功，用蒸汽充满夹层保持高湿，加之预真空，使消毒物品易于干燥。1933 年，美国安德伍德（Underwood）完成了现在所用高压灭菌器的基本结构。1939 年，干热灭菌法被提出。

紫外线消毒具有悠久的历史，早在 1878 年人类就发现了太阳光中的紫外线具有杀毒消毒作用。1901 年和 1906 年前后发明了水银光弧这一人造紫外光源与传递紫外光性能较好的石英材质灯管，法国马赛一家自来水厂很快在 1910 年首次使用紫外线消毒工艺。20 世纪 70 年代以后，紫外线消毒技术真正商业化，并迅速被西方国家普遍接受。紫外线消毒技术已经在世界数十个国家的城市污水处理、自来水供应、制药等领域得到广泛应用；防疫工作中，主要用于室内空气、物体表面和饮水等的消毒。

电离辐射能杀灭微生物被发现已有百年历史，但其实际应用却是始于 1956 年美国 Ethicon 公司应用电子直线加速器对外科缝线的灭菌成功，之后电离辐射灭菌技术迅速发展。由于电离辐射灭菌是低温灭菌，与常用的压力蒸汽灭菌相比，具有穿透力强、灭菌彻底、可对包装后的产品灭菌、不污染环境、在常温常湿下处理等优点，不少国家对大量医疗用品、药品、食品均采用辐射灭菌。1979 年陕西第一毛纺厂建成了中国第一个钴 - 60 γ 射线消毒羊毛的车间；1980 年代开始，中国对医疗用品的辐照消毒与灭菌进行了大量研究，目前全国已有大小钴源装置数百座。

微波通常用于电视、广播、通信技术领域作为一种信息或信息的载体，20 世纪 30 年代发现微波对微生物有杀灭作用，40 年代证明用 28MHz 的高频电场对啤酒进行巴氏消毒获得成功，1945 年发现微波还有使介质温度升高的特性，70 年代以来，微波消毒研究逐步深入，已逐渐成为一种新型的物理消毒技术。

原理 具有消毒作用的物理因子按其在消毒中的作用可分为 5 类：①具有良好灭菌作用的因子，如热力、微波、红外线与电离辐射等。②具有一定消毒作用的因子，如紫外线、超声波等。③具有自然净化作用的因子，如日光照射、干燥等。④具有除菌作用的因子，如清洗、机械清除、通风与过滤除菌等。⑤具有辅助作用的因子，如真空、磁力、压力、光催化剂等，对微生物的杀灭、抑制或清除创造有利条件。物理消毒法主要是利用机械清除、混凝沉淀、过滤或吸附等手段阻截去除病原体，以及采用热、紫外线照射、超声波、高频辐射等方法，使病原体的蛋白质在物理能的作用下发生凝聚变性而失去正常代谢功能或使遗传因子发生突变而改变病原体的遗传特征，从而达到将其灭活的目的。

基本方法 主要有自然净化、机械除菌、热力消毒与灭菌、紫外线消毒、电离辐射灭菌、微波消毒、超声波消毒等方法。

自然净化 污染于大气、地面、物体表面和地面水体的病原微生物，不经人工消毒亦可以逐步达到无害，这是靠大自然的净化作用。有关因素为日晒、雨淋、风吹、干燥、温度、湿度、空气中杀菌性化合物、水的稀释作用、水中微生物的拮抗作用等。自然净化不属于人工消毒，在消毒实践中可以利用，尤其是在反生物战和反生物恐怖消毒中，意义较大。

机械除菌 利用冲洗、刷、擦、抹、扫、铲除、通风、过滤等机械的方法，从物体表面、水、空气、人畜体表除掉污染的有害微生物，虽然不能将病原微生物杀灭，但可大大减少其数量，减少受感染的机会。

热力消毒与灭菌 主要是利用高温使菌体变性或凝固，酶失去活性，而使细菌死亡；高温亦可导致胞膜功能损伤而使小分子物质以及降解的核糖体漏出。热力灭菌法是最可靠而普遍应用的灭菌法，包括湿热灭菌法和干热灭菌法。

湿热灭菌法 包括以下几种。①煮沸法：简单、方便、经济、实用，且效果比较可靠，一般水沸腾以后再煮 5～15 分钟即可达到消毒目的；当水温达到 100℃ 时，几乎能立刻杀死细菌繁殖体、真菌、立克次体、螺旋体和病毒。适用于消毒食具、食物、棉织品、金属及玻璃制品。煮沸法不适用于芽胞污染的消毒。②流通蒸汽灭菌法：在 1 个大气压下，用 100℃ 左右的水蒸气进行消毒，又称常压蒸汽消毒法。常用于食品、餐（饮）具等物品的消毒。其作用时间应从水沸腾后有蒸汽冒出时算起，保持 100℃ 作用 10 分钟。最简单的流通蒸汽设备是蒸笼。③巴氏消毒法：利用热力杀死液体中的病原菌或一般的杂菌，同时不致严重损害其质量的消毒方法。广泛应用于对牛奶的消毒，也应用于血清的消毒和疫苗的制备。④压力蒸汽灭菌法：是热力灭菌中使用最普遍、效果最可靠的一种方法。其优点是穿透力强，灭菌效果可靠，能杀灭所有微生物。

干热灭菌法 比湿热灭菌需要更高的温度和较长的时间，主要有包括以下几种。①干烤：利用干烤箱，加热 160～180℃ 2 小时，可杀死细菌芽胞。主要用于玻璃器皿、瓷器等的灭菌。②烧灼和焚烧：烧灼是直接用火焰杀死微生物，适用于微生物实验室的接种针等不怕热的金属器材的灭菌。焚烧是彻底的消毒方法，但只限于处理废弃的污染物品，如无用的衣物、纸张、垃圾等。焚烧应在专用的焚烧炉内进行。

③红外线灭菌法：红外线辐射是一种 0.77～1000μm 波长的电磁波，有较好的热效应，尤以 1～10μm 波长者最强。红外线的杀菌作用与干热相似，亦被认为是干热灭菌，利用红外线烤箱灭菌的所需的温度和时间同干烤。多用于医疗器械的灭菌。

紫外线消毒 紫外线是一种低能量的电磁辐射，杀菌作用最强的波长是 250～270nm，通常紫外线杀菌灯采用的波长为 253.7nm。其杀菌原理是紫外线易被核蛋白吸收，使 DNA 的同一条螺旋体上相邻的碱基形成胸腺嘧啶二聚体，从而干扰 DNA 的复制，导致细菌死亡或变异。紫外线对一般细菌、病毒均有杀灭作用；革兰阴性菌最敏感，其次为革兰阳性菌，但结核杆菌却有较强抵抗力，一般情况下对细菌芽胞无效。紫外线的穿透能力弱，不能通过普通玻璃、尘埃。广泛用于室内空气消毒，如手术室、传染病房、无菌操作实验室及烧伤病房，亦可用于不耐热物品表面消毒。杀菌波长的紫外线对人体皮肤、眼均有损伤作用，使用时应注意防护。

电离辐射灭菌 包括高速电子、X 射线和 γ 射线等，具有较高的能量与穿透力，可在常温下对不耐热的物品灭菌，故称"冷灭菌"。对微生物有广谱杀灭作用，不残留有害化学物质。其机制在于产生游离基，破坏 DNA。可用于消毒不耐热的塑料注射器和导管等，亦能用于食品消毒而不破坏其营养成分。

微波消毒 微波是一种波长为 1mm 至 1m 左右的电磁波，频率较高，可穿透玻璃、塑料薄膜与陶瓷等物质，但不能穿透金属表面。微波能使介质内杂乱无章的极性分子在微波场的作用下，按波的频率往返运动，互相冲撞和摩擦而产生热，介质的温度可随之升高，因而在较低的温度下能起到消毒作用。一般认为其杀菌机制除热效应以外，还有电磁共振效应、场致力效应等的作用。消毒中常用的微波有2 450MHz与915MHz两种。微波照射多用于食品加工，在医院中可用于检验室用品、非金属器械、无菌病室的食品食具、药杯及其他用品的消毒。

超声波消毒　微生物对强度高的超声波很敏感，其中以革兰阴性菌最敏感，而葡萄球菌抵抗最强。要获得具有消毒价值的超声波，必须有高频率、高强度的超声波波源，费用较大，与得到的实际效果相比不合算，因此可选择用超声波与其他消毒方法协同作用的方式，来提高其对微生物的杀灭效果。例如，超声波与紫外线结合，可增加细菌杀灭率；超声波与热协同，能明显提高对链球菌的杀灭率；超声波与化学消毒剂合用，即声化学消毒，对芽胞的杀灭效果明显增强。

等离子体消毒　等离子体是高度电离的电子云，为物质的第四状态，由中性分子、原子、离子和电子组成，对微生物有良好的杀灭作用。低温等离子体灭菌技术是一项新的物理与化学结合的冷灭菌技术，过氧化氢低温等离子体灭菌器适合怕热怕湿医疗器械灭菌，这种灭菌新技术已经进入医院应用。

应用　军队的卫生防疫工作中，物理消毒法的应用非常广泛，如使用煮沸法、流通蒸汽灭菌法、压力蒸汽灭菌法、红外线灭菌法等对餐具进行消毒，使用紫外线照射对室内空气进行消毒。野战条件下，饮水、食品、餐具易被

污染，可选择煮沸法进行消毒；医疗用品如手术器械、敷料的灭菌，应首选压力蒸汽灭菌法。反生物战（生物恐怖）条件下，受染人体的消毒，应在专设的洗消场所采用温水冲洗、淋浴等方式进行；服装、食品、饮水、食具的消毒，可选择煮沸法；室外污染地面、敌投昆虫与其他媒介的消毒，可浇以汽油使用火烧的方法；邮件污染的消除，可选择电离辐射灭菌；集中通风空调系统的消毒处理，可在空调系统中加装过滤和紫外线设施进行处理。

（邓　兵　高东旗）

huàxué xiāodúfǎ

化学消毒法（chemical disinfection）

利用化学药物对物品进行处理以杀灭病原微生物的方法。所用化学药物称为化学消毒剂。有的化学消毒剂杀灭微生物的能力较强，可以达到灭菌，称为灭菌剂。

简史　含卤素类消毒剂中，氯消毒剂最早被应用，1820年漂白粉被用作感染创伤的治疗和饮水消毒。20世纪初，美国许多自来水工厂就已使用氯对水进行处理；1911年，约有8亿加仑的水经过氯的消毒。进入21世纪，世界上几乎没有不经氯处理的城市用水。但广泛地用氯作为消毒剂，开始于第一次世界大战中，1915年法国达金（Dakin）推荐用0.45%～0.50%次氯酸盐溶液消毒开放和感染的伤口，挽救了大量伤员的生命。这种达金消毒液是由漂白粉、硼酸和碳酸钠混合而成。氯化磷酸三钠是含氯消毒剂的新品种，兼具消毒和去污作用。

1811年英国化学家汉弗莱·戴维（Humhney Dvay）发现了二氧化氯，1850年欧洲开始用其消

毒饮水，有研究发现，二氧化氯具有强大的氧化作用。二氧化氯不仅是一种强大的饮水消毒剂，也是理想的保鲜剂和环境消毒剂。1839年，研制出碘酊，至美国南北战争之后，其消毒效果才被人们认识。1860年，苯酚（石炭酸）被用作消毒剂。1906年，法国将臭氧用于水的消毒。20世纪30年代，甲醛的应用，在化学消毒发展史上建立了一个里程碑，甲醛被誉为第一代化学灭菌剂。醇类消毒也是发现比较早的一类化学消毒剂。1904年，甲醇、乙醇、丙醇、丁醇、戊醇被指出有杀菌作用。1926年有学者观察到醇类的杀菌作用从甲醇到辛醇逐渐增强。1949年，美国研究者研究了多种化合物的杀菌作用，发现了环氧乙烷，并且研究了其灭菌条件及影响因素。环氧乙烷被誉为第二代化学灭菌剂。1954年，研制出氯己定（洗必泰），它虽然是一种低效消毒剂，但其消毒效果已被公认。

1962年，美国研究者发现戊二醛一经碱化便有良好的杀芽胞作用，此后，一些学者研究了戊二醛的应用条件、杀菌作用及影响因素。20世纪70年代以来，戊二醛被广泛应用于医学灭菌，被称为冷灭菌剂，并被称为第三代化学灭菌剂。20世纪70年代初期，李世新等研究了过氧乙酸的合成工艺及其在消毒上的应用，在此后的10多年中，过氧乙酸在中国广泛应用，并取得了满意的效果。1978年德国研究者合成了过氧戊二酸并研究了其杀菌作用。中国刘贤政等研制出了固体过氧戊二酸，此后用于消毒和灭菌。

化学消毒的研究趋势如下。①化学消毒剂复配：主要目的是增效、缓释、稳定等。单独使用

的化学消毒剂为数不多，在过去的百多年中，主要是单一某一种消毒剂，复方消毒剂很少。近年来，化学消毒剂的复配已成了一个重要的研究方向，这些复方消毒剂克服了一些消毒剂单用时的缺点，并且增加了杀菌作用。例如，戊二醛灭菌以往单用必须用2%的浓度，而在1%戊二醛中加入一种阳离子表面活性剂，则可达到2%戊二醛一样的杀菌作用；碘和氯己定（洗必泰）络合形成洗必泰碘，其杀菌作用大大提高。同时，对消毒剂的剂型进行了改进，如将粉剂制成片剂、颗粒剂，将液体消毒剂制成乳剂、膏霜剂、喷雾剂等。②老消毒剂新用：有些古老的消毒剂由于具有某些严重缺点，一段时间之后使用逐步减少，甚至不再使用。一些古老的消毒剂采取一些克服其缺点的措施后仍可使用。例如，甲醛由于其刺激性气味、致癌作用、消毒作用慢等缺点，使用逐步减少；但是采用提高消毒环境温度和湿度，在密闭的灭菌箱内使用，则可取得很好的消毒效果，又避免了上述缺点。又如，次氯酸钠加上一些表面活性剂，其杀菌作用大大提高；单链季铵盐类消毒剂与双长链季铵盐合用，提高了消毒作用等。③新消毒剂不断出现：继第三代化学灭菌剂戊二醛之后，二氧化氯受到广泛关注，其使用范围不断扩展。二氧化氯被誉为第四代化学灭菌剂，被世界卫生组织和世界粮食组织列为A1级安全高效消毒剂。为控制饮水中"三致物质"（致癌、致畸、致突变）的产生，欧美发达国家已广泛应用二氧化氯替代氯气进行饮用水的消毒。1990年前后，过氧戊二酸被批准作为一种高效消毒剂使用。双链季铵盐的问世结束了季铵盐类被认为都是低效消毒剂的历史。

原理　化学消毒法是利用无机或有机化学药剂灭活微生物特殊的酶，或通过剧烈的氧化反应使细菌的细胞质发生破坏性的降解，从而达到将微生物杀灭的目的。

分类　化学消毒剂可按照其化学成分、作用原理和杀灭效能等进行分类。按其化学成分，可以分为：①含氯消毒剂。②过氧化物类消毒剂。③醛类消毒剂。④杂环类气体消毒剂。⑤醇类消毒剂。⑥季铵盐类消毒剂。⑦酚类消毒剂。⑧双胍类、酸碱类等其他消毒剂。按其作用原理，可以分为：①凝固蛋白类消毒剂，包括酚类、酸类和醇类。②溶解蛋白类消毒剂，主要为碱性药物，包括氢氧化钠、石灰等。③氧化蛋白类消毒剂，包括含氯消毒剂和过氧化物类消毒剂。④阳离子表面活性剂，主要是季铵盐类，高浓度凝固蛋白，低浓度抑制细菌代谢。⑤烷基化消毒剂，主要有甲醛、戊二醛、环氧乙烷等。⑥其他，如碘通过卤化作用，干扰蛋白质代谢。按其杀灭微生物的效能，可以分为：①高效消毒剂，能杀灭各种细菌、真菌和病毒，包括细菌芽胞，如含氯制剂、过氧乙酸、环氧乙烷、戊二醛、二溴海因等。②中效消毒剂，能杀灭细菌、真菌和病毒，但不能杀灭细菌芽胞，如含碘消毒剂（碘伏、碘酊）、醇类及其复配消毒剂、酚类消毒剂等。③低效消毒剂，只能杀灭一般细菌、部分真菌和亲脂性病毒，不能杀灭细菌芽胞、结核杆菌和亲水性病毒，如苯扎溴铵、苯扎氯铵等季铵盐类消毒剂，醋酸氯己定、葡萄糖酸氯己定等双胍类消毒剂等。

方法　化学消毒的用药方法，可用消毒剂溶液浸泡、擦拭或喷洒，也可用其气体或烟雾进行熏蒸，还可直接用其粉末进行处理。化学消毒方法的多样化为各种对象的消毒提供了有利条件。常用的防疫消毒方法主要有普通喷雾消毒法、气溶胶喷雾消毒法、擦拭消毒法、浸泡消毒法、气体熏蒸消毒法、烟雾熏蒸消毒法、粉剂喷洒消毒法、液体流动浸泡消毒法等。此外，对生活饮用水、疫水、生活（医疗）污水的消毒，常采用投放化学消毒剂的方法（见饮用水消毒）。

普通喷雾消毒法：用普通喷雾器喷洒消毒剂溶液，对物品表面进行消毒处理的方法，喷洒液体雾粒直径多在100μm以上。适用于对物体（品）表面、室内墙面和地面、室外建筑物和帐篷表面、地面、车辆、装备及植被等实施消毒。消毒时，应从足下开始喷洒，开辟无害化通道至操作端点，而后按照先上后下、先左后右的顺序依次喷洒；喷量视表面性质而定，以消毒剂溶液可均匀覆盖表面至全部湿润为度。喷洒有刺激性或腐蚀性消毒剂时，消毒人员应穿戴防护口罩、眼镜和防护服；室内喷雾时，喷前将食品、衣被及其他不需消毒的物品收叠放好，或用塑料膜覆盖；室外喷雾时，消毒人员应位于上风方向。

气溶胶喷雾消毒法：用气溶胶喷雾器喷洒消毒液，对空气或物品表面进行消毒处理的方法。其雾粒直径多在20μm以下，由于雾粒小，可较长时间浮于空气中，增加与病原微生物接触的机会。适用于对室内、坑道、车辆、帐篷内空气和物体表面实施消毒。消毒时，关好门窗，喷雾距离以

1.0～2.0m 为宜；按自上而下、由左向右顺序喷雾，喷雾量以消毒液的雾团充满空间或消毒液可均匀覆盖在物品表面为度；作用30～60分钟后，打开门窗通风，去除空气中残留消毒液的气味。注意事项同普通喷雾消毒法，但要特别注意防止消毒剂气溶胶进入呼吸道。

擦拭消毒法：用抹布或其他擦拭物浸泡消毒剂溶液，对物体表面进行擦拭消毒处理的方法。适用于对家具、办公用具、生活用具、玩具、器械、车辆和装备等物体表面，以及医院和实验室环境表面实施消毒处理。消毒时，用干净的抹布或其他擦拭物浸泡消毒剂溶液，依次往复擦拭拟消毒物品表面，作用至要求时间后，再用清水擦洗，去除残留消毒剂，以减轻可能引起的腐蚀、漂白等损坏作用。不耐湿表面不能应用该法实施消毒处理；擦拭时注意防止遗漏；污物可导致消毒剂有效浓度下降，因此表面污物较多时，适当增加消毒剂用量。

浸泡消毒法：将待消毒物品全部浸没于消毒剂溶液中进行消毒的处理方法。适用于对耐湿器械、玻璃器皿、餐（饮）具、生活用具及衣物等实施消毒与灭菌。浸泡导管类物品时要使管腔内同时充满消毒剂溶液；消毒或灭菌至要求的作用时间，要及时取出消毒物品用清水或无菌蒸馏水清洗，去除残留消毒剂。浸泡消毒时注意：①对污物有病原微生物的物品应先浸泡消毒，清洗干净，再消毒或灭菌处理。②对仅沾染污物的物品应清洗去污后再浸泡消毒或灭菌处理。③使用可连续浸泡消毒的消毒液时，消毒物品或器械应洗净沥干后再放入消毒液中。

气体熏蒸消毒法：在专用消毒柜（或箱）与消毒袋中，用消毒剂气体（如环氧乙烷、甲醛等）在适宜的温度与湿度下，对物品进行消毒或灭菌的处理方法。适用于对医疗器械、衣物、书籍、皮革制品、精密仪器等畏湿怕热、怕腐蚀的物品、器械实施消毒与灭菌。甲醛熏蒸消毒不适合于包装物品及精密仪器等易被腐蚀损坏物品的消毒。

烟雾熏蒸消毒法：应用点燃后产生的消毒剂烟雾进行消毒的处理方法。常用的有醛氯烟雾剂和酸氯烟雾剂，适用于对室内特别是通风良好的大型空间仓储和公共场所的空气消毒，以及在野外对密度较大的植被、树丛实施消毒。

粉剂喷雾消毒法：用喷粉器或人工撒布消毒粉剂进行消毒处理的方法。适用于空气湿度较大（＞90%）的潮湿地面和含露珠的低矮植被实施消毒。喷洒粉剂应在气温逆增，风度＜2m/s 的情况下进行，操作人员处于上风方向，并注意个人防护。

液体流动浸泡消毒法：用连续制备的消毒剂溶液进行流动浸泡消毒的处理方法，如酸氧化电位水生成机制备的酸氧化电位水消毒液，臭氧生成器制备的臭氧水消毒液等。适用于手、水果、蔬菜、用具、玩具及部分医疗器械等的消毒。酸氧化电位水消毒液亦适用于对皮肤黏膜的冲洗消毒。消毒时，开启消毒液生成机（器），用流动的消毒液对物品或器具进行流动浸泡或冲洗消毒处理。

应用 化学消毒法在预防性消毒、疫源地处理、医疗器械消毒灭菌等日常生活及卫生防疫工作中，应用广泛。但在多数情况下，受到消毒剂稳定性、消毒对象性质以及环境温度、湿度等多方面因素的影响，化学消毒效果往往不如热力消毒可靠，因此多在不具备热力处理的条件时，或对不能用热力处理的物品，才选择合适的消毒剂，使用化学法消毒。军队防疫消毒工作中，化学消毒法的应用也非常普遍，如餐厨具、医疗器械的消毒灭菌，常使用含氯消毒剂、过氧乙酸等进行浸泡；传染病疫源地的终末消毒，可使用二氧化氯、过氧化氢喷雾消毒室内空气，使用含氯制剂、臭氧等消毒污染水源，使用氯己定醇、碘伏等消毒污染手和皮肤等。反生物战（生物恐怖）时，对确认或疑似生物剂污染物品的消毒，应选用高效消毒剂如过氧乙酸、含氯制剂等及时处理。

(邓 兵 高东旗)

shìnèi kōngqì xiāodú

室内空气消毒（disinfection of indoor air） 采用物理或化学消毒方法对污染室内环境空气的病原微生物进行杀灭，使之无害化的处理。空气中的病原微生物是引发各种呼吸道传染病的重要因素，对人体健康的影响非常大；其来源很多，飞扬的尘土可将土壤中的病原微生物带入，人们的各类活动可使地面、家具、电器等物体表面上及人和动物体表的干燥脱落物中的病原微生物随尘埃卷入，人和动物呼吸道、口腔内含病原微生物的分泌物可通过咳嗽、打喷嚏等方式飞溅到空气中。人们平均每天有80%以上的时间在室内度过，随着生产和生活方式的更加现代化，更多的工作和娱乐活动都可在室内进行；而一旦室内空气被病原微生物污染，可迅速造成扩散，引发呼吸道传染病暴发或流行。因此，做好室内空气消毒，保证室内空气质量对维护人体健康非常重要。公元前1200年，希腊迈锡尼（Mykene）文化时期，就采用燃烧硫磺熏蒸净化空气。后来，随着石炭酸、醛类消毒剂、含氯消毒剂、过氧化物类消毒剂等的发现，以及紫外线消毒和空气过滤等技术的发展，室内空气消毒的技术随之不断完善。

基本方法 室内空气受到病原微生物污染后，可使用以下方法进行消毒。

自然换气法 通风条件较好而外界空气又清洁的地区，可以利用自然换气法。一般情况下，通风换气30~60分钟，可以去除空气中99%左右的原有微生物。

化学消毒法 常用于室内空气消毒的化学消毒剂有过氧乙酸和过氧化氢。过氧乙酸刺激性强，消毒时室内不可有人；过氧化氢刺激性较弱，必要时可使用低浓度（≤1.5%）对有人房间的空气消毒。甲醛有致癌作用不宜用于空气消毒。消毒方式包括：①气溶胶喷雾消毒。使用气溶胶喷雾器，因多数气溶胶颗粒的雾滴体积中径 < 20μm，可长时间飘浮在空气中，增加与病原微生物接触而将其杀灭的机会，消毒效果更加可靠。一般使用过氧乙酸溶液密闭作用30分钟，或过氧化氢溶液密闭作用60分钟（如兼顾室内物体表面消毒，可适当加大过氧乙酸或过氧化氢溶液的浓度）。图为使用气溶胶喷雾器对连队食堂空气进行消毒。②熏蒸消毒：使用15%过氧乙酸溶液，对细菌繁殖体和病毒的污染，按 $7ml/m^3$（或 $1g/m^3$），置于搪瓷或玻璃器皿中加热蒸发，熏蒸2小时，即可开门窗通风。喷雾及熏蒸消毒时，相对湿度（relative humidity,

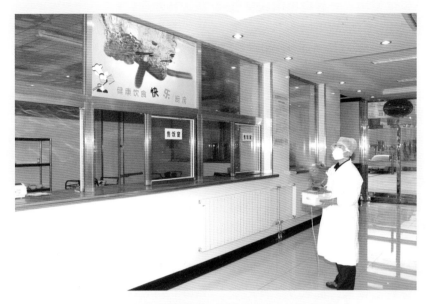

图　使用气溶胶喷雾器对连队食堂空气进行消毒

RH）以60%~80%效果最好；若室内空气 RH 较低，可先蒸发水或洒水，使 RH 达到60%以上再进行消毒。因过氧乙酸蒸汽穿透能力较差，熏蒸时如考虑室内物品消毒，应将消毒对象分散，为过氧乙酸创造接触物品的有利条件；加热蒸发药液时，如在室外不能控制热源，应在药液蒸发将完时，戴防毒面具进入室内将火源熄灭，以免损坏容器。

紫外线消毒法 紫外线对空气的消毒是非常有效的，常见呼吸道传染病病原体如麻疹病毒、流感病毒、结核杆菌等均能被紫外线灭活，适用于无人状态下室内静态空气的消毒。可选用能产生较高浓度臭氧的紫外线灯，以利用紫外线和臭氧的协同作用。紫外线灯数一般按 $\geq 1.5W/m^3$ 安装。考虑到紫外线兼有空气消毒和表面消毒的双重作用，可安装在桌面上方1m处；不考虑表面消毒的房间，可吸顶安装；也可采用活动式紫外线灯照射。上述各种方式使用的紫外线灯，照射时间一般均应大于30分钟。使用的紫外线灯，新灯的辐照强度不得

低于 $90 \mu W/cm^2$，使用中紫外线灯的辐照强度不得低于 $70 \mu W/cm^2$。紫外线直接照射眼可能出现电光性眼炎，造成角膜损伤，因此消毒时无关人员应避开，必须在紫外线辐射区内工作的，应戴护目镜，必要时普通玻璃眼镜也能起到一定的防护作用。同时应保持灯管表面清洁，发现污物及时用酒精棉球擦拭干净；并保持室内清洁干燥，减少尘埃和水雾，温度低于20℃或高于40℃，RH 大于60%时应适当延长照射时间。

空气消毒器消毒法 可使用经相关部门检测批准的空气消毒器，其循环风量（m^3/h）应不低于房间体积的 8 倍。按产品说明书开机消毒30~60分钟后可达到消毒要求，适合于一般细菌繁殖体污染的消毒，不适于细菌芽胞、结核杆菌等污染的消毒。①循环风紫外线空气消毒器：由高强度紫外线灯和过滤系统组成，可以有效地滤除空气中的尘埃，并可将进入消毒器的空气中微生物杀死。消毒器必须采用低臭氧紫外线灯制备，消毒环境中臭氧浓度低于 $0.1mg/m^3$。可以在有人情况

下连续使用。②静电吸附式空气消毒器：采用静电吸附原理，加以过滤系统，不仅可过滤和吸附空气中带菌的尘埃，也可吸附微生物。可用于有人在房间内空气的消毒。③光催化空气消毒器：采用半导体氧化物通过特种光源催化在设备内消毒反应区杀灭空气中微生物，同时可消除有机化学污染和异味。适用于人员活动状态下的持续动态消毒。④臭氧空气消毒器：臭氧可杀灭细菌繁殖体、病毒、真菌等，并可破坏肉毒杆菌毒素。臭氧发生器产生臭氧，经风机送于空气中，作用于空气中的微生物使其氧化而死亡，达到消毒。空气消毒时一般采用 30mg/m³ 的臭氧，在 RH≥70% 条件下，作用 15～30 分钟。高浓度臭氧对人有毒，空气消毒时人必须离开房间，消毒后待室内闻不到臭氧气味时方可进入。

应用 当营区发生确诊或疑似呼吸道传染病疫情时，首先应加强室内通风换气，保持室内空气新鲜；必要时采取化学消毒剂喷雾或熏蒸、紫外线照射，使用空气消毒器等方法，对室内空气进行消毒，以防止疫情蔓延。野战条件下，工事和坑道密闭时，空气污浊，微生物污染严重，对进驻人员健康威胁大，必须进行空气净化处理或机械通风；无条件时，须禁止吸烟，控制人员活动，以减少污染物。

（邓 兵 高东旗）

wùtǐ biǎomiàn xiāodú

物体表面消毒（surface disinfection）

利用物理或化学消毒等方法，杀灭或清除物体表面的病原微生物的处理。物体表面的消毒，应针对室内、室外环境的不同表面和污染微生物的种类，采取消毒剂溶液喷雾、擦拭或浸泡等方法进行处理。

基本方法 包括室外环境污染表面、室内污染墙面及物品表面、污染地面的消毒方法。

室外环境污染表面的消毒 可用常量喷雾器，喷洒二溴海因溶液或含氯消毒剂，前者作用 30 分钟，后者作用 60～120 分钟；也可直接撒布漂白粉。如为经血传播病原体、分枝杆菌、细菌芽胞污染，应加大消毒液浓度，使用方法、剂量与作用时间不变。

室内污染墙面、物品表面的消毒 可使用含氯消毒剂或过氧乙酸溶液擦拭，作用 30 分钟；或使用二溴海因、含氯消毒剂或过氧乙酸溶液进行常量喷雾，根据不同表面性质确定喷洒剂量，吸湿性表面 200～300ml/m²，非吸湿性表面 100ml/m²，作用时间不少于 60 分钟。如为经血传播病原体、分枝杆菌、细菌芽胞污染，应加大消毒液浓度，使用方法、剂量与作用时间同前。上述处理到规定时间后，用清水将物品表面擦净。也可使用 2% 过氧乙酸气溶胶喷雾，8ml/m³，密闭 60 分钟，可兼收空气消毒效果。对于怕腐蚀物品如贵重设备、精密仪器，可用 2% 戊二醛擦拭、浸泡或喷雾消毒。

污染地面的消毒 首先应将地面各种污物彻底清理，放入专用防渗透污物袋内，进行专门处理；地面污物明显处用含氯消毒剂溶液覆盖作用 60 分钟后，再用浸有过氧乙酸溶液或含氯消毒剂溶液的墩布拖地，或喷洒过氧乙酸、含氯消毒剂，作用 60～120 分钟。如为经血传播病原体、分枝杆菌、细菌芽胞污染，应加大消毒液浓度，使用方法、剂量与作用时间同前。图为使用背负式手动喷雾器对连队宿舍地面进行消毒。

室内消毒时，遵循减少污染的原则，先由外向里，边走边对门把手、地面等处消毒进入室内，再按由里向外顺序对物品表面、墙壁等边消毒边退出。墙面消毒的高度随病而异，肠道传染病一般为 2m，呼吸道传染病消毒至天花板。注意不要遗漏。

应用 对办公室、宾馆（招待所）、俱乐部、游泳池、浴池、厕所、候诊室等公共场所的扶梯、

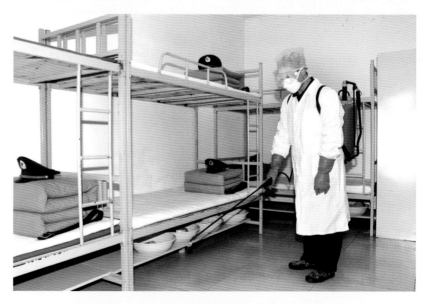

图 使用背负式手动喷雾器对连队宿舍地面进行消毒

把手、座椅等人们经常接触的物体，应定期或随时进行预防性消毒，以杀灭其表面的病原微生物，防止发生传染病。在疫源地内所有物品的表面都应视为被污染，必须进行彻底消毒，包括地面、墙面、门窗及其他物品表面等。在医疗机构，污染微生物的来源广、数量大、种类多、致病菌多、耐药菌株多，因此包括地面、墙面、门窗表面，以及诊疗台、实验台、办公桌等在内的各种环境表面，污染都比较严重，是医疗机构消毒管理需要关注的重点之一。

反生物战（生物恐怖）条件下，对确认或疑似污染的物体表面，一般应按芽胞消毒方法进行处理，以高效、广谱、快速、穿透力强、效果不受或少受环境影响、对物品损坏轻、使用方便等为原则。外墙表面一般可不必消毒，室内表面可用过氧乙酸溶液熏蒸、喷雾或擦拭。对室外地面，一般待其自净，必要时可对重点活动区域或道路采用铲除表层泥土、火烧或喷洒含氯消毒剂等方式进行消毒。对车辆及大型装备表面的消毒，可用水彻底冲刷，冲洗时提高水温可增强效果；在缺水时或对不能用水冲洗的装备，可用消毒剂擦拭或使用泡沫消毒剂处理。

（邓　兵　高东旗）

cān（yǐn）jù xiāodú

餐（饮）具消毒（disinfection of dinner and drinking set）

采取物理或化学消毒方法，对污染或可能污染病原微生物的餐（饮）具进行处理，使之无传染性的处理。一些经口传播的传染病，如霍乱、伤寒、痢疾、甲型病毒性肝炎、戊型病毒性肝炎、肠结核和细菌性食物中毒等，均可由餐（饮）具直接将病原体传染给易感者使其发病；一些病原体污染食物后在食物中可进一步生长繁殖，产生毒素，使进食者发病。餐（饮）具消毒就是要杀灭餐（饮）具上可能存在的一切致病微生物，保持餐（饮）具的洁净、卫生，保证进食者的健康安全。

基本方法　餐（饮）具因其接触食品，易粘有有机物，为保证消毒效果，一般应在消毒前先将餐（饮）具清洗干净后再消毒，严格执行"一洗、二涮、三冲洗、四消毒、五保洁"的工作程序。为避免消毒后残留的消毒剂对人体的潜在危害，一般首选无化学物残留的物理消毒方法或臭氧水消毒。使用消毒剂消毒时，消毒剂应通过安全性评价和消毒效果鉴定。已经消毒过的餐（饮）具，禁止使用毛巾、纸巾等擦拭。

餐（饮）具的消毒方法包括：①首选煮沸消毒 15～30 分钟。消毒时间要从水煮沸后算起，煮沸过程中不要加入新的消毒物品，被消毒物品应全部浸入水中；一次消毒物品不宜过多，一般应少于消毒器容量的 3/4；碗、盘等不透水物品应垂直放置，以利水的对流。在水中加入 1%～2% 碳酸钠或适量洗涤剂，可提高消毒效果。②流通蒸汽消毒 30～60 分钟。作用时间要从水沸腾后有蒸汽冒出时算起。③远红外干热消毒：消毒时，将餐（饮）具有序摆放，加热至 125℃，维持 15～20 分钟，待温度下降至 80℃ 以下时，开箱取出备用。消毒前要将餐（饮）具清洗干净并沥干水分，以避免污物或水垢在餐（饮）具上烧结、沉积后影响外观，也避免水珠滴溅在红外线灯管上缩短其使用寿命。易溶易燃物品如塑料餐盒、抹布等不可用此法消毒。

④消毒剂溶液浸泡消毒：用 250～500mg/L 二溴海因溶液、250～500mg/L 含氯消毒剂溶液或 0.2%～0.5% 过氧乙酸溶液浸泡 30 分钟后，用清水洗净残余消毒剂，然后放入清洁容器内备用。⑤臭氧消毒：将洗净的餐（饮）具浸入到清水内，充入臭氧使其浓度达到 1～2mg/L，作用 10～20 分钟，可完全杀灭餐（饮）具上的大肠埃希菌等肠道细菌和病毒。将餐（饮）具放入臭氧消毒柜内，柜内臭氧浓度达到 15mg/m³ 以上，密闭作用 30 分钟，亦可达到消毒效果。⑥洗碗机消毒：洗碗机的种类、型号很多，有些洗碗机通过加温、添加消毒剂或消毒洗涤剂，以达到消毒效果。一般在 50℃ 左右的水中用洗消剂冲洗 1～2 分钟，然后在 85～90℃ 的水中浸泡 30～60 秒；热水中加有表面活性剂，当餐（饮）具出水时，能促使其表面附着的水结成珠落下，这类表面活性剂常称为催干剂，也有一定的杀菌作用。

应用　集体食堂、招待所、宾馆及其他公共场所的餐（饮）具，应坚持餐餐消毒制度。传染病患者使用的餐（饮）具必须单独存放，专人专用，并进行严格的消毒处理。作战、野外驻训、灾害救援等野战条件下，餐（饮）具容易受到污染，但因实施统一消毒难度较大，应提倡自用、自洗、自保管，定期组织统一消毒，以防止肠道传染病发生和扩散。

（邓　兵　高东旗）

páixièwù jí fēnmìwù xiāodú

排泄物及分泌物消毒（disinfection of excretion and secretion）

采取有效的消毒方法，杀灭传染病患者排泄物及分泌物中的病原微生物，使其无害化的处理。传染病患者的排泄物、分泌物在疾病的传播中意义重大，如消化道传染病患者的粪便和呕吐物、呼吸道传染病患者的痰和口鼻分泌物、性传播疾病（梅毒、淋病等）患者的局部分泌物和脓液、腺鼠疫患者的淋巴结脓液等都含有大量病原体，必须进行及时、彻底的消毒处理。在对患者排泄物及分泌物进行消毒时，对被其污染的物品也须同时处理。传染病患者的排泄物和分泌物中，有机物很丰富，消毒时须考虑到有机物对消毒剂的影响及对病原体的保护作用。

基本方法 排泄物及分泌物的消毒，常用含氯消毒剂进行处理。①排泄物和呕吐物的消毒：对于消化道传染病患者，应做到大便先入便器，经消毒处理后再入便池。稀薄的排泄物或呕吐物，按每1 000g（或ml）加漂白粉（有效氯25%）50g，或二氯异氰尿酸钠（有效氯60%）20g，或次氯酸钙（有效氯80%）15g，或有效氯20 000mg/L消毒剂溶液2000ml，使其混合物中有效氯含量达到15 000～20 000mg/L，搅拌均匀，放置2小时便可达到消毒要求。对浓稠者，不能用消毒剂干粉消毒，按每份排泄物或呕吐物加20%漂白粉乳剂，或8%二氯异氰尿酸钠，或6%次氯酸钙乳液，或有效氯50 000mg/L消毒剂溶液2份，使其混合物中有效氯含量达到12 000～15 000mg/L，搅拌均匀，作用2小时。对无粪的尿液，每1000ml加入干漂白粉5g或次氯酸钙1.5g或有效氯10 000mg/L消毒剂溶液100ml，使尿液中的有效氯含量达到10 000～15 000mg/L，混匀放置2小时消毒病毒性肝炎患者的排泄物时，消毒剂的用量和消毒时间应增加1

倍。②分泌物的消毒：传染病患者的痰液、脓液、唾液等分泌物，可用纸盒盛装焚化，也可加入等体积1%过氧乙酸溶液或有效氯20 000mg/L消毒剂溶液消毒，作用0.5～1小时。对于物体表面的干燥分泌物，所用消毒剂溶液的浓度应加倍；对浸渍于织物上的分泌物，可煮沸0.5～1小时进行消毒，或浸泡于有效氯2000～5000mg/L消毒剂溶液，作用0.5～1小时。对于结核病患者的分泌物，消毒剂的用量和消毒时间应增加1倍。③与排泄物或呕吐物相关物品的消毒：盛排泄物或呕吐物的容器，可用2%漂白粉澄清液（含有效氯5000mg/L），或有效氯5000mg/L的含氯消毒剂溶液，或0.5%过氧乙酸溶液浸泡0.5小时。浸泡时，容器要完全浸泡在消毒液中。④用来擦拭呕吐物、分泌物的物品或被粪便污染的用品，要以焚烧处理，或丢入患者用的便器内与粪、尿一起消毒后倾倒掉。⑤患者呕吐物污染的公共场所，以及患者使用的厕所门的拉手柄、水龙头等相关部位也要进行消毒，可使用250～500mg/L含氯消毒剂溶液或0.2%～0.5%过氧乙酸溶液等消毒剂擦拭，作用0.5小时。

应用 平时对传染病患者排泄物及分泌物的消毒可按上述消毒方法实施。野战条件下，在部队集结地域应抓好粪便管理，修建的临时厕所要符合卫生学要求，位于营区的主下风向，距离水源和伙房50m以外；设有围墙和防雨、防晒的遮篷，周围挖筑排水沟以防雨水冲浸。蝇类滋生季节，应安装防蝇门帘、纱窗、蹲坑及滑粪道定时撒布生石灰或漂白粉，并定期喷洒杀虫剂。建立卫生清

扫制度，保持地面清洁。传染病患者设专用厕所，并采取定时消毒措施。

（邓　兵　高东旗）

shǒu xiāodú

手消毒（hand disinfection）　用物理或化学方法清除或杀灭手上存在的微生物的处理。目的是防止手受到损伤时发生感染和防止手携带的微生物传播他人。手是许多病原微生物的重要传播媒介，所带细菌依其存在状态分为常居菌和暂居菌。常居菌是皮肤上持久的固有寄居菌，能从大部分皮肤上分离出来，不易被机械的摩擦清除，一般情况下不致病，如凝固酶阴性葡萄球菌、棒状杆菌类、丙酸菌属、不动杆菌属等；暂居菌寄居在皮肤表层，其中约20%是致病菌，直接接触患者或污染物体表面可获得。手上沾染的致病菌和条件致病菌不仅可引起带菌者自体感染，也可造成疾病的传播和流行，如消化道传染病和经血传播性疾病。手消毒主要是针对手上有害或可能有害的暂居菌群，采取行之有效的消毒措施，这对于预防疾病流行和控制医院感染的传播，保持自身和他人的健康非常重要。

基本方法 常用于手的物理消毒方法主要是清洗，包括流水、肥皂或洗手液等清洁剂清洗，清洗方法有冲洗、擦洗和刷洗；手的化学消毒是用合适的化学消毒剂进行浸泡、擦拭和刷洗。

手消毒的适用对象和消毒时机 ①对医疗卫生专业人员：接触患者的血液、体液和分泌物及被传染性致病微生物污染的物品后；直接为传染病患者进行检查、治疗、护理或处理传染性污物之后；直接接触患者前后和接触两

患者之间；进行微生物实验或其他无菌操作前后；处理同一患者不同感染部位前后；向患者发送药品、食品及生活用品前后；接触污染区物体表面或仪器设备之后；接触患者排泄物、呕吐物、分泌物及其污染物品之后；防疫消毒现场作业结束等。②对患者陪护人员：护理患者前后；接触患者及污染物品后等。③对一般人群：平时应养成餐前便后、外出回家（队）后随时洗手的卫生习惯；如社（营）区或附近地区发生传染病疫情，必要时使用消毒液搓擦或浸泡双手。

手消毒的方法 主要有以下几种。①流水–清洁剂洗手：用流水、清洁剂搓洗 2～3 遍，可消除手上 90% 以上的暂居菌。方法是用清洁剂认真揉搓掌心、掌缝、手背、手指关节、指腹、指尖、拇指、腕部，时间不少于 13 秒，流动水洗净。②消毒液消毒：可清除手上 99% 以上暂居菌。③消毒液搓擦：使用各种手消毒剂，如乙醇、异丙醇、氯己定、碘伏等，滴加或喷雾至手上，搓擦1～2分钟。市场上可供选择的有含醇类和护肤成分的速干手消毒剂、消毒后不需用水冲洗的免冲洗手消毒剂，剂型有水剂、凝胶和泡沫型等。④消毒液浸泡：常用的消毒液有 0.1%～0.2% 过氧乙酸溶液、有效碘 3 000～5 000mg/L 碘伏溶液、0.1%～0.2% 苯扎溴铵溶液、有效氯 100～200mg/L 含氯消毒剂溶液等，浸泡洗涤 1～5分钟。

应用 军队防疫工作中，应加强炊管人员培训，督导其在食品制作过程中严格落实手的清洗和消毒制度；并注重对广大官兵的健康教育，不断提高文明素养，自觉养成餐前便后洗手的卫生习

惯，指导采取科学有效的洗手方法。作战、野外驻训或执行救援任务时，缺水情况下，应采取湿纸巾擦拭、消毒液搓擦等方法对手进行卫生学处理，防止因手污染引发疾病。

（邓 兵 高东旗）

yīliáo qìcái xiāodú mièjūn

医疗器材消毒灭菌（disinfection and sterilization of medical equipment） 利用物理或化学方法杀灭医疗器材上存在或可能存在的微生物的处理。医疗器材是指医学领域内的各种器材，包括用于临床诊断治疗的各种器械、医学试验和临床检验的各种器材。医疗器材的清洗、消毒和灭菌是预防和控制医院内感染，保证医疗质量的重要环节。为预防致病因子对医务人员的感染和环境的污染，使用后的医疗器材必须首先去污染达到无害化，然后再进行彻底的清洗，最后进行灭菌处理；常规的处理程序是：消毒→清洗→干燥→灭菌。医疗器材的消毒方式包括清洗、消毒、灭菌和焚毁，反复使用但遇热变质的器材宜用化学消毒剂消毒。灭菌方式最好用高压蒸汽灭菌，如经受不住高压则可用环氧乙烷、甲醛熏蒸，或采用辐射等灭菌。

简史 压力蒸汽灭菌技术的应用已有 100 多年历史，因其具有杀菌谱广、杀菌作用强、效果可靠、作用快速、穿透力强、无残余毒性等优点，适用于包括液体在内的各种耐热物品的灭菌处理，广泛应用于各级医疗机构的医疗器材消毒与灭菌。目前尚无任何一种灭菌方法能完全代替压力蒸汽灭菌方法。

早在 1956～1958 年，美国科学家用电子加速器进行实验，证明电离辐射能使外科缝线灭菌，

为医疗用品的辐射灭菌提供了应用实例；此后不久，美国、英国、丹麦等国又成功地将辐射灭菌应用于医用塑料制品。目前很多国家将辐射灭菌技术广泛用于一次性使用的医用塑料制品、药品及食品的处理。

微波对微生物杀灭作用的研究始于 20 世纪 30 年代，经过数十年的研究和发展，已成为一种新型物理消毒技术。中国行政主管部门批准生产的医疗器械微波灭菌专用设备有微波牙钻消毒器、微波快速灭菌器等。

在医疗领域应用的等离子体灭菌技术于 20 世纪 80 年代始于美国，梅纳西（Menashi）等首先提出卤素类气体等离子体有很强的杀菌作用，可用于非耐热医疗器械的快速灭菌。等离子体灭菌技术 1987 年获得专利，美国强生公司研制的 Starrad100 等离子体灭菌器于 1993 年经食品药品监督管理局批准上市。等离子体灭菌技术已在许多国家得到应用，主要用于不耐热医疗器材的消毒灭菌。

环氧乙烷至今仍为最好的冷灭菌剂之一。发现环氧乙烷具有杀菌作用是在 19 世纪初，直到 20 世纪 40 年代末，菲利普斯（Phillips）等系统研究了环氧乙烷的消毒性能，得出实际消毒应用参数；此后数十年，经过众多研究证明，环氧乙烷不仅具有强大的灭菌效果，而且由于其在常温下即有良好的穿透性能、对物品无损坏而被广泛用于怕热怕湿的医疗器械、合成材料、一次性医疗用品和卫生用品的消毒与灭菌。

甲醛用于消毒和灭菌已有 100余年历史，属第一代化学气体灭菌剂，多用于医疗器械的浸泡、熏蒸消毒与灭菌。戊二醛于 1962

年被佩珀（Peppe）等发现具有强大的杀菌作用，1963年被制备成应用于消毒的2%碱性戊二醛制剂。经过系统研究证明，戊二醛具有高效、广谱、快速杀灭微生物的作用。20世纪80年代后，中国在医院消毒中推广使用戊二醛，大部分医院将戊二醛作为不耐高温、怕腐蚀器械灭菌的首选消毒剂，内窥镜、麻醉装置、呼吸机管道等怕热器械多选用戊二醛消毒或灭菌。

消毒灭菌方法选择原则 医疗器材的消毒灭菌方法，根据以下原则进行选择。

根据物品污染后导致感染的风险高低进行选择 ①高度危险性物品，应采用灭菌方法处理。达到灭菌水平常用的方法包括热力灭菌、辐射灭菌等物理灭菌方法，以及采用环氧乙烷、过氧乙酸、过氧化氢、甲醛、戊二醛等化学灭菌剂在规定条件下，以合适的浓度和有效的作用时间进行灭菌的方法。②中度危险性物品，应采用达到中水平消毒以上效果的消毒方法。中水平消毒可杀灭除细菌芽胞以外的各种病原微生物，高水平消毒可杀灭一切细菌繁殖体、病毒、真菌及其孢子和绝大多数细菌芽胞。常用中水平消毒剂有碘类消毒剂（碘伏、氯己定碘等）、醇类和氯己定的复方、醇类和季铵盐类化合物的复方、酚类等，常用高水平消毒剂包括含氯制剂、二氧化氯、邻苯二甲醛、臭氧、碘酊等以及能达到灭菌效果的消毒剂。③低度危险性物品，宜采用低水平消毒方法，或做清洁处理。低水平消毒包括能杀灭细菌繁殖体（分枝杆菌除外）和亲脂病毒的化学消毒方法以及通风换气、冲洗等机械除菌法，如季铵盐类消毒剂（苯

扎溴铵等）、双胍类消毒剂（氯己定等）。

根据物品上污染微生物的种类、数量进行选择 ①对受到致病菌芽胞、真菌孢子、分枝杆菌和经血传播病原体（乙型肝炎病毒、丙型肝炎病毒、人类免疫缺陷病毒等）污染的物品，应采用高水平消毒或灭菌。②对受到真菌、亲水病毒、螺旋体、支原体、衣原体等病原微生物污染的物品，应采用中水平以上的消毒方法。③对受到一般细菌和亲脂病毒等污染的物品，应采用达到中水平或低水平的消毒方法。④杀灭被有机物保护的微生物时，应加大消毒剂的使用剂量和（或）延长消毒时间。⑤消毒物品上微生物污染特别严重时，应加大消毒剂的使用剂量和（或）延长消毒时间。

根据消毒物品的性质进行选择 ①耐热、耐湿的诊疗器械、器具和物品，应首选压力蒸汽灭菌；耐热的油剂类和干粉类等，应采用干热灭菌。②不耐热、不耐湿的物品，宜采用低温灭菌方法如环氧乙烷灭菌、过氧化氢、低温等离子体灭菌或低温甲醛蒸汽灭菌等。③物体表面消毒，宜考虑表面性质，光滑表面宜选择合适的消毒剂擦拭或紫外线消毒器近距离照射，多孔材料表面宜采用浸泡或喷雾消毒法。

基本方法 不同危险性医疗器材的消毒、灭菌方法如下。

高度危险性物品的灭菌 高度危险性物品指进入人体组织、器官、脉管系统，或有无菌体液从中流过的物品，以及接触破损皮肤、破损黏膜的物品，一旦被微生物污染，有极高感染风险，如手术器械、穿刺针、腹腔镜、活检钳、心脏导管、植入物等。

这类物品必须进行灭菌处理。①手术器械、器具和物品的灭菌：灭菌前按有关要求进行清洗、包装、装载。耐热、耐湿手术器械，首选压力蒸汽灭菌，如手术刀、手术剪、血管钳等；不耐热、不耐湿手术器械，采用低温灭菌方法；不耐热、耐湿手术器械，首选低温灭菌方法，无条件时可采用灭菌剂浸泡灭菌；耐热、不耐湿手术器械，可采用干热灭菌方法。②手术敷料的灭菌：灭菌前应存放于温度为18～22℃，相对湿度35%～70%的环境。棉布类敷料和棉纱类敷料首选压力蒸汽灭菌。③手术缝线的灭菌：分为可吸收缝线和非吸收缝线。可吸收缝线包括普通肠线、铬肠线、人工合成可吸收缝线等，非吸收缝线包括医用丝线、聚丙烯缝线、聚酯缝线、尼龙线、金属线等。灭菌时根据缝线的不同材质选择相应的灭菌方法。注意所有缝线不应重复灭菌使用。④其他高度危险性物品的灭菌：根据被灭菌物品的材质，采用适宜的灭菌方法。

中度危险性物品的消毒 中度危险性物品指接触完整黏膜，而不进入人体无菌组织、器官和血液，也不接触破损皮肤、破损黏膜的物品，如胃肠道内镜、气管镜、喉镜、肛表、口表、呼吸机管道、压舌板、肛门直肠压力测量导管等。①耐热、耐湿物品如口腔护理用具等，首选压力蒸汽灭菌；不耐热的物品如体温计（肛表或口表）、氧气面罩、麻醉面罩等，采用高水平消毒或中水平消毒。②通过管道间接与浅表体腔黏膜接触的器具，如氧气湿化瓶、胃肠减压器、吸引器、引流瓶等的消毒：耐高温、耐湿的管道与引流瓶应首选湿热消毒；

不耐高温的部分可采用中水平或高水平以上的消毒剂浸泡消毒；呼吸机和麻醉机的螺纹管及配件宜采用清洗消毒机进行清洗与消毒，无条件者可采用高水平以上消毒剂浸泡消毒。注意事项：在消毒灭菌前，物品应充分清洗干净；管道中有血迹等有机物时，应采用超声波和医用清洗剂浸泡清洗，清洗后的物品应及时进行消毒。

低度危险性物品的消毒　低度危险性物品指与完整皮肤接触而不与黏膜接触的器材，如听诊器、血压计袖带、病床围栏、床头柜、床面、被褥、墙面、地面、痰盂（杯）、便器等。①诊疗用品的清洁与消毒：听诊器、血压计袖带等诊疗用品，保持清洁，遇有污染及时清洁后，采用中、低水平的消毒剂进行消毒。②患者生活卫生用品的清洁与消毒：毛巾、面盆、痰盂（杯）、便器、餐饮具等，保持清洁，个人专用，定期消毒；患者出院、转院或死亡后进行终末消毒。消毒时可采用中、低水平的消毒剂，便器可使用冲洗消毒器进行清洗消毒。③患者床单元的清洁与消毒：对床单元（含床栏、床头柜等）的表面定期清洁和（或）消毒，遇污染及时清洁与消毒；患者出院、转院或死亡后进行终末消毒。消毒时采用合格、有效的消毒剂如复合季铵盐消毒液、含氯消毒剂溶液擦拭消毒；或采用合格、有效的床单元消毒器进行处理。直接接触患者的床上用品如床单、被套、枕套等，一人一更换；患者住院时间长时，要勤更换；遇污染及时更换；更换后的用品及时清洗与消毒。间接接触患者的被芯、枕芯、被褥、病床隔帘、床垫等，定期清洗与消毒；遇污

染及时更换、清洗与消毒；甲类及按甲类管理的乙类传染病患者、不明原因病原体感染患者等使用后的上述物品，应进行终末消毒或按医疗废物处置。

应用　野战条件下，尤其是战时，手术器械、辅料用量大，需求急，而消毒用的装备不足，给消毒供应工作带来困难。要因地制宜，充分利用各种消毒方法，在保证消毒灭菌效果的前提下，因陋就简，做好医疗器材消毒灭菌，以保证大批手术的需要。为保证医疗器材消毒灭菌效果，延长使用寿命，以高压蒸汽、环氧乙烷灭菌等方法为主，辅以消毒剂浸泡或熏蒸、煮沸，在不得已情况下可使用火焰灭菌法。

（邓　兵　高东旗）

yǐnyòngshuǐ xiāodú

饮用水消毒（disinfection of drinking water）　采用物理或化学方法杀灭饮用水中存在或可能存在的病原微生物的处理。目的是使生活饮用水水质达到基本卫生要求，防止消化道传染病的介水传播。为保证水质在流行病学上安全可靠，饮用水都应进行消毒。饮用水消毒是部队给水卫生保障工作中的一项重要措施，中国人民解放军战时饮用水卫生标准中明确规定"任何类型的水源水，供给饮用时必须经过水质检验和消毒"。比较澄清的水源水可以直接进行消毒；浑浊的水源水要先经过净化处理，除去绝大部分混悬物质后再进行消毒，方可达到较好效果。

简史　自1897年英国用漂白粉消毒供水、防止伤寒流行以来，使用氯消毒饮用水已有100多年。第一次世界大战期间，大部分交战国军队采用氯化法消毒饮水，并在战后广泛应用于世界各国；

第二次世界大战期间，各国军队已普遍采用加氯消毒法。至今，氯制剂的种类日益增多，消毒效果不断提高，消毒方法更加完善，加氯消毒是目前世界上绝大多数城市供水所采用的饮水消毒方法。用碘作为饮水消毒剂，特别是个人饮水消毒剂，早已有研究和应用。1904年，碘被应用于远征队的个人饮水消毒，防止了霍乱的流行。第一次世界大战中，法军曾用含有碘化物和碘盐的制剂作为饮水消毒剂；第二次世界大战中，美军对碘消毒饮用水方面进行了一系列研究，并合成有机碘片供野战部队使用。臭氧作为消毒剂的历史几乎和氯一样长，1906年法国尼斯的水厂首次使用臭氧对饮用水进行消毒，美国于20世纪70年代初开始用臭氧代替氯消毒污水。据1982年的报道，全世界采用臭氧化处理的水厂在1100座以上，其中用臭氧做唯一消毒剂的，除欧洲有少数外，美国和加拿大仅各有一座，其他都辅以氯或氯胺消毒，以保证水中的剩余消毒剂。1944年二氧化氯首次作为消毒剂用于处理美国纽约州尼加拉大瀑布城的饮用水。20世纪70年代后期，二氧化氯作为漂白剂和消毒剂，已被广泛应用于纸浆的漂白、食品加工领域的杀菌消毒及水净化处理等领域，显示出其所具有的强漂白和杀菌消毒能力。近年来，使用二氧化氯的水厂数量增长较快。二氧化氯是高效、广谱、安全的杀菌、保鲜剂，是氯制剂理想的替代品，在世界发达国家已得到广泛的应用。紫外线用于饮水消毒已有100多年的历史。1910年紫外线消毒技术被用于饮用水消毒，紫外线技术在水处理领域得到了快速发展。从20世纪70年代末期开始，

紫外线消毒技术被广泛地应用于饮用水和市政污水的消毒工艺。

原理 饮用水的消毒技术归纳起来主要有物理方法和化学方法两大类。物理方法是采用热、紫外线照射、超声波、高频辐射等方法，使细菌内蛋白质在物理能的作用下发生凝聚或使遗传因子发生突变而改变细菌的遗传特征，从而达到消毒的目的；化学方法则是利用无机或有机化学药剂灭活微生物特殊的酶，或通过剧烈的氧化反应使细菌的细胞质发生破坏性的降解而达到杀菌的作用。目前世界各国包括军队在内应用最广的是加氯消毒。

基本方法 按照饮用水供给的对象，其消毒可分为集体饮用水和个人饮用水的消毒，常用的消毒方法如下。

集体饮用水的消毒方法 包括煮沸消毒法、加氯消毒法、臭氧消毒法、二氧化氯消毒法、紫外线消毒法等。

煮沸消毒法 简单易行，效果可靠，适用于小量水的处理。煮沸可杀灭病毒、细菌、尾蚴、包囊和虫卵。水加热到70℃，数分钟内杀灭消化道传染病致病菌；加热到100℃，持续10～15分钟可杀灭炭疽杆菌芽胞。

加氯消毒法 氯气或氯制剂加入水中后，能迅速水解生成次氯酸；次氯酸的氧化能力较强，可杀灭微生物。①集中式给水或其他清洁的水源：加氯量为有效氯1～3mg/L，作用30分钟后，余氯含量应达0.3～0.5mg/L，管网末梢水中余氯含量应≥0.05mg/L。野战条件下军队战时饮用水，7天限量值：水源清洁时，加氯量4～5mg/L，接触30分钟后，余氯含量应≥1.5mg/L；水源污染严重时，余氯含量应≥2.0mg/L。90天限量值：加氯量为有效氯4～6mg/L，消毒30分钟后，余氯含量应≥2.0mg/L。生物战剂污染情况下：加氯量为有效氯8～10mg/L，消毒30分钟后，余氯含量应≥5.0mg/L。饮用水余氯含量≥0.5mg/L时，水中有明显的氯味，饮用前应进行脱氯处理。脱氯方法有煮沸、活性炭吸附、过滤和硫代硫酸钠中和法（加量为余氯量的3.5倍）等。也可将维生素C片压碎后加入水中，略微搅拌进行脱氯（每100mg维生素C片可脱氯64.7mg）。②井水加氯消毒：包括直接投加法和持续释放消毒法。直接投加法：将含氯消毒剂调成乳液，有沉渣者取上清液，倒入水井中，用取水桶上下振荡混合均匀，作用30分钟后，余氯含量达0.3～0.5mg/L即可饮用。一般每天投药2～3次。加入消毒剂量（g）＝加氯量（mg/L）/消毒剂有效氯含量（%）×井水量（m³）。持续释放消毒法：使用打孔筒，或小口玻璃瓶、无毒塑料袋等容器盛装消毒剂浮于水中，使消毒剂不断施放入水，维持水中含氯量0.3～0.5mg/L。③河水、湖水、塘水的加氯消毒：将河水、湖水、塘水盛于缸或其他容器内，加药量按水量、加氯量和消毒剂有效氯含量计算。加氯量：河水、湖水为2.0～3.0mg/L，塘水为2.5～4.0mg/L。消毒作用30分钟后，余氯含量应保持在0.3～0.5mg/L。浊度高于3度的水，消毒前应先进行洁治处理。

臭氧消毒法 臭氧是一种强氧化剂，加入水中能氧化有机物，破坏或分解细菌的细胞壁，杀灭病原微生物及细菌芽胞。臭氧的杀菌能力比氯强600～3 000倍，消毒效果优于液氯和二氧化氯，且接触时间短、作用快速、彻底，且能有效控制水中三卤甲烷的形成。此外，臭氧还有除色、臭、铁、锰、酚等作用。①通过式臭氧消毒法：主要用于对自来水管网末梢水的消毒。将臭氧发生器与自来水接头连接，开启臭氧发生器和自来水，使水通过臭氧发生器。当自来水以一定压力（2～3kg/cm²）通过时，经由射流装置与臭氧气体混合，作用4～10分钟，使残余臭氧量达0.4mg/L，即可饮用。②暴气式臭氧消毒法：适用于少量水体的消毒。将水盛装在干净容器内，将臭氧输出装置放入水中，开启臭氧发生器，连续暴气5～10分钟，使残余臭氧量达0.4mg/L，即可饮用。臭氧加入量为0.8～1.5mg/L，水温高时增大臭氧加入量。

二氧化氯消毒法 二氧化氯消毒饮用水的效果优于游离氯，其氧化能力为次氯酸的2.5倍，剩余二氧化氯比游离氯稳定；不产生氯化副产物；还可用于去除臭、色、氧化铁、锰及防止藻类生长。液体或气体二氧化氯适用于集中式给水消毒，片剂或粉剂二氧化氯多用于个人给水和少量水体的消毒。二氧化氯的加入量，集中式给水为2.0～3.0mg/L，河水等自然水体为3.0～7.0mg/L，疫区水和其他特殊环境饮用水加入量可增至10.0mg/L，作用5～10分钟后，水中残余二氧化氯应为0.1～0.6mg/L。残余二氧化氯量≥1.0mg/L时，应进行去除二氧化氯处理。

紫外线消毒法 紫外线具有广谱杀菌作用，能杀灭水中的细菌繁殖体、真菌、病毒等。其比化学消毒剂更大的优势是可以杀灭饮用水中的隐孢子虫。消毒饮用水时，可将紫外线汞灯放在水中

或水面上照射。因紫外线穿透力弱，有效照射的水深应不超过1cm，水流速度应控制在能接受9 000μW·s/cm²以上的剂量。对经净化处理后的澄清水，紫外线消毒的效果可靠；但对浑浊水或污染严重的水，其消毒效果不佳。

个人饮水的消毒方法　主要包括个人饮水消毒剂和个人饮水消毒管两种方法。

个人饮水消毒剂　为适应个人紧急情况下消毒饮水的需要，个人饮水消毒剂要求简便快速，效果可靠，安全无毒，无使人厌恶臭味，能较久储存而不丧失消毒效果。常用的个人饮水消毒剂是漂白粉精片和有机碘片。为去除臭味，可加入适量维生素C片。在紧急情况下，无其他消毒剂时，可用2%碘酒或碘液进行饮水消毒。

个人饮水消毒管　中国人民解放军使用的个人饮水消毒管，内装碘树脂或载银活性炭等接触消毒剂，水通过消毒管时可杀灭致病微生物。原水浑浊时需预先澄清。饮水消毒管在使用前需先用清水浸泡5分钟，吸饮时进度不宜过快，否则将影响消毒效果。美国也有类似个人饮水消毒管生产，采用微型动力吸附结构、广谱洗手结构和静电动力吸附结构及微型手压泵，可过滤100%细菌和去除99.99%病毒，并能去除农药、杀虫剂、氯仿等有机物和有害金属，联合国维和部队、美军、意军等已使用。

应用　部队野战条件下，一般难以利用平时比较完备的供水设施，需根据具体活动区域做好水源卫生学侦察，选择适宜的水源，保证充足的水量，并建立野战给水站、配水站以保证供水。野战条件下生活饮用水的供给、

净化和消毒，宜采用制式器材和机动设备，各国军队普遍配备有野战储水、运水及净化等供水装备，如运水车、输水管线及各种机动、车载、拖车式、携带式等装置（装备）。海湾战争期间美军除挖掘水井、开设净水站外，在靠近沿海地区安装了一批反渗透净水装置，不但可将海水进行淡化、净化处理，必要时还可用于消除核化生污染。中国人民解放军也相继研制了个人、小分队用的水质净化消毒的装备、药剂及机动净水储水设备。紧急情况下，还可以就地取材，如使用细砂、煤渣、木炭及毛巾、布袋等过滤，或仙人掌等野生植物净化水质。

（邓兵　高东旗）

xiāodú yǔ mièjūn xiàoguǒ píngjià
消毒与灭菌效果评价（assessment of the effectiveness of disinfection and sterilization）

通过人工染菌的定性、定量试验，模拟现场试验和以自然污染微生物为检测对象的现场试验，来评价消毒剂和消毒方法的消毒与灭菌效果的方法。在人类与病原微生物斗争中，消毒灭菌是最直接的手段，是控制医院感染的主要措施之一，是确保医疗安全的重要环节。为了评价消毒设备运转是否正常、消毒药剂是否有效、消毒方法是否合理、消毒灭菌效果是否合格，应进行消毒与灭菌效果的评价。

基本方法　主要包括消毒剂浓度检测和消毒与灭菌方法效果监测。

消毒剂浓度检测　常用的检测方法包括快速检测、含氯消毒剂中有效氯的简易检测和实验室检测。

快速检测　可使用消毒剂浓度试纸对含氯或过氧化物消毒剂

的浓度进行现场测定，如过氧乙酸、含氯消毒剂（漂白粉、二氯异氰尿酸钠、次氯酸钠、氯化磷酸三钠等）、二氧化氯消毒剂等。使用时，取一条试纸于消毒剂溶液中浸渍湿润，即刻取出，半分钟内在自然光下与标准色块比较，读出该消毒剂溶液有效成分的浓度值。有效成分浓度高于浓度试纸测定范围时，可用自来水稀释后测定；对固体消毒剂，应先配制成溶液，并使其有效成分浓度在试纸测定范围内，再按上法进行测定。结果判定：直接测定的消毒剂溶液，对应标准色块上所示浓度为该消毒剂溶液的有效成分浓度；固体消毒剂或需稀释的消毒剂，其有效成分浓度为比色所得值乘以稀释倍数。注意事项：①溶液浓度在20～500mg/L时测定结果较准确，>1000mg/L时准确性较差。②试纸浸湿后时间超过1分钟，颜色逐渐消退，结果不准确。③使用后应及时将剩余试纸放回原塑料袋内包好，以免受到环境中其他物质影响，影响以后的测定。

含氯消毒剂中有效氯的简易检测　①漂白粉中有效氯的简易检测：称取0.5g漂白粉于10ml比色管中，加入清水至10ml，强烈振摇1分钟，放置5分钟，倾出上清液，用吸管吸出38滴于白瓷盘中。将此吸管洗净，吸蓝墨水滴加于吸出的漂白粉上清液上，边搅拌边滴加蓝墨水，直至出现稳定的蓝绿色为止。消耗蓝墨水的滴数即为该漂白粉中有效氯的百分含量。②漂白粉精中有效氯的简易检测：方法与漂白粉中有效氯的简易检测相同，只是取样品澄清液19滴，有效氯的百分含量为蓝墨水滴数的2倍。

实验室检测　必要时采集消

毒剂样本送实验室，采取滴定法测定消毒剂中有效氯、有效碘、过氧乙酸、过氧化氢、戊二醛等的有效成分含量或浓度。中国采用的检测方法依据《消毒技术规范》（2008 年版）进行。

消毒与灭菌方法效果监测 包括以下几种消毒与灭菌效果的监测。

压力蒸汽灭菌效果的监测 ①化学指示卡（管）监测法：化学指示卡（管）既能指示蒸汽温度又能指示温度持续的时间，用于日常压力蒸汽灭菌效果监测。监测时，将化学指示卡（管）放入大包和难以消毒部位的物品包中央，经一个灭菌周期后，取出指示卡（管），根据其颜色及性状的改变判断是否达到灭菌条件。指示颜色变为标准灰黑色时，表示本次灭菌合格。②化学指示胶带监测法：化学指示胶带仅能指示是否经过灭菌处理。使用时，将化学指示胶带粘贴于每一待灭菌物品包外，经一个灭菌周期后，观察其颜色变化。经过灭菌处理后，胶带由淡黄色变为灰黑色。③生物监测法：监测时，将两个嗜热脂肪杆菌芽胞菌片分别装入灭菌小纸袋内，置于标准试验包中心部位。灭菌柜室内，排气口上方放置一个标准试验包；手提压力蒸汽灭菌器用通气贮物盒（22cm×13cm×6cm）代替标准试验包，盒内盛满中试管，指示菌片放在中心部位的两只灭菌试管内（试管口用灭菌牛皮纸包封），将贮物盒平放于手提压力蒸汽灭菌器底部。经一个灭菌周期后，在无菌条件下，取出标准试验包或通气贮物盒中的指示菌片，投入溴甲酚紫葡萄糖蛋白胨水培养基中，经（56±1）℃培养 7 天（自含式生物指示物按说明书执行），观察培养基颜色变化。检测时设阴性对照和阳性对照。结果判定，每个指示菌片接种的溴甲酚紫蛋白胨水培养基都不变色，判定为灭菌合格；指示菌片之一接种的溴甲酚紫蛋白胨水培养基，由紫色变为黄色时，则判定为灭菌不合格。

紫外线消毒效果监测 ①紫外线辐照计测定法：开启紫外线灯 5 分钟以后，将测定波长为 253.7nm 的紫外线辐照计探头置于被检紫外线灯下垂直距离 1m 的中央处，待仪表稳定后，所示数据即为该紫外线灯管的辐照度值。②紫外线强度照射指示卡监测法：开启紫外线灯 5 分钟后，将指示卡置于紫外线灯下垂直距离 1m 处，有图案一面朝上，照射 1 分钟后，观察指示卡色块的颜色，将其与标准色块比较，读出照射强度。结果判定：普通 30W 直管型紫外线灯，新灯辐照强度 $\geq 90\mu W/cm^2$ 为合格；使用中紫外线灯辐照强度 $\geq 70\mu W/cm^2$ 为合格；30W 高强度紫外线新灯的辐照强度 $\geq 180\mu W/cm^2$ 为合格。

空气消毒效果的监测 ①采样：在消毒处理后、操作前进行采样。采样前，关闭门窗，在无人走动的情况下，静止 10 分钟进行采样。布点方法：室内面积 $\leq 30m^2$，设内、中、外对角线 3 点，内、外点距墙壁 1m；室内面积 $> 30m^2$，设 5 角及中央 5 点，4 角的布点部位距墙壁 1m。采样方法：采用平皿暴露法，即将普通营养琼脂平皿（直径 9cm）放在各采样点处，采样高度为距地面 1.5m；采样时将平皿盖打开，扣放于平皿旁，暴露 5 分钟，盖好立即送检。②检验：将送检的平皿置 37℃ 温箱培养 48 小时，计数菌落，分离致病菌。结果计算公式：细菌总数（CFU/m³）$= 50000N/ (A \times T)$，式中 A 为平皿面积（cm²）；T 为平皿暴露时间（min）；N 为平均菌落数（CFU）。③结果判定：普通住房室内空气：细菌总数，夏季 $\leq 2\,000CFU/m^3$，冬季 $\leq 4\,000CFU/m^3$，未检出致病菌，为消毒合格。医院病房空气：Ⅰ类区域：细菌总数 $\leq 10CFU/m^3$（或每平皿 0.2CFU），未检出金黄色葡萄球菌、溶血性链球菌为消毒合格；Ⅱ类区域：细菌总数 $\leq 200CFU/m^3$（或每平皿 4CFU），未检出金黄色葡萄球菌、溶血性链球菌为消毒合格；Ⅲ类区域：细菌总数 $\leq 500CFU/m^3$（或每平皿 10CFU），未检出金黄色葡萄球菌、溶血性链球菌为消毒合格。

物品和环境表面消毒效果的监测 ①采样：在消毒处理后进行采样。采样方法：用 5cm×5cm 的标准灭菌规格板，放在被检物体表面，采样面积 $\geq 100cm^2$，连续采样 4 个，用浸有含相应中和剂的无菌洗脱液的棉拭子 1 支，在规格板内横竖往返均匀涂擦各 5 次，并随之转动棉拭子，剪去手接触部位后，将棉拭子投入 10ml 含相应中和剂的无菌洗脱液试管内，立即送检。门把手等不规则物体表面用棉拭子直接涂擦采样。表面积不足 100cm² 者取全部面积采样。②检验：将采样管在混匀器上振荡 20 秒或用力振打 80 次，用无菌吸管吸取 1.0ml 待检样品接种于灭菌平皿，每一样本接种 2 个平皿，加入已熔化的 45~48℃ 营养琼脂 15~18ml，边倾注边摇匀；待琼脂凝固，置 37℃ 温箱培养 48 小时，计数菌落数。分离致病菌。细菌总数的计算方法为：细菌总数（CFU/cm²）=（平板上菌落数×稀释倍数）/采样面积（cm²）。③结果判定：普通住房室内物体和环境表面：细菌总数≤15CFU/cm²，并未检出致病菌为消毒合格。医院室内物体和环境表面：Ⅰ、Ⅱ类区域：细菌总数≤5CFU/cm²，并未检出致病菌为消毒合格；Ⅲ类区域细菌：总数≤10CFU/cm²，并未检出致病菌为消毒合格；Ⅳ类区域细菌：总数≤15CFU/cm²，并未检出致病菌为消毒合格。母婴同室、早产儿室、婴儿室、新生儿室及儿科病房的物体表面不得检出沙门菌。

餐（饮）具表面微生物污染的监测　①采样：在消毒后、使用前进行采样。采样方法：将2.5cm×2.5cm灭菌滤纸片于无菌洗脱液中浸湿均匀，贴在食（饮）具表面，经5分钟取下，每10张滤纸合为一份样本（相当于50cm²采样面积），投入含50ml生理盐水的100ml三角烧瓶中，于4小时内送检。餐（饮）具若用化学消毒剂消毒，采样液中应加入相应中和剂。②检验：细菌总数检测按"物品和环境表面消毒效果的监测"中方法执行。大肠菌群检测：取1ml采样液，加入相应的单倍或双倍乳糖胆盐发酵管内，置37℃温箱培养24小时；若乳糖胆盐发酵管不产酸、不产气，则可报告大肠菌群阴性。如果结果可疑则进行分离培养。③结果判定：细菌总数≤5CFU/cm²，未检出大肠菌群和致病菌，为消毒合格。

手和皮肤黏膜消毒效果的监测　①采样：在消毒后立即采样。采样方法：手的采样，被检人五指并拢，用浸有含相应中和剂的无菌洗脱液的棉拭子在双手指屈面从指根到指端往返涂擦2次（一只手涂擦面积约30cm²），并随之转动采样棉拭子；剪去操作者手接触部位，将棉拭子投入

10ml含相应中和剂的无菌洗脱液试管内，立即送检。皮肤黏膜采样，用5cm×5cm的标准灭菌规格板，放在被检皮肤处，用浸有含相应中和剂的无菌洗脱液的棉拭子1支，在规格板内横竖往返均匀涂擦各5次，并随之转动棉拭子；剪去手接触部位后，将棉拭子投入10ml含相应中和剂的无菌洗脱液的试管内，立即送检。不规则的黏膜皮肤处可用棉拭子直接涂擦采样。②检验：细菌总数检测按"物品和环境表面消毒效果的监测"中方法执行。③结果判定：Ⅰ、Ⅱ类区域工作人员：细菌总数≤5CFU/cm²，并未检出金黄色葡萄球菌、大肠埃希菌、铜绿假单胞菌为消毒合格；Ⅲ类区域工作人员：细菌总数≤10CFU/cm²，并未检出金黄色葡萄球菌、大肠埃希菌为消毒合格；Ⅳ类区域工作人员：细菌总数≤15CFU/cm²，并未检出金黄色葡萄球菌、大肠埃希菌为消毒合格。母婴同室、婴儿室、新生儿室及儿科病房的工作人员，不得检出沙门菌、大肠埃希菌、溶血性链球菌、金黄色葡萄球菌。

使用中消毒液染菌量的监测　①检测方法：涂抹法，用无菌吸管吸取消毒液1.0ml，加入9.0ml含有相应中和剂的采样管内混匀，用无菌吸管吸取上述溶液0.2ml，滴于干燥普通琼脂平板；每份样品同时做2个平行样，一平板置20℃培养7天，观察真菌生长情况，另一个平板置37℃温箱培养72小时记数菌落数，同时检测致病菌。消毒液染菌量（CFU/ml）＝每个平板上的菌落数×50。倾注法：用无菌吸管吸取消毒液1.0ml，加入到9.0ml含相应中和剂的采样管中混匀，分别取0.5ml放入2个灭菌平皿内，

加入已熔化的45～48℃的普通营养琼脂15～18ml，边倾注边摇匀；待琼脂凝固，一平板置20℃培养7天，观察霉菌生长情况，另一个平板置37℃培养72小时，计数菌落数，同时检测致病菌。消毒液染菌量（CFU/ml）＝每个平板上的菌落数×20。②结果判断：消毒液染菌量≤100CFU/ml，并未检出致病菌为合格。

水中余氯含量的检测　①快速检测：取经消毒的水样，用市售余氯比色器或余氯测定试剂盒测定。使用余氯试剂盒时，取余氯试剂管1支，先压碎塑料管内的无色毛细玻璃管，去帽后用手指压紧挤出塑料管内空气，将管口浸入被测水样中，放松手指吸水样2/3管以上，摇匀，10秒后与标准色板比色定量，测得结果为水中游离氯含量；再压碎塑料管内的棕色毛细玻璃管，充分摇匀，10秒后再与标准色板比色定量，测得结果为水中总余氯量；以测得总余氯量减去测得游离氯量即可得水样中结合氯的含量（mg/L）。②实验室检测：必要时，可采取 N，N-二乙基对苯二胺（DPD）分光光度法或甲土立丁（联邻甲苯胺）比色法进行实验室检测。

应用　军队在平时进行饮水、饮食及公共场所的预防性消毒，当出现传染病疫情后及时采取有效的消毒措施进行疫源地消毒，以及军队医院医疗用品的消毒灭菌工作中，均需进行消毒与灭菌效果的评价。

（邓兵　高东旗）

yězhàn xiāodú

野战消毒（field disinfection）针对野战条件下容易受到污染的对象选择简便易行的物理、化学等消毒方法，杀灭或清除可能导

致传染病疫情和医院感染的病原微生物的处理。野战条件下的生活环境和卫生条件与平时有很大区别，官兵劳动强度大，身体抵抗力下降，容易发生疾病，甚至造成传染病的流行。因而，野战条件下的消毒工作比平时更加困难，也更加重要。

消毒工作的特点 ①生活艰苦，卫生条件差，食物容易污染，可能引起食物中毒和消化道传染病。②环境复杂，受地理、气候条件影响大，有时水源不足或者污染较重，饮水卫生问题突出。③部队调动频繁，流动性大，易感性增高，传染源不易控制，传播途径难以切断，而且往往因作战、训练或救援任务的需要，不得不进入疫区、自然疫源地或敌人生物战剂污染的地区，也可能直接遭受敌人生物武器的袭击，易造成传染病的流行。④任务艰巨，官兵体力消耗大，有时物资供应困难，或不能及时洗澡换衣，个人卫生差，容易感染发病。⑤消毒制度不易坚持，平时的消毒卫生设备可能难以发挥作用，消毒措施难以落实，往往造成传染病的大批发生。⑥部队集中驻守阵地、坑道或帐篷内，人员拥挤，居住条件差，存在着必须解决的消毒问题。⑦环境不稳定、运输困难、缺水缺电等，给野战消毒工作带来很多困难。

消毒方法 野战条件下的卫生防疫消毒，主要是做好饮食、饮水、居住和作业（作战）环境，以及医疗机构的卫生管理与消毒工作。受到生物战剂袭击时，要及时洗消。

饮食卫生与消毒 部队在集结地域选择伙房位置要符合卫生学要求；注意食品的安全运输、贮存，防止腐败变质，避免熟食再污染；剩余食品妥善保管，严格消毒后方可食用；餐具实行"自带、自用、自保管"，流水或分水洗餐具。禁止官兵随意购买零食，不随便采食不认识的野菜、野果。战时警惕敌人放毒，对缴获的食品和疑有放射性沾染、染毒或生物战剂污染的食物须检验鉴定，确认无害才能食用。中国军队在野战条件下采用的食品、炊（食）具和容器的消毒方法，见表。需要注意的是，消毒、洗净的炊（食）具应置于防鼠、防蝇的餐柜内保存，不要再用抹布擦拭。

饮水卫生与消毒 进行水源卫生侦察，选择良好的水源，加强水源保护，对水源周围进行卫生整顿，建立必要的卫生设备，必要时派出岗哨警卫，以保证部队安全用水。饮用河水、溪水时，可分段或分时取水。战时对从敌方发源的水源，坚持每天抽样检查；未经检查，禁止饮用。保证开水供应；无开水供应时，水壶内的饮用水加饮水消毒片消毒后方可饮用。野战条件下对水井或各种贮水器内的水应进行消毒。根据水源污染的轻重，可采取常氯消毒法和超氯消毒法。①常氯消毒法：有效氯 1～4mg/L，余氯 0.3～0.5mg/L，消毒后不必脱氯。②超氯消毒法：用于严重污染的水源。混浊的水须先澄清（加药或经沙过滤）后再消毒，超氯消毒法消毒过的水须脱氯方可饮用。

环境卫生与消毒 在部队集结地域搞好粪便管理。一般以连排为单位构筑临时厕所，每日清扫，每日定时撒布草木灰或生石灰掩盖粪坑，定期喷洒杀虫药物灭蝇等。战时可以班为单位，选择离阵地不远而偏僻隐蔽的安全地方，挖简单的临时厕所，便后随时掩埋，禁止在阵地随地大便。作战阶段应搞好阵地卫生，及时掩埋尸体和粪便；注意利用战斗间隙掩埋阵地敌尸、死畜和粪便，清理阵地。做好工事、坑道的卫生与消毒工作。坑道密闭时，空气污浊，微生物污染严重，影响进驻人员的健康，导致呼吸道传染病传播，必须适时通风换气。注意防潮，坑道内不要洒水，如坑道漏水，应进行堵漏引流。坑道内贮水，一般要加氯消毒。食品须严密包装，蔬菜存放要防止腐烂。经常晾晒被褥。坑道内污物要进行防臭处理。

医疗机构的消毒 野战条件下，医疗机构条件简陋，病房及手术室拥挤，手术器械、敷料用量大，需求急，而消毒用的工具不足，给消毒供应工作带来较大困难。需在保证消毒灭菌效果的前提下，因地制宜，因陋就简，灵活运用各种消毒方法，做好医疗器械及医治环境的消毒灭菌

表 野战条件下食品、炊（食）具和容器的消毒方法

项目	消毒方法
金属罐头	去掉罐头表面的防护油后，放入含3%碳酸钠的水中，煮2小时以上
玻璃罐头	在含3%漂白粉（相当于有效氯7 500mg/L）的水中浸泡30分钟后，用清水将罐头洗净
木质容器	用含20%漂白粉（相当于有效氯50 000mg/L）溶液冲洗，或用布浸液擦拭
容器内的食物	从容器中取出，至少煮2小时。鲜肉和大鱼应切成块，每块不超过1kg
餐具、小型炊具	在含20%碳酸钠的水中煮1小时以上，或使用含有效氯1 000mg/L溶液浸泡30分钟
受毒气污染食物	采用通风、除去表层污染部分、水洗、烹饪等方法除毒

工作。

反生物战（生物恐怖）条件下的消毒 在发生生物战或遭受生物恐怖袭击时，消毒工作的任务主要是开展生物战剂污染对象的洗消，清除或消灭生物战剂，以切断传播途径，防止人畜受感染发病；当人或动物感染战剂发病时，实施疫源地消毒，防止传染病继续发生和流行。

人员污染消除 首先对着装和随身携带装具的表面喷雾消毒，用皮肤消毒剂擦拭或搓洗暴露部位的皮肤，然后卸下随身物品，脱衣淋浴；淋浴时，用肥皂搓擦洗，温水冲洗。手、皮肤消毒可用碘伏溶液或氯己定醇溶液涂擦；也可用乙醇、苯扎溴铵溶液或过氧乙酸溶液浸泡。服装、装具的消毒可用煮沸或流通蒸汽消毒；也可用含氯消毒剂或过氧乙酸溶液浸泡后，用清水漂洗；或用环氧乙烷气体熏蒸消毒。

场所及物品污染消除 污染道路及室外地面消毒，可用喷洒车喷洒次氯酸钙、二氯异氰尿酸钠或二氧化氯水溶液。消毒室内空气和物体表面，可用气溶胶喷雾器喷洒过氧乙酸溶液然后开窗通风；消毒时注意将空调系统、系统服务的建筑物内部所有空间同时处理，达有效浓度后封闭；如仅需对室内物体表面消毒，可用常量喷雾器喷洒过氧乙酸或含氯消毒剂，也可采用上述浓度的消毒液进行擦拭。建筑物外部表面一般只洗消门窗等人员可能触及部分，其余地方任其自净。

食物、餐具和水的消毒 污染严重的少量食物以销毁为宜，对无法处理的大量食物或粮食，可暂时封存，待其自净，检验无害后再食用。食物与餐饮具的消毒，可用煮沸或流通蒸汽方法；餐饮具还可用远红外消毒器或臭氧消毒器进行消毒。有外包装的食物，可用含氯消毒剂擦拭，然后去除包装。蔬菜、水果可用过氧乙酸、二氯异氰尿酸钠溶液浸泡或臭氧水浸泡；食用前用清水洗净。饮用水最好是煮沸；也可用含氯消毒剂处理，用活性炭吸附余氯，再混凝、沉淀、过滤。对于非芽胞型生物剂污染的水，可使用个人饮水消毒片时消毒。

武器与技术装备的洗消 车辆与大型武器可用卫生防疫车的高压喷枪喷刷二氯异氰尿酸钠等溶液，处理后用水冲去滞留药物，金属物品应擦干、上油以防生锈；也可用防化喷洒车的高压龙头冲洗。通信工具、电子设备、光学仪器及其他精密器材，可用环氧乙烷气体熏蒸消毒处理。对不怕潮湿或腐蚀的外壳可用消毒液擦拭，用清水擦拭。

应用 在野战条件下对饮食、饮水、居住和作业（作战）环境，以及医疗机构的卫生消毒，要合理选择消毒灭菌方法、保障措施及装备建设。受到生物战剂袭击时，要针对生物战剂的不同种类，采取有效措施及时洗消。

（邓 兵 高东旗）

zāihài jiùyuán xiāodú

灾害救援消毒（disinfection during disaster rescue）

在灾害救援过程中，采取各种简便易行、效果可靠的物理或化学消毒方法，对可能造成传染病发生和流行的污染对象进行的消毒处理。洪涝、地震、风暴等自然灾害发生后，灾区建筑物大面积倒塌，供水、供电、交通等基本生活条件遭到破坏，物资短缺，饮食供应困难；水源遭到破坏，灾后短时期内无法找到安全的饮用水源，人们不得不就近饮用各种卫生得不到保障的水，包括雨水、坑水、池塘水、河水、游泳池的水，甚至是工业废水等；厕所、畜圈、垃圾、污物均被洪水冲刷或淹没，水体污染严重；自然生态环境发生剧烈变化，多种动物发生较大范围迁移或死亡，生活习性改变，可能造成媒介动物传播疾病的流行；加之受灾群众精神受到剧烈打击，灾害救援人员劳动强度大，体力消耗剧增，身体抵抗力下降；同时由于居住条件有限，人群高度集中，卫生条件得不到保障。因此，灾害发生后，以消化道传染病、呼吸道传染病为主的疫情极有可能发生和流行。

消毒方法 灾害救援时，防疫消毒的主要对象是饮水、饮食、重要场所的室内环境及人畜尸体。

饮水卫生与消毒 ①水源选择与保护：水源应首选未破坏的城镇自来水，如无自来水供应，按"深井水→浅井水→雨水→地表水"的顺序选择。对于井水，应加强保护，防止污染，并清除周围30m内各种污染源；对于江、河水源，应设警戒地带，在上游1000m、下游100m的沿河两岸禁止排污，采取分段定时取水、建立汲水码头等防护措施。②集中式供水的处理：消毒前，对于浑浊度较高的水源水应经过砂滤和超滤处理；被化学性污染的水源，经沉淀、过滤后，再进行反渗透处理。消毒一般使用含氯消毒剂。一般要求出厂水余氯含量≥0.7mg/L，管网末梢水余氯含量≥0.05mg/L。③缸水（桶水）的处理：当水浊度较高时，应先经洁净处理（混凝沉淀、过滤）后再进行消毒。消毒时，可使用含氯消毒剂，其用量随水污染程度而定。消毒后，测量余氯，一般不低于0.5mg/L即可。④被尸体污染水的处理：为防止饮水的尸碱中毒，应尽快对水源周围的尸体进行清除，同时使用含氯消毒剂对局部环境进行彻底消毒处理。另外，用砂滤或炭末、明矾混凝过滤、吸附等，可除去水中的尸碱和细菌毒素。

饮食卫生与消毒　指导原则是因陋就简，因地制宜，采取简易手段，抓住关键环节，使受灾群众和救援人员能食用到基本安全的食品，确保不发生大规模的食品污染事件。①开展食品卫生状况综合评估：主要调查饮水是否充足、食品供应来源、食品分发方式、加工场所及加工设施状况、供餐方式、餐具的清洗消毒条件、是否有相应的卫生监督力量等。②加强食品储存、分发的监督管理：建立救灾食品检查制度，在物资接收和发放点设专人负责检查食品的卫生状况，大批量食品必要时进行实验室检验，确保安全；做好食品生产、储存、运输、分发过程中的卫生指导。③加强集中供餐点的卫生监督：食品加工人员应身体健康，保持个人卫生；清除集中供餐点附近的污染源；有安全饮用水源或经过消毒处理的饮用水；具备满足需要的食品加工容器和工具、清洗消毒设施、废弃物暂存处理设施；食品原料的来源及储存条件可靠；烹调食品烧熟煮透，避免生熟食品交叉污染；食品应加工后当餐食用，不得存放，尽量不留剩菜剩饭。④加强饮食卫生知识宣传：饮清洁的饮用水，生水应煮沸后饮用；不食腐败变质的食品，不食死亡的家禽家畜；不生食动物性食品，严禁食用未经煮熟的肉类。食用方便食品、饮用瓶装水前，要先查看是否合格产品，开瓶的水尽快饮用完，过夜的开瓶水尽量不饮用。因救援任务的需要，有时官兵可能在救援现场吃便餐，此时应在尽可能按时就餐的同时，特别注意做好"三先"，即先洗手、先检查食物是否变质、先吃热食。

环境卫生与消毒　受灾群众安置点、救灾人员居住点等临时居住场所的设置，要符合卫生学要求，构筑垃圾收集点和临时厕所，禁止随地大小便，禁止饲养畜禽；住室经常通风。安排专人定期对厕所粪坑撒布生石灰或漂白粉，每天对厕所、垃圾点至少喷洒1次杀虫剂，及时清运粪便、垃圾并进行无害化处理；传染病患者的粪便单独收集，按等量比例加入生石灰或其他消毒剂，搅拌后集中掩埋；传染性垃圾、废弃衣服等，喷洒含氯消毒剂等作用后，掩埋或焚烧处理。

在医疗救治机构、临时安置居住点、集中供餐点等重要场所，必要时可进行室内空气消毒和表面消毒。室内空气消毒，可使用气溶胶喷雾器喷洒过氧化氢溶液；室内无人时，也可喷洒过氧乙酸溶液，或使用过氧乙酸溶液置于瓷或玻璃器皿中加热蒸发。室内物体表面消毒，可喷洒含氯消毒剂或过氧乙酸溶液至表面湿润；对垃圾桶及垃圾，可喷洒含氯消毒剂；对厕所，可喷洒含氯消毒剂，主要喷洒门把手、门框、路面、蹲坑等处，应喷洒至表面湿润；对有明显尸臭的倒塌废墟，在确定下面没有生还者的情况下，可喷洒含氯消毒剂。

尸体的消毒与处理　对逝者处理时必须给予尊重；及时清理，尽快掩埋；对暂时不能处理者，存放时间尽量短。①遇难人员尸体处理：尽量选择火化。如选用土葬，尽可能深埋；埋葬地点应远离水源，在人口密集区的下风向，选择地势较高、土壤结构结实、地下水位低的场所。大量尸体不宜采用焚烧的方法，以防污染空气和周围人群吸入中毒，可采用一层漂白粉一层尸体的掩埋方法。对已腐烂的尸体，以及甲类、乙类传染病死亡者的尸体，彻底消毒后尽快火化或者深埋。②畜禽尸体处理：对死亡畜禽尸体体表、生前圈舍、活动场地，清扫、冲刷后喷洒消毒，消毒可用漂白粉上清液喷洒至表面湿润。畜禽尸体进行深埋，坑的大小和深度根据畜禽尸体数量的多少而定；坑底铺垫生石灰，尸体入坑后，再撒上生石灰，覆盖厚土，土层厚度不宜过小；填土不要太实，以免尸腐产气，造成气泡冒出和液体渗漏。

意义　灾害救援是各国军队重要职责和任务之一，做好灾害救援过程中的消毒工作，对确保"大灾之后无大疫"，维护受灾群众和救援官兵身体健康，具有十分重要的意义。

(邓　兵　高东旗)

jūnduì bìngméi shēngwù kòngzhì

军队病媒生物控制（vector pests control for military）　由军队专业技术人员或军队认可的专业技术力量在军事管辖范围内开展的病媒生物管理活动。因通常以卫生害虫与鼠类为对象，俗称军队杀虫与灭鼠。病媒生物指与病原体扩散或传播相关的生物。在对象上既包括具备传播病原体能力的媒介生物，又包括贮存或传播病原体的宿主动物。其中，媒介生物以节肢动物门的昆虫纲和蛛形纲为主，如蚊、蚤、蝇、蠓、蚋、蛉、虱、蜱、螨等；宿主动物种类广泛，主要以哺乳纲和鸟纲为主，如蝙蝠、鼠、兔、马、牛、羊、鸡、鸭、鹅等。病媒生物除了骚扰、刺螫、吸血、寄生或引起变态反应等直接危害人体健康，更重要的危害是直接或间接传播病原体。已知的人类疾病中，2/3 以上同媒介生物密切相关。此外，病媒生物还可被投放，人为散播病原体甚至生物战剂，造成重大人员伤亡直至种族灭绝。病媒生物防制可降低病媒生物的种群密度，减少病媒生物同人和动物的接触，切断病原体或生物战剂通过病媒生物向人群传播的途径，避免或减轻病原体或生物战剂的危害。

军队病媒生物控制是从杀虫和灭鼠中派生出来，属于有害生物管理学范畴。军队早期的病媒生物控制萌芽于对传染病的认知，据《周记》记载，早在公元前 11 世纪，军队就有专门治虫的防疫官，称之为司罐，掌行火之政令，司时变之国火，以救时疾。公元前 1 ~ 2 世纪就有在军队利用汞、砷制剂杀灭虱、蚤和鼠的记载。随着军队由冷兵器时代、火器时代到数字、信息化时代的变迁，军队病媒生物控制也逐渐出现新的特点，表现在保障对象、管理范围和控制技术等。保障对象由先前单纯的官兵健康延伸至装备和设施以及由此衍生的数字化信息等。在管理范围上，从陆地营区延展至海、陆、空、天、电等五位一体的全方位、多层次空间。在控制技术方面也由原先的化学杀灭延展至综合治理体系的建立和可持续控制策略，从而实现由单纯消杀灭向立体防疫、反生物战、反生物恐怖和保护装备及设施等复合型转变。

控制原则 ①综合控制原则：病媒生物种类多、数量大，生态环境各异，不同的病媒生物控制方法也不同，因此，病媒生物控制需要综合物理、化学、生物、环境、遗传等控制措施，从而形成一整套高效、实用的综合控制体系控制病媒生物。②防护并举原则：在进行病媒生物防制的同时，还需对人员、场所、设施、设备等采取防护措施，防止人员和装备受病媒生物危害。③协同治理原则：军队病媒生物控制的目标是保护人员、装备、设施的安全与健康，是在军事管辖范围内开展的病媒生物管理活动，因此，军队病媒生物防治必须在上级组织的统筹管理下进行；同时，媒介生物控制同军事任务类型、军队人员、装备、设施及场所的卫生管理密不可分，需要在多方面力量的参与下群策群力地完成。因而，军队病媒生物控制需要在组织统一协调下多方面力量协同完成。④平战结合原则：无论和平时期还是战争时期，病媒生物都需要防治，但两者的侧重点和防治方法不同。和平时期的防治以常见传染病相关的病媒生物为对象，可采取缓效、持续、环境友好的防治策略；战争时期则以传播烈性病原体或生物战剂的病媒生物类群为主，既包括外来异常病媒生物，也包括本地重要病媒生物。多采用快速杀灭、高效防护相结合的防治策略。⑤因地制宜原则：病媒生物的滋生与危害都与特定的自然环境密切相关，呈现出时空变化特征，不同地区、不同季节病媒生物的滋生和危害特征不同，与此对应的病媒生物控制也应根据病媒生物滋生习性和自然环境特征适当调整、合理选用。

控制内容与方法 军队病媒生物控制主要包括病媒生物危害控制和病媒生物治理两方面。病媒生物危害控制主要以人员、场所、设备设施为目标，采用必要的防护、隔离等措施避免病媒生物所形成的危害；而病媒生物治理则是通过对病媒生物的直接杀灭、生理调控、生境清除等手段，从根本上消除病媒生物可能形成的危害。军队病媒生物防制的重要对象是蚊、蝇、蚤、蜱、螨等节肢动物媒介以及鼠、鸟等宿主动物。病媒生物具有主动觅食、交配、迁徙和栖息等习性，并适应于一定的自然环境而生存，根据这些特点研发出多种病媒生物的防治技术和综合防治方法。

军队病媒生物控制方法主要包括化学控制、物理控制、生物控制和环境控制等以及多种措施结合的综合控制。①化学控制：使用具有毒杀、引诱、驱离、调节生长、阻断交配等功能的化学物质杀灭和控制病媒生物的种群数量的方法。常用的化学物质主要有杀虫剂、杀鼠剂、驱避剂、引诱剂、生长发育调节剂、信息素等，这些化学物质通常制作成一定剂型，由人工或器械喷洒、投送或布放使用。②物理控制：利用声、光、电、热、机械、射线等原理，通过电击、阻隔、引诱、粘捕、捕杀等手段控制病媒生物的种群数量的方法。常用的物理控制主要有电击、火烧、笼捕、粘捕等，这些防制方法通常由一定的器械用品来实现，如蝇拍、蚊拍、粘纸、蝇笼、诱杀灯、鼠夹、鼠笼、粘鼠板、地箭等。③生物控制：利用病媒生物的天敌、病原微生物及其衍生物来杀灭或控制病媒生物的种群数量。④环境控制：通过改变或消除病媒生物的滋生或栖息环境，影响其吸血、觅食、交配、迁徙、繁殖等行为，降低病媒生物的种群数量的方法。常用的方法有清除积水、垃圾、杂物等、平整和硬化地面、使用防虫（鼠）设施或构建防虫（鼠）建筑等。⑤综合控制：运用化学、物理、环境治理、人员防护等多种手段防治病媒生物的措施，是媒介生物的防治实践中最常用、最有效的方法，广泛应用于军队病媒生物防治的实践。

军队病媒生物控制组织与实施主要包括以下步骤。①侦查：通过资料调研与现场侦查快速查明目标地域范围内重要病媒生物的种类、密度、分布及活动规律；查明目标地域的地形、地貌、地物、水文、地质、降水、大气环流、气温、交通、人口等基础资料；查明目标地域人口和畜禽状况、卫生条件和传染病本底资料；查明目标地域可动员的病媒生物防制力量。②储备：通过病媒生物控制预案推演建立技术储备；通过药品、器械等物资采购、调配实现物资储备；通过培训和演练实现人员储备。③实施：根据军事任务需求和整体部署，通过个人与集体防护建立安全屏障；通过综合控制措施控制病媒生物的数量与分布；通过环境治理和人员管控实现病媒生物危害最小化，直至无害化。④评估：通过对目标区域的再侦查明确病媒生物的种类、密度状况，评估可能出现的媒介生物危害程度，确定下一阶段的媒介生物控制策略。⑤考核：考核指标包括高效（在规定时间内消灭目标区域大多数病媒生物）、持效（病媒生物剩余密度低、恢复速度慢，在规定时间内不重新造成危害）、安全（环境友好，对人和非靶标动物安全无害）和方便（简便、省力）。

作用与意义 军队病媒生物

控制可通过有效手段控制病媒生物数量，切断病原体或生物战剂与人员的传播环节，消除病原体或生物战剂对军事场所和设施潜在危害和污染，从而保障官兵健康、安全和战斗力，保护军事装备与设施的良好状态和战技指标。

（孙 毅）

shǔmìdù diàochá fāngfǎ

鼠密度调查方法（survey of rodent density） 了解特定时间单位空间内栖息的鼠种类及密度的方法。鼠密度是指单位时间空间内鼠类的种类和个体数或生物量。鼠密度调查是了解该地域鼠类组成、密度、危害程度，并对鼠类控制措施进行评估的基础性指标之一。

方法 鼠密度可分为绝对密度和相对密度。绝对鼠密度表示特定时间、空间范围内鼠类的绝对个体数或生物量；而相对鼠密度则是特定时间、空间范围内鼠类相对于某种生物量的个体数或生物量。因此，鼠密度调查方法也包括绝对数量调查方法和相对数量调查方法。一般绝对鼠密度仅在有限、可控的环境条件下得以明确，常用的鼠密度调查法大多数是相对鼠密度调查方法，包括食饵法、捕鼠器法、粉迹法、鼠迹法、堵洞法、夹夜法、目测法等。①食饵法：以某种方式确定投饵点，在投饵点上投放食饵，通过鼠类对食饵的盗食情况来估计鼠密度，又可以分为饱和食饵消耗法和点消耗法等。如饱和食饵消耗法是指以某种方式确定投饵点，连续投放食饵，逐日称取剩余食饵，直到食饵消耗稳定为止，通过食饵消耗量来估计鼠密度。②捕鼠器法：按规定的时间和数量，在调查地点按规定的方法布放捕鼠器，一定时间后检查，

从布捕鼠器数和获鼠数计算鼠密度的方法。常用的捕鼠器包括捕鼠笼、粘鼠板、捕鼠夹等。捕鼠笼因体积大、携带不便或操作繁琐，且捕获率偏低，除要求活捕外，使用不多；粘鼠板因易受室外环境影响，只能在室内使用，且成本高、捕获鼠处理较繁琐等而应用受限，但在一定条件下室内使用不失为一种合适的选择；捕鼠夹是目前中国比较常用的捕鼠器。③粉迹法：按规定的时间和数量，在调查地点按规定的方法在地面上撒粉，一定时间后检查，粉块上有鼠迹者为阳性，根据阳性分块数和有效粉块总数计算阳性率。是应用最广泛的方法之一，多用于家鼠室内密度测量，只要地面光滑，如一般硬化地面即可应用，方法简便，成本低廉，对鼠类本身活动几无干扰。④鼠迹法：调查单位面积内鼠群的活动量和痕迹，包括鼠粪（dropping）、咬痕（gnawing）、鼠道（runways, rubmarks and tracks）、鼠尿、洞穴（burrow）等。室内鼠迹法检查一般检查2000间房间（15m² 折算 1 间）。有一处鼠迹房间算作鼠迹阳性房间。外环境鼠迹法检查驻地的杂物堆放点、垃圾收集站、训练场、哨点、观通站、绿地、码头、堤坝渠壁、交通道两侧院内、生活区空地等累积 2 000m 延长线环境中的鼠迹，包括鼠（死鼠）、鼠洞、鼠粪、鼠咬痕以及鼠道。⑤堵洞法：测量单位面积内有鼠居住的鼠洞数。方法是在观察范围内抽取一定面积（称作样方）进行检查，通过将该面积内所有鼠洞全部堵上，观察24 小时或48 小时后的掘开洞数（被掘开者系有鼠居住者），该样方面积内的掘开洞数即鼠密度，以"掘开洞数/单位面积"表

示，该单位面积可大可小，根据情况决定，如某些野鼠可以公顷为单位，而家鼠可以房间数表示。堵洞法在城镇应用费时费工，主要用于某些野鼠如黄鼠、旱獭、沙鼠等的密度测量。⑥夹夜法：1个鼠夹经过一个夜晚的捕获时间称为 1 个夹夜。平均每 100 个鼠夹经过 1 个夜晚所捕获的鼠数量来表示鼠密度的方法。该法成本较高，工作量较大，操作不如粉迹法简便，但适应范围更广，城镇、农村、室内、室外几乎任何环境均可应用。该法是应用最广的鼠密度测量方法。⑦目测法：准确度较低，只适用于某些在野外开阔地带栖息、密度较低且白天活动的鼠类，如旱獭等。此外，鼠密度调查方法还包括水灌洞穴法、驱逐法、烟熏法、捕尽法、取样图法、线路统计法、活捕 - 标记释放 - 再捕获法等。

应用 鼠密度是开展军队防疫、生物战及生物恐怖防御工作必须掌握的基础性指标之一。因此鼠密度调查方法常应用于军队流行病学侦查、传染病风险评估、重要军事装备和设施防护、军事行动区域控制措施评价等环节。在生物战及生物恐怖袭击中，鼠密度调查则主要应用于生物战剂来源、性质的分析，评估可能造成的次生疫源地的范围、影响时限以及可采用的应对策略及其有效性等。

(孙 毅)

jūnduì shǔhài kòngzhì jìshù yuánzé

军队鼠害控制技术原则（technical principles of rodent control for army）

为保护人员安全健康，保障重要装备和设施的良好状态和性能指标，对侵害的鼠类进行控制应遵循的程序、标准、规范和方法的总称。军队鼠害控制技术原则是在长期的灭鼠实践中不断总结提炼所形成的灭鼠基础理论，随着对鼠害及其控制技术的不断深入，新的灭鼠技术的不断涌现，鼠害控制技术原则势必将随之而发生相应调整，更好地指导并服务于灭鼠技术实践。

基本内容 主要包括鼠害控制标准、鼠害控制技术实施原则和鼠害控制技术监管 3 方面。

鼠害控制标准 一般来讲，全部清除鼠类是不可能实现的，因此鼠害控制工作应遵循的原则是将鼠密度控制在一定的范围外，使之不能为害或为害十分局限。通常用鼠密度标准作为鼠害标准之一。

鼠害控制技术实施原则 主要包括：①查清鼠情鼠患，鼠害控制工作前应培训骨干，进行鼠种类、组成、密度、栖息、活动和危害情况调查。②在鼠害控制策略上采用综合治理措施，以环境治理和防鼠设施建设为基础，以化学药物控制鼠害为重要手段，配合其他鼠类控制措施。③选择药物和鼠害控制时机，选择药物要遵循安全、高效、经济、便捷和可持续的原则，一般选择慢性灭鼠剂，以抗凝血灭鼠剂为主。④科学投放鼠药，保证鼠害控制质量，要保证"四率"即饱和率、覆盖率、到位率和监管率。⑤认真考核鼠害控制效果，按照科学的设计进行鼠害控制效果的考核，真实反映灭鼠工作的成效和不足。⑥监测鼠情，定期监测鼠害控制后重点场所鼠类密度的回升情况，及时采取相应对策。⑦坚持不懈，巩固成果。结合鼠害控制工作，开展防鼠工作和环境改造，进行持久性的鼠害控制工作。⑧建立防鼠屏障。为防止外来的害鼠入侵，在保护的重点部位设置毒饵站，挖防鼠沟或其他环境治理措施建立牢固的防鼠屏障。⑨加强灭鼠剂的管理，确保安全。对灭鼠剂的保管、包装、配制、投放和死鼠处理以及其他相关安全适宜进行管理和标示，确保鼠害控制工作的安全进行。⑩加强技术指导。鼠害控制技术需要根据鼠害控制效果进行不断调整，因此，需要不断总结经验，改进方法，提高鼠害控制效果。

鼠害控制技术监管 对鼠害控制工作技术规范的审查和监督，主要把握：鼠情鼠患调查是否清晰准确；灭鼠策略是否得当，是否符合当地的客观实际；环境治理和防鼠设施设备是否完善；药物选择是否高效、安全、经济、便捷和可持续，对目标鼠类的靶标性如何，适口性如何、防鼠效果是否明显，防治效果能否持久；鼠类防治工作的组织和管理的规范程度，能否保证"四率"的实现；技术指导和服务是否到位等。

应用 军队鼠害控制技术原则是科学指导鼠害控制技术实践，完成鼠害控制任务达到鼠害控制目标的纲领，广泛应用于鼠害控制实践中，在具体应用中，应本着因地制宜、科学管理和经济有效的原则，确定科学的鼠害控制策略、指导具体的鼠害控制技术实践。科学有效地贯彻和应用鼠害控制技术原则，可在一定层次上控制病原体或生物战剂污染甚至潜在污染的宿主动物，对于从根本消除病原体或生物战剂的长远影响具有重要意义。

(孙 毅)

jūnduì shǔhài zōnghé kòngzhì

军队鼠害综合控制（integrated rodent control for army）

为避免或减轻媒介生物的危害，相关部门运用鼠害综合控制技术对危害军事行动、人员健康和军用设施设备的害鼠进行控制的活动。鼠害综合控制技术既可以是综合了害鼠化学、物理、生物、环境的特性或原理的一种控制技术，也可以是两种或两种以上鼠害控制技术的综合。

简史 害鼠是能够传播和储存病原体（生物战剂）、危害人和动物的一类生物，是有害生物的重要组成部分。随着害鼠综合控制从害虫综合控制（integrated pest control，IPC）概念中衍生过程，军队害鼠综合控制又被赋予了独特军事特色。最初的综合控制简单地界定为"把生物防治和化学防治有机结合"，1967年联合国粮农组织（Food and Agriculture Organization of the United Nations，FAO）罗马会议把害虫综合控制上升为一种系统，认为"害虫综合控制是一种害虫管理系统，按照害虫种群的发展动态和与它相关的环境条件，利用适当的技术和方法，使尽可能地互不矛盾，保持害虫种群处在经济受害水平之下"，此时的综合控制不包括病媒生物。1972年害虫综合控制重新定义为"要求在系统分析的基础上选择最佳方案，针对有害生物种群动态，结合与之相联系的环境因素，采用各种尽可能相互协调的有效防治方法，将有害生物种群保持在经济损害水平以下，从而获得最大的经济效益，并使对生态系统内外的不良影响减少到最低限度"。将害鼠纳入综合控制体系。由于鼠害的军事意义凸现，害鼠综合控制已成为保障军事行动、维护军事设施设备和保护人员健康的主要手段，得到了广泛共识。

基本内容 包括军队鼠害综合控制的原则、显著特点和基本要求、方法等。

原则 由于害鼠是病媒生物的重要组成部分，军队鼠害综合控制除遵循军队病媒生物控制的一般性原则外，还需遵循以下原则。①以防为主，防治并举。有害鼠类的种群活动、繁殖和栖息依赖于一定的时间、空间和自然环境，消长规律和危害特性明显。可依据其滋生特点和消长规律，建立害鼠监测、预警和控制体系，必要时采取适当的环境治理和防护害鼠入侵的措施（构筑防鼠建筑或使用防鼠设备等），减少或避免害鼠的危害或使其始终处于危害水平以下的阈值。②地上控制与地下灭除相结合。害鼠往往为穴居习性，昼伏夜出，其时间、空间和自然环境中分布多呈现斑块或点线聚集分布。因此，军队害鼠的综合控制往往针对危害严重的主要鼠类及其分布区域采取快速杀灭措施，在尽可能短的时间内实现地上主要害鼠类群的快速控制或灭除，降低害鼠接触人员传播疾病或生物战剂的可能性。同时，为了降低害鼠因主动觅食、迁徙和栖息习性而产生的由地下向地面扩散的活动能力，还需采取高效、快速灭除措施，对地下、洞穴中的害鼠进行灭除，进而有效地控制害鼠及其传播病原体或生物战剂的危害。③高效、速效、持效相结合的可持续原则。高效、快速地灭除和控制是降低害鼠种群密度、防止病原体或生物战剂借助害鼠进行扩散的重要手段。然而，害鼠种类多、数量大、生活环境复杂，难以在短时间内彻底清除，害鼠及其感染的病原体或生物战剂对人和动物的危害作用也会在一段时间内持续存在。因此，还需要采用环境治理等持效措施控制害鼠的种群数量，实

现害鼠综合控制的可持续效用。④与媒介生物控制相结合的原则。害鼠常是媒介生物的寄主，媒介生物依赖稀释害鼠的血液而生存，在开展军队害鼠综合控制的同时，还需与军队媒介生物综合控制相结合，才能取得预期的效果。

显著特点和基本要求 军队鼠害综合控制特点显著，表现为：①目的性。以预防和避免害鼠引起的传染病、生物恐怖和生物战对军事行动、人员健康或设施设备的影响为首要目标。②系统性。军队鼠害综合控制是从生态系统的整体性出发，是综合害鼠及其依赖生存的生态系统中诸因素的作用和相互关系所形成的、以生态系统为管理单位的综合措施。③动态性。害鼠种群数量与分布的不断变化，决定了军队害鼠综合控制的动态性，其控制策略、控制技术和控制指标随时间、地点和环境的特殊性而变化。④综合性。害鼠对军队及军事行动的危害严重、过程复杂，而害鼠综合控制所保护的对象又十分重要，因此要求军队鼠害综合控制必须凸现其综合性，实现控制措施、控制方法与军事行动、人员健康以及时空环境的协调与配套。由此，军队害鼠的综合控制须遵循以下基本要求。①允许害鼠在一定条件下，低于一定的密度阈值而存在。害鼠的危害毋庸置疑，但要彻底消灭某一种或一类害鼠几乎是不可能的，可行的策略是在一定地域或时间内实现对害鼠的有效控制，使其传播病原体或生物战剂的能力丧失殆尽，以实现对军事行动、人员健康和设备设施的有效保护。②充分利用自然控制因素。要充分地利用对害鼠起控制作用的自然因素，提倡利用天敌、病原微生物、绝育剂、

信息素等手段控制害鼠。③强调控制措施及方法间的相互协调和综合。④提倡多学科协作。害鼠综合控制是一个融合生态学、环境保护学、经济学等多学科的综合问题。军队害鼠综合控制也是一个非常复杂的系统工程，包括信息系统、决策系统和行动系统等，需要科学而准确地进行信息的收集、系统分析、数学模型的建立和计算机程序的编制等过程。

方法　鼠类具有主动觅食、交配、迁徙和栖息等习性，并适应于一定的自然环境内生存，根据这些习性结合军队特点研发出了一系列的军队害鼠的控制方法，包括军队害鼠化学控制方法、物理控制方法、环境控制方法、生物控制方法、遗传控制方法和综合控制方法等。军队害鼠综合控制方法又可分为多种类型。①不同控制措施的综合。最常用的是化学控制与物理防护、环境控制配套综合，通过使用化学杀虫剂控制环境中的媒介生物存量，再配合以环境控制措施，通过消灭滋生场所等方法消灭媒介生物的增长量，结合物理防护切断入侵途径，从而实现害鼠的有效控制。②害鼠控制措施与人员防护措施之间的综合。军队害鼠综合控制的目标是保护军事行动、人员健康和设施设备的安全，在直接控制害鼠的同时，对重点场所、设备、设施实施一定的防护措施，亦可达到综合控制的目的。③同一控制措施、不同控制方法的综合。即使针对同一环境下的同一媒介生物，军队害鼠综合控制也使用同一控制措施中的不同方法。譬如，对于害鼠，既可粘捕，又可笼捕。

应用　军队鼠害综合控制广泛应用于平战时的害鼠控制及日常防疫工作，是鼠害控制实践中最常用、最有效的方法。因此，鼠害综合控制适用于几乎所有的鼠害控制实践，只是在不同环境、不同条件和时机，综合控制措施中不同措施的主次搭配不同而已。军队鼠害综合控制的应用一般在害鼠监测、评估的基础上进行，在受到鼠源性传染病或与鼠相关的媒介生物性疾病威胁或具有生物战剂潜在危害的情况下应用。以害鼠种群数量较高、具有携带或传播病原体或生物战剂危险性较大、人群暴露程度高为特征。军队害鼠综合控制技术的应用，可克服化学控制等单个措施的局限性以达到害鼠彻底控制、直至局部消除的目标。

（孙　毅）

jūnduì shǔhài huàxué kòngzhì

军队鼠害化学控制（chemical control of rodents for army）　军队上利用化学药物，以诱饵、毒水、毒糊、毒粉、毒气等技术手段，对害鼠进行诱集、驱避、杀灭，进而对害鼠进行控制和管理，使之种群密度降低至不足为害的水平的管理措施。

基本方法　常用的鼠害化学控制方法包括毒饵法、毒气法、毒水法、毒粉法和毒糊法。①毒饵法：灭鼠剂原药是不能直接用于灭鼠工作的，一般是将灭鼠剂原药同基饵（多为粮食）和（或）其他填料按一定比例混匀后，压制成一定的颗粒状饵料用于灭鼠。肠道灭鼠药可分为急性和慢性灭鼠药两类。只需服药一次可奏效的称急性灭鼠药或速效灭鼠药，多用于野外；需连续几天服药效果才显著的称慢性灭鼠药或缓效灭鼠药，多用于居民区内。主要有磷化锌、毒鼠磷、杀鼠灵等。杀鼠灵是世界上广泛使用的抗凝血灭鼠药，是典型的慢性灭鼠药。杀鼠灵的毒力和服药次数有密切关系。服药一次，只有在剂量相当大时才能致死；多次服用时，虽各次服药总量远低于一次服药的致死量，亦可能致鼠死亡。它主要破坏鼠类的凝血因子能力，并损伤毛细血管，引起内出血，以致贫血、失血，最终死亡。它作用较缓慢，一般服药后4~6天死亡，少数个体可超过20天。加大剂量并不能加速死亡。杀鼠灵用量低，适口性好，毒饵易被鼠类接受，加之作用慢，不引起保护性反应，效果一般很好。不过，投饵量必须大大超过急性药毒饵，投饵期不应短于5天。杀鼠灵对褐家鼠的慢性毒力甚强，但对小家鼠、黄胸鼠等稍弱。在禽、畜中，猫和猪比较敏感，鸡、鸭、牛等耐力很大，是比较安全的杀鼠剂。另外，敌鼠钠盐、氯敌鼠、溴敌隆、大隆、杀它仗等急慢性毒力均强，适口性好，靶谱广，对于抗性鼠有效使用浓度低，可用于野外和室内。②毒气法：毒气灭鼠有两种类型：化学熏蒸剂和烟剂。常用化学熏蒸剂是磷化铝和氯化苦，以及不同配方的烟剂。熏蒸灭鼠某些药物在常温下易气化为有毒气体或通过化学反应产生有毒气体，这类药剂通称熏蒸剂。利用有毒气体使鼠吸入而中毒致死的灭鼠方法称熏蒸灭鼠。熏蒸灭鼠的优点：具有强制性，不必考虑鼠的习性；不使用粮食和其他食品，且收效快，效果一般较好；兼有杀虫作用；对畜禽较安全。缺点：只能在可密闭的场所使用；毒性大，作用快，使用不慎时容易中毒；用量较大，有时费用较高；熏杀洞内鼠时，需找洞、投药、堵洞，工效较低。本法使用有局限性，主要用于仓库及其他密闭场所的灭鼠，还可以灭杀洞内鼠。目前使用的熏蒸剂有两类：一类是化学熏蒸剂，如磷化铝等，另一类是灭鼠烟剂。化学熏蒸剂和烟剂的共同特点是：有强制性，作用快，一般情况下对非靶动物安全，不需诱饵，但支出多，工效低，对有的鼠种效果较差。对化学熏蒸剂的选择条件是：毒力有选择性，使用方便，价格低，效果好，有解毒剂，烟剂对非靶动物更安全，但可能引起火灾，使用前需点火。③毒水法：毒水灭鼠多选在缺水的场所。面积较大，如粮库等。自家常年采取控制家栖鼠一种方法。多在春秋干燥季节，用盛水容器装有灭鼠溶液进行灭鼠，收到事半功倍作用。而作为营业性服务单位，遇到干燥地方灭鼠用水果粘附毒粉即可收到满意效果。④毒粉法和毒糊法：主要是鼠类有自身用嘴舔前足和身上的皮毛的自身粉饰作用的习性。将配制的毒粉（一般超过毒饵浓度10倍）撒布在鼠类经常通过的地方，或者将毒胶抹鼠洞口周围和鼠类经常爬越的管道拐角处。

化学灭鼠除考虑灭鼠剂的毒力外，尚需考虑：①靶标动物的适口性，对毒饵的平均摄取量所含有效成分足够达到致死剂量。②对靶标动物具有选择毒力，对非靶标动物毒副作用小。③不产生耐药性和抗药性。④作用缓慢，靶标动物摄入足够药量的时间充裕。⑤使用浓度对人畜安全，无累积毒性和二次污染风险。⑥有特效解毒药和治疗方案。⑦在环境中较快分解为无毒物质。⑧使用方便，经济有效。

应用　尽管化学鼠害控制技术具有危害环境、害鼠易产生抗药性等问题，然而，化学鼠害控制技术所具备的高效、快捷和经济的优势，使得化学鼠害控制技术仍是鼠害控制的主要措施之一。因此，化学鼠害控制技术技术仍是军队防疫、生物战及生物恐怖袭击防御能力的重要组成部分。对于局部、可控制范围且危害较大的情况下应优先考虑使用化学鼠害控制技术，选择高效、快速的化学灭鼠剂和便捷剂型，紧急情况下，剧毒气体、急性鼠药等亦可在专业人员监管下使用。对于面积较大，难以控制和评估且危害程度较低的情况下，可以化学鼠害控制技术为主开展害鼠综合防治，首选低毒、对害鼠选择性强、安全性能高和经济的灭鼠剂及相关剂型，因地制宜，灵活运用，进而实现鼠害的可持续管理。

（孙　毅）

méijiè chǔzhì

媒介处置（vector management）

对军事场所内的媒介生物进行采集、鉴定、运输、保存和销毁等处置的技术。媒介节肢动物标本的采集、运输、保存和销毁是进行反生物战和生物恐怖防御研究的基础，为生物战防御提供第一手研究材料和科学证据。只有正确掌握和运用的媒介生物的处置方法，才能有效开展媒介生物的防治以及反生物战和生物恐怖防御研究。

基本方法　媒介生物的处置方法主要包括标本的采集、制作、运输、贮藏和销毁等。

标本的采集　①蚊、蝇、蠓、蚋、蛉、虻等双翅目昆虫的采集：成虫采集主要包括灯诱法、挥网法、双帐人诱法、牛马诱法。幼虫生活在水中或潮湿的土壤中。水体滋生场所包括容器积水类和地表积水类。前者包括缸、罐、坛、钵、树洞、竹筒（竹桩）、叶腋、石穴、水池、舱、箱凹等；后者包括水塘、水坑、稻田、河沟、蹄印等。潮湿土壤则是指漫滩、沼泽、缓流水体的岸边。幼虫采集主要方法是吸管法、勺捞法、挖土淘洗法、幼体饲养法等，如收藏幼虫标本，则可用50～60℃水杀死，放入盛有75%酒精的小指管内，加标签后用棉球堵住。主要保存标本的蛹皮、卵壳等材料，以便鉴定。②蚤、虱、蜱、螨的采集：主要包括动物体及窝巢采集、从住宅内地面采集、外环境采集如布旗法、小黑板法等。注意事项：采集时要做好个人防护，避免被叮咬，尤其在污染区。疑似生物战剂禁止使用人帐诱或牛马诱法。同时，要做好详细记录，主要包括时间、地点、滋生地、宿主及采集人等。成套标本各期一定要注意除了写好地点、场所、时间之外，还要编制可互相查找的号码。不同昆虫有不同的滋生和栖息场所，仔细观察选择采集场所是搞好采集的最重要的环节。用挥网法采集，一次时间不能超过20分钟，以免标本受损。禁止把蝶、蜻蜓等较大昆虫和花草、枝叶等挥入网内而损坏标本。

标本的制作和鉴定　①蚊、蠓、蚋、白蛉成虫蚊类等较小的昆虫采用双针法，蛹和幼虫采用封片法。注意事项：用10%氢氧化钾浸泡时，要注意观察腐蚀的情况，以把非骨化部分完全腐蚀，可以容易地与骨化部分分离为好，但不要时间过长，以免骨化部分被破坏；注意摆正位置；标签的书写最好用不褪色的墨笔。②蝇、虻类成虫标本主要采用针插法，包括直接针插和双针法针插等。

加标签：标签纸以4：7比例画成纵横各5个的25个横长方格，每格下边贴上铅印的单位名称，制版，缩成每个小标签8mm×14mm大小，剪开；每个针插标本应加上一个标签，写上产地名：省（直辖市、自治区）、县名或较大的山名；日期：年、月、日；编号；海拔高度、采集人可写在反面，也可另加一标签，定名后还可加一定名标签并附上学名。标签的位置应在昆虫针的1/2处，定名标签应在下1/4处（可用三级台来校正）。整理保存：已经针插好的标本应插在已加有精制樟脑块和木馏油的针插昆虫标本盒中；未定名的标本按产地、年份收藏，已定名的标本按属种分装，同一种的标本再按省（直辖市、自治区）排列收藏。注意事项：现场工作来不及针插已干燥标本，需要针插时先应置于回软缸中回软后再行针插，回软的时间长短依媒介生物个体大小、干燥程度而有所不同，须随时检视，防止太湿；要使针插标本长期保存，必须做到干燥、防虫、防霉；标本进库前要经过烘干和熏蒸或冷冻。媒介生物标本的鉴定按照一定的检索表，由专业人员进行。

标本的运输与保存　①病原体分离标本：应用于病原体分离的病媒生物标本一般要求为活体生物或超低温冷冻标本。活体生物仅适用于短距离和具备一定防护设施及技术条件下，保存和运输活的病媒生物。活体动物的运输和保存应根据病媒生物的生物学特点分类进行包装和运输。对于蜱、螨、蚤、虱等活体病媒生物应放入塑料试管、蜱盒、收集盒等专门的容器中，开口端用棉塞堵塞，外用胶布密封并涂抹凡士林等黏性胶液，然后将该容器放入带有空气滤膜通风口的硬体包装箱内，并适当填充泡沫等填充物后密封。最后放入可移动冰箱或低温冰盒内进行运输。对于蚊、蝇、蠓、蚋、蚝、蛉等活体病媒生物，一般要求运输成虫，可使用80目绢纱缝制的简易笼具保存法进行。可根据其的生活习性和运输工具的特点，选择合适的笼具大小和包装箱体。放入活体病媒生物后，应立即扎紧操作口，放入带有空气滤膜通风口的硬体包装箱内并固定好笼具，同时加填填充物后密封。运输时，可将包装箱放入可移动冰箱或低温冰盒内进行。对于鼠类等大型动物，应将捕鼠笼首先放入鼠袋中并扎紧鼠袋，将鼠袋或鼠笼码放入带有空气滤膜通风口的硬体包装箱内，并适当填充泡沫等填充物后密封运输。活的病媒生物的运输应先申报并获得动植物检疫法规、传染病防治法、危险病原生物管制条例等的许可，要求专人专车在12小时内特殊押运抵实验室。超低温保存的病原生物，一般是指采用液氮或干冰保存的病媒生物，相对而言，液氮保存的效果比干冰优越，但干冰的成本和技术要求较低。液氮和干冰保存的病媒生物运输，也需要有特制容器和专人专车押运。该方法的运输距离可大于活体生物运输，运输的时限也较活体生物运输长。②病原体分子检测标本：相对于病原体分离而言，应用于病原体分子检测的病媒生物标本，则要求较低。一般以死标本为主，常用的方法有浸泡法和冷冻法等。③直接观察标本：用于直接观察病原体的标本，一般为临时标本。常用的技术是压片法，将蚊、蜱等中肠、唾液腺及头部组织等用解剖针拉出后压片，染色，直接在显微镜下观察。该技术可用于直接观察疟原虫、丝虫、螺旋体、细菌等的初步观察。

不同的保存方法有不同的适用范围：干燥法适用于保存蚊、蝇、蚝、蠓、蚋等成体标本，可保持其形态完整性，将虫体麻醉后置于带有硅胶干燥剂的标本管内，再用石蜡封口，注意要定期更换硅胶。浸泡法适用于蚊、蝇、蚝、蠓、蚋的幼体、卵以及蜱、蚤、革螨、恙螨、虱标本的保存，常使用的保存液主要有酒精、DNA保存液、RNA保存液、柯氏保存液、甲醛等，其中柯氏保存液保存时间最短，一般不超过12小时，可以保存细胞活性，DNA保存液、RNA保存液则主要保护遗传物质的稳定性和完整性。冷冻法适用于啮齿动物脏器标本以及蚊、蝇、蚝、蠓、蚋短期冷昏迷活体保存，该方法应注意冷冻的温度及时间的控制，如远距离脏器标本运输考虑液氮冷冻以保持标本检测和分离的需要。原基质保存法适用于生活于特定基质的蚊、蠓、蚋、蝇等幼体活体的短暂保存，可将这些特定基质如土壤、腐殖质、水体、粪便、尸体等连同标本一同保存，该方法应注意基质温湿度的控制。简易笼具活体保存适用于蚊、蝇、蚝、蠓、蚋等成体的活体保存，将捕获标本置于笼具内即刻送回实验处置，应注意笼具内密度控制和防逃逸措施。如保存活体啮齿动物要先清除体外寄生虫并注意动物排泄物污染。对于蜱、螨、蚤、虱等可先清洗体表，涂抹防霉剂后置于塑料或玻璃标本瓶中作好通气、防霉、保湿、防逃跑等工作。常用的防霉剂有新霉素、青霉素、链霉素等。针插法适用于蚊、蝇、蚝、蠓、蚋成虫的保存，一般应用于标本的分类鉴定工作。一般应根据标本种类选择适宜昆虫针，按照针插标准于实验室内完成。防腐法适用于啮齿动物标本的长期保存与鉴定。常用的防腐剂如砒霜、樟脑、甲醛等。

媒介生物标本运输或邮递的文书：标本的信息量关乎标本的应用价值，应充分重视。标本的信息主要包括采集时间、准确地点（泊地）、采集工具与方法、海拔、气象条件、植被状况、土壤类型、水体情况等，第一手采集者还要注意观察媒介生物的寄主、习性、行为，昼夜节律、季节状况和生态特征等，对新鲜标本要及时观察典型的外部特征如复眼的颜色、条带数量及颜色等。这些信息量一定要准确完整，以免随着时间的延长，标本干燥或老化后发生改变，丢失信息。这些内容构成了标本的文书主架，一般应用软铅笔或绘图专用笔书写，同标本一同贮存或包装。另外，还要书写运输文书，包括发出地、目的地、运输工具、标本的贮存方法、包装方法、安全保障措施以及动植物检疫法规规定所必须标示和申报的文字材料等。

媒介生物标本运输或邮递的包装与标示：对于浸渍标本通常先选择不同的保存液如液氮、干冰、DNA 或 RNA 保存液、酒精、甘油等将标本贮存于指形管、真空管、冻存管中并密封，不要留气泡同时防止保存液泄漏或蒸发。然后装入稍大的容器中。最后放入包装箱内，并加满填充物固定。干燥或针插标本应先固定于标本盒内密封，然后将标本盒放入邮递箱内，并加填充物进行固定。一般选择坚固的包装箱如木箱、铁箱等。在包装箱外显著标示"轻放""易碎""向上""防潮"以及"有毒""科学研究材料""无商业价值"等。

战时严禁活标本的运输，特殊情况应先申报，并按照动植物检疫法规、传染病防治法、危险病原生物管制条例等法规的规定，然后由专人专车特殊运送。标本要放入通风的容器或包装箱内仔细处理，严防标本逃逸。一般运输标本为幼虫或蛹。成虫还要考虑容器的大小与放入密度。活标本的运输要有明确的处理程序说明，并标示"活标本"等。

标本的馆藏 标本一般要无害化处理、鉴定后再进行馆藏。馆藏时，先制作永久性保存玻片、更换保存液和标本盒等材料，然后书写鉴定结果和鉴定人员及其资质，以及标本的原始文书等内容，最后将标本彻底干燥、防螨、防腐处理后密闭封存，放入指定的区域内保存，记录馆藏档案等。

标本的销毁 无研究或保存价值的标本一般要无害化处理，然后通过腐蚀、灼烧或掩埋的方式予以销毁。

应用 生物战或生物恐怖袭击时媒介生物处置主要用于掌握第一手研究材料和科学证据，为生物战剂种类的鉴别、确认、危害评估和控制提供基础材料。科学合理的战剂媒介生物处置措施可为制定战剂媒介生物的控制措施以及生物战剂影响范围及强度的管控措施提供基础数据和决策支持，也可为最终取得反生物战和生物恐怖袭击应对的胜利提供技术保障。

（孙 毅）

jūnduì shǔhài wùlǐ kòngzhì

军队鼠害物理控制（physical control of rodents for army）

军队上利用物理学原理、技术，结合害鼠的生活习性，制成相应的器具来杀灭、阻隔或降低害鼠侵害的方法。又称军队鼠类物理防治。鼠害物理控制技术包括采用光、电、声、力或温湿度、射线性手段，以不同的剂型、剂量，通过不同的途径，毒杀、驱避或诱集害鼠的控制方法的总称。鼠害物理控制技术几乎和鼠类为害同时发生，人工捕杀可能是最原始的物理控制措施。随着对物理控制工效的追求，在生产实践中，人们又不断摸索研制出一些捕鼠器械用于害鼠的控制工作，如利用杠杆原理设计的捕鼠夹、捕鼠笼等。同时，随着对害鼠习性和特征认识的不断深入，利用害鼠生态习性开展物理控制的措施也日益成熟，不断投入使用，使物理控制成为收效迅速、环境友好、结构简单、使用便捷的害鼠综合控制措施之一。随着鼠类控制理论和技术的飞速发展，鼠害物理控制从理论到实践已日臻成熟，并不断完善和发展。

基本方法 鼠害物理控制方法包括以下几种。①人工捕捉和器械捕杀：人工捕捉主要是根据鼠类的生活习性和活动特点，在种群密度较高的地点进行捕捉和杀灭工作，人工捕捉工效较低且存在被潜在感染的风险，因此需要一定的防护措施。器械捕杀主要根据害鼠的特点，设计和制作比较简单的器械进行捕杀，用于媒介生物物理控制的器械很多，工效不一，包括专门的捕鼠器、捕鼠笼、捕鼠陷阱、粘鼠板、巨石法、倒扣法等。为了使物理灭鼠效果良好，应保持以下条件：断绝鼠粮；诱饵须适合鼠种食性；捕鼠器的引发装置须灵敏；在鼠类经常活动场所布放，并于鼠类活动高峰前放好；捕鼠器保持清洁，无恶臭。②诱集和诱杀：此方法主要是利用害鼠的趋性或其他生活特点，设计诱集并加以处理，如食物诱饵、干燥地区的毒水及利用鼠类梳理毛发习性的毒粉等。③阻隔法：根据害鼠生活习性，设置各种屏障，防止害鼠侵害或阻隔蔓延，便于消灭和管理。如防鼠建筑和防鼠设施，舰艇缆绳、飞机舷梯等上的挡鼠板、临时营区的防鼠沟，下水道和网孔的防鼠网等。另外，充分利用强光对害鼠及其滋生环境进行控制，如舰艇靠岸、飞机落地时对易侵染害鼠的舷梯、缆绳等用探照灯等强光照射防止害鼠窜入。④水灌法：适于洞穴简单，洞道向下较坚实和取水方便处所的鼠洞。⑤挖洞法：适于捕捉洞穴构造比较简单或穴居的野鼠，如黄鼠、仓鼠等。⑥气调法：在熟悉鼠洞结构的情况下，通过改变鼠气体的成分，如二氧化碳、氮气浓度改变，降低氧压、充入一氧化碳等气调措施也可以对害鼠进行控制。⑦根据声波原理设计的声控措施超声波驱鼠。⑧利用电磁、激光技术的电子激光驱鼠装置等均可有效控制害鼠。

应用 鼠害物理控制技术具有收效迅速、环境友好、结构简单、使用便捷的特点，在害鼠综合控制措施发挥着重要作用。随着科学技术的快速进步，声、电、光、气、信息等技术被应用于鼠害的物理防控。粘鼠板、电子灭鼠器、灭鼠地箭、灭鼠雷、灭鼠炮、感应型驱鼠器，以及利用辣椒素、蒜素等材料制成的鼠类驱避剂、防鼠涂料等已在军事设施设备和场所的害鼠控制中发挥着重要作用，鼠害物理控制技术在军事领域将会有更加广阔的应用前景。

（孙 毅）

jūnduì shǔhài shēngtài kòngzhì

军队鼠害生态控制（ecological control of rodents for army）

军队上利用害鼠的生态学原理与技术、将害鼠控制在不足为害的水平的方法。狭义的生态灭鼠也就是鼠类生物防治，是利用生物或生物衍生物来控制害鼠的增殖，防治害鼠的手段之一。其特点是防治因子来源于自然界或经生物工程改造的活体及其代谢产物，对人畜安全，对环境污染极少，可长期抑制害鼠密度。

简史 早期的生态灭鼠大多集中在对捕食性天敌的研究利用方面，体现了生态系统自然控制、自然平衡和自然调节的特点。随着技术进步，生态控制的内容不断拓展和深入，其中包括微生物杀鼠剂的开发与商品化；本地天敌的保护和利用，天敌的增殖和人工释放等。随着害鼠研究的深入，以蛋白质技术、基因调控、基因工程等为代表新兴技术的应用，开发新型杀鼠剂和施用技术，探索环境友好型生态控制措施日益广泛，不断丰富了鼠害生态控制内容和技术，并在军事领域得以应用，形成了军队鼠害控制技术。

理论基础 生态系统中害鼠与其他物种存在相互作用关系，通过人工调控或自主平衡，利用生态系统的物种间竞争压力，促使害鼠种群被控制在一定的水平之下，不足为害，从而实现害鼠的长期、持久控制。

基本方法 鼠害生态控制是军队鼠害综合控制中很重要的一环，主要是通过恶化鼠类的生存条件，降低环境对鼠类的容纳量来实现。其中减少鼠的隐蔽场所和断绝食物来源更为重要。改良环境，包括防鼠建筑、断绝鼠粮、农田改造、搞好室内外环境卫生、清除鼠类隐蔽处所等，也就是控制、改造、破坏有利于鼠类生存的生活环境和条件，使鼠类不能在那些地方生存和繁衍。搞好环境卫生、清除军事场所周围的杂草、随意堆放的物品，经常清扫室内外卫生，各种用具杂物收拾整齐，衣箱、衣柜以及书籍、鞋帽等要经常检查，不使鼠类营巢。断绝鼠类的食物，以达到灭鼠的目的。军队鼠害生态控制的方法包括：①应用捕食性或寄生性天敌进行生态控制。最早应用于害鼠防治的是鹰、蛇、猫等天敌。为了防止杀鼠剂对贝特谢安山谷环境造成的污染，使用仓鸮替代化学制剂来对付鼠害。仓鸮又称猴面鹰，专门捕食鼠和其他啮齿动物，一年能吃掉2000～6000只害鼠。经过十年的努力这里的鼠害生态控制计划已经取得显著的成效。②利用鼠类病原病毒等进行生态控制，如黏液瘤病毒，在害鼠间引起鼠类特异性传染病的流行，从而减少害鼠数量。③一些植物源的天然物质可做成诱饵，对害鼠进行毒杀。④在生物工程基础上表达的重组鼠类神经毒素及其他物质，包括蝮蛇毒素和眼镜蛇毒素等。

应用 鼠害生态控制需要在环境生态优良的条件下进行，且控制时间相对较长，难以短时间内满足战剂、传染病的控制需求，然而鼠害生态控制具有其他灭鼠措施所不具备的环境友好性、可持续性以及便于群众掌握和参与的特点，因此，生态灭鼠在群众防疫工作中发挥的作用不容忽视，如在唐山、汶川等大地震中，群众广泛参与的生态灭鼠就发挥着主要作用。军队作为特殊群体，在野外驻训、演习时利用害鼠生态控制技术，如挖防鼠沟、清理隐蔽场所和垃圾等手段，控制鼠患以及和平时期开展军队防疫工作中的鼠害生态控制实例也不胜枚举，并且已成为军队巩固灭鼠效果和鼠害可持续控制的主要措施。对于鼠害生态控制的应用，应充分考虑环境和社会的许可性，结合其他措施综合应用。

（孙　毅）

jūnshì zhuāngbèi yǔ shèshī shǔhài kòngzhì

军事装备与设施鼠害控制（rodent control in military equipment and facilities）

综合利用物理、化学、生态、遗传和法规等手段，有效控制军事装备与设施中害鼠种群密度，降低或消灭害鼠危害的鼠类控制措施。军事装备与设施灭鼠是为了确保军用装备和设施的良好状态和战技指标，保障相关人员的安全、健康和战斗力。灭鼠应针对军用装备和设施鼠患特点，结合军用装备和设施任务特点，以环境治理为基础进行。军用装备和设施灭鼠是保障战斗力生成的关键环节。军事装备和设施灭鼠一般是由军队专业技术人员或军队认可的专业技术力量，在军事管辖范围内开展的害鼠管理措施。

基本方法　军用装备和设施灭鼠应遵循"掌握军用装备和设施的鼠患特点和防护要求，与媒介生物控制、消毒相结合，与全面防护相结合，与环境保护相结合"的原则，处理好鼠害控制与媒介生物控制、消毒的关系，处理好应急控制与综合治理的关系，处理好鼠害控制与资源环境保护之间的关系。通常采用的方法包括环境改造、巩固防鼠设施设备、健全防鼠检查制度、灭鼠剂灭鼠、器械灭鼠、熏蒸灭鼠等。①环境

改造：目的在于清除鼠类的食物来源和隐蔽筑巢的场所，环境改造工作应落实在非战时期或和平时期，主要针对重点军用装备和设施或易受鼠害侵袭的区域进行预防性环境改造工作，及时处理垃圾、杂物，断绝鼠粮和清理隐蔽场所，并建立鼠类密度监测检查制度。②巩固防鼠设施设备：在环境改造的同时，还要对紧急避难所等军用装备和设施进行巩固，不同军用工事或建筑物内不同部位，防鼠要求和方法各异。重点部位是地面、墙基、顶部、拐角、门、窗、管道、管线等。地面防鼠需关注地面四周与墙连接的部位。水泥地面厚度不少于5cm、砖石地面缝隙不大于0.5cm可达到防鼠要求。墙壁防鼠主要为基部、顶部和拐角，墙基防鼠可用水泥构筑，深入地下1m，最好用L型水泥板顺外墙插入地下1m深。墙面应平直、光滑，墙角宜抹为弧形。建筑物顶部宜平顶为宜，并将房顶与墙的缝隙用水泥严格密封。门窗处防鼠，应力求门与门框之间，窗与窗框之间的无缝隙或缝隙不大于0.5cm。并在门与地面或窗与地面的下端设置高30cm的防鼠板，防鼠板材质以钢铁为宜，不宜采用木质或塑料板等材质。管道、缆线及管线四周力求不留缝隙，并套以铁圈或钉上铁皮。地面下水道口、排污口应用网眼不大于2cm的铁栅。③健全防鼠检查制度：防鼠检查制度是保证防鼠措施落实的前提和保障，因此在和平时期和战争动员期应做好防鼠制度的检查和监督工作，确保防鼠建筑和设施的功能。④鼠害化学控制：灭鼠剂系用于毒杀有害啮齿动物媒介的药剂，军用装备和设施灭鼠应首先考虑军用装备和设施的

结构和特点，选择合适的灭鼠剂和灭鼠剂投放方法，适当兼顾鼠尸的无害化处理。理想的灭鼠剂应具备的标准：啮齿动物媒介不拒食，适口性好，对毒饵的平均摄食量所含的有效成分足以达到致死剂量；对靶标啮齿动物媒介具有选择性毒力；操作安全，使用方便；作用缓慢，靶标啮齿动物媒介有时间吃够致死剂量，不至于复苏；二次中毒危险性小；使用浓度对人畜安全；没有累积毒性；对植物没有内吸毒性；在环境中能很快降解为无毒害物质，无环境残留；价格低廉；不产生生理耐药性；有特效解毒剂或治疗方法；法定许可。灭鼠剂的投放方法主要包括毒饵法、毒水法和毒粉法等。毒饵通常由灭鼠剂、诱饵和添加剂混合而成，常用配制方法为浸泡法、粘附法、混匀法、蜡化法。毒饵的投放应由受过培训的专业人员进行，划片承办、责任到人，布放方法因种类因地而宜。常用的方法包括按洞投放、按鼠迹投放、等距投放，以及毒饵包、毒饵盒和毒饵站投放等。为确保灭鼠效果，毒饵投放应满足覆盖到位，药量充足、及时补充的质量标准。毒水法适合于缺水场所如仓库或对水源严格管理的场所，该方法系将灭鼠剂溶于水中，以满足靶标啮齿动物媒介饮水之需要，从而毒杀啮齿动物媒介的方法。另外，对于环境可控的军用装备和设施也可采用熏蒸灭鼠，熏杀剂灭鼠系指利用高温下易气化的有毒气体或通过化学反应产生的有毒气体，在有限的空间内使鼠类吸入而致死的灭鼠方法。该方法的特点是：具有强制性，不必考虑鼠类的食性；不使用粮食或食品；兼有杀虫效果；对禽、畜相对安全。缺

点是：使用范围仅限于密闭场所；毒性较大，作用快，容易中毒；使用量大，费用偏高，在野外使用效率较低，不安全。常用的化学熏蒸剂较多，在选择时应遵循以下原则：对各种鼠类均有熏杀作用；作用方便，对温湿度和光照度要求不高；作用快，鼠类来不及逃避；易于扩散，可深入缝隙；对人畜毒力小，有解毒药或易于采取防护措施。熏杀灭鼠的毒气可采用下列方法产生：以固体药物吸收空气中的水蒸气而释放有毒气体，如氰化钙、磷化铝、磷化钙等；低沸点有毒液体挥发，如氯化苦、溴甲烷等；喷射有毒气体，如氰化氢、二氧化碳等；释放烟剂，如一氧化碳烟炮等。常用的熏蒸剂主要包括磷化氢、氰化氢、氯化苦（主要用于处理鼠洞）、溴甲烷（主要用于处理仓库、船舶、旱獭洞）、二氧化碳（主要应用于冷藏库灭鼠）及一氧化碳（该方法操作安全，使用简便，便于就地取材，适合开展群众性灭鼠活动）等。以木屑45%与硝酸钾55%（W/W）混合后点燃，一氧化碳的浓度可高达23.4%，处理鼠洞，杀灭效果达到100%。熏杀剂灭鼠易发生事故，且使用范围局限，操作者需经过专业培训并具备一定防护常识和防护措施。

军用装备和设施灭鼠的效果评价：灭鼠效果是评价灭鼠工作成效，巩固灭鼠效果的重要手段。通常以靶标啮齿动物媒介的密度变化来表示。一般野外急性灭鼠处置，种群密度下降70%即表示灭鼠剂有效。

应用 在军事装备方面，航空器、车辆、坦克、舰艇、雷达、火炮等都易受到鼠害侵袭，严重情况下影响军事装备的性能，因此，在鼠害控制实践中应以防为主，军事装备需存放在专门的防鼠建筑内，如无防鼠建筑则必须立防鼠网、防鼠板等防鼠设施，一旦发现害鼠立即采取彻底杀灭的化学灭鼠措施，同时，结合设备维护彻底清除可能滋生害鼠的环境，实现对害鼠零容忍的目标。而对于军事设施，如营房、训练场、靶场、阵地、坑道和洞库，除必要的防鼠设施外，如防鼠沟、挡鼠板等，还必须定期进行鼠密度监测和化学灭鼠工作，清除可能入侵的害鼠。然而，军事装备和设施具有复杂性和多样性的特点，不同军用装备和设施鼠患特点也千差万别，因此，军用装备和设施灭鼠技术与装备要根据装备和设施技术特点和环境情况具体分析，灵活运用综合措施，从确保设备和设施的战技性能的目标出发，扎实有效地开展灭鼠工作。

（孙 毅）

jūnyòng jīchǎng shǔhài kòngzhì

军用机场鼠害控制（rodent control in military airport） 针对军用飞机和机场鼠害特点，以环境治理为基础，综合利用物理、化学、生态、遗传和法规等手段，有效控制害鼠种群密度，降低或消灭鼠类危害的鼠类控制措施。随着军用飞机或飞行器在现代战争中的巨大作用，军用机场灭鼠日益受到重视。随着军用飞机和飞行器的更新换代，对军用机场和地面服务的要求日益严格，鼠害已成为机场必须认真面对的重要问题之一。

基本方法 害鼠入侵军用机场的部位主要为餐饮加工场地、顶层天花板、中央空调动力装置夹层内及地下室。据某机场鼠密度用粉迹法测定，阳性率候机楼为91.5%，动力部为71.7%；有鼠洞、鼠粪、鼠咬痕等痕迹的房间为81.4%，防鼠设施不合格率为71.0%。对某军用机场外环境进行了鼠迹调查，8000m内有新鲜鼠洞达137处。机场鼠害控制策略是以防为主，防治结合，首先对机场及其周边地区的鼠害入侵隐患部位予以改造，增加防鼠建筑或使用防鼠设备，断绝害鼠入侵途径。然后根据鼠类季节消长特点，一般在鼠繁殖高峰期前1个月（每年6~8月及2~4月）进行鼠害化学控制（见军队鼠害化学控制），并认真开展环境卫生治理，彻底断绝鼠粮、鼠巢。职工食堂、食品厂等生产和贮存食品以及其他害鼠隐蔽场所可作为鼠害控制的重点部位。在方法上不便投放杀鼠毒饵的场所，可以采用粘鼠板（胶）、捕鼠夹（笼）等方法灭鼠；草坪、绿化带以投放蜡块毒饵为宜。大范围灭鼠后必须采取切实可行的措施进行巩固，坚持长期灭鼠，防止鼠密度回升。

机场灭鼠工作的组织实施主要有：①配备灭鼠专业人员，确定责任目标，组织实施和监督灭鼠工作。②加强鼠情鼠害监测，及时掌握鼠情，为灭鼠工作提供科学依据。③环境治理是治本工程，应作为一项重要措施来抓，并与其他灭鼠方法配合进行。

具体措施：①机场范围内应搞好环境卫生，管理好绿化带，定期清理草坪，消除杂草（特别是机场跑道两边的草坪、食品厂外环境的小灌木丛等），堵塞鼠洞，减少鼠类栖息场所。②垃圾容器化存放，及时清运生活垃圾和食品厂、供应科、职工食堂等外环境的食物性废弃物。③加强食物仓储管理，控制鼠类食物来源。④完善防鼠设施，防止鼠类入室，门、窗与框的空隙应小于1cm，排水出口、通气孔、下水道出入口等应加铁丝网等防鼠设施，仓库设挡鼠板，物品离地存放。⑤科学有效综合灭鼠，机场大范围内灭鼠要坚持用慢性抗凝血灭鼠剂，效果好又安全，同时注意选择好的基饵，保证毒饵适口性，有计划地交替使用杀鼠剂，避免连续多年使用一种抗凝血灭鼠剂而引起鼠类拒食或产生抗药性。⑥科学评估：自查灭鼠效果，申请上级验收，建立监测制度，长期巩固成果。

应用 军用机场害鼠控制主要应用于军用机场及其附属设施，是确保军用飞机或专用飞行器良好状态和战技指标，保障相关人员的安全、健康和战斗力的重要手段。军用机场鼠害控制理论和技术可以服务于军事斗争，对于民用航空安全也发挥重要作用。

(孙 毅)

jūnyòng fēijī shǔhài kòngzhì

军用飞机鼠害控制（rodent control in military aircraft） 综合利用物理、化学、生态、遗传和法规等手段，有效控制军用飞机舱体及洞库害鼠种群密度，降低或消灭害鼠危害的鼠类控制措施。作为精密设备，军用飞机结构复杂，技术精度很高，一般很难入侵鼠患。但害鼠一旦侵入军用飞机，对飞机设备和飞行安全威胁极大。军用飞机鼠害的特点是害鼠数量少，种类单一；来源简单，通常由停靠的洞库及机场地面的害鼠入侵或随人员物资途径进入后形成；由于军用飞机精密、复杂的特点，将害鼠清除并保障军用飞机的安全十分困难，技术难度较大，但具备彻底清除的条件。

基本方法 军用飞机鼠害控制的基本要求主要有：①飞机上不能有任何害鼠，一旦发现鼠迹必须彻底灭鼠并清除鼠尸。②灭鼠后必须见到死鼠。③必须保证飞机安全，不能有明火。④所用药物对飞机设备不能有任何损毁。⑤必须快速彻底去除鼠患。

军用飞机鼠害控制方法：在实践中，军用飞机的灭鼠多采用"三保证灭鼠法"，即保证快速：最多一夜把飞机上的鼠灭光；保证安全：工作期间飞机上的贵重仪表和线路等无任何被鼠噬咬的痕迹；保证放心：活捉见鼠，击毙见尸，并确保此机上已无鼠。"三保证灭鼠法"操作要点：①把电子驱鼠器安装在紧靠飞机内贵重仪表和线路最近的地方。②把带引诱剂的药械放在机内离贵重仪表和线路最远的地方。③先选用急性杀鼠剂，考虑到军用飞机的环境特殊性，可优先选用急性、强制性灭鼠剂。④用鼠最喜食的诱饵。⑤立体防治、全面覆盖，高密度布放药、械。⑥同时布放测鼠工具，对所用药物及工具严格登记，完毕后认真核验，不能有任何遗漏。在军用飞机灭鼠技术上通常采用熏蒸灭鼠技术。

应用 军用飞机灭鼠是确保军用飞机或专用飞行器良好状态和战技指标，保障相关人员的安全、健康和战斗力的重要手段，是保障制空权和远程投送能力形成的主要环节。军用飞机灭鼠理论和技术可以战时服务于军事斗争，在和平时期，对于民用航空安全也将发挥重要作用。

(孙 毅)

jūnyòng jiànchuán shǔhài kòngzhì

军用舰船鼠害控制（rodent control in military ship） 针对军用舰船鼠害特点，综合利用物理学、化学、生物学等手段，有效控制害鼠种群密度，降低或消灭鼠类危害的鼠类控制措施。舰船主要鼠种为褐家鼠和黄胸鼠，小家鼠次之。

基本方法 舰船灭鼠主要包括防鼠和灭鼠两部分。

舰船防鼠工作主要是防止鼠类进入舰船和防止舰船内鼠类产生鼠害，其中，切断鼠类上舰通道是首要措施，通常做法包括：①舰船靠泊码头时，在靠近船舷一端所有缆绳设置挡鼠板。②夜间舰船舷梯上方设置强光照射。③两舰舷靠时，间距应超过1m。④物资上舰要事先检查，以防止将鼠类携带上舰。鉴于鼠类咬噬线缆等习性，应在舰船各线缆上涂抹刺激性物质或使用防鼠线缆；舰船设计、装饰时，尽量避免使用装饰板并消除角落死角，防止鼠类滋生和尸臭发生。

舰船灭鼠工作主要是对已上舰船的鼠类，可破坏鼠类的栖息环境、生存条件及迁移途径，使其失去正常摄食、栖息和繁殖环境，从而降低其数量以至灭绝。主要做法有：①管道、电线、通风管道通过舱壁时，其周围应严密封堵，不留缝隙。②门和墙基采用硬质、光滑材料分装，天花板和舱壁交界处装贴"L"型金属材料。③食品贮藏室内壁和天花板用金属皮覆盖，粮食应架高30～50cm，离舱壁10cm堆放。④下水道出水口设有竖算子，算子缝隙小于10mm，地漏加网盖。⑤保持舱室整洁，不留卫生死角，不乱扔、乱倒垃圾和杂物等，加强对主副食品、饮料、水果、蔬菜的贮藏管理，防止鼠类盗食，垃圾及时处理，靠泊码头时垃圾日产日清，航行时保证全部垃圾密闭，消除鼠类隐藏和繁殖隐患，用过的餐具及时清洗，杜绝过夜。

灭鼠方法：①物理学方法，可采用器械工具，如鼠笼、鼠夹、粘鼠板等，也可采用电击类设备，如电子捕鼠器等。②化学方法：可采用化学药剂进行毒杀，通常采用毒饵法、熏蒸法、驱鼠法等。毒饵灭鼠应首选慢性抗凝血灭鼠剂，如杀鼠灵、杀鼠迷、敌鼠钠盐、氯鼠酮、溴敌隆、大隆、杀它仗等，慎用急性灭鼠剂，如磷化锌、灭鼠优、灭鼠宁等。③生物学方法：主要是利用鼠类致病微生物或生物毒素进行灭鼠的方法。灭鼠的注意事项：①鼠药由专人保管，鼠药出入库要有详细记录，灭鼠原药或母粉（母液）要有专柜存放，双人双锁保管。②灭鼠前要进行鼠情调查，有针对性地开展灭鼠工作。③熏蒸法一般仅在发生鼠疫或鼠害特别严重，而其他方法难以奏效时使用，同时注意使用安全，以防事故发生。④使用急性灭鼠剂要投放前饵。⑤毒饵灭鼠要选择新鲜食物作诱饵。⑥利用器械捕鼠后及时清除污染的血迹和排泄物，以免影响以后的捕获率。此外，舰船灭鼠要注意自身防护措施，捕获鼠类要按要求无害化处理。

应用 军用舰船灭鼠是确保军用舰船良好状态和战技指标，保障舰船上人员安全、健康和战斗力的重要手段，是保障制海权和远程航海能力形成的主要环节。军用舰船灭鼠理论和技术可以战时服务于军事斗争，在和平时期，对于民用航海安全也发挥重要作用。

（郝蕙玲）

jūnyòng kēngdào shǔhài kòngzhì

军用坑道鼠害控制（rodent control in military hang） 综合利用物理、化学、生态、遗传和法规等手段，有效控制军用坑道内害鼠种群密度，降低或消灭鼠类危害的控制措施。军用坑道内鼠类入侵的途径主要包括坑道门、通风管、电缆管道和下水道、特种阵地的井口等。①坑道门：有两种情况，一种情况是根据阵地管理和训练需要，在坑道的进出口设置有不同功用的几道门，如拱型铁门、铁栅门、防潮门等。调查所见，这些门符合防鼠要求者不多，特别是使用较久的阵地，有的门变形，形成较大缝隙，体型大的鼠类都可通过；有的防潮门用塑料布做成，容易被鼠咬坏。另一种情况是在干燥季节为了自然通风或通风降湿需要，拱型铁门、防潮门等全敞开，只关闭铁栅门作为安全防护，但铁栅门不能挡鼠。②通风管：当阵地需要机械通风或通风降湿时，开机后通风管的风阀开启，通风完毕关机，风阀自动关闭，既防潮又挡鼠。但在需要自然通风时，风阀要经常保持开放状态，成为鼠类的通道。③电缆管道和下水道：通常电力、通信等电缆的套管与电缆之间，以及电缆架周围都有一定的间隙，有些电缆管与下水道相通，而下水道的排水管又与外界相通，这些都可成为鼠类进坑道的途径。在上述管道施工中，穿过坑道墙留下的缝隙过大且不密封，也成进鼠洞隙。④特种阵地的井口：鼠类可通过井盖与井壁之间的缝隙以及井盖排水沟进入竖井0层，再经0层与1层之间的人行孔或电缆和管道预留孔蹿到竖井其他层。

基本方法 在坑道灭鼠中首先应加强防鼠建筑和设施的管理。①整修或改造各类门，使其严密合缝，每道门的两扇门之间以及门与墙、门与地面之间的缝隙不超过0.6cm；铁栅门增设可以挡鼠的铁丝网；重点阵地，必要时增设一道网眼不超过1cm×1cm的铁丝网防鼠门；防潮门应为铁板结构。②风管口安装铁丝网罩，通风扩散室安装固定钢丝窗，网眼均为1.3cm×1.3cm。③电缆和电缆套管的建筑防鼠，要找准隔离点，根据隔离点的建筑设备结构特点，选择合适的阻隔手段：可以堵死的地方用水泥封堵；对多个入口的电缆套管，预留但未使用的套管口增设铁丝网罩，有电缆通过的套管用铁丝网包扎，网眼不超过1cm×1cm。④下水系统建筑防鼠，采取双向阻隔方法：坑道内的下水道深井和地漏，分别配制密封性能好的盖板和地漏盖；坑道外的排水管口安装网眼1.3cm×1.3cm的钢丝网罩，并定期检查，清理污物，以防堵塞。⑤各种电缆和管道穿过坑道墙的缝隙，用水泥堵严。⑥竖井口防鼠设两道防线：一是切断井盖缝隙及排水沟进鼠途径，井盖四周及滚办道槽，用厚度1mm镀锌铁皮制成的"皿"字型罩盖上；既可防止水、杂物和泥沙进入井盖周边夹缝，又可挡鼠。平时盖罩，开井盖时方便取下。井盖与护墙连接处的垂直槽，用钢板制成可以开关、下部钻有排水孔的挡板，平时关闭挡板防鼠，当需要开启井盖时可把挡板打开。二是井盖下的竖井0层与1层之间的人行孔增设方便开启的盖板，人员上下时及时关闭。在加强防鼠建筑和防鼠设施的同时，还要加强坑道的害鼠灭除工作，根据军队任务和鼠情，选择适当时机，每年进行2～3次鼠害控制，使坑道内鼠密度控制在较低水平。考虑到坑道内环境，可采用蜡块毒饵匣定位投放。

一般包括以下步骤。①调查：

灭鼠前要查明鼠种及其密度、栖息场所、活动场所等，以便采取相应措施。②投放前饵：将鼠类喜吃的食物（无毒诱饵）投放在鼠道上或鼠经常活动场所，可每 $3 \sim 5m^2$ 放 1 堆，每堆投放地点应编号、记录。全坑道性投放，连投 $2 \sim 3$ 晚，目的在于诱鼠上钩，并为灭鼠后进行灭效检查作对照。③投放毒饵：在投放前饵结束后投放毒饵。投放点与前饵大致相同，但可根据各部位前饵消耗情况适当增减堆数。连投 $1 \sim 2$ 晚。④补充投饵：在投放毒饵后 $2 \sim 3$ 天进行，补充投饵的地点、堆数和天数与前饵相同。补充投饵的目的在于检查毒杀灭鼠后残存鼠的活动范围，进行补充。⑤鼠害控制效果评价：目的在于考核灭效，总结经验。根据灭鼠率、鼠迹检查情况和坑道工作人员反映等内容，对鼠害控制效果进行综合评价。为保证毒杀灭鼠效果，在灭鼠时须做到：断绝鼠粮，并选择鼠喜吃的食物作诱饵；投放毒饵的时间应在熄灯就寝后进行，毒饵投放后尽量避免开灯、走动或发出声响；投放毒饵位置要尽量远离洞口和管道口；人员起床前要收回所有剩余毒饵，记录消耗量；发动指战员进行大扫除，寻找鼠尸并及时处理；毒饵的配制、投放及剩余毒饵处理等均必须严格遵守操作规则，注意安全，防止中毒事故发生。

应用 军用坑道鼠害控制主要应用于军用坑道、洞库等环境，同时，也可用于与军用坑道相近的地铁、人防工程及紧急避难场所等环境。军用坑道灭鼠以环境防治为基础，同时增加防鼠建筑和防鼠设施等控制，以确保坑道内环境卫生、重要装备和设施的良好状态和战技指标，对确保军用坑道和坑道内重要装备和设施的良好状态和战技指标，保障坑道内工作人员的安全、健康和战斗力具有重要的意义。

(孙 毅)

jūnduì méijiè shēngwù zōnghé kòngzhì

军队媒介生物综合控制（integrated control of arthropod vectors）

运用媒介生物综合控制技术对危害军事行动、人员健康和军用设施设备的媒介生物进行控制的活动。媒介生物综合控制技术，既可以是综合了媒介生物化学、物理、生物、环境的特性或原理的一种控制技术，也可以是两种或两种以上控制技术的综合。

简史 媒介生物是能够传播和携带病原体（生物战剂）、危害人和动物的一类生物，是害虫的重要组成部分。媒介生物综合控制与鼠害综合控制的衍生过程相同，直到 1972 年害虫综合控制（integrated pest control, IPC）重新定义后（见军队鼠害综合控制），媒介生物才被纳入综合控制体系。1984 年，中国媒介生物专家陆宝麟在《蚊虫综合防治》一书中指出，从蚊虫与环境以及社会条件的整体观念出发，根据标本兼治而重于治本，以"预防为主"的指导思想和安全、有效、经济、简易的原则，因地因时制宜对有害蚊虫综合采用环境防治、化学防治、生物防治、物理防治，或其他有效的生态手段，组成一整套的系统综合控制措施，把有害种群控制在不足以为害的水平，并在有条件的地区，争取予以清除，以达到除害灭病和（或）减少吸血骚扰的目的，系统地阐述了媒介生物综合控制的概念。由于媒介生物的军事意义凸现，媒介生物综合防治已成为保障军事行动、维护军事设施设备和保护人员健康的主要手段，得到了广泛共识。

基本内容 包括军队媒介生物综合控制的原则、显著特点和基本要求、方法等。

原则 媒介生物是病媒生物的重要组成部分，军队媒介生物综合控制除遵循军队病媒生物控制的一般性原则外，还需遵循以下原则。①以防为主，防治并举。媒介生物种群的活动、繁殖和栖息依赖于一定的时间、空间和自然环境，消长规律和危害特性明显。可依据其滋生特点和消长规律，建立媒介生物监测、预警和控制体系，必要时采取适当的治理措施，使其始终处于危害水平以下的阈值。②局部杀灭与区域控制相结合。媒介生物时间、空间和自然环境中分布特点并不均一，多呈现斑块或点线聚集分布。因此，军队媒介生物的综合控制往往针对危害严重的主要媒介及其分布区域采取快速杀灭，在尽可能短的时间内实现主要媒介生物类群的快速控制或灭除。同时，媒介生物具有主动觅食、迁徙和栖息的习性，媒介生物可在聚集区域外围扩散，外围区域的媒介生物就可感染、传播和扩散病原体或生物战剂，因此，延展防治范围，对一定区域内媒介生物进行防治，可有效地控制媒介生物及其传播病原体或生物战剂的危害。③高效、速效、持效相结合的可持续原则。高效、快速地灭除和控制媒介生物是降低媒介生物种群密度、防止病原体或生物战剂借助媒介生物进行扩散的重要手段。然而，媒介生物种类多、数量大、生活环境复杂，难以在短时间内彻底清除，媒介生物及其感染的病原体或生物战剂对人和动物的危害作用也会在一段时间内持续存在。因此，还需采用环境治理等持效措施控制媒介生物的种群数量，实现媒介生物综合控制的可持续效用。④与寄主动物控制相结合的原则。媒介生物往往依赖其寄主动物的血液而生存，媒介生物种群的数量和分布同其寄主动物密不可分，军队媒介生物综合控制须与寄主动物的控制相结合，才能取得预期的效果。

显著特点和基本要求 军队媒介生物的综合控制的特点主要表现为目的性、系统性、动态性、综合性。基本要求：允许媒介生物在一定条件下，低于一定的媒介阈值而存在；充分利用自然控制因素；强调控制措施及方法间的相互协调和综合；提倡多学科协作。军队媒介生物的综合控制与军队鼠害综合控制的显著特点和基本要求相同。

方法 媒介生物具有主动觅食、交配、迁徙和栖息等习性，并适应于一定的自然环境内生存，根据这些特点结合军队特点研发出了一系列的军队媒介生物的控制方法。包括军队媒介生物化学控制、物理控制、环境控制、生物控制、遗传控制和综合控制等方法。军队媒介生物综合控制方法又可分为多种类型。①不同控制措施的综合。最常用的是化学控制与环境控制配套综合，通过使用化学杀虫剂控制环境中的媒介生物存量，再配合以环境控制措施，通过消灭滋生场所等方法消灭媒介生物的增长量，从而实现媒介生物的有效控制。②媒介生物控制措施与人员防护措施之间的综合。军队媒介生物综合控制的目标是保护军事行动、人员健康和设施设备的安全，在直接控制媒介生物的同时，对保护对象实施一定的防护措施，亦可达到综合控制的目的。③同一控制措施、不同控制方法的综合。即使针对同一环境下的同一媒介生物，军队媒介生物综合控制也使用同一控制措施中的不同方法。譬如，对于蚊类，既可用灭蚊灯捕杀，又可用电蚊拍捕杀。

应用 军队媒介生物综合控制广泛应用于平战时的媒介生物控制以及日常防疫工作，是媒介生物的防治实践中最常用、最有效的方法。军队媒介生物综合控制的应用一般在媒介生物监测、评估的基础上进行，在受到媒介生物性传染病威胁或经过评估具有生物战剂媒介生物潜在危害的情况下应用。以媒介生物种群数量较高、具有携带或传播病原体或生物战剂危险性较大、人群暴露程度高为特征。军队媒介生物综合控制的应用，可克服化学控制等单个措施的局限性，达到彻底控制媒介生物、直至局部消除的目标。

（孙 毅）

jūnduì méijiè shēngwù huánjìng kòngzhì

军队媒介生物环境控制（environmental control of vectors for army）

根据媒介生物的生态学基础，运用环境手段对媒介生物进行控制，以实现保障军事行动、人员健康、设施设备的方法。媒介生物环境控制是以媒介生物生态学为基础发展起来的，它以媒介生物生态学理论为指导，以媒介生物生活习性为依据，利用环境生态手段进行媒介生物防治，是媒介生物综合防治的重要组成部分。媒介生物环境控制具有一定的社会基础并受到社会环境条件的制约。社会基础，如社会发展包括城镇化、山林开发、水利、灌溉、交通等经济活动，都会对媒介生物的滋生和环境控制策略产生有利或不利的影响，从而改变疾病的传播态势，影响着反生物战和应对生物恐怖袭击的环境基础，增加或降低传染病的风险。与此同时，社会发展状况对媒介生物的环境控制理论、技术应用和控制效果起到了决定性的作用。

根据世界卫生组织媒介生物及防治专家组的意见，媒介生物环境控制是基于防止媒介生物栖息、繁殖或将其繁殖降低至最低程度，以减少人－媒介－病原体的接触的目的，从生态系统的总体观念出发，把媒介生物的生物学特点同周围的自然环境相联系，和人们的社会生产实践活动相联系，因地制宜地运用各种手段或措施对环境因素及其与人类相互作用的改造或处理的总称。环境控制主要包括环境改造和环境处理，环境改造包括为了防止、清除或减少媒介滋生地而对土地、水体、植被等进行的，一般对人类环境条件无不利影响的各种土壤改变等，如排水、填塞、平整、修整堤岸等。环境处理包括对媒介生物栖息环境造成暂时性不利其滋生的各种有计划的定期处理。随着媒介生物控制理论和技术的飞速发展，媒介生物环境控制从理论到实践已日臻成熟，并不断完善和发展。军队媒介生物环境控制作为媒介生物环境控制的主要分支，因赋予一定的军事和社会意义具有明显的特点。

军队媒介生物环境控制的目的是灭除生物战剂通过媒介生物进行传播的风险并防止媒介生物性传染病的发生。在实践上，不同媒介生物具有不同生物学、生态学特点，因此，重要媒介生物的环境防治也因不同的靶标媒介生物而不同。对于蚊虫来说,排水系统的有效管理、积水或可积水容器的管理、轮胎堆放地等特殊场所管理以及洼地排涝和施工工地的有效管理都是控制蚊虫的有效手段。

军队媒介生物环境控制是一种可持续的媒介生物控制措施,可在时间许可、范围局限、环境复杂程度低的条件下应用,在实践中常与军队媒介生物化学控制或军队媒介生物物理控制配合使用,充分发挥其持效性的特点。

(孙 毅)

jūnduì méijiè shēngwù huàxué kòngzhì

军队媒介生物化学控制 (chemical control of vectors for army)

使用具有毒杀、引诱、驱离、调节生长、阻断交配等功能的化学物质,以不同的剂型、剂量,通过不同的途径、杀灭和控制媒介生物的种群数量,进而保障军事行动、人员健康、设备设施的方法。常用的化学物质主要有化学杀虫剂、驱避剂、生长发育调节剂、信息素等。媒介生物的化学防治几乎和媒介生物的侵害同时出现,中国先秦时期就已经有燃烧艾草防瘴的记载,在长期与媒介生物斗争的过程中,人类采用多种形式的化学药物开展媒介生物的控制工作,媒介生物的化学防治的雏形。同时媒介生物具有突出的军事意义,从而衍生出军队媒介生物化学控制的概念。

基本方法 军队常见的媒介生物化学防治技术按药物浓度和颗粒直径可分为低容量喷雾杀虫技术、常量喷雾杀虫技术和超低容量喷雾杀虫技术;按施药方式又可分为气雾杀虫技术、熏蒸杀虫技术、热烟雾杀虫技术、缓释

杀虫技术、电热蚊香杀虫技术、毒饵杀虫技术、诱集杀虫技术、粘捕杀虫技术、防虫技术等。

军队媒介生物化学控制的具体方法如下。①常量喷雾:适用于蚊蝇滋生地的处理,使用时应按剂量喷洒均匀。②超低容量喷雾:适用于居民区、营区、虫媒病流行疫区和灾区蚊蝇的大面积快速杀灭,亦适用于野外灭蠓、蚋和蜱等。室内使用时,应根据超低容量喷雾机的喷雾流量、药剂浓度、所需药物剂量、喷洒量、空间体积,计算所需喷雾时间而后进行喷雾。室外使用时应根据防治对象的活动习性和气象条件确定处理时机,避免强上升气流,风向稳定,风速小于2m/s。根据剂量和处理面积计划总喷洒量。再根据所有喷雾器的流量,射程和喷洒量,计算喷雾移动速度。喷雾自下风区开始,匀速向上风区前进。使用飞机时,应根据喷幅宽度设置地面信号引导喷雾,防止遗漏和重喷。③热雾:适用于居室、仓库、防空洞、下水管道、暖气管道等防治蚊、蝇和蟑螂,也适用于野外蚊、蠓、蚋和蜱等的防治。使用方法:室内使用时,根据热烟雾机的喷雾流量、所需药物剂量、喷洒量和房间体积,计算所需喷洒时间。操作人员在门口向室内喷,到预定时间结束,关闭门窗30分钟。喷射时室内不得有人。室外使用时,根据处理面积、药剂浓度、剂量,计算出所需药量,再根据喷量、喷雾流量估计操作者行进速度。选择害虫活动高峰,气温逆增,风速小于1m/s,风向稳定时喷烟,自下风区向上风区行进。④滞留喷洒和绿篱技术:滞留喷洒适用于室内表面喷洒,防治蚊、蝇和蟑螂。绿篱技术是根据蚊虫喜爱栖

息于室外植被阴凉环境的特点,采用低容量的喷雾器将长效杀虫药剂喷洒在建筑物周围环境的灌木篱笆或植被叶片表面和背面,以达到对蚊虫长期、有效的杀灭效果,适用于室外防治,其施药区域是蚊虫滋生或栖息植物篱笆等。它们使用时首先确定喷洒物体表面吸水量,并根据所需剂量确定配制药液浓度,根据喷洒面积,计算出所需药液总量,均匀喷洒。⑤气雾剂与喷射剂:适用于室内空间和物体表面喷洒,速杀蚊、蝇和蟑螂。使用气雾剂时按下气雾罐喷嘴,即有药液喷出。可直接喷射虫体,亦可按剂量均匀喷雾。使用喷射剂用手指反复扳动扳机或揿动喷嘴,喷出药液。可直接喷虫体或其栖息处表面,亦可作空间均匀喷射。喷洒后关闭门窗20~30分钟。⑥烟剂:适用于室内速杀蚊、蝇和蟑螂。使用时按说明书要求确定药量,直接点燃。关闭门窗30分钟,同时室内不得有人。⑦毒饵:适用于室内外灭蝇、蟑螂和蚂蚁等。直接施放在害虫经常活动场所。定期补充和更换,或设立毒饵站。液体毒饵喷洒或涂刷在害虫经常活动场所物体表面。⑧涂抹剂(杀虫涂料和驱避剂):杀虫涂料适用于室内灭蚊、蝇、蟑螂、虱和臭虫。使用杀虫药笔涂在墙面、家具表面和缝隙以杀灭蟑螂。涂在衣服和床板灭虱和臭虫。使用杀虫涂料涂刷在内墙表面、纱窗和纱门上防治蟑螂、蚊、蝇等。驱避剂则是直接涂抹于个人裸露皮肤表面或衣物,以驱赶蚊、蠓的媒介生物骚扰吸血等。⑨蚊香:适用于居室、病房、帐篷等场所防蚊、灭蚊。使用盘香时,放在支架上,自一端点燃即可。使用电热片蚊香、电热液体蚊香时,

将蚊香片或药液瓶或药盒放置在电加热器上，接通电源即可，用完关闭电源。⑩浸泡织物：常用浸泡过的蚊帐、头网、衣物、窗帘、帐篷灯进行媒介生物控制，多使用拟除虫菊酯类杀虫剂的悬浮剂、乳剂或可湿性粉剂浸泡或喷雾处理。

应用 军队媒介生物的化学控制具有高效、快速、简便、经济的优势，应用到军队媒介生物控制的多个方面，成为军队媒介生物综合防治措施的核心组成部分。在媒介生物密度高、扩散风险高、危害大的情况下，军队媒介生物化学控制成为控制媒介生物的主要手段，从而实现生物战剂或烈性虫媒传染病危害得以控制的目的。值得指出的是，军队媒介生物化学控制快速高效优点明显，但也有易产生抗药性、药物残留、污染环境和破坏生态平衡、控制效果难以持续等缺点，尚需与其他控制措施相协调配合应用，从而进一步巩固媒介生物化学控制的效果。

（孙　毅）

chángliàng pēnwù

常量喷雾（constant volume spray）　利用喷片孔径为1.3～1.6mm的喷雾器，以恒定的压力将浓度在1‰以上药物以雾滴直径达到120～250μm程度进行喷洒的喷雾方法。媒介生物控制常量喷雾（constant volume spray for vector control）是指利用常量喷雾技术对媒介生物进行控制的措施。常量喷雾是与高容量喷雾相对而言的，主要区别在于喷雾时所采用的喷孔直径大小不同。常量喷雾器喷片孔径一般为1.3～1.6mm，雾滴直径可达到120～250μm。该方法药物用量每公顷180～750L。

常量喷雾的优点：①效率高。即使使用手动喷雾器常量喷雾，每人每天可喷1～2公顷，比高容量喷雾提高工效8～10倍；如使用弥雾喷粉机进行常量喷雾，可提高工效50倍以上。②用药少。一般高容量喷雾每公顷用药液量150～900kg，而常量喷雾每公顷仅用药液15～150kg，因此成本低。③控制效果好。常量喷雾可使雾滴直径缩小一半，雾滴个数增加8倍，从而有效增加了覆盖面积。另外，常量喷雾还具有技术要求低，施药器械简便，易于操作等特点。

常量喷雾注意事项：①往药箱或药瓶中加药液时，要用滤网或带滤网的漏斗进行过滤，以免喷药时发生堵塞现象。喷雾时不要使喷头置于操作者身体背风处，否则人体背风处会产生空气涡流，使人体沾染药雾过多造成中毒。②喷雾作业时，要匀速行走，不要忽快忽慢，喷头不能任意左右或上下摆动，以免作物着药过多或过少影响防治效果，甚至出现药害。操作人员要随时注意机器及齿盘的转速，如果转速降低应立即停止喷药，洗净喷头并进行检查维修。喷药时还要注意风速与风向的变化，以便根据风向来改变喷向。风大时应停止喷施。还要掌握好喷雾量与喷雾速度的关系，一般每公顷喷液量30～45kg，行走速度为1m/s；每公顷喷液量45～60kg，行走速度为0.6～0.7m/s；每公顷喷液量60～75kg，行走速度为0.4m/s。③直接喷施不加水的油剂农药时，由于农药含量高，浓度大，必须采取防护措施，即操作人员一定要穿工作服、戴口罩、风镜、手套和帽子，作业时不准吸烟或进食东西；要备有脸盆、肥皂、毛巾，

作业完毕要立即洗手和洗脸；工作服要勤洗常换。

常量喷雾具有工效高、效果好和对环境友好等优点被广泛应用于媒介生物控制领域，在专业技术人员的指导下，常量喷雾技术很容易被实施，具有明显的实用性特点。

（孙　毅）

chāodī róngliàng pēnwù

超低容量喷雾（ultra low volume spray）　采用机动喷雾器，加上超低容量喷头喷雾，喷片孔径为0.3mm以下，以油或水为载体，农药浓度达10%～60%，以恒定的压力将药物以雾滴直径达到15～75μm，80%的雾滴直径小于30μm的程度进行喷洒的喷雾方法。媒介生物控制超低容量喷雾（ultra low volume spray for vector control）是指利用超低容量喷雾技术对媒介生物进行控制的措施。超低容量喷雾法对药剂不需要特殊加工处理，只要在原药（原油）中加入极少量的溶剂，以解决因药剂黏滞性过大而影响喷雾质量的问题。

超低容量喷雾法药物用量每公顷2.25～7.50L。主要特点有：①工效高。人行喷雾速度可达0.5～1m/s。②用药量少。每公顷一般用几升药液，就能均匀喷洒到作物上。③原药一般不需要经过加工，就能直接使用。这对节省溶剂、乳化剂、填充剂、包装材料和运输量等都很有利，因而可以大大节约使用成本。④浓度高，药效长。药剂有效成分可达80%以上，因此残效期相应延长，防治适期也可以适当延长。⑤媒介生物接触的药液接近原药，其挥发性浓度高，熏杀作用大，能很快地向媒介生物侵入或渗透，可大大提高防治效果。⑥喷药时

药剂因雾滴很细，黏附在病媒生物的比例相应大些，因而流失量减少，对大气、河流等的污染也大大减轻。超低容量喷雾法因使用的是高浓度农药，不可按常规喷雾法的比例来配制。实际使用时，应依不同的病虫害和杂草，选择适宜的用药量和药水比，方可有效。雾滴的选择，一般根据不同机具的功能（如调节雾化盘的转速等），可对雾滴大小进行调控与选择。在高温天气条件下施药，若是油剂或乳剂，雾滴可细些；水剂农药则要求雾滴粗些。超低容量喷雾法确有很多优点，但并不是所有的农药品种都可以作为超低容量喷洒使用。它既对药剂有一定的要求，又对自然气候条件有较高的要求，主要体现在以下几个方面：①药剂的毒性要低，致死量一般要小于100mg/kg，如毒性大在使用时容易发生中毒事故。②药剂要具有较强的内吸作用。③对溶剂的要求很高，即溶剂溶解度要大，挥发性要强，沸点要低，对非靶标生物要安全无害。④对鱼类和蜜蜂及天敌等的毒性要低。⑤大风和无风天气不能喷，一般要求在有2~3级风的晴天或阴天喷洒。此外，高温天气也不宜施用，否则会增加药剂的挥发，缩短残效期，降低防治效果。⑥重视稀释药液的水质。水的硬度、碱度和混浊度对药效有很大的影响，当水中含钙盐、镁盐过量时也可使离子型乳化剂所配成的乳液和悬液的稳定性受到破坏。

超低量喷雾具有工效高、用药量少、环境污染低等优点，广泛应用于蚊、蝇等媒介生物类群的控制实践，可有效控制战剂媒介生物的数量和活动范围，降低生物战剂的扩散和传播范围。超

低容量喷雾通常在空气流动性不大、蒸发量低的环境中使用，主要针对活动性强的媒介生物类群。

（孙毅）

méijiè shēngwù zhìliú pēnsǎ

媒介生物滞留喷洒（residual spray for vector control）

将药液以雾粒悬浮于空间或附着于媒介生物停留、栖息、接触的墙面或地面上以控制媒介生物的喷洒技术。持效期长的杀虫剂药液雾粒附着在室内的墙壁、门窗、天花板和家具等表面上，可以维持较长时期药效期。滞留喷洒雾粒直径100~120μm。

滞留喷洒的一般程序包括：①测定墙壁、门窗、天花板和家具等表面的吸水量。不同材质表面的吸水量不同：水泥、砖、石灰面，吸水量大；玻璃、瓷砖等为非吸收性表面，吸水量小；油漆木板（包括家具）为半吸收性表面，吸水量中等。在进行滞留喷洒前，应实测欲处理表面的吸水量，方法是：把定量清水装入喷雾器内，向划定面积的表面均匀喷洒，以湿而不流为度，消耗的水量即为吸水量，计算单位为毫升每平方米（ml/m²）。吸水量就是要喷洒的药液量。②计算配药对水倍数：对水倍数可按农药产品说明书进行，也可按所需使用杀虫剂有效成分用量（g/m²）和喷洒表面吸水量（ml/m²）计算。③计算需配药液总量：由吸水量乘以需喷洒的总面积（m²），即得出喷洒药液总需要量。④喷洒：要顺序而均匀地喷洒，喷头与喷洒表面保持0.5m左右。根据防治对象不同，处理重点不同，如防治蚊蝇，要对室内墙壁和天花板、门窗全面喷洒，家具后面也要喷洒。防治蟑螂，喷洒距地面1m以下的墙面和家具（尤其是抽屉）

以及室内的缝隙等处。滞留喷洒药效维持一般为2~3个月。

滞留喷洒具有功效高、用药量适中、易于操作等优点，广泛应用于蚊、蝇、蜱、螨、蚤、虱、臭虫等媒介生物类群的控制实践，可有效控制战剂媒介生物的数量和活动范围，降低生物战剂的扩散和传播范围。通常在具有一定黏附性和延展性的场所，如墙壁、天花、地板等物体表面使用，主要针对活动性适中，偏好停落或爬行的媒介生物类群。多用于喷洒住地、办公室、宾馆、食堂、仓库、防空洞和厕所等场所，在人居场所喷洒，必须防止污染食物和餐具。

（孙毅）

bìngméi shēngwù kàngyàoxìng

病媒生物抗药性（pesticides resistance in vector control）

在长期的药剂选择压力下，媒介生物具有耐受杀死大部分正常种群个体的药量能力，并在其种群内发展起来的现象。媒介生物的抗药性最早于1946年在瑞典和丹麦的家蝇种群中发现，此后发展迅猛，范围涵盖有机氯杀虫剂、有机磷杀虫剂、氨基甲酸酯类杀虫剂以及除虫菊酯和拟除虫菊酯类杀虫剂等几乎所有杀虫剂种类，鼠类的抗药性也由原来的无机杀鼠剂发展至现在的第1、2代抗凝血灭鼠剂。在抗药水平，媒介生物的抗药性也发展迅猛，有的种群对化学杀虫剂的抗药性达到数千倍甚至几万倍，使得这些药剂几乎失去使用价值。20世纪津巴布韦的科学家发现了交互抗性，然后再在全国范围内轮换用药，历经14年的实践证明了抗药性问题可以通过杀虫剂或灭鼠剂的合理应用而有效延缓。1977年美国的乔琪奥（Georghiou）提出了抗性治

理概念和原则。

原理 病媒生物抗药性的产生主要表现为 3 个方面的抗性。①物理抗性：杀虫剂通过媒介生物表皮的穿透速率发生了改变或者媒介生物某些行为的改变等都能增加媒介生物对化学杀虫剂的耐受性。鼠类对杀鼠剂适口性的改变就是通过行为来改变的药物耐受性。②代谢抗性：媒介生物在长期的药剂筛选作用下，通过增加体内的解毒酶系的活力，提高酶蛋白与药物分子的亲和力或改变各种形式的酶促结合反应，进而加速进入体内的药物的解毒代谢而使昆虫表现出一定的抗药性，这是媒介生物产生抗药性的主要内在机制。这些酶系主要包括两类：一类是起保护作用的酶系，如过氧化氢酶、过氧化物酶、超氧化物歧化酶等；另一类是起代谢作用酶系，如水解酶系、谷胱甘肽转移酶、多功能氧化酶等。③靶标抗性：在长期药物的选择压力下，药物作用媒介生物的主要靶标敏感性降低，对药物反应的阈值显著增高。这种靶标抗性在媒介生物中也广泛存在，这些靶标包括乙酰胆碱酯酶、神经钠离子通道、乙酰胆碱受体、γ-氨基丁酸受体、中肠上皮纹膜受体等。从抗性形成和发展过程来看，有 3 类因素影响媒介生物抗药性的形成。首先是遗传因素，主要是抗性等位基因的发生频率、数目、显隐性及其相互作用，这是影响抗药性形成的主要原因。其次是生物学因素，其中包括生活史和适合度等都是影响抗性形成的主要原因。最后是操作因素，包括药剂的使用量、使用频率和用药方式和途径等。了解媒介生物抗药性的本底和发生发展规律，必须以抗药性检测和监测为基础，

检测通常采用生物测定、化学测定、酶联免疫、分子检测等方法。

基本内容 抗药性检测和监测的最终目的是为了抗药性治理，从而发挥化学药物控制病媒生物的应有效力。抗药性治理主要有 4 条原则：①尽可能把靶标媒介生物的抗性基因频率控制在最低水平，以便延缓抗药性产生。②选择最佳的药剂组合，合理应用包括轮用、混用增效剂，避免单一药剂长时间重复使用。③选择合理的施药时间和方式，尽可能在最低的药剂选择压力下获得最好的防治效果。④实行综合控制策略，包括减少对非靶标生物的影响，避免破坏生态平衡。在治理措施上，适度管理和多途径管理相互结合可取得良好效果，认真做好评估，慎用饱和管理。

应用 病媒生物抗药性监测及其治理始终贯穿于病媒生物综合控制的实践中，不仅可应用于军队病媒生物控制实践，对于其他领域的有害生物控制也有重要的借鉴和指导意义。基于清晰的病媒生物抗药性监测资料和有效的治理措施，才能在病媒生物控制中有的放矢，取得病媒生物综合控制的胜利。

（孙 毅）

méijiè shēngwù chǔzhì jìxíng

媒介生物处置剂型（formulations of pesticides for vector control） 控制媒介生物时不能直接使用的农药原药按照一定的生产工艺加工、配制成的不同制剂类型。合理选配和使用处置剂型来处置媒介生物，可达到最佳处置效果。

基本内容 不同剂型有其特定的使用技术要求，不能随意改变用法。颗粒剂只能抛撒或处理土壤，而不能加水喷雾；可湿性粉剂只宜加水喷雾，不能直接喷

粉；粉剂只能直接喷撒或拌毒土，不宜加水；各种杀鼠剂只能用粮谷等食物拌制成毒饵后才能应用。不同剂型对于环境条件要求也各异，中国南方潮湿高温，北方严寒低温，对于各类农药剂型的贮存都很不利。可湿性粉剂及喷撒用粉剂在贮存不当的情况下发生粉粒结现象，从而影响粉粒在水中的悬浮能力及其在空中的飘浮能力；乳油制剂、悬浮剂等液态制剂，在冬季低温贮存时间过长，容易发生分层结块、结晶等剂型破坏现象；一些乳油制剂在高温下会逐渐蒸发散失，使乳油制剂的含量浓度发生变化，导致有效成分析出。每种制剂的名称是由有效成分含量、农药名称和剂型 3 部分组成，如 50% 乙草胺乳油、5% 甲拌磷颗粒剂、15% 三唑酮可湿性粉剂、0.025% 敌鼠钠盐毒饵等。

使用较多的媒介生物处置剂型包括以下几种。①粉剂：容易制造和使用，用原药和惰性填料（滑石粉、黏土、高陵土、硅藻土、酸性白土等）按一定比例混合、粉碎，使粉粒细度达到一定标准。粉剂具有工效高、残留较少等特点，在干旱地区或山地水源困难地区比较实用。②可湿性粉剂：用农药原药和惰性填料及一定量的助剂（湿润剂、悬浮稳定剂、分散剂等）按比例充分混匀和粉碎后达到药粒直径小于 44μm，平均粒径 25μm，湿润时间小于 2 分钟，悬浮率 60% 以上质量标准的细粉。使用时加水配成稳定的悬浮液，使用喷雾器进行喷雾。③乳油：将农药原药按比例溶解在有机溶剂（如甲苯、二甲苯等）中，加入一定量的农药专用乳化剂（如烷基苯磺酸钙和非离子等乳化剂）配制成透明均相液体。乳油使用方便，加水

稀释成一定比例的乳状液即可使用。④悬浮剂：将固体农药原药分散于水中的制剂，它兼有乳油和可湿性粉剂的一些特点，没有有机溶剂产生的易燃性和药害问题；耐雨水冲刷，药效较高；适用于各种喷洒方式，也可用于超低容量喷雾，在水中具有良好的分散性和悬浮性。⑤干悬浮剂：一种0.1～1mm粒状制剂，它具备可湿性粉剂与悬浮剂的优点，又克服了它们的缺点。⑥浓乳剂：是液体或与溶剂混合制成的液体农药，以微小液滴分散在水中而以水为介质的制剂。⑦缓释剂：种类很多，如黏附控制释放剂、吸附颗粒剂、空心纤维剂、微胶囊等剂型。药物残效期长，减少施药次数与药物对环境的污染。除上述7种剂型外还有颗粒剂、烟剂、气雾剂、超低容量制剂、熏蒸剂等多种剂型。

媒介生物处置剂型的选择主要考虑7个方面的因素。①有效成分含量。②粉粒细度：粉剂的药效和细度有密切的关系。③容重：即每单位容积内粉体的质量（g/ml）。④润湿性：以被测的可湿性粉剂从一定高度撒到水面致完全湿润的时间。⑤悬浮率：用水稀释成悬浮液，在特定温度下静置一定时间后，仍处于悬浮状态的有效成分的量占原样品中有效成分量的百分率。⑥乳液稳定性：衡量乳油加水稀释后形成的乳液中，农药液珠在水中分散状态的均匀性和稳定性。⑦成烟率：烟剂燃烧时农药有效成分在烟雾中的含量与燃烧前烟剂中农药有效成分含量的百分率。

应用　媒介生物处置剂型不仅可影响药物的作用和性质，而且可以改变药物的作用速度，直接影响着军事行动中对媒介生物

的控制效果，如颗粒剂主要应用于大型水体处理蚊类孑孓等媒介生物；可湿性粉剂则通常用于室内外物体表面处理杀灭成蚊；烟剂或熏蒸剂则应用相对密闭环境中媒介生物的杀灭；粉剂通常用于蚤、虱和臭虫等飞翔能力不强的媒介生物的控制。与之相反，不适当的剂型则可能降低药物的作用效果，除了难以达到媒介生物控制目标外，还会增加对环境的污染及人畜的毒害作用。因此，在实践中媒介生物的处置剂型应根据媒介生物的种类、密度、危害特点及活动场所情况具体分析，从药效高、作用快、靶标性好、环境友好的角度来选择适宜的剂型，达到高效、安全、经济、快速的媒介生物控制目标，服务于军事行动。

（孙　毅）

jūnduì méijiè shēngwù wùlǐ kòngzhì
军队媒介生物物理控制（physical control of vectors for army）
利用物理学原理、技术，结合战剂媒介生物的生活习性，制成相应的器具来杀灭、阻隔或降低战剂媒介生物侵害的方法。军队媒介生物物理控制包括光、电、声、力或温湿度、射线性手段，以不同的剂型、剂量，通过不同的途径，毒杀、驱避或诱集战剂生物等控制方法。媒介生物的物理控制几乎和媒介生物的侵害同时启蒙，人工捕杀可能是最原始的物理控制措施。随着对物理控制工效的追求，在生产实践中，人们又不断摸索研制出一系列的器械用于媒介生物的控制工作，如早在公元前345年利用杠杆原理的粘捕虫车等。同时，随着对媒介生物认识的不断深入，利用媒介生物的生态习性和趋性开展物理控制的措施也日益成熟，不

断投入使用，使物理控制成为收效迅速、环境友好、结构简单、使用便捷的重要媒介生物综合控制措施之一。随着媒介生物控制理论和技术的飞速发展，物理控制从理论到实践已日臻成熟，并不断完善和发展。战剂媒介生物物理控制作为媒介生物环境控制的主要分支。

基本方法　战剂媒介生物的物理控制方法主要分3类。①人工捕捉和器械捕杀：人工捕捉主要是根据媒介生物的生活习性和活动特点，在种群密度较高的地点进行捕捉和杀灭工作，人工捕捉工效较低且存在被潜在感染的风险，因地需要一定的防护措施。器械捕杀主要根据媒介生物的特点，设计和制作比较简单的器械进行捕杀，用于媒介生物物理控制的器械很多，工效不一，包括捕鼠器、蚊蝇瓶、蚊蝇纸、粘鼠板、粘蚤纸、粘蟑板等。②诱集和诱杀：这种方法主要是利用害虫的趋性或其他生活特点，设计诱集并加以处理或加入杀虫剂进行处理，如灯光诱杀包括近紫外线的黑光灯、频振式杀虫灯等。除此之外，利用媒介生物的性外激素或特殊的气味物质，如人或宿主动物的乳酸、二氧化碳、烯酸等设计的专用引诱剂等，结合捕杀器具进行捕杀。③阻隔法：根据媒介生物的生活习性，设置各种屏障，防止媒介生物侵害或阻隔蔓延，便于消灭和管理，如常用的个人防护装备、蚊帐、防蚊蠓头网、防蚊服、防蚤袜等，以及专用的防鼠沟、档鼠板等。另外，充分利用温湿度控制措施，对媒介生物及其滋生环境进行控制，如日光暴晒、烘烧、蒸汽、沸水及低温冷冻措施；在特定环境内改变环境气体的成分，如二

氧化碳、氮气浓度改变，降低氧压等气调措施；根据声波原理设计的声控措施以及利用放射源进行放射杀虫措施、利用电磁技术的电子驱蚊器、利用激光技术的激光杀虫装置等都是媒介生物物理控制的主要措施。

应用　物理控制具有收效迅速、环境友好、结构简单、使用便捷的特点，在媒介生物综合控制措施发挥着重要作用，随着科学技术的快速进步，声、电、光、气、信息等技术被应用于战剂媒介生物的物理防控。电子风幕、诱蚊灯、诱蚊诱卵器、驱避剂、信息素诱集杀灭器、引诱布旗、粘蚤纸、灭蚊磁、声波感应型驱蚊器以及防蚊服、长效灭蚊蚊帐、防蚊头套等物理控制措施已在战剂媒介生物控制中发挥着重要作用，物理控制在军事领域还会有更加广阔的应用前景。

（孙　毅）

jūnduì méijiè shēngwù shēngtài kòngzhì

军队媒介生物生态控制（ecological control of vectors for army）

利用媒介生物生态学原理控制媒介生物，以保障军事行动、人员健康和设施设备的方法。军队媒介生物生态控制衍生于生态控制，广义的生态控制是指一切有益生态系统稳定、可将害虫控制在不足为害的水平的生态学控制方法。狭义的生态控制也就是生物防治，是指利用生物或生物衍生物来控制有害生物的增殖，防治有害生物的手段之一。其特点是防治因子来源于自然界或经生物工程改造的活体及其代谢产物，对人畜安全，对环境污染极少，可长期抑制靶标有害生物的密度。防治因子来源广泛，成本低廉，便于推广。

早期的媒介生物生态控制大多集中对捕食性、寄生性天敌的研究利用方面，体现了生态系统自然控制、自然平衡和自然调节的特点。随着技术进步，生态控制的内容不断拓展和深入，包括微生物农药的研发、开发与商品化；本地天敌的保护和利用；引进天敌控制外来害虫，天敌害虫的增殖和人工释放等。随着媒介生物危害的持续上升，以蛋白质技术、基因调控、基因工程等为代表新兴技术的应用，开发新型生物农药和施用技术，探索环境友好型生态控制措施日益广泛，并不断丰富媒介生物生态控制内容和技术更新，因而，军队媒介生物生态控制也被赋予新的内容，主要表现在蛋白质技术、基因调控、基因工程等技术研发的新型媒介生物控制药物的应用方面。

基本方法　军队媒介生物生态控制技术包括：①应用媒介生物病原微生物进行生态控制，包括细菌、真菌、病毒、线虫、原虫等。已作为商品并投入使用的媒介生物病原细菌有苏云金杆菌（*Bacillusthuringiensis*，Bt）、球形芽胞杆菌（*B. sphaericus*）、日本金龟子芽胞杆菌（*B. popilliae*）和缓病芽胞杆菌（*B. lenimorbus*）等。在病原真菌方面应用较多包括白僵菌、绿僵菌、青霉、拟青霉、赤霉素等；在病原病毒方面多角体病毒、杆状病毒及黏液瘤病毒等在媒介生物方面都有所尝试。斯氏线虫对蜱类的防治也有所探索。②应用捕食性或寄生性天敌进行生态控制，最早应用于蚊类防治的柳条鱼、防治蜚蠊的跳小蜂、蜚蠊卵啮齿小蜂、寄生于蜱的胡克小蜂等都被应用于媒介生物的生态控制。③应用生物代谢产物进行生态控制，其中包括伊维菌素、阿维菌素、甲基阿维菌素等。④一些植物源的天然物质的应用比较原始而广泛，如天然除虫菊、桉油、印楝、川楝等。⑤在生物工程基础上表达的重组昆虫神经毒素及其他物质，包括沙蝎、东亚钳蝎毒素以及蛇毒、蜘蛛毒素等。

应用　军队媒介生物生态控制的基础是生态系统中媒介生物与其他物种的相互作用关系，通过人工调控或自主平衡，利用生态系统的物种间竞争压力，促使媒介生物种群被控制在一定的水平之下，不足为害，从而实现媒介生物的长期、持久控制。但在实践上看，媒介生物生态控制对环境的要求极其严格，且控制时间相对较长，难以短时间内满足生物战剂、传染病的控制需求，因此，对于媒介生物生态控制的应用，应充分考虑环境和社会的许可性，结合其他措施综合应用。

（孙　毅）

jūnduì méijiè shēngwù yíchuán kòngzhì

军队媒介生物遗传控制（genetics control of vectors for army）

军队利用物理化学和遗传手段对媒介生物的遗传学特征进行处理，达到控制或消灭某个或某些媒介生物种群目的的方法。军队媒介生物遗传控制从害虫遗传控制的概念中派生出来，是遗传控制在军队媒介生物控制中应用探索的结果。常用的遗传控制主要包括辐射法、化学法、杂交不育、胞质不亲和、染色体易位等。这些方法可改变或取代其遗传物质，培育捕食性与寄生性昆虫的新品系，以提高其生物防治上的效能；或利用雌雄生殖细胞的胞质不亲和性、杂交不育、染色体的倒位、易位，半致死因子等遗传学上的现象，降低所要防治媒介生物的繁殖能力。

简史 遗传控制最早出现于1958年，美国东南部第1次采用雄虫不育法防治螺旋锥蝇，此后人们对蚊虫的遗传防治也进行了一定的研究。1969～1975年世界卫生组织等对致倦库蚊、斯氏按蚊和埃及伊蚊进行了遗传方法和应用的研究，这些技术被探索应用军队媒介生物控制领域的可能性，催生了军队媒介生物遗传控制的概念、理论与技术体系。

原理 转座子具有以下特性：能通过交配遗传；自身可复制相当的拷贝并能整合于基因组的不同位点；其可移动性一般限于某一基因组。因此，要在有限的世代内使潜在有害基因扩散到整个群体，转座子是较理想的选择。武装转座子（transposons with armed cassettes-targeted insect control strategy，TACTICS）——成为靶标媒介生物遗传防治的主要策略。首先构建TAC基因结构，由转座子与条件表达的媒介生物的基因组成，将这一结构转入靶标媒介生物，获得的转基因媒介生物释放于环境。在媒介生物种群密度低的时候，有害基因并不表达，而是借助转座子可移动的本性，通过转基因媒介生物与自然种群的个体交配，在后代中迅速扩增蔓延，直至种群的绝大多数都带有TAC基因结构。

基本方法 在靶标媒介生物暴发的年份，施放诱导因子激活潜在的有害基因，使媒介生物死亡或丧失危害能力，而诱导因子对食物链中其他生物没有影响。实现这一目标需具备的条件：成熟的基因导入虫体的方法；基因在目标媒介生物种群中转染体系；使媒介生物死亡或丧失危害能力的基因；条件启动子。目前有关

媒介生物转化的研究报道较少。媒介生物本身的基因，如与咽侧体抑制促进相关的基因，因为可调控它们在错误的组织或发育时间表达，使媒介生物不能正常生长发育，且仅作用于靶标媒介生物。这一系统条件启动子的要求很苛刻，它必须能被严格调控，诱导物在害虫生境中一般不得存在，并且成本合适、与环境协调。

军队媒介生物遗传控制因其本身局限于现代生物技术的进步程度，遗传控制技术的应用尚需注意：①释放媒介生物的交配活力或环境适合度。②饲养或收集媒介生物的可行性。③准确把握目标媒介生物的种群数量及季节变动。④估计世代种群可能增加的速度，以便使释放种群和目标种群处于可控状态。⑤确定生物安全性和对环境生态的潜在危害。⑥分析遗传控制的投入和产出比列，只有综合衡量，才能将媒介生物遗传控制的效力充分发挥。

应用 军队媒介生物遗传控制具有靶标性强，不污染环境，而且便于人工操作的优势，可望在未来战剂媒介生物控制中发挥主要作用。但有关媒介生物的遗传控制方面，大多数工作尚处于试验阶段，对生态环境安全及遗传资源影响的评估尚缺乏必要充分的数据支持，遗传控制技术的环境制约条件至今未明。因此，媒介生物遗传防治尚无在军事上应用的成例。

(孙 毅)

zhànshí jūnduì wèishēng fángyì

战时军队卫生防疫（hygiene and disease control in military operations） 在战时或者战时军队中运用公共卫生与预防医学理论、方法和技术，探索和发现疾病的发生、流行规律以及评估环境有

害因素的威胁，并采取预防和控制措施，促进和维护保障对象身心健康、预防疾病，控制和消除疾病特别是传染病流行的卫勤保障活动。战时军队卫生防疫是一项重要的卫生业务工作，包括"卫生"和"防疫"两个方面的内容。"卫生"是指为改善和创造符合健康要求的生活、卫生环境条件所采取的各类方法措施的总称。它要求从生物、心理、社会3个层面上去研究环境对部队成员健康的影响，探寻改善生活、卫生环境条件的各种方法措施。"防疫"是指为防止疾病在部队中发生与流行并进行有效控制所采取的各类方法措施的总称。它要求在搞好技术预防的同时，突出社会性预防措施的运用。"卫生"与"防疫"既互相区别又互相联系，二者是不可分割的整体。

军事行动应对的事件往往具有突发性、隐蔽性、群体性、恐惧性，其发生的时间、方式、地域具有随机性和偶然性，战时军队卫生防疫工作往往准备不充分或者毫无准备，导致部队行动前卫生防病教育难以落实，加之卫生防疫人员和医务人员对事件现场情况不明，致使卫生防病防疫工作缺乏针对性。这就要求卫生防疫力量必须以快速反应为突破，全面提升服务保障能力。同时还应根据执行任务期间出现的各种防疫问题作出迅速反应，果断处理，并对可能出现的公共卫生事件有预见性，及时提出处置预案供上级机关和领导参考，以确定有效的应对措施。

工作内容及应用 战时军队卫生防疫工作的具体内容：①开展流行病学侦察。是对执行任务部队拟进驻地域、执行任务地域和通过地域所进行的一种卫生学、

流行病学调查活动。其目的在于掌握可能导致任务区域部队和当地群众疾病发生和危害人群健康的因素，查明卫生学、流行病学情况和当地可利用的卫生防病条件，正确评估和判断任务区域人群的健康危险及威胁，及时提出应采取的预防对策和措施，充分保障执行任务部队官兵和人民群众的健康，杜绝重大公共卫生事件发生。它是制订卫生防疫计划，指导做好卫生防疫工作的依据，对保护部队战斗力、减少非战斗减员、保证战时军队任务顺利完成、确保任务区域无重大疫情具有非常重要的意义。战时军队中，部队及任务区域人员流动性大，流行病学调查要行动迅速、突出重点，并做好详细记录，确保调查工作的连续性。②开展饮水卫生调查与监督。战时军队行动特别是抢险救灾等非战争军事行动中，突发事件的发生通常伴有供水设施不同程度的破坏，而且环境遭到严重破坏，水源可能受到不同程度破坏，使细菌滋生，水质感官性状恶化，出现有毒物质污染，极易造成传染病的发生和流行。饮水卫生监督的重要任务是水质检验，对水源水或饮用水中的物理、化学、毒理和微生物指标进行检测，掌握水源分布与污染状况，综合评价水质，指导和督促部队及当地群众落实饮水洁治消毒和水源防护措施，并定期进行监督监测；保证饮用水的水质，从而保障指战员的身体健康。③开展食品卫生调查与监督。参战部队进入任务区域处置突发事件时，往往会面临食物安全问题：食物保障受到不同程度的破坏，食物供给来源扩大，污染环节增多；食物污染途径广泛、情

况严重。这些因素的存在，特别容易发生食品安全事件，造成群体性次生灾害。食品卫生监督的任务是：经常或根据特殊需要确定食品中是否存在有害因素，阐明有害因素的性质、来源、作用和危害，根据检验结果作出"可食""条件可食""不可食"的结论，并提出评价和改进意见，检查落实各项饮食卫生管理制度。④开展疾病监测与防控。传染病的流行对部队平战时、尤其是战时军事行动带来很大影响，预防和控制传染病的发生和流行是保障部队战斗力的重要环节。多发和重大传染病造成的损害大，是卫生防疫工作任务的重中之重。卫生防疫面临的传染病主要包括三大类：第一类是肠道传染病，如霍乱、甲型病毒性肝炎（简称甲肝）、痢疾等。这类疾病是战时容易出现的疾病。第二类是自然疫源性疾病和人兽共患病，包括鼠疫、钩端螺旋体病、流行性乙型脑炎（简称乙脑）等。第三类疾病是呼吸道传染病，如流行性腮腺炎、麻疹、风疹等。这些传染病都是卫生防疫时的重点。对于执行任务地域内的常见和多发的传染病不但需要监测疫情，而且要采取一些主动的强化免疫措施，进行疫苗接种或药物预防，防止相关疫情的发生。此外，需要针对季节、气候和部队作业特点，做好中暑、晕船、溺水和毒虫咬伤等常见伤病的防治。⑤开展"消杀灭"和环境卫生综合治理。主要任务是指导部队和当地群众设置临时生活卫生设施，开展环境卫生综合整治，实施消杀灭技术指导和支援，控制"四害"（蚊子、苍蝇、蟑螂、老鼠）密度。对于吸血类的节肢动物，可

以通过使用驱避剂和防护用具进行个人和集体的预防。另外，应采取紧急措施杀灭及防治媒介昆虫。⑥开展健康教育和心理疏导。有针对性地开展健康教育，提高官兵和群众自我防护和自我保健能力；针对官兵和任务区群众存在的心理问题，主动开展有效的心理疏导和心理干预，有效提高官兵和群众的心理防御和心理自我调控能力。

组织体系 经过长期的建设，中国人民解放军卫生防疫已经形成了一个较完整的组织体系（图）。根据职能和担负的任务不同，中国人民解放军卫生防疫组织体系可分为：卫生防病工作管理体系、卫生防疫专业保障体系、爱国卫生运动委员会、突发公共卫生事件应急处理工作体系和非战争军事行动防疫工作体系。

卫生防疫管理机构 总后勤部卫生部编设卫生防疫局，军区联勤部卫生部编设卫生防疫处，海军后勤部卫生部编舰艇航空卫生处，空军后勤部卫生部编航空卫生处，第二炮兵后勤部卫生部编设预防医疗处。总装备部后勤部卫生局编配卫生防疫助理员。联勤分部，以及集团军、省军区、军区空军、军兵种基地后勤部编卫生处，师级单位后勤部编卫生科，有专人负责卫生防疫管理工作。

卫生防疫专业机构 包括卫生防疫保障机构、预防医学教学和研究机构。军队疾病预防控制职能赋予军事医学科学院，该院同时称"中国人民解放军疾病预防控制中心"，原总后勤部卫生防疫队划归军事医学科学院，整编为疾病预防控制所。海军、空军分别编海军医学研究所、航空医学研究所，下编军队卫生学、军

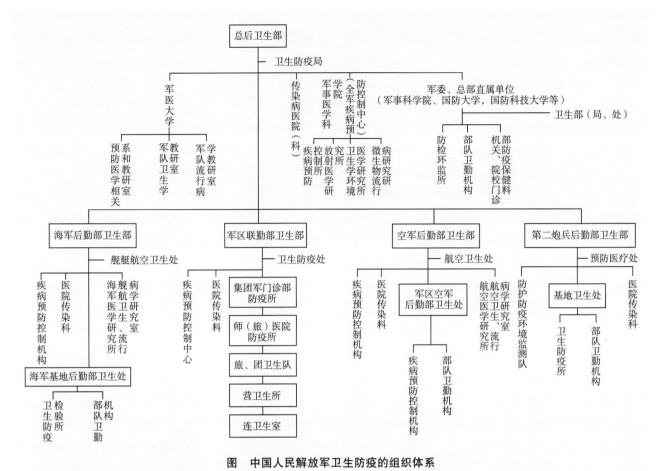

图 中国人民解放军卫生防疫的组织体系

引自 王皓. 非战争军事行动卫生防疫. 北京: 解放军出版社, 2011

队流行病学等预防医学相关研究室。总后卫生部编结核病防治队，各军区编疾病预防控制中心，军兵种和新疆、西藏军区编卫生防疫队。总装备部和军兵种的基地、海军舰队航空兵、军区空军、集团军、省军区（含相当等级单位）编卫生防疫队（所）或卫生防疫检验所，机关、院校门诊部和师、旅级部队（含相当等级单位）编卫生防疫科（所）。军医大学编军队卫生学、军队流行病学等预防医学相关教研室，在第三军医大学、第四军医大学设预防医学系。

爱国卫生运动委员会 简称"爱卫会"，始建于1952年，是中国、中国人民解放军特有的卫生防疫工作组织。军队成立中国人民解放军爱国卫生运动委员会（简称全军爱卫会），办公室设在总后卫生部。部队团以上单位均成立爱卫会，营、连成立卫生防病领导小组。爱卫会组织是强化"社会大卫生"观念，充分发动广大官兵参与卫生防疫工作的一种重要组织形式。

(刘玮)

fēizhànzhēng jūnshì xíngdòng wèishēng fángyì bǎozhàng

非战争军事行动卫生防疫保障（hygiene and disease control in the military operations other than war） 在非战争军事行动中卫生防疫机构人员研究和评价所处环境中有害因素对人员健康的影响，并采取防控措施保护和促进人员身体健康，保障非战争军事行动任务完成的工作。"非战争军事行动"的概念于1993年由美军提出，之后，俄罗斯、英国、德国、日本等国军队也提出了非战争军事行动，并将其作为军队的一项重要职能。在中国，非战争军事行动主要包括反恐维稳行动、反生物恐怖行动、重大活动保障、封边、控边行动、维护海洋权益和海上战略通道安全行动、泥石流、洪水抢险、抗震救灾、抗雨雪冰冻灾害、抗旱救灾、抗热带风暴灾害、海啸灾区救援、扑救森林火灾、国际维和行动、国内国际联合军事演习、国际人道主义救援等。非战争军事行动卫生防疫保障既有与战争行动卫生防疫保障相同的特点，又有鲜明的不同点。

工作特点 ①任务突然，时效性强：非战争军事行动应对的事件往往具有突发性、隐蔽性、群体性、恐惧性，其发生的时间、方式、地域具有随机性和偶然性，其卫生防疫工作往往准备不充分或毫无准备。②环境恶劣，疾病诱因复杂：非战争军事行动卫生防疫面临的环境复杂，条件恶劣，疾病发病率高，因而防疫任务异常艰巨。③涉及面广，防疫防护难度增大：卫生防疫保障对象除救援部队官兵外，也包括当地人民群众，甚至包括其他国家人员。灾害现场一般还有次生灾害发生，自身卫生防护问题十分突出，一些不可预见的卫生防疫工作任务增大。④紧急突击，防疫力量需求增加：通常在紧急情况下执行任务，需要迅速掌握任务区卫生防疫状况或损害程度，需要坚持军地一体，互通信息，联合保障。⑤消息繁杂，信息保障要求提高：行动中很可能会出现通信联络、交通中断，卫生防疫信息保障要求大大提高。⑥任务艰巨，队伍能力素质要求高：行动中环境恶劣复杂，部队除了承担运输药材设备、救援、消杀等卫生防疫用品外，还需要承担一些急难险重任务。卫生防疫人员需要拥有良好的体能和技能素质，具备长途奔袭、连续突击的能力；掌握现场检测、监测和果断处置的方法；把握复杂形势下卫生防疫工作的组织与协调手段和技巧以及较好的心理素质。

工作内容及方法 ①流行病学侦察与风险评估。②水源卫生调查、饮水洁治消毒、水源防护及定期监督监测。③食品卫生监督。④消化道传染病和虫媒传染病监测，以及中暑、晕船、溺水和毒虫咬伤等常见伤病的预防等。⑤"消杀灭"和环境卫生综合治理，控制"四害"密度。⑥实施健康教育。⑦给予心理疏导和心理教育，有效提高官兵和群众的心理防御和心理自我调控能力。但在不同类别非战争军事行动中，其卫生防疫保障各有特点，要求也有所区别。

反恐维稳行动卫生防疫保障 该类行动中的卫生防疫问题主要是袭击（爆炸、纵火、投毒、制造暴乱事件）引起饮水、食品污染和有害气体对环境的污染问题以及极大心理恐慌问题。其卫生防疫保障工作需要加强平时疫情疫病监测，开展准确现场检测，进行有效应急处置，适时指导遭袭击区的伤员自救互救，指导救援人员及现场群众做好防疫防护，组织心理危机干预，消除民众极大的心理恐慌。

反生物恐怖行动卫生防疫保障 生物恐怖的威胁高度隐蔽、迅速扩散、危害严重和实施简便。防疫保障任务主要是侦检和处置。侦检要充分运用疾病监测系统和专业机构，尽早发现疑点，迅速判明情况，划出疫区范围和污染地域大小。处置首先采取必要的封锁和隔离措施以及对污染区人员的个人预防措施；对环境开展战剂洗消、媒介杀灭，以及食品水源卫生监督与防护等。对已发病或疑似传染病患者实施隔离，及时后送。后送必须确保不污染环境、不引起疫情扩散。对受袭地域的人员应开展健康教育，积极进行人员的心理疏导，提高人员自我防护意识，提高对生物武器袭击时相关异常情况的判断能力，形成群防群治的防疫格局。防疫人员应在生物战剂的一个最长致病潜伏期内密切注意疫情动态，发现情况及时上报，迅速采取相应措施，严格控制疫情和污染范围进一步扩大。

重大活动卫生防疫保障 要点：①做好细致周密的流行病学调查与卫生学调查，制定针对重大活动卫生防疫保障的卫生行政管理及技术对策和措施。②突出饮食、饮水卫生的重点，加大监督监测力度，做好传染病预防与控制。③强化对从业人员的卫生知识培训和健康状况监控。④各部门协调配合，综合治理。

封边、控边行动卫生防疫保障 该类行动中存在的卫生学问题主要包括：边境地区环境复杂，疫病形势严峻；大量难民可能涌入，输入性疫情防控困难；难民安置点卫生状况差，卫生防病措施难以落实；政治影响因素复杂，卫生防疫保障难度增加等。其防疫保障应注意：①针对边境地区复杂的疫病形势以及邻国可能存在的特殊疫病和核化生威胁状况，完善各类应急预案，立足于一点多情、多点多情，精心准备，细化深化预案中的具体环节。②不断完善防疫物资储备体系。③搞好防疫资料储备和卫生教育。

维护海洋权益和海上战略通道安全行动卫生防疫保障 该类行动中所面临的卫生学问题包括：①航程遥远，时间漫长，短期内气候和时差的迅速变化，易引起人体生物钟的紊乱，引起心理生理疲劳。②人员众多，体质各异。③环境特殊，生活艰苦。④疫情复杂，动态难测，很可能会受到被访国或地区的自然疫源性疾病或地方性传染病的威胁。⑤责任重大，影响深远。其防疫保障工作重点包括：①制定远航卫生防疫保障预案，加强卫生检疫和健康体检，加强饮水食品卫生检验，开展卫生教育，增强自我保健意识。②远航及护航期间，无病早防，有病早治，加强饮水、食品卫生监督和管理，严格检疫检验程序，加强体育锻炼。③返航后督促舰艇全面进行卫生整顿，彻底进行"消杀灭"，防止病菌及有害虫媒入境。整理工作日记、统计病例，并进行疾病分析。

泥石流、洪水抢险卫生防疫保障 该类行动时，救援地域分布不断变化，卫生防疫力量相对薄弱；救援部队生活条件急变，卫生防疫措施实施困难；救援环境自然生态骤变，卫生防疫工作应变不足；救援任务应激强度变化，救援人员应激能力不够。因此，需要统筹协调，严密组织；点面结合，分工协作；科学防疫，注重实效；综合治理，保证效果。

抗震救灾卫生防疫保障 核心策略包括：①卫生防疫关口前移，与医疗救援同步进行。②在重点区域、重点人群中实施重点措施，防控重点疾病，实施群防群控。③不留死角、不留空白，实现村级全覆盖。④科学规范化、长期化。主要措施包括：①注重遗体处理和消杀灭工作。②加强环境卫生治理，切断传播途径。③加强饮水、食品卫生监测与监督，确保饮水和食品安全。④快速恢复重建灾区疾病监测报告系统。⑤开展群体性免疫接种。切实做到以现场消杀灭为重点，以卫生监督监测为保障，以健康教育为手段，以心理疏导和防护为突破，以防控疫情为目的。

抗雨雪冰冻灾害卫生防疫保障 该类行动中主要的卫生防疫问题包括：①冻疮、战壕足和浸泡足、机体组织缓慢冻结造成的寒冷损伤。②由于水供应受限而直接饮用未曾加热煮沸的融化雪水或冰水。其卫生防疫工作要做好救灾部队的寒冷损伤防治工作，饮食卫生保障工作，供应热饮、热食，提高抗寒能力；关注冷环境中睡眠，预防一氧化碳中毒。

抗旱救灾卫生防疫保障 在做好军队救援人员自身卫生防疫防病工作的同时，主动协助和配合地方有关部门，及时启动抗旱人畜疫病防控预案，确保将人畜饮水安全放在抗旱救灾工作的首要位置，要摸清灾区人畜饮水情况，制定供水措施，加强水质监测，确保饮水卫生安全；加强医疗救护工作，确保高温中暑及相关患者的就诊。

热带风暴、海啸灾害救援卫生防疫保障 难点包括：①受灾地区往往道路、通信、供水、供电中断，建筑、设施毁坏严重、绿化破坏严重，洪水浸淹，各种生活垃圾和动物尸体污染环境和水源，霍乱、伤寒、甲型病毒性肝炎、戊型病毒性肝炎等很容易传播。②蚊蝇增多，媒介生物性疾病的侵袭加大。③救援条件艰苦，身心疲惫。④通过疫水传播的疾病，如钩端螺旋体病和血吸虫病等容易发生流行。⑤海啸带来的精神创伤可能很长时间难以抚平。卫生防疫工作需要加强组织领导、开展群众性爱国卫生运动，做好环境消杀灭工作、加强现场卫生监督监测，确保饮水饮食卫生安全，加强疫情监测，建立军地疫情通报制度，加强卫生防病健康教育，有针对性进行预防服药和重点人群疫苗接种，做好心理疏导工作，切实关心官兵身心健康。

扑救森林火灾卫生防疫保障 遵循火灾现场急救管理的原则，即先救灾后救人，首要任务是现场抢救使受伤人员尽早脱离危险区。其次是救人，救人的原则是先救命，再处理伤情，其处理原则是：一灭，将伤员迅速脱离火区，扑灭伤员着火的外衣；二查，检查全身状况和有无合并损伤，尤其要判明是否伴有化学中毒等情况，尽快判明烧伤程度；三防，防休克、防窒息、防创面污染；

四包，包裹伤面，防止再次污染；五送，保证把重伤员尽快送往医院。卫生防疫人员除按照预案做好应急卫生防疫保障外，还要特别关注参加非战争军事行动部队的饮水、饮食卫生和临时驻扎地环境卫生，要尽快了解火灾地域流行病学状况，及时提出行之有效的疾病防控措施。此外，还要注意火灾诱发次生灾害的防护，如对有毒有害气体吸入的防护；过火地区可能出现的新的有害因素的监测和防护等。

联合国维和行动卫生防疫保障 国际维和地区通常局势动荡，自然、社会环境极差，高温、多雨或者干旱，有害昆虫及动物多，蚊蝇密度高，虫媒传染病流行严重；中暑、阴囊湿疹、不习水土、皮肤烧伤常见；埃博拉出血热、艾滋病、黄热病、霍乱、疟疾、流行性腹泻、肝炎、丝虫病等疾病流行，卫生防疫形势极其严峻；保障对象极其复杂；维和分队分布广、居住分散、道路极差，通信联络困难、防疫工作带来极大难度；新鲜蔬菜较少，安全形势不稳定，生活方式的单一、枯燥、性压抑，思念情绪等导致心理压力大；医疗防疫资源极其匮乏。卫生防疫工作主要包括：①流行病学侦察，及时掌握当地疫情，掌握部队卫生防病动态。②普及防疫知识，增强官兵的疾病预防意识。③注意心理调节，提高适应能力。④搞好免疫服药，提高免疫能力。⑤有效控制疫媒，切断传播途径。⑥加强卫生监督，杜绝疫病流行。

国内国际联合军事演习卫生防疫保障 演习通常为诸军兵种联合参演，建制部队多，还可能涉及其他国家军队，保障关系错综复杂。此外，参演官兵常使用简易食堂，租用农用水井做水源；野战帐篷区杂草丛生，积水遍地，生活垃圾、污水随地排放，蚊蝇滋生；演习场所通常荒无人烟，清洁用水供应紧张，演习场分布点多、面广、线长，很可能为自然疫源性疾病疫区，疫情复杂多变，防疫保障困难大；演习官兵水土不服，抵抗力下降，极易成为易感人群；食品来源多重，卫生监督难度大；"四害"密度较高，防疫药品消耗多。卫生防疫工作包括：①认真做好卫生流行病学侦察，全面、准确掌握驻地疫情。②有针对性地开展健康教育，加强野营卫生管理，改善部队的生活环境质量。③落实各项防病措施，提高官兵防护能力。

国际人道主义救援卫生防疫保障 与国内救援卫生防疫保障大部分一致，但救援队员可能会面临交通不畅、语言交流障碍、治安混乱等特殊挑战以及人身安全威胁。开展未曾实践过的热带地区烈性疾病（如埃博拉出血热、马尔堡出血热等）暴发流行时的国际人道主义救援，还面临自身的安全防护问题；面临当地患者依从性，丧葬风俗；当地工作人员素质，时间观念等方面的诸多因素。因此其主要任务是：在确保救援队自身卫生防疫、防病保障的基础上，克服困难，积极为受援国群众开展卫生防疫和健康教育等救助服务，严格按照有关规定和惯例参与救援灾区卫生防疫工作，提供部分防疫药品和器械，指导和督促卫生防疫防病措施落实。要坚持培训、救援、援助相结合，预防、医疗、勤务相结合，传染病防控与突发公共卫生事件应急处置培训相结合，大面积诊治常见病、多发病与有重点开展专科救治相结合，直接医疗服务与技术帮带指导相结合。提高受援国医务人员和卫生防疫人员的专业技能和应急医学救援能力。

意义 非战争军事行动中的卫生防疫保障，是军队后勤对非战争军事行动的支援保障之一。卫勤保障是军队遂行非战争军事行动任务的重要力量，有利于促进人员身体健康，并保障非战争军事行动任务完成。

（江佳富）

Zhōngguó Rénmín Jiěfàngjūn Chuánrǎnbìng Fángzhì Tiáolì

《中国人民解放军传染病防治条例》（regulations on infectious disease prevention and control by the Chinese People's Liberation Army） 中国军队发布的针对传染病防治的军事法规。是中国军队传染病防治的基本法律依据，于 2008 年 10 月 19 日由时任中央军委主席胡锦涛发布，自 2008 年 11 月 1 日起在全军施行。

《中国人民解放军传染病防治条例》共分为 10 章 74 条，涵盖了军队传染病防治工作的各个方面和主要环节，对军队传染病防治管理的范围、职责、预防、疫情报告和通报、疫情控制、医疗救治、监督管理、保障、奖励与处分等内容作出了具体的阐释和规定，突出军队传染病防治特点，进一步突出了"预防为主"的工作方针。主要规定包括：①传染病的分类。39 种传染病分为甲、乙、丙 3 类实施分类管理；并明确了实施预防、控制措施的权限和程序，如需要采取甲类传染病预防、控制措施的，由总后勤部报经中央军委批准后实施。②各级、各部门的职责。规定了各级司政后（联）装机关、各级后勤（联勤）机关卫生部门和疾病预防控制机构、医疗卫生机构的职责。③传染病预防措施。包括加强预防传染病的组织领导，开展健康教育，加强传染病的监测和预警，以及菌毒种管理。制定传染病预防、医疗救治和疫情控制预案，加强人员、技术培训和演练，防止传染病的医源性感染和医院感染等。④疫情报告、通报要求。军队所有单位和人员都有义务报告传染病疫情；军队疾病预防控制机构、医疗卫生机构和采供血机构及其执行职务的人员必须按照规定及时报告疫情。各级卫生部门应及时向下级、友邻部队通报军内外传染病疫情信息。⑤医疗救治制度。对患传染病的军队人员按照划区医疗、定点收治的原则的实施医疗救治。规定门诊、急诊实行预检、分诊制度。⑥传染病联勤保障要求。当传染病暴发、流行涉及军队两个以上单位时，疫情控制工作由涉及疫情单位的共同上级单位或者所在军区联勤机关负责组织实施。⑦工作保障及奖惩原则。明确对在传染病防治工作中做出显著成绩的单位和个人，对导致严重后果的主管人员和责任人员，依照《纪律条令》的有关规定，给予奖励或处分。

《中国人民解放军传染病防治条例》应用于中国军队的传染病防治工作。条例是对军队传染病防治的历史经验的总结、概括和提高，并兼顾了传染病流行趋势及全球传染病防治的发展方向，充分吸收利用了现代医学技术成果，是一部全面系统的法规文件。条例对军队平时及战时的传染病防治工作有重要作用。

（柴光军）

索　引

条 目 标 题 汉 字 笔 画 索 引

说　明

一、本索引供读者按条目标题的汉字笔画查检条目。

二、条目标题按第一字的笔画由少到多的顺序排列，按画数和起笔笔形横（一）、竖（丨）、撇（丿）、点（、）、折（乛，包括丁乚𠃋等）的顺序排列。笔画数和起笔笔形相同的字，按字形结构排列，先左右形字，再上下形字，后整体字。第一字相同的，依次按后面各字的笔画数和起笔笔形顺序排列。

三、以拉丁字母、希腊字母和阿拉伯数字、罗马数字开头的条目标题，依次排在汉字条目标题的后面。

条 目 外 文 标 题 索 引

T

U

V

W

内 容 索 引

说 明

一、本索引是本卷条目和条目内容的主题分析索引。索引款目按汉语拼音字母顺序并辅以汉字笔画、起笔笔形顺序排列。同音时，按汉字笔画由少到多的顺序排列，笔画数相同的按起笔笔形横（一）、竖（丨）、撇（丿）、点（丶）、折（乛，包括丁乚等）的顺序排列。第一字相同时，按第二字，余类推。索引标目中夹有拉丁字母、希腊字母、阿拉伯数字和罗马数字的，依次排在相应的汉字索引款目之后。标点符号不作为排序单元。

二、设有条目的款目用黑体字，未设条目的款目用宋体字。

三、不同概念（含人物）具有同一标目名称时，分别设置索引款目；未设条目的同名索引标目后括注简单说明或所属类别，以利检索。

四、索引标目之后的阿拉伯数字是标目内容所在的页码，数字之后的小写拉丁字母表示索引内容所在的版面区域。本书正文的版面区域划分如右图。

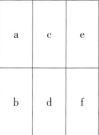

X

拉丁字母

阿拉伯数字

罗马数字

本卷主要编辑、出版人员

执行总编　　谢　阳

编　　审　　孙　海

责任编辑　　左　谦　傅保娣

索引编辑　　邓　婷　傅保娣

汉语拼音编辑　　王　颖

外文编辑　　顾良军

参见编辑　　尹丽品

责任校对　　李爱平

责任印制　　陈　楠

装帧设计　　雅昌设计中心·北京